LES MENSONGES
DU FITNESS

+ DE 60 IDÉES REÇUES DÉMONTÉES POUR UN CORPS PLUS MUSCLÉ, MOINS GRAS ET EN MEILLEURE SANTÉ

WILL
JANSSENS

TRISTAN
DEFEUILLET-VANG

AMPHORA
avec BEYOND

PRÉFACES

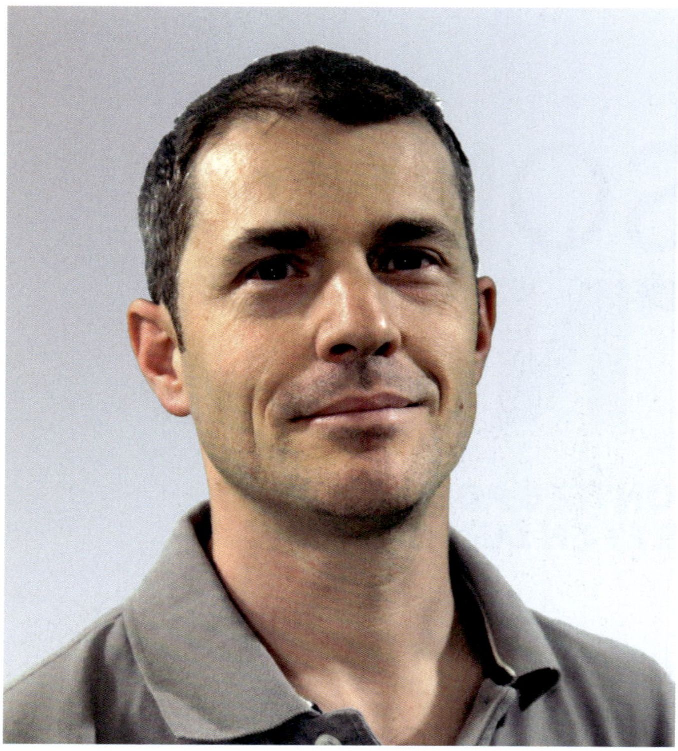

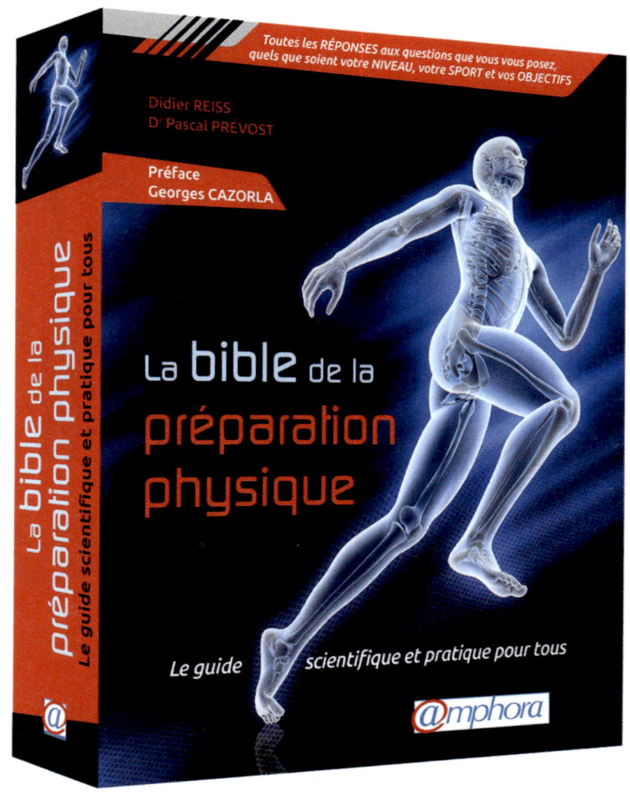

Un petit mot sur Tristan puisqu'il me fait l'honneur de me laisser poser quelques pensées.

Je n'ai rien à dire sur lui sauf peut-être…

Lorsque je l'ai eu au début de son cursus universitaire, il faisait partie de ce rare groupe d'élèves qui vient sans arrêt poser des questions. Et pourquoi, et comment, et comment on fait, et si, et ça… C'est plaisant d'avoir des étudiants passionnés, alors j'ai donné les informations que je pouvais, comme celle-ci : « Fais-toi un réseau. » C'est toi, Tristan, qui m'as rappelé cette histoire. Comment a-t-il appliqué cette remarque ? Il a constitué un réseau démentiel, il a su faire parler de lui, il a investi de la force, de l'énergie, ce que beaucoup sous-estiment. Il ne fait pas semblant, Tristan, c'est le combattant qui s'exprime dans ses actions. Et aujourd'hui ? Il s'associe avec des acteurs fiables du secteur et il est un acteur important lui-même. Une progression fulgurante, oui, mais ce n'est pas du hasard. Si vous n'avez pas bien compris le sens de « Aide-toi et le ciel t'aidera ! », vous en avez une démonstration.

Je suis fier d'avoir été l'un des starters de son ascension, je vais désormais prendre des conseils auprès de toi pour savoir comment devenir populaire à ce point.

Maintenant que nous sommes collègues, porte le secteur à un rang qu'il n'a jamais eu, la santé de la population te remercie d'avance.

Bonne lecture à tous.

--

Didier Reiss

La confiance. À l'heure où l'ensemble des informations détenues par l'homme et la quasi-totalité de notre mémoire collective sont disponibles sur la Toile, savoir à qui se fier devient plus que jamais primordial. Quand chaque question existentielle peut, en quelques clics, accéder à une multitude de réponses en apparence pertinentes, rendues égales en termes de valeur par l'accessibilité extrême qui les caractérise, à qui accorder sa confiance ? À quel saint se vouer, quand tous les prophètes des temps modernes peuvent diffuser la bonne parole – la leur tout du moins – dans le monde entier et jusqu'aux contrées les plus lointaines, sans même sortir de chez eux ?

Le monde du fitness ne fait pas exception à la règle. Depuis la naissance d'un intérêt diffus mais croissant du grand public vis-à-vis des thématiques de l'entraînement et de la nutrition, la parole se multiplie autant qu'elle se délaie. Médias de masse, sportifs de haut niveau, influenceurs, acteurs, politiciens : tout le monde a son avis sur ce que nous devrions manger, faire ou penser pour devenir un être humain compétitif, au top de sa forme et de la maîtrise de son corps.

Tout le monde pense détenir la vérité, le secret de l'élixir de jouvence qui lui permettra de s'élever au-dessus du lot, empêtré dans des croyances et de fausses certitudes qui n'ont plus rien à faire avec la raison.

C'est pourquoi il devient, à mon sens, plus que jamais capital de s'en remettre aux seules instances dignes de confiance pour continuer à faire progresser la connaissance et à la rendre accessible au plus grand nombre : la raison, appuyée dans son action de son progrès de son outil le plus impartial, celui des apports de la science.

C'est le pari ambitieux et prometteur que se sont fixés Will et Tristan, deux amis en quête de sagesse et de raison dans un monde où l'anecdote la plus douteuse concurrence désormais les preuves les plus tangibles.

Je ne doute pas que le sérieux de leur démarche permettra au lecteur averti de se prémunir des mensonges du monde du fitness et d'accéder à ce qui, à l'heure où j'écris ces lignes, s'approche au plus près de l'absolu de ce vers quoi la démarche scientifique nous permet de tendre.

Le but pour tous : faire parvenir la lumière de la vérité jusqu'aux tréfonds obscurs de la démocratie Internet et mettre fin aux modes, aux tendances et aux fausses idées reçues qui paralysent les néophytes et désorientent les gens au lieu de les guider. « Science sans conscience n'est que ruine de l'âme », disait Rabelais. La maxime n'a jamais été aussi vraie qu'aujourd'hui.

--

Antoine Fombonne

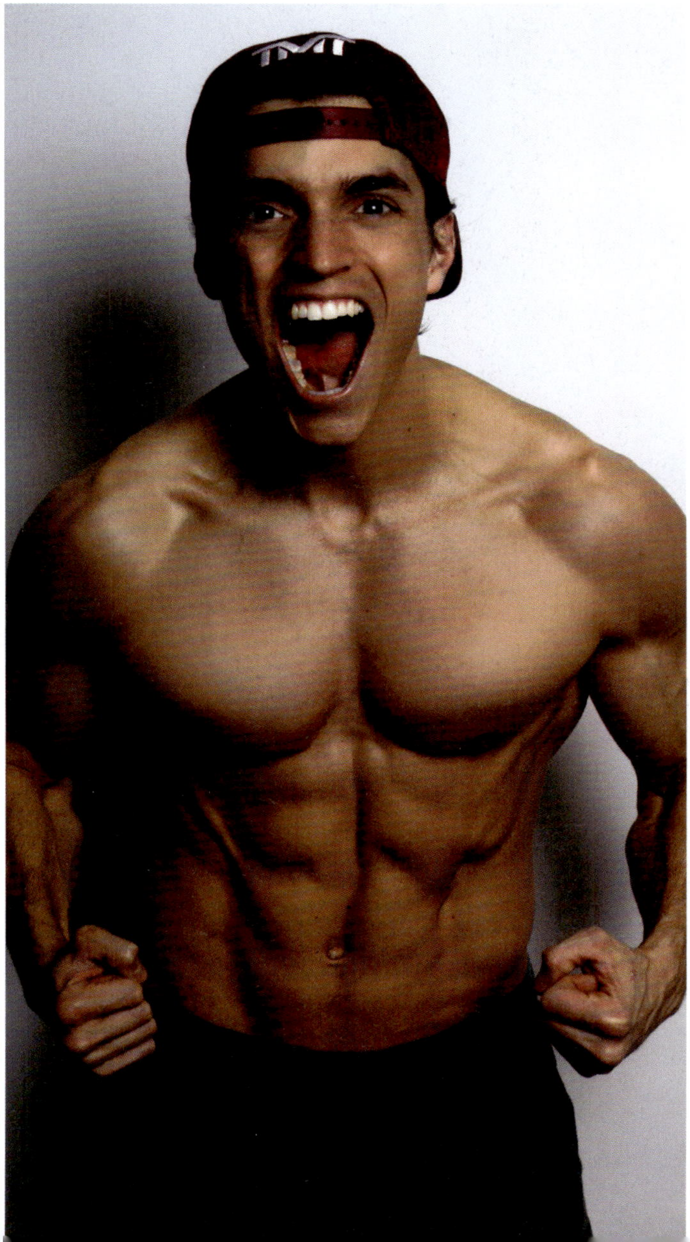

SOMMAIRE

INTRODUCTION

« BY GIVING PEOPLE THE POWER TO SHARE, WE'RE MAKING THE WORLD MORE TRANSPARENT. »
« EN DONNANT AUX GENS LE POUVOIR DE PARTAGER, NOUS RENDONS LE MONDE PLUS TRANSPARENT. »

MARK ZUCKERBERG

Bienvenue en 2020, l'ère où tout le monde peut apprendre n'importe quoi de n'importe qui.

C'est vraisemblablement une bonne nouvelle :
• tout le monde peut devenir expert de n'importe quel domaine ;
• le partage de l'information élève l'intelligence collective ;
• le savoir se répand dans le monde entier.

Et potentiellement une mauvaise nouvelle :
• tout le monde peut s'improviser expert de n'importe quel domaine ;
• le partage de la désinformation nourrit l'ignorance collective ;
• le *bullshit* se répand dans le monde entier.

« DONC, ON FAIT COMMENT ? » 🤷‍♀️

L'objectif de ce livre est que tu apprennes à :
• développer ton sens du discernement face aux idées reçues ;
• faire la distinction entre le crédible et l'absurde ;
• être et rester en bonne santé.

Ce sera clair et vulgarisé, mais malgré tout solide sur le plan scientifique ! 🤓

Mais avant tout… Si tu ne nous connais pas encore, tu te demandes sûrement qui nous sommes :

« WHO ARE WE? »

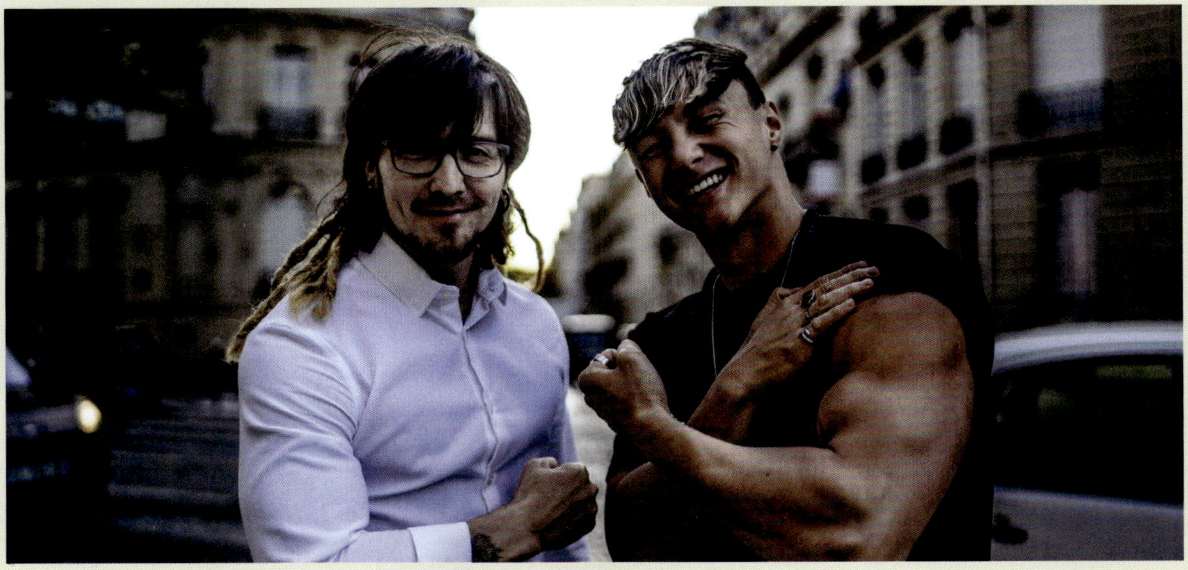

@Alexandre Bancharel

3 BIOGRAPHIE

LADIES AND GENTLEMEN, GOOD MORNING! ☀️
J'ESPÈRE QUE VOUS ALLEZ BIEN ET QUE VOUS ÊTES EN FORME (LES VRAIS SAVENT).

Si tu lis actuellement ces quelques lignes, c'est que tu es vraisemblablement intéressé(e) par l'amélioration de ta santé globale et de ta masse musculaire.
Primo, je te félicite pour cette démarche qui peut et va littéralement changer ta vie.
Secundo, je te remercie sincèrement de nous faire confiance et de nous accorder ton précieux temps.
On a fait tout notre possible pour vulgariser les informations scientifiques dans un format concret et complet qui, on espère, te plaira.

QUI-SUIS-JE ?
Pardon ! J'oubliais !
Enchanté ! Tristan, 1,78 m, 85 kg et 21 ans à l'heure où je rédige ces lignes.
#MainLifts pour les curieux : squat : 5 x 152,5 bench : 5 x 122,5 - deadlift (sumo) : 5 x 215
En version brève : je suis juste un amoureux de tout ce qui touche à l'entraînement, la nutrition, la santé et le bien-être.
Avec un peu de recul, je suis simplement fan de tout ce qui touche à l'amélioration et à la progression personnelle : le "*growth*".

Que ce soit mentalement, physiquement, émotionnellement ou professionnellement parlant, je ne cherche qu'à apprendre et progresser dans mon chemin de vie, tout en transmettant ce qui me fait vibrer.
Rule n°6 des *Keys of Success* d'Arnold Schwarzenegger : « *Give something back.* » (« Donner quelque chose en retour. »)

J'ai du mal à me mettre dans une case car, à vrai dire… Il n'y en a pas une seule qui pourrait me définir… 😅
Pour t'expliquer mon parcours assez marginal en simplifié… J'ai commencé les arts martiaux à l'âge de 7 ans avec mon grand-père, Maître Vang Ngoc Ha (grand-maître du petit style Hung-Gar Kung-Fu en France) et mon père qui dirige le club central situé à Lyon Croix-Rousse (au 16, rue Imbert-Colomès pour les plus téméraires). J'ai toujours été fasciné par l'art du combat, la maîtrise corporelle et le développement de la force, ce qui se ressent dans mes inspirations à ce moment.
Passionné par des icônes comme Bruce Lee, Mohammed Ali, Tony Jaa et Donnie Yen, j'entame ainsi mon chemin dans le sport, avant de devenir ceinture noire fédérale à 16 ans et commencer à enseigner avec mon père alors que je suis encore au lycée.
Malgré mon année d'avance, mon parcours scolaire est catastrophique, car j'ai du mal à visualiser comment le théorème de Pythagore et les dates d'histoire vont pouvoir impacter concrètement ma vie professionnelle… 🤷
Je me réfugie alors activement dans le sport, délaisse ce qui ne me plaît pas, tout en développant ma culture générale dans le milieu de la nutrition et de l'entraînement à l'aide des classiques de Frédéric Delavier, Julien Venesson, Didier Reiss ou Christophe Bonnefont.

Je débute la musculation à 16 ans pour passer les tests du DEUST Métiers de la forme en post-bac, que je validerai quelques années plus tard. À la majorité, je troque le kimono contre le shaker et devient réellement **#IronAddict**, à coups de séances de muscu' beaucoup plus régulières et sérieuses (cinq fois par semaine minimum). J'évolue en parallèle de mes études dans le milieu très fermé du mannequinat, en étant énormément freiné par ma taille, mon physique et mes origines.

Ça me motive encore plus à persévérer.

TRISTAN DEFEUILLET-VANG

Je ne sais pas quoi faire de toutes les photos que je commence à avoir, alors je pose naturellement ça sur les réseaux, simplement pour "m'amuser"...
Trois ans plus tard, j'ai signé dans une dizaine d'agences, pèse quinze kilos de plus, ai cofondé une agence de marketing d'influence, co-créé le programme *Beyond Fitness* et réuni plus de 600 000 **#BUDDIES** à travers les réseaux sociaux...
J'avais prévenu que j'étais fan de "progression" ! 🤷‍♀️

Bref, voilà pour mon CV. Mais, humainement parlant, tout ça, on s'en fout presque... Le plus important pour moi est que je me suis réellement trouvé à travers ce chemin rempli de hauts et de bas.
Se réveiller chaque jour avec une passion et un *drive* jamais ressenti auparavant, et pour un ex-étudiant boursier échelon max ayant connu de grosses périodes de galère... C'est un sacré **#GAMECHANGER**.

ET WILL LÀ-DEDANS ?
En 2018, je valide en parallèle le diplôme Bayesian Bodybuilding* – qui remet en question BEAUCOUP de ce que j'ai appris – et commence à suivre mes premiers clients en ligne, un an avant d'être officiellement diplômé du DEUST Métiers de la forme à Lyon-I.
J'entends parler dans ma promo des travaux du "scientifique tatoué aux dreadlocks" depuis un bon bout de temps, je découvre son contenu et tombe directement *"in love"* de son travail. Quelques mois plus tard – alors que je ne le connais pas IRL (*in real life*, dans la vraie vie) –, je lui propose de participer à un podcast de Sport NS auquel je suis invité... On se rencontre quasiment
"en direct" et c'est là que la **#BROMANCE** se crée.
Il ne suffira que de peu de temps avant que notre première collaboration voit le jour : les "Fitness Basics" → Will remet en question TOUT ce que je pensais savoir, en synergie avec ce que j'apprends en même temps sur Bayesian.
De gros changements s'opèrent dans mon approche de la nutrition, du métabolisme, de l'entraînement et de la santé.

Un an plus tard, associé avec celui que je considère désormais comme mon grand frère sur *Beyond Fitness*, nous développons un générateur de programmes personnalisés qui aide chaque jour des centaines de membres à atteindre leurs objectifs de manière optimale.

Vous avez entre les mains le second bébé de *Beyond Fitness*, ayant pour objectif d'amener le savoir scientifique complexe à portée de main de tout le monde.

PRENEZ-EN SOIN. 🙏

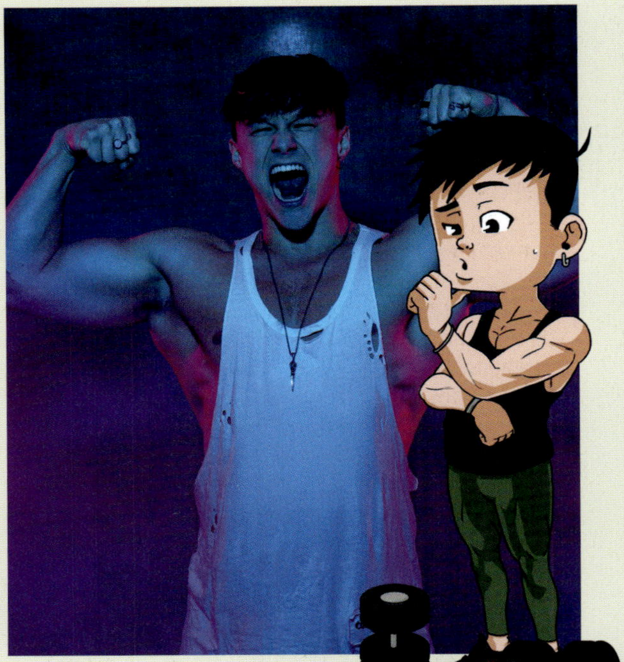

@Felix Barjou

3 BIOGRAPHIE

SALUT À TOUTES ET À TOUS !

J'espère aussi que tout se passe bien de ton côté et que ce livre t'apportera de quoi aller mieux, si jamais ce n'était pas encore le cas !

Les applications sont vastes mais notre but est simple : t'aider à développer ton esprit critique.
D'ailleurs (et c'est important), même vis-à-vis de nous ! On a fait de notre mieux pour rendre ce livre le plus compréhensible possible. Cependant, comme un énorme travail de recherche a été effectué, c'était difficile de traiter uniquement les sujets en surface. Tu verras donc qu'il y a des parties légères, et d'autres plus fun ou plus complexes où on s'est totalement... lâchés. 😎

ME CONCERNANT...
Je suis un curieux de 31 ans, à l'heure où nous écrivons ce livre, né en Suisse, à Genève.

- Je suis co-auteur du livre *Les Secrets de la sèche* avec Christophe Bonnefont.
- J'ai travaillé pour l'Université de Genève comme physiologiste de l'exercice.

Pour résumer ma personne en trois mots – quelque peu informels, il faut l'admettre – je suis :
« Un chieur, sceptique, enthousiaste »

Chieur, parce que – surprise – j'adore remettre en question tout ce qui peut l'être.
Sceptique, car j'aime confronter les théories, même celles qui sont les plus ancrées dans nos "croyances".
Enthousiaste, car ma curiosité n'a pas de limites.
Heureusement, je suis discipliné et extrêmement cadré, donc je ne me perds pas (du moins plus) trop souvent.

Pour te présenter une chronologie succincte, je suis plongé dans le monde du sport dès mon plus jeune âge. Je pratique toute une panoplie d'activités, particulièrement le badminton (pendant quinze ans), qui m'amènera à des compétitions de niveau national.
Ensuite, je résumerai en disant que j'ai passé passablement de temps au fitness à m'entraîner sous différentes formes.
Je participe notamment aux championnats suisses de force athlétique en 2015 avec des PR validés à 110 kg au bench, 180 kg au squat et 220 kg au deadlift traditionnel.

Je débute mon cursus académique par un Bachelor en Sciences du sport avant de poursuivre mes études en Angleterre pour obtenir un diplôme post grade en Sciences sociales du sport à l'Université de Bath – là où je validerais mes certifications de coach.
De retour en Suisse, je termine mon Master en Entraînement et performance – où j'intègre une équipe de recherche du département de physiologie de Lausanne pour compléter mon mémoire.
Grâce à cet avant-goût relativement long du "contexte académique" (près de deux ans passés dans ce groupe de recherche clinique), je comprends vite que je n'ai plus besoin de supérieur hiérarchique pour poursuivre mes propres recherches.

Le master aide bien évidemment à développer son esprit critique et permet de comprendre les outils de la recherche, aspects que je considère essentiels.
Cela dit, j'estime ne plus avoir besoin de "cadre" pour me forcer à étudier.

Ma curiosité me porte vers des études qui ne sont pas définies par un diplôme... Je n'ai besoin ni de bâton, ni de carotte pour continuer d'évoluer.
J'ai soif de connaissances, pas de reconnaissance... et la distinction est importante.
Je remarque que dans le domaine de la nutrition et du sport, il faut pouvoir se remettre en question et repartir parfois de zéro quand c'est nécessaire. C'est exactement ce que je fais et apprends chaque jour sur

mon chemin, principalement parce que je suis un passionné qui souhaite PARTAGER.
Mes objectifs : développer mon ouverture d'esprit tout en continuant d'aiguiser mon esprit critique.

Et Tristan là-dedans ?
Fin d'année 2017, on se rencontre après quelques échanges sur les réseaux sociaux.
Il n'a pas fallu beaucoup de temps avant qu'on discute pendant des heures sur l'optimisation de l'entraînement et sur la nutrition.
Tristan ne semble pas avoir de limites dans ses réserves d'énergie. Moi qui pensais être un grand enthousiaste, j'ai compris qu'il y avait encore plus fou que moi !

Petit à petit, nos discussions nous amènent vers une première collaboration. On discute au sujet de nombreux projets. Et... depuis peu, on ne s'arrête plus. Fitness Basics → *Beyond Fitness* → Les programmes → Ce livre → ...

La suite s'annonce tout aussi animée !
On te laisse avec le regroupement de ce qu'on souhaitait le plus te partager à travers ce livre !
Enjoy ! ✌

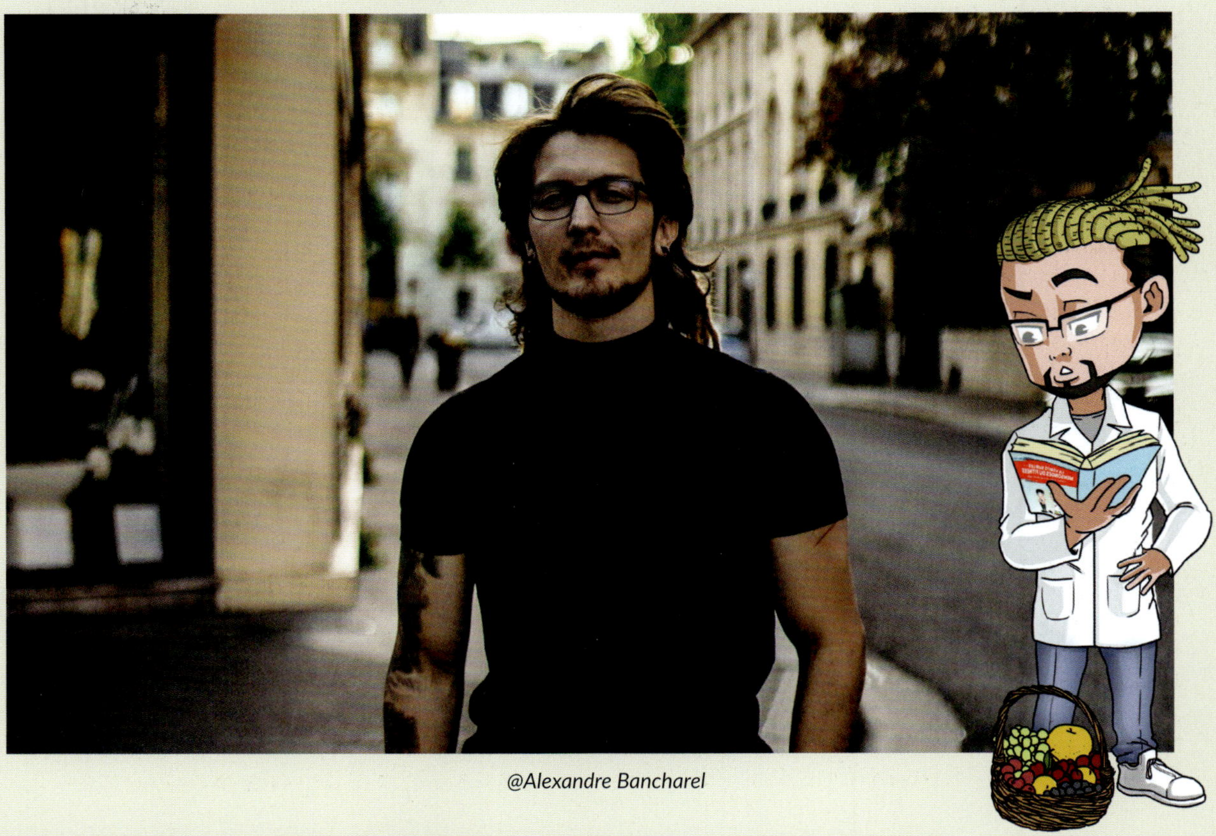

@Alexandre Bancharel

3 NOS SOURCES

« ENCORE UN LIVRE SUR LE FITNESS... COMMENT SAVOIR S'IL N'EST PAS REMPLI D'ERREURS ? »

Tu découvriras ici une partie de la démarche qui nous a permis de collecter des informations pertinentes. C'est important pour nous que tu puisses comprendre d'où vient notre réflexion. Ce livre n'est pas là pour t'imposer quoi que ce soit.
Au final, c'est toujours toi qui décides de suivre ou non certains conseils ou suggestions.

Pour t'aider à choisir ce qui est pertinent pour toi, tu auras donc systématiquement accès à nos sources.

BASES DE DONNÉES CONCERNANT LES VALEURS NUTRITIONNELLES :

- le site / l'application cronometer.com
- la base de donnée CIQUAL

→ Avantage : les micronutriments sont également indiqués !

BAYESIAN FRANCE

Un grand merci à la formation Bayesian Bodybuilding de nous avoir laissés utiliser leurs données et analyses scientifiques, le livre n'aurait pas été aussi solide scientifiquement parlant sans eux.

En version abrégée, Bayesian France, c'est :

- une formation "*Science Evidence Based*" créé par Menno Henselmans et amenée en France par Antoine Fombonne et Nevin Barnett ;
- la synthèse de toutes les données scientifiques pertinentes et objectives concernant les sciences de l'entraînement et de la nutrition, régulièrement mis à jour.

TRISTAN : « Pour avoir fait partie de la première promotion, je confirme que cette formation est IN-CRO-YA-BLE et n'a rien à voir avec l'apprentissage universitaire classique. Mes premières remises en question d'idées reçues et de mythes ont été déclenchées par Bayesian, et c'est pour ça que je la recommande à tous ceux qui veulent "*level up*" leurs connaissances dans ce domaine. Je pense honnêtement qu'il n'y a pas de meilleures formations sur le marché à l'heure actuelle.

Pour jeter un coup d'œil à leurs travaux :

NERDY MUSCLE ACADEMY

→ La NMA est une formation poussée de nutrition en ligne, créée par Will et "Mister Way".

PERSPECTIVES

Les idées de certains "penseurs" ont tout particulièrement inspiré cet ouvrage.

IMPORTANT : Il convient de préciser que nous sommes responsables de l'interprétation de ce que nous présentons dans ce livre. En effet, chaque lecture représente toujours une interprétation de ce qu'une personne transmet au moment où le message, le texte ou l'article est lu.

- Dr Raymond Peat
- Éric Lépine
- Edgar Morin

Certaines personnes ont proposé de nombreuses pistes intéressantes qui font partie des nombreuses réflexions qui se retrouvent dans ce livre :

- Kate Deering
- Georgi Dinkov
- Eric Helms
- Mike Israetel
- Danny Roddy
- Kyle Mamounis
- Menno Henselmans
- Brad Schoenfeld

SOURCES

Les sources sont indiquées pour chaque partie dans le livre et tu retrouveras tous les liens directs des études sur le site *www.beyondfitness.fr*, dans la partie dédiée au livre ! Le but est de permettre à chaque personne de suivre le raisonnement depuis l'étude de base.

Il y a énormément de références scientifiques.
Il y a aussi des liens vers de nombreux articles qui discutent des papiers scientifiques.
Les autres types de sources sont indiquées.
On te propose des **#QRCODE** pour aller visionner des vidéos / des liens qui fournissent une explication complémentaire.

Exception : lorsqu'on cite Bayesian France, on notera simplement "BF", pour indiquer que ces informations proviennent de la formation "Bayesian France".

SCIENCES

• Hiérarchie sur la pertinence des études scientifiques
On évitera de confondre un lien de causalité avec une corrélation. Tu trouveras quelques associations qui te permettront de comprendre par toi-même pourquoi ce n'est pas une méthode fiable. 😂
On évitera de donner autant de valeur à une étude de cas qu'à une étude randomisée contrôlée sur des humains dans une argumentation.

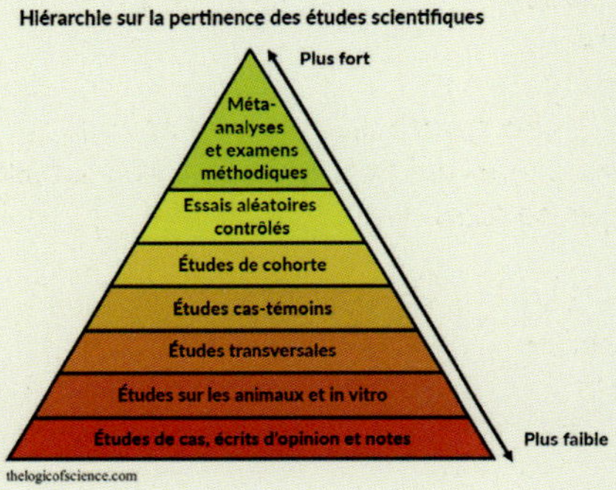

• Importance de la théorie alternative
On propose, chaque fois que cela semble nécessaire, la perspective "opposée". Effectivement, on n'est souvent pas "d'accord" avec les recommandations générales **#CHIEUR 2.0**. Cependant, on explique toujours pourquoi !
On sait, ça fait bizarre d'aller contre des recommandations de "haut niveau" qui sont bien ancrées dans la croyance populaire, mais comme disait Steve Jobs :

*« The ones who are crazy enough to think they can change the world are the ones who do. »**

Sans dire qu'on va changer le monde, on souhaite vraiment te faire comprendre qu'il n'y a RIEN qui ne peut pas être remis en question, encore moins dans un milieu comme celui du sport et de la nutrition où tout évolue très rapidement. Comme le dit Didier Reiss :
« On ne peut pas être à la pointe de la recherche scientifique sans arrêt, mais on peut essayer d'être le moins en retard possible. »

Dans la même optique, nous ne sommes pas dans « LA » vérité pure à 100 % (d'ailleurs, personne ne l'est), mais nous cherchons simplement à être le moins dans le faux possible. Il est toujours possible d'expérimenter les choses par toi-même plutôt que de suivre des informations que tu entends depuis des années. Alors, apprends à faire tes propres recherches, sois curieux, reste ouvert et remets aussi en question ce qu'on te dit dans ce livre ! C'est le meilleur moyen d'avancer.

* « Ceux qui sont assez fous pour penser qu'ils peuvent changer le monde sont ceux qui peuvent le changer. »

3 NOS SOURCES

Pour la qualité des informations : on te laisse avec quelques “associations” – qui n’ont donc pas d’effet nécessairement “causal”.

- La consommation de mozzarella corrèle avec les doctorats en ingénierie civile

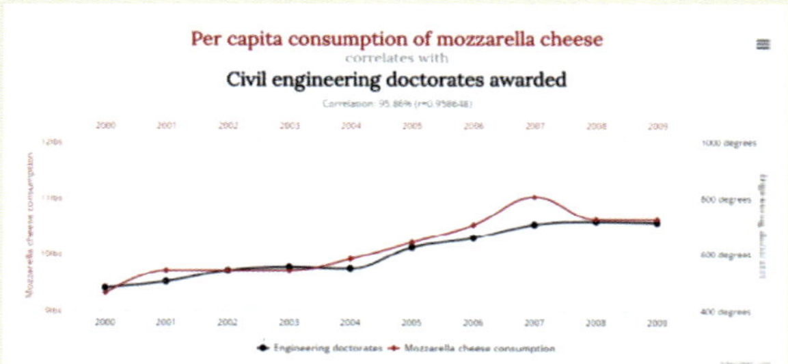

- Le taux de divorce dans le Maine (États-Unis) corrèle avec la consommation de margarine par personne

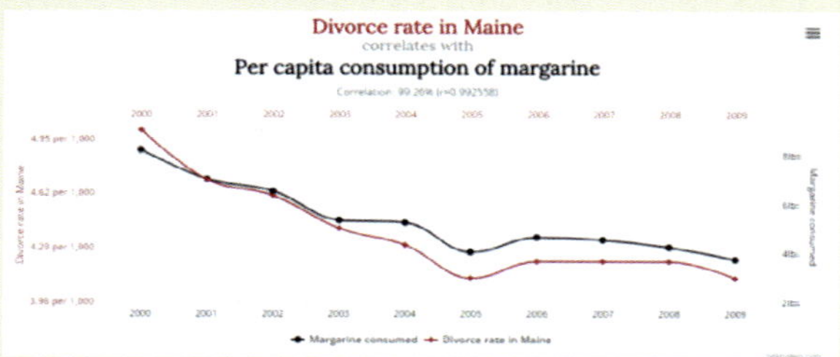

- Le nombre de personnes qui se sont noyées en tombant dans une piscine corrèle avec le nombre d’apparition(s) de Nicolas Cage dans un film

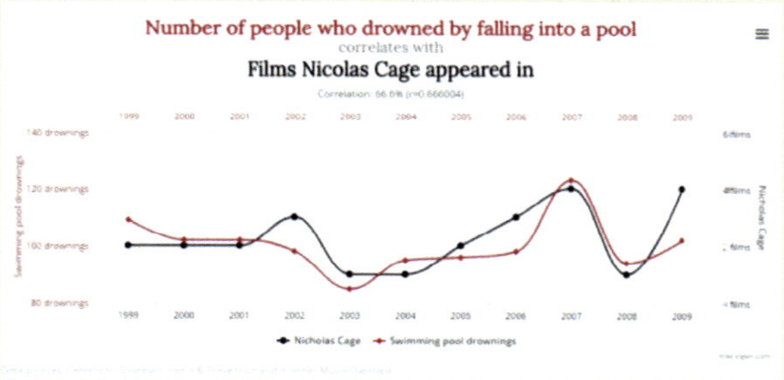

READY ?
Prends un stylo, active le mode “ouverture d’esprit” et commence avec le quiz qui suit.
Tu vas pouvoir tester tes connaissances sur les trois thèmes que tu retrouveras dans ce livre : la nutrition, l’entraînement et le mode de vie liés au fitness.

ENJOY ! ✌

Tout ce que tu liras dans la déconstruction des mythes qui va suivre s’appuie sur une vaste bibliographie de plus de 450 références scientifiques.
Chaque phrase a un réel back-up et s’appuie sur des études qu’on a synthétisées pour toi (**#DERIEN**).

Si tu cherches à aller plus loin, on t’invite à la consulter en fin d’ouvrage.

Si tu veux accéder directement aux études, rendez-vous sur beyondfitness.fr pour accéder aux datas qu’on a utilisées ! 🤓

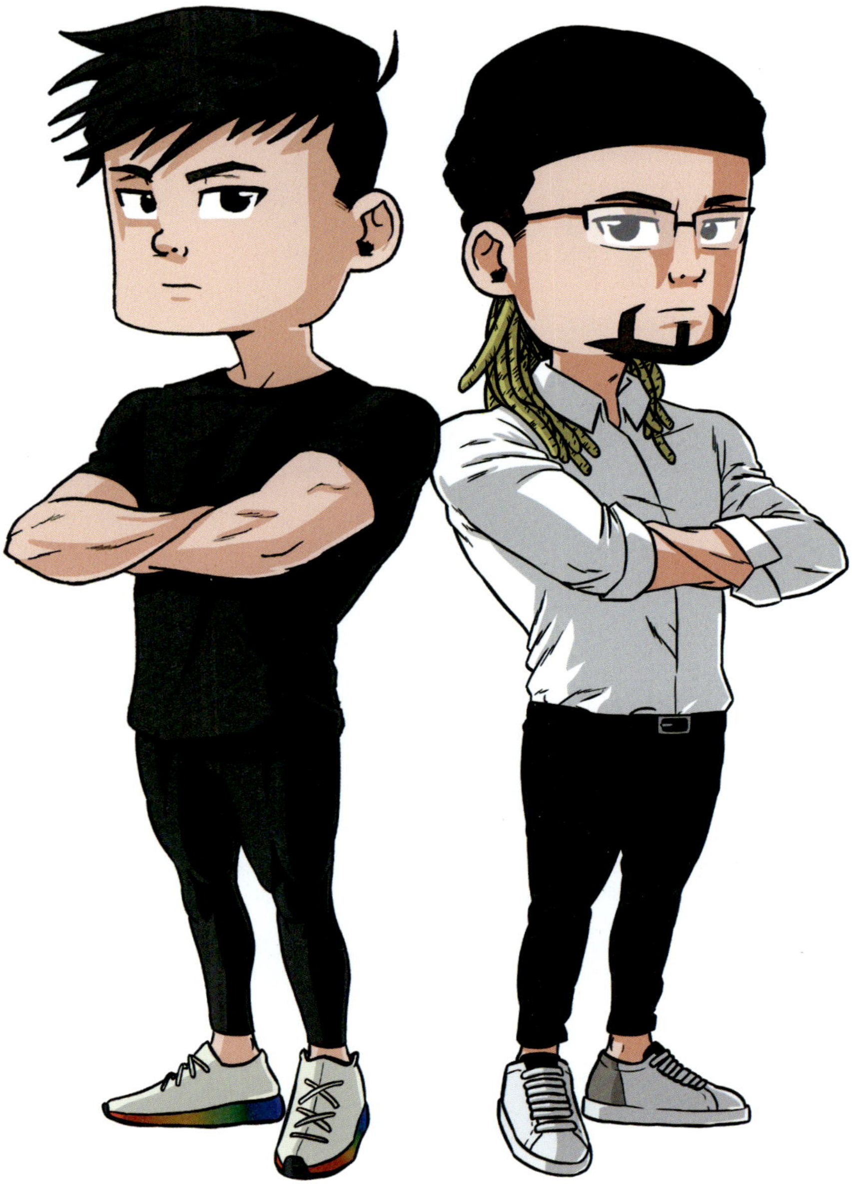

4 QUIZ DES CONNAISSANCES

QUESTION 01

LEQUEL DE CES ALIMENTS EST LE MOINS INTÉRESSANT SELON LE RATIO RISQUES/BÉNÉFICES ?

1. GLUCIDES : RIZ BLANC / RIZ COMPLET / PÂTES COMPLÈTES / PÂTES BLANCHES

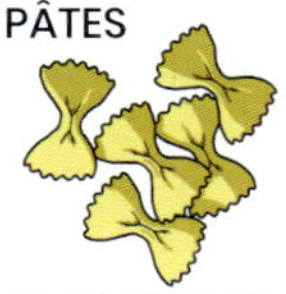

2. LIPIDES : HUILE DE PALME BIO / HUILE DE TOURNESOL PREMIÈRE PRESSION À FROID / HUILE D'OLIVE BIO HUILE DE COCO HYDROGÉNÉE

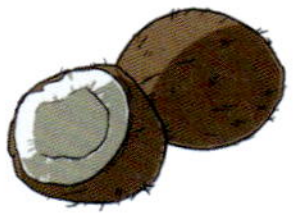

3. PROTÉINES : STEAK DE SOJA / COUPE COMPLÈTE DE VIANDE ROUGE / ŒUFS DE TYPE 3 / BLANC DE POULET EN TRANCHES

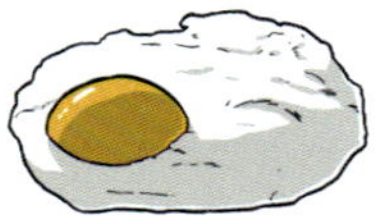

QUESTION 02

LE CALCIUM DU LAIT CRU (VACHE, BREBIS, CHÈVRE) S'ASSIMILE ... QUE CELUI DES VÉGÉTAUX CRUS :

1. MIEUX #MILKLOVER
2. MOINS #GOVEGAN

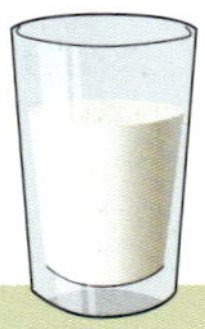

QUESTION 03

CHERCHE LES ERREURS PARMI CES OLIGO-ÉLÉMENTS :

1. CALCIUM
2. PHOSPHORE
3. SÉLÉNÈSE
4. SODIUM
5. SOUFFRE
6. CHLORE

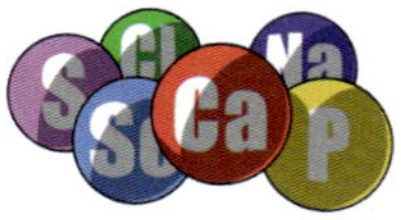

QUESTION 04

INDIQUE QUELLE VITAMINE N'ÉTAIT PAS ENCORE DÉCOUVERTE EN 1930 :

1. VITAMINE A
2. VITAMINE B6
3. VITAMINE C
4. VITAMINE D

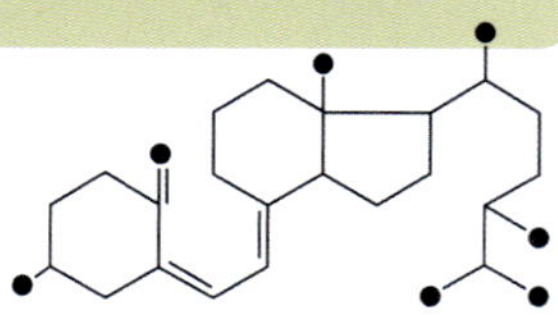

QUESTION 05

IL EST INTÉRESSANT D'AVOIR SUFFISAMMENT DE LECTINE DANS SON ALIMENTATION.

1. VRAI
2. FAUX

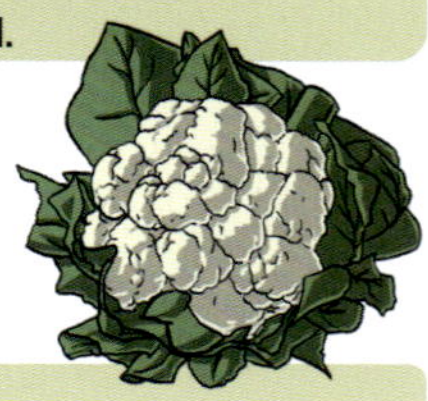

QUESTION 06

QUELS SONT LES SOURCES D'ACIDES GRAS LES MOINS APPRÉCIÉES PAR NOTRE ORGANISME ?

1. POLY-INSATURÉS
2. MONO-INSATURÉS
3. SATURÉS
4. TRANS

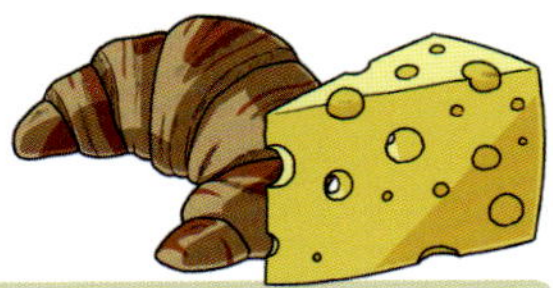

QUESTION 07

QUELLES SONT LES DEUX HUILES DE CUISSON LES PLUS NÉFASTES POUR LA SANTÉ ?

1. HUILE DE COCO
2. HUILE DE PALME
3. HUILE DE PÉPINS DE RAISINS
4. HUILE D'OLIVE
5. HUILE DE LIN

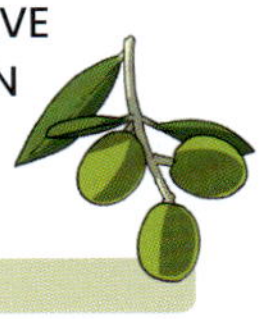

QUESTION 08

POUR LA MÊME QUALITÉ DE PRODUCTION, LES PROTÉINES VÉGÉTALES S'ASSIMILENT ...

1. MIEUX QUE LES PROTÉINES ANIMALES
2. MOINS QUE LES PROTÉINES ANIMALES

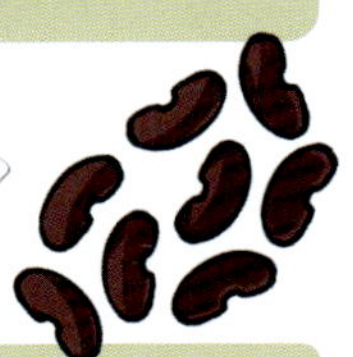

QUESTION 09

QUELLE EST LA MEILLEURE MANIÈRE DE CONSERVER TOUS LES NUTRIMENTS DES ŒUFS ?

1. ŒUFS DURS
2. JAUNE LIQUIDE ET BLANC CUIT
3. EN OMELETTE
4. COMME ROCKY (CRU)

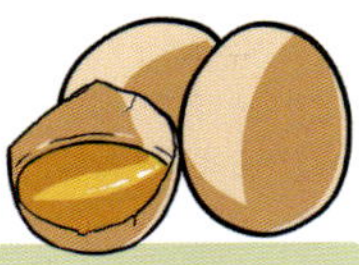

QUESTION 10

LEQUEL DE CES LAITS EST LE PLUS OPTIMAL POUR LA PRISE DE MASSE MUSCULAIRE ?

1. LAIT DE SOJA
2. LAIT DE RIZ
3. LAIT DE COCO
4. LAIT DE BREBIS
5. LAIT DE CHÈVRE
6. LAIT DE VACHE

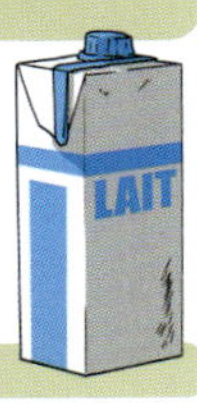

QUESTION 11

JE CHERCHE À SÉCHER SANS ABAISSER MON TAUX MÉTABOLIQUE, JE RÉDUIS PRIORITAIREMENT :

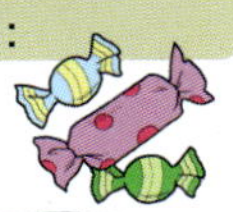

1. MA CONSOMMATION DE SUCRE
2. MA CONSOMMATION DE PROTÉINES
3. MA CONSOMMATION D'ACIDES GRAS INSATURÉS
4. MA CONSOMMATION D'ACIDES GRAS SATURÉS

TU TROUVERAS TOUTES LES RÉPONSES SUR ***WWW.BEYONDFITNESS.FR***

4 QUIZ DES CONNAISSANCES

QUESTION 01

CLASSE CES EXOS EN FONCTION DE CEUX QUI SOLLICITENT LE PLUS DE MASSES MUSCULAIRES DIFFÉRENTES ?

1. LE SQUAT
2. LES TRACTIONS PRONATION
3. LE SOULEVÉ DE TERRE
4. LE DÉVELOPPÉ-COUCHÉ

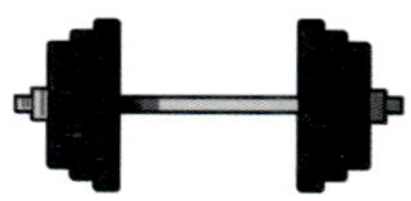

QUESTION 02

QUEL ENTRAÎNEMENT PERMET D'ACCUMULER UN PLUS GROS VOLUME D'ENTRAÎNEMENT SUR LA SEMAINE?

1. FULL BODY
2. SPLIT
3. HALF BODY
4. PUSH-PULL-LEGS

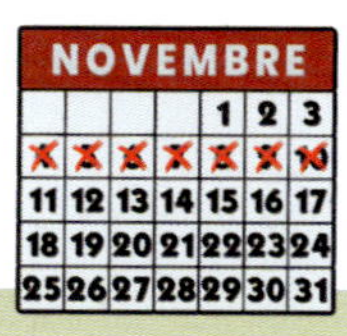

QUESTION 03

UN ATHLÈTE SE DOPE, AVEC QUEL PRODUIT (SEUL) GAGNERA-T-IL LE PLUS DE MASSE MUSCULAIRE ?

1. LA TESTOSTÉRONE
2. L'HORMONE DE CROISSANCE
3. L'INSULINE

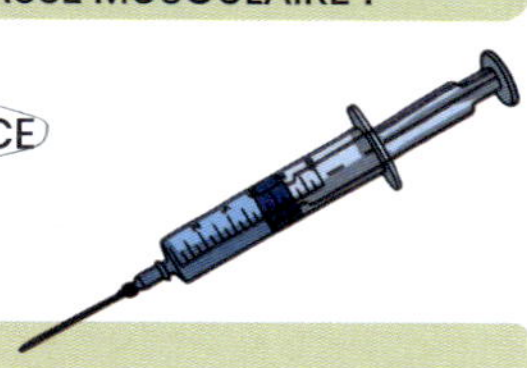

QUESTION 04

LA MUSCULATION RALENTIT LA CROISSANCE.

1. VRAI
2. FAUX

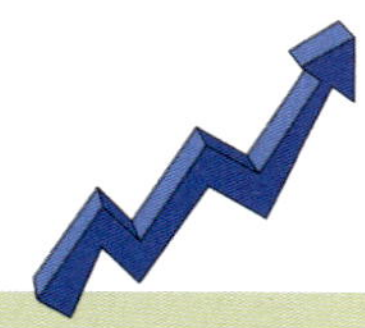

QUESTION 05

LE SOULEVÉ DE TERRE EST INTRINSÈQUEMENT DANGEREUX POUR LA COLONNE.

1. VRAI
2. FAUX

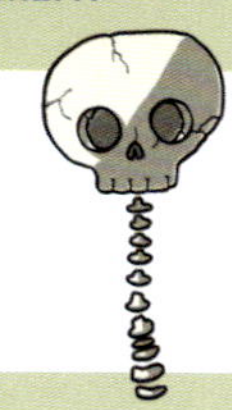

QUESTION 06

LE SQUAT COMPLET EST MOINS TRAUMATISANT POUR LES GENOUX QUE LE DEMI SQUAT.

1. VRAI
2. FAUX

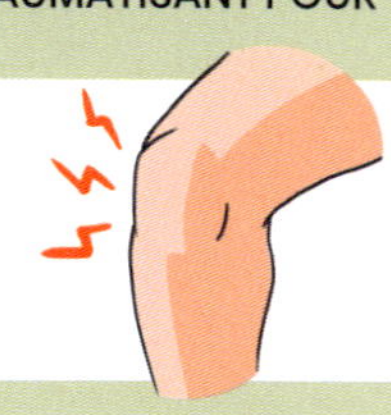

QUESTION 07

J'AI PEUR DE PRENDRE TROP VITE DU MUSCLE, MAIS JE VEUX DEVENIR PLUS FORT(E) PHYSIQUEMENT...

1. JE POUSSE TRÈS LOURD (85-95 % DE MA RM)
2. JE FAIS PLUS DE SÉRIES LONGUES, MAIS À L'ÉCHEC
3. JE FAIS DU CARDIO
4. JE M'ENTRAÎNE MOINS

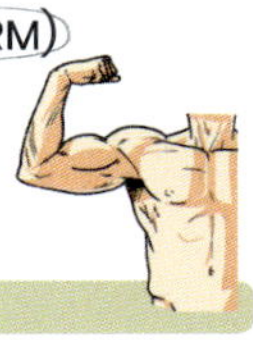

QUESTION 08

QUELLE ACTIVITÉ PERMET DE PERDRE LE PLUS DE MASSE GRASSE POSSIBLE SUR LE LONG TERME ?

1. LE CARDIO LENT (LISS)
2. LE HIIT (FRACTIONNÉ)
3. LA MUSCULATION
4. LA NATATION
5. LE SAUNA

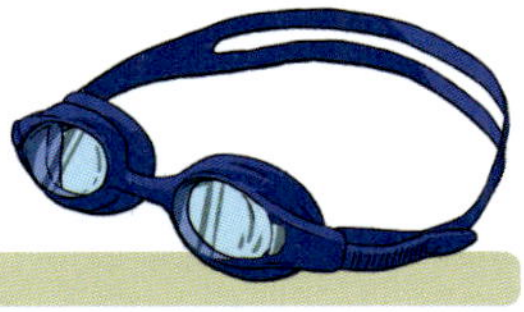

QUESTION 09

LE CARDIO À JEUN PERMET DE BRÛLER PLUS DE GRAS À LONG TERME.

1. VRAI
2. FAUX

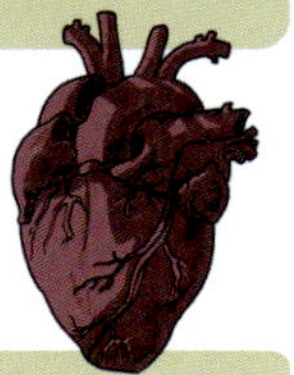

QUESTION 10

IL EST PLUS DUR DE PERDRE DU GRAS SUR LE LONG TERME LORSQU'ON EST :

1. ECTOMORPHE
2. ENDOMORPHE
3. MÉSOMORPHE
4. XÉNOMORPHE

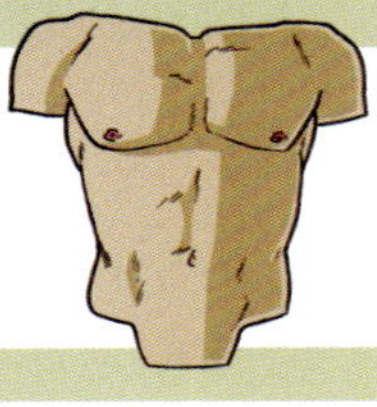

QUESTION 11

QUEL EST LE MEILLEUR ENTRAÎNEMENT POUR PERDRE DU GRAS ?

1. CELUI QUI PERMET DE MAINTENIR UN DÉFICIT CALORIQUE
2. CELUI QUI DÉPENSERA LE PLUS DE KCAL
3. CELUI QUI FAIT LE PLUS TRANSPIRER

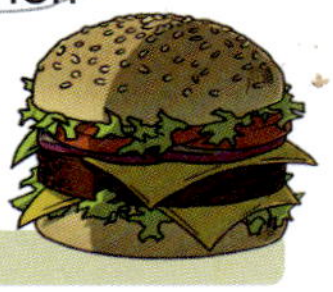

QUESTION 12

QUEL EST LE PLUS IMPORTANT POUR QU'UN MUSCLE GROSSISSE, SI ON S'ENTRAÎNE INTELLIGEMMENT ?

1. PRATIQUER UN EXERCICE POLY-ARTICULAIRE OÙ ON PEUT POUSSER LOURD
2. UTILISER DES POIDS LIBRES
3. S'ASSURER QUE LE MUSCLE À DÉVELOPPER EST LE FACTEUR LIMITANT DE L'EXERCICE

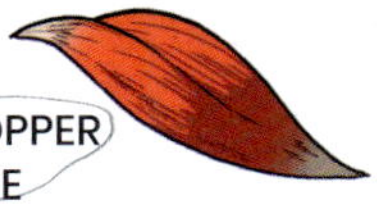

TU TROUVERAS TOUTES LES RÉPONSES SUR ***WWW.BEYONDFITNESS.FR***

QUIZ DES CONNAISSANCES

QUESTION 01

INDIQUE LES DEUX COMPLÉMENTS ALIMENTAIRES LES PLUS UTILES POUR LA PLUPART DES SPORTIFS :

1. GLYCINE
2. CRÉATINE
3. BCAA
4. CLA
5. ZMA
6. ARGININE

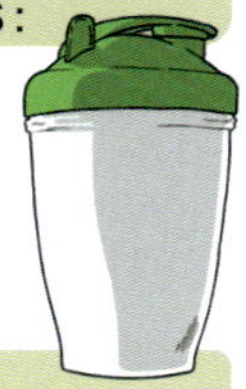

QUESTION 02

PRENDRE DU CITRON DANS DE L'EAU CHAUDE À JEUN PERMET :

1. D'ÉLIMINER LES GRAISSES EN EXCÈS
2. DE SE "DÉTOXIFIER"
3. DE BOIRE UN PEU DE CITRON

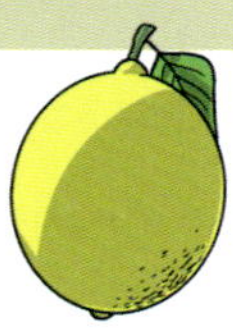

QUESTION 03

UNE BONNE FONCTION THYROÏDIENNE S'OBSERVE LE PLUS PRÉCISÉMENT PAR :

1. LA TSH DANS LES NORMES DANS UN BILAN SANGUIN
2. PLUSIEURS MESURES QUOTIDIENNES DU POULS ET DE LA TEMPÉRATURE, NOTAMMENT EN RÉPONSE AUX REPAS
3. LA T4 CIRCULANTE EN BILAN SANGUIN

QUESTION 04

LA FRÉQUENCE CARDIAQUE D'UNE PERSONNE EN BONNE SANTÉ APRÈS UN REPAS DEVRAIT ÊTRE DE :

1. MOINS DE 55 BPM
2. DE 55 À 70 BPM
3. PLUS DE 70 BPM

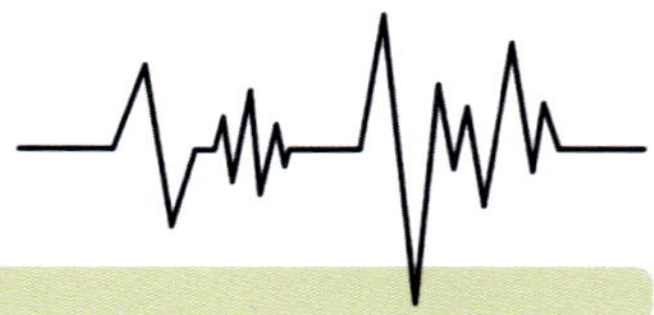

QUESTION 05

QU'EST-CE QUI PERMET LE MIEUX D'OBSERVER LA SANTÉ GÉNÉRALE DU CORPS HUMAIN ?

1. L'IMC
2. LE VO_2 MAX
3. LE FONCTIONNEMENT DE LA THYROÏDE

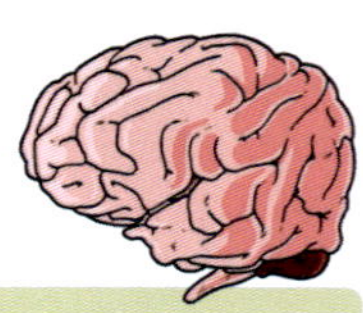

QUESTION 06

S'ABSTENIR DE TOUTE PRATIQUE SEXUELLE PENDANT UN MOIS AVANT UNE COMPÉTITION PERMET DE :

1. GAGNER SA COMPÉTITION À COUP SÛR
2. VÉRIFIER SI TON COUPLE EST VRAIMENT SOLIDE
3. TRIPLER SON TAUX DE TESTOSTÉRONE SUR LA DERNIÈRE SEMAINE

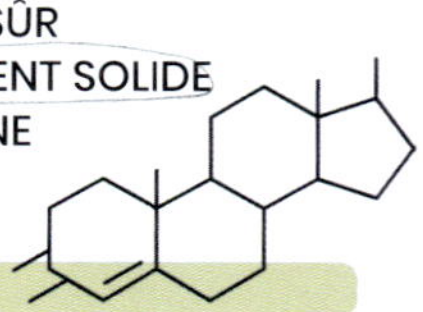

QUESTION 07

PRENDRE DU MUSCLE AU POIDS DE CORPS EST :

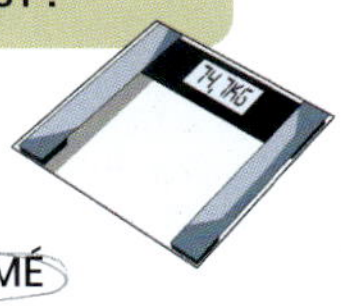

1. IMPOSSIBLE SANS PRODUITS DOPANTS
2. IMPOSSIBLE
3. PLUS LENT QU'EN S'ENTRAÎNANT EN SALLE
4. TOTALEMENT POSSIBLE SI BIEN PROGRAMMÉ

QUESTION 08

CLASSE CES FACTEURS PAR ORDRE D'IMPORTANCE POUR ÊTRE EN BONNE SANTÉ ET PROGRESSER :

1. (handwritten: 1) LA NUTRITION
2. (handwritten: 2) LA THYROÏDE
3. (handwritten: 6) LA SUPPLÉMENTATION
4. (handwritten: 4) LA GESTION DU STRESS
5. (handwritten: 5) L'ENTRAÎNEMENT
6. (handwritten: 7) LA LUMIÈRE ROUGE
7. (handwritten: 3) LE SOMMEIL

QUESTION 09

SI TU ARRÊTES DE FUMER ET QUE TU PRENDS DU POIDS, QUE SE PASSE-T-IL SI TU RECOMMENCES À FUMER ?

1. TU PERDS LE POIDS QUE TU AS GAGNÉ
2. TU PRENDS ENCORE PLUS DE POIDS
3. TU PERDS SURTOUT DE L'ARGENT

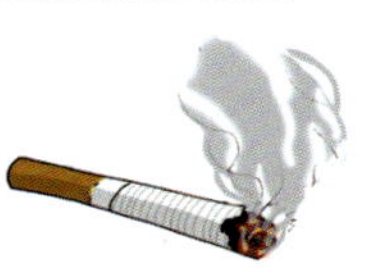

QUESTION 10

LES PRODUITS "BIO" ...

1. SONT TOUJOURS UNE GARANTIE DE QUALITÉ
2. NE COMPORTENT AUCUN PESTICIDE
3. VARIENT FORTEMENT SELON LES PAYS
4. NE SONT QUE DU MARKETING

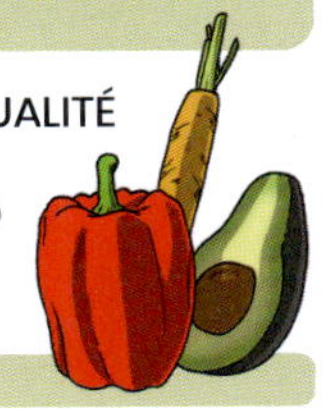

QUESTION 11

TES GLUCIDES SE STOCKERONT EN GRAISSE SI :

1. TU LES MANGES APRÈS 18H
2. TU DÉPASSES TA MAINTENANCE CALORIQUE
3. C'EST DU FRUCTOSE

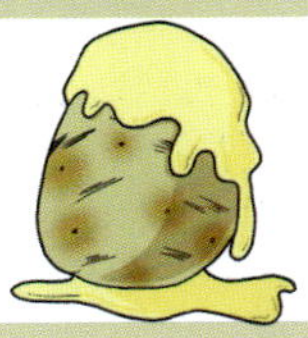

QUESTION 12

QUEL CRITÈRE N'EMPIÈTE PAS FORTEMENT SUR UNE PERTE DE GRAISSE ?

1. UN ENVIRONNEMENT STRESSANT
2. UN MANQUE DE SOMMEIL
3. LE SACCHAROSE (SUCRE)

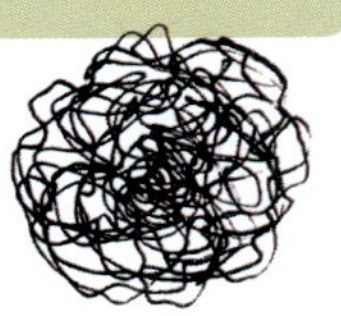

TU TROUVERAS TOUTES LES RÉPONSES SUR ***WWW.BEYONDFITNESS.FR***

5 LES INTERVENANTS

LES INFLUENCEURS

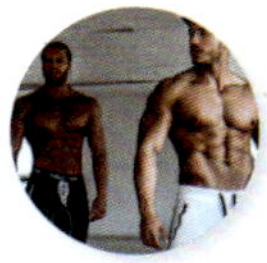

ALEX ET PJ
@bodytimexpress

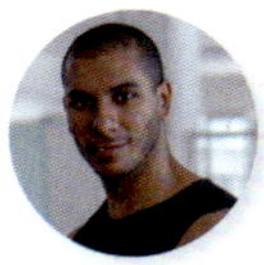

NASSIM SAHILI
@nassbridges

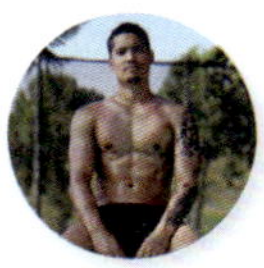

BASTIAN DEMEUSY
@aziatomik

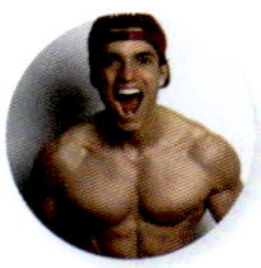

ANTOINE FOMBONNE
@antoine_fombonne

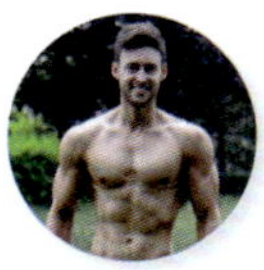

NEVIN BARNETT
@nevingl

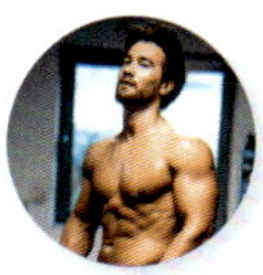

QUENTIN RANDIS
@quentinrandis

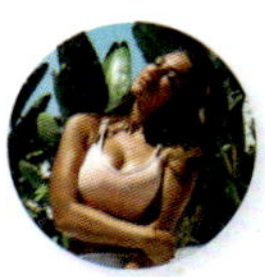

KAROLINE RO
@karoline.ro

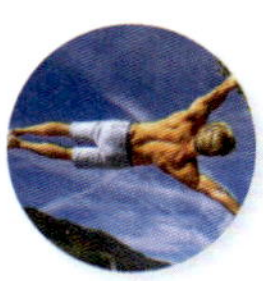

ERIC FLAG
@ericflag

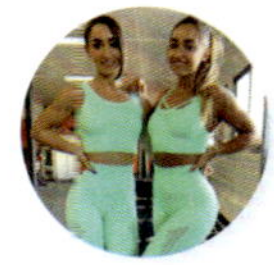

CLARA & LAURIE
@twinsb_Fit

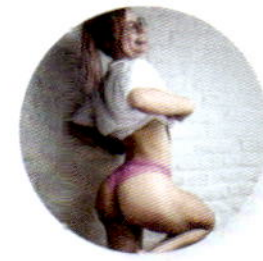

ALINE DESSINE
@aline_dessine

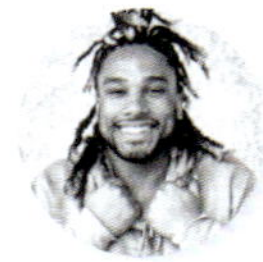

WILL
*@_bigwill_*

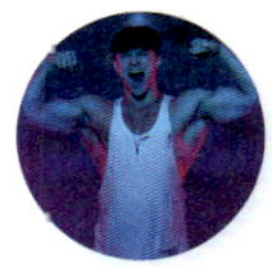

TRISTAN DEFEUILLET-VANG
@tristandefeuilletvang

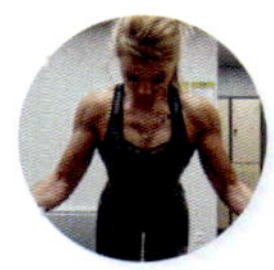

STESSIE
@s.littlebirds

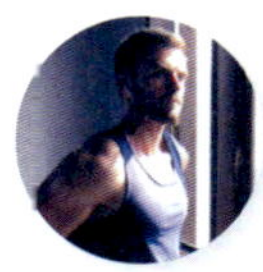

BENJAMIN GIBOUDAUD
@ben.gib

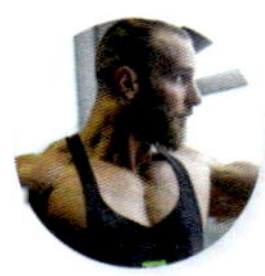

LOWIK
@lowikfitt

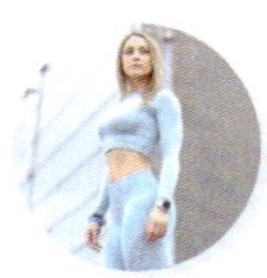

KIMY FIT
@kimy_fit

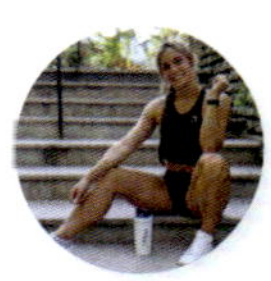

AUXANE MICHENEAU
@auxane.micheneau

LES EXPERTS

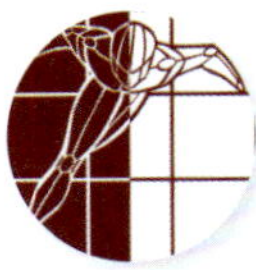

PIERRE DEBRAUX / ANELIYA MANOLOVA
@Sciencesofsport

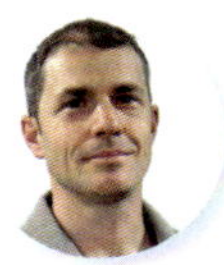

DIDIER REISS
@didierreiss

ERIC MALLET
@espacecorps_espritforme

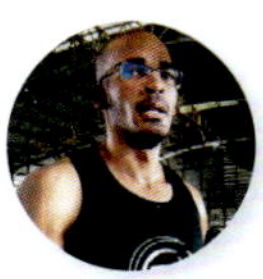

MR WAY
@The.Fitness.Way

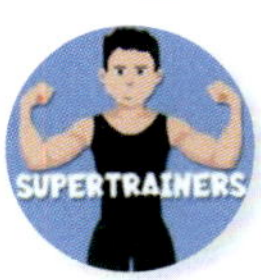

SUPERTRAINERS
@SuperTrainers

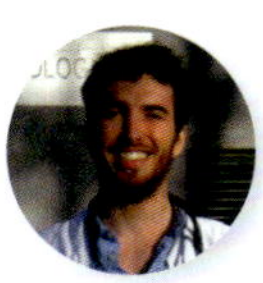

LE DOC
@drmiaouss

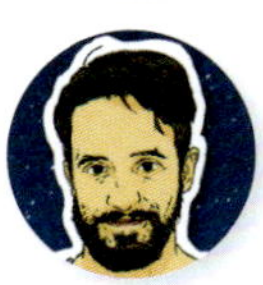

GHAÏS
@geeknfit

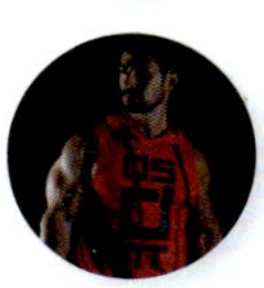

JUANITO CIORDIA
@juanitocoaching

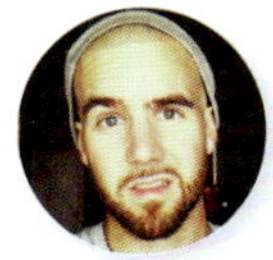

CURTIS TARANTINO
@curtistarantino

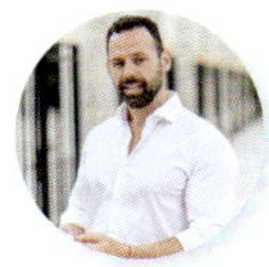

CHRISTOPHE BONNEFONT
@Christophe_Bonnefont

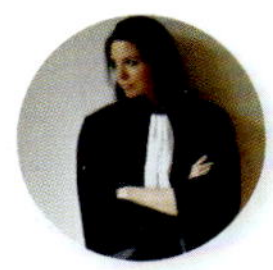

LAURE-ALICE BOUVIER
@loralisparis

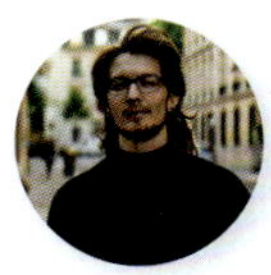

WILL JANSSENS
@will_coach_u

WILL X TRISTAN
@beyond_fitness_fr

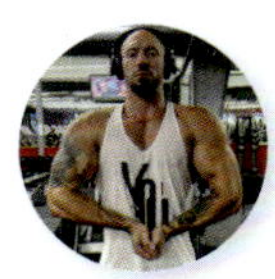

AIKI_SHAREFITNESS
@Aiki_Sharefitness

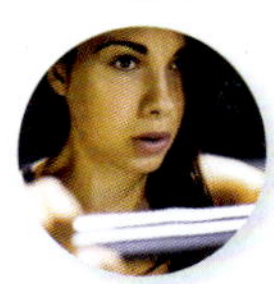

CLAUDIA PERSONAL TRAINER
@claudiapersonaltrainer

TRUEFITNESSKNOWLEDGE
@TrueFitnessKnowledge

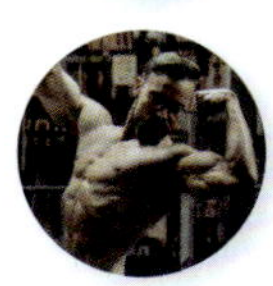

JORDAN B JOLY
@jordanbjoly

PARTIE I

NUTRITION

SOMMAIRE

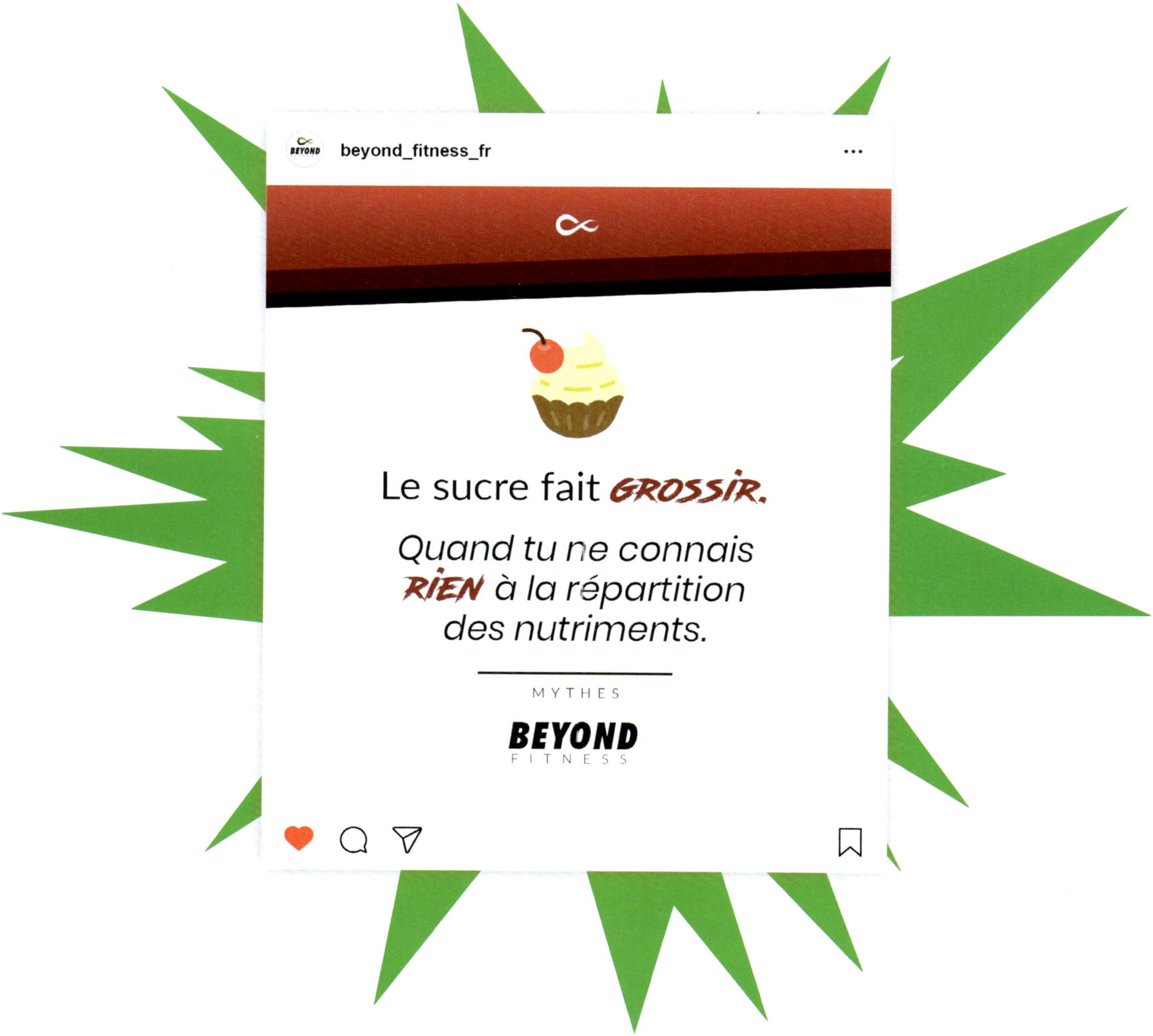
beyond_fitness_fr
Le sucre fait GROSSIR.
Quand tu ne connais RIEN à la répartition des nutriments.
MYTHES
BEYOND FITNESS

MYTHE 1 #CARBS #SUGAR #C6H1206

ON ATTAQUE FORT AVEC L'UN DES MYTHES LES PLUS RÉPANDUS DANS L'INDUSTRIE DE LA SANTÉ, LE "SHEI-TAN" INCARNÉ POUR CERTAINS, LA SOURCE DE TOUTES LES MALADIES DU MONDE POUR D'AUTRES A.K.A. LE SUCRE.

Pour savoir si le sucre peut nous faire grossir (devenir plus gras), il faut comprendre :
1. Ce qu'est le sucre
→ c'est un mélange glucose* + fructose* (50/50)
2. S'il est possible de le stocker sous forme de graisse.

Alors oui, c'est possible, mais pour ce faire, il faut passer par une transformation qui s'appelle la DNL (De Novo Lipogenesis) et, du coup… bonne chance pour en arriver là ! Ce mot barbare veut simplement dire que notre organisme doit transformer ce nutriment en un autre pour pouvoir l'utiliser : on part d'un sucre → on obtient de la graisse.
Pour ton corps, c'est VRAIMENT plus compliqué et énergivore de passer par ce processus que de stocker de la graisse sous forme de graisse.
Pourquoi ? Simplement parce que pour stocker de la graisse, eh bien… c'est plus simple. Il n'est pas nécessaire de la transformer en un autre nutriment, car c'est déjà de la graisse ! Logique.

Notre corps est extrêmement économe. C'est une loi banale d'efficience énergétique, on ne va pas transformer quelque chose qui peut jouer son rôle, dès le moment qu'on en a vraiment besoin !
Et un corps en bonne santé a presque toujours besoin de sucres. Pas convaincu ?
• Rien que notre cerveau consomme 500 kcal / 125 g de glucose par jour, le tien – en train de lire ce livre – peut-être même un poil plus !
• Nos réserves corporelles de sucres s'appellent le "glycogène" et se trouvent au niveau musculaire, hépatique (notre foie), et au niveau de nos astrocytes (cerveau). Ces réserves représentent un beau paquet d'énergie à remplir avant d'être pleines.
• Le sucre possède un effet important sur le métabolisme, notamment grâce au fructose et augmente la tendance spontanée à se déplacer.
On "dissipe" donc plus facilement cette énergie sous forme de mouvement et de chaleur.

Oui, c'est pour ça que lorsque tu donnes beaucoup de sucre à un enfant, il devient plus énergique.

Non, il n'a pas besoin d'être diagnostiqué comme hyperactif. S'il est aussi excité, c'est justement parce que c'est son substrat énergétique préférentiel et qu'il lui donne de l'énergie.

En surplus calorique, le sucre reste distribué de manière plus intéressante que les graisses. Il favorise l'activité thyroïdienne alors que certaines graisses peuvent la diminuer.

Les études tendent à montrer qu'il est notamment préférable d'avoir un excès calorique sous forme de glucose pur (riz blanc, patates, jus de fruits, sucre de table) plutôt que de protéines ou d'acides gras. On note une plus grande mise à disposition de l'énergie pendant l'entraînement en maximisant notamment le stockage du glycogène, en plus d'avoir un effet thermogénique intéressant et une importance pour une bonne fonction thyroïdienne.

Pour conclure, les hydrates de carbones sont ta source d'énergie première.
Les bons « carbs » sont essentiels à ta santé métabolique, l'augmentation de tes niveaux de CO_2, l'amélioration de ta récupération, de tes fonctions cognitives, musculaires et hépatiques tout en diminuant le stress oxydatif général.

Le glucose est nécessaire pour convertir la **T4** en **T3** et ensuite produire de **L'ATP.**

CONSEILS & APPLICATIONS PRATIQUES

LA GRAISSE NE FAIT PAS GROSSIR NON PLUS !

ON PRIVILÉGIERA :

✅ Les sources de sucres simples : glucose, sucrose, fructose et lactose. On parle notamment des fruits, des légumes à racines (pomme de terre, patate douce, navet, betterave), du miel, du sirop d'érable, des jus de fruits fraîchement pressés, du lait (voir la p.198 sur les aliments recommandés).

✅ Le surplus calorique sous forme de glucides plutôt que d'acides gras. Il est préférable de créer un excédent calorique en mangeant plus de riz, de pommes de terre et de jus de fruits lors d'une prise de masse plutôt que des noix, des avocats ou de l'huile de tournesol, par exemple.

✅ Comme tout ce qu'on te conseillera dans ce livre, ne passe pas du tout au rien en quelques jours, vas-y progressivement.
Même la bonne dose de sucre de qualité réincorporée de manière trop violente peut amener à un gain de poids, des ballonnements ou des changements hormonaux.

ON ÉVITERA :

❌ de diaboliser un macronutriment plus que les autres, celui-ci en l'occurrence.
❌ les glucides difficilement digestes (voir la page sur les aliments recommandés).
❌ les aliments dans lesquels du sucre "industriel" a été rajouté en excès et sous des formes moins recommandables (sirop de glucose, sirop de maïs, sirop de maïs à haute teneur en fructose, etc.) qui seront généralement meilleur marché que du sucre issu de betterave sucrière biologique.
❌ de manger une source de sucre seule. Il est préférable de toujours avoir une matrice alimentaire complète (lipides, protéines et glucides).

Exemple : des fruits et des œufs, du lait et du miel, de la viande et du riz.

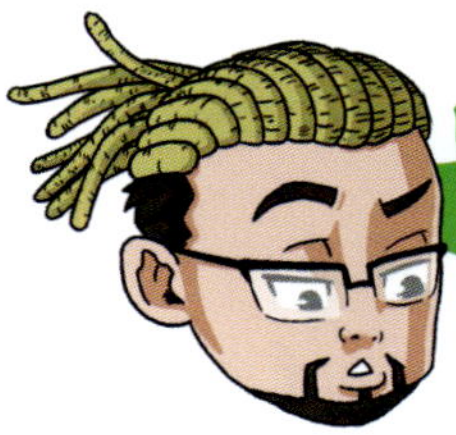

DÉTAILS PHYSIOLOGIQUES

« DU COUP, LA GRAISSE FAIT GROSSIR ? »

• Non plus, pas directement du moins.
Pour comprendre en 10 secondes : essaie de manger uniquement 800 kcal de sucre blanc pur par jour (soit 200 g) et dis-nous si tu grossis.
Tu n'as aucune chance, il y a des données pour te dire que ça te permet même de continuer de maigrir plus facilement en supprimant les adaptations métaboliques.

Attention, on ne te le conseille pas du tout ! Mais c'est simplement pour remettre les choses dans le contexte.

• Il faut créer un déséquilibre sur la balance énergétique pour prendre et perdre du poids.
→ La balance énergétique est l'équilibre subtil entre les apports et les dépenses caloriques, ce qui comprend la totalité des échanges énergétiques du corps.
Pour grossir à cause du sucre, il faudrait manger davantage au terme d'une journée.

Tu peux manger des sources de graisses ET de sucres ET de protéines sans crainte TANT QUE tu ne manges pas plus que ce que tu ne dépenses comme énergie (même si, à choisir, on est quand même plus **#TeamCarbs** que **#TeamFat**).

EXEMPLE CONCRET D'UN CAS EXTRÊME :
Tu peux entamer un régime bidon 100 % fast food, chocolat, glace, donuts ou pizza quatre fromages, tant que tu restes en dessous de ta balance énergétique, tu ne prendras pas UN gramme.
Tu changeras ton système immunitaire, ta santé métabolique, ta résistance à l'insuline, ton niveau de fatigue, etc. MAIS tu ne "grossiras" pas. Ce n'est évidemment, encore une fois, pas du tout ce que l'on conseille.

• Mise sur la qualité ! Les fruits bio de saison, c'est principalement du sucre (enfin, de l'eau majoritairement), mais c'est de meilleure qualité que du sirop de glucose non bio, à l'évidence !

« ET POURTANT, ON M'A DIT QUE MANGER DU SUCRE EMPÊCHAIT DE BRÛLER DE LA GRAISSE ?! »

Oui… Mais non.
Effectivement, la présence de glucose inhibe ponctuellement la lipolyse, mais il y a une nuance : on a dit PONCTUELLEMENT ! Tu as vu ci-dessus que même 800 kcal de sucre blanc réparties sur une journée ne bloqueraient pas la lipolyse pendant 24 heures.
Pour vraiment stocker le sucre sous forme de graisse, il faudrait une arrivée importante et rapide de glucose tout en ayant de la peine à remplir nos réserves de glycogène musculaire et hépatique.
Dans ce cas bien précis de priorité, on pourrait donc stocker du glucose sous forme de graisses. On le transformerait alors sous forme de graisses stables que l'on pourrait utiliser plus tard, au besoin : des graisses saturées ou mono-insaturées.

Avec un bon fonctionnement de la thyroïde, du cerveau et des organes gluco-dépendants, notre corps peine à stocker le sucre sous forme de graisse.

Cependant, l'amidon (appelé également "glucides complexes") ne contient pour ainsi dire QUE du glucose placé bout à bout (on parle de polymère de glucose).

L'amidon peut donc provoquer une plus grosse perturbation métabolique, impliquant cette fameuse sécrétion importante d'insuline et n'est d'ailleurs pas aussi intéressant pour l'assimilation des minéraux.

Tu trouveras de l'amidon dans les céréales (blé, avoine), dans le pain, le riz (blanc ou complet). Tu trouveras du sucre dans les fruits, le miel...

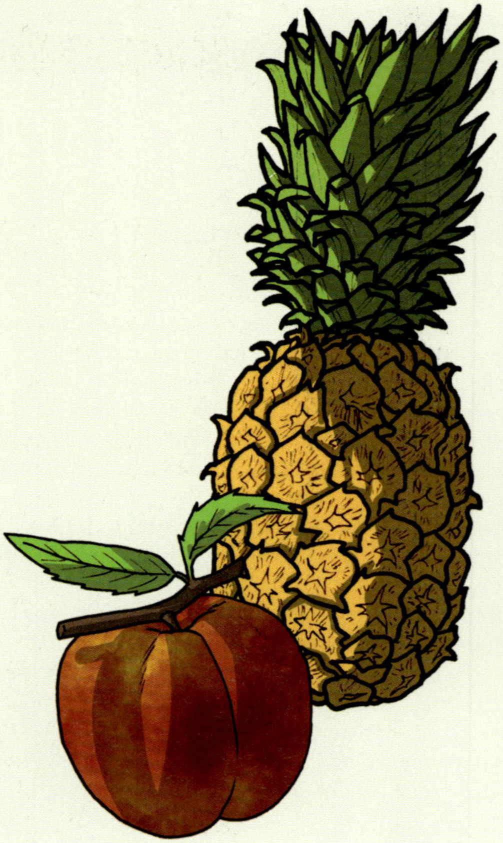

MAIS, À UN MOMENT, ON N'A PLUS BESOIN DE SUCRES, NON ?

C'est rare, spécialement parce que le sucre est composé de deux choses : le glucose ET le fructose.

La répartition est finalement la même que ce que l'on trouve dans les fruits (sans les micronutriments et les fibres, bien sûr) et le fructose améliore l'assimilation du glucose. Le fructose n'est d'ailleurs transformé en graisse qu'à hauteur d'un petit pourcentage chez les humains !

Cela va sans dire, mais c'est mieux de le dire : bonne chance si tu essaies de grossir uniquement en excédent calorique de fruits !

LE POINT DE VUE DE :

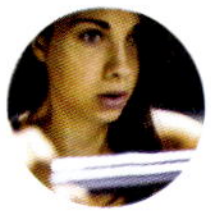

@claudiapersonaltrainer

Oui… Le sucre fait bien grossir. Tout autant qu'il fait maigrir. 🤦‍♀️

@antoine_fombonne

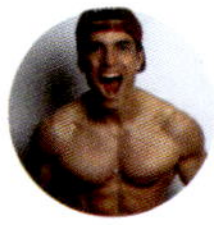

Rester prisonnier de cette fausse conception de la nutrition, c'est s'enfermer dans l'idée que certains aliments sont néfastes, inutilement. C'est choisir un bouc émissaire facile, plutôt que de remettre en question l'ensemble de son approche nutritionnelle, et d'envisager les choses dans leur juste contexte. Et vous valez mieux que ça.
Le sucre n'est donc pas mauvais. Il n'est pas bon non plus.
Le sucre fournit des calories qu'on pourrait qualifier de calories relativement vides. Il ne rassasie pas.
Donc, nutritivement parlant, il n'est bien sûr pas un allié judicieux à ajouter à son alimentation pour augmenter son niveau de satiété ou diminuer son apport calorique par exemple.
Néanmoins, si votre alimentation est dans l'ensemble très nutritive, que vous êtes en bonne santé, physiquement actif et que vous suivez vos macros, le sucre ne vous fera jamais devenir obèse ou diabétique.
Vous n'avez pas besoin de ne manger que du riz et des brocolis. Et vous n'avez surtout pas besoin “d'arrêter à tout prix le sucre” comme vous y incitent la plupart des blogueuses beauté. C'est exactement le genre de broscience et de pratique qui pousse les gens à suivre des régimes obsessionnels et monotones qui ne sont pas sains sur le plan psychologique comme sur le plan nutritionnel.
Tout ce dont vous avez besoin, c'est d'avoir un mode de vie actif, d'optimiser intelligemment votre nutrition comme nous essayons de vous l'apprendre dans ce livre, et de faire preuve de bon sens.

@beyond_fitness_fr

À notre sens, le sucre n'est pas “neutre”, il a un réel intérêt sur le plan de la santé métabolique - particulièrement intéressant lors d'un déficit calorique pour éviter autant que possible les adaptations métaboliques. Que ce soit relatif au fonctionnement optimal de la thyroïde, pour notre cerveau et pour les différents organes vitaux, la régénération cellulaire, les stocks de glycogène musculaire et hépatique…
Il est PRIMORDIAL. #TeamCARBS

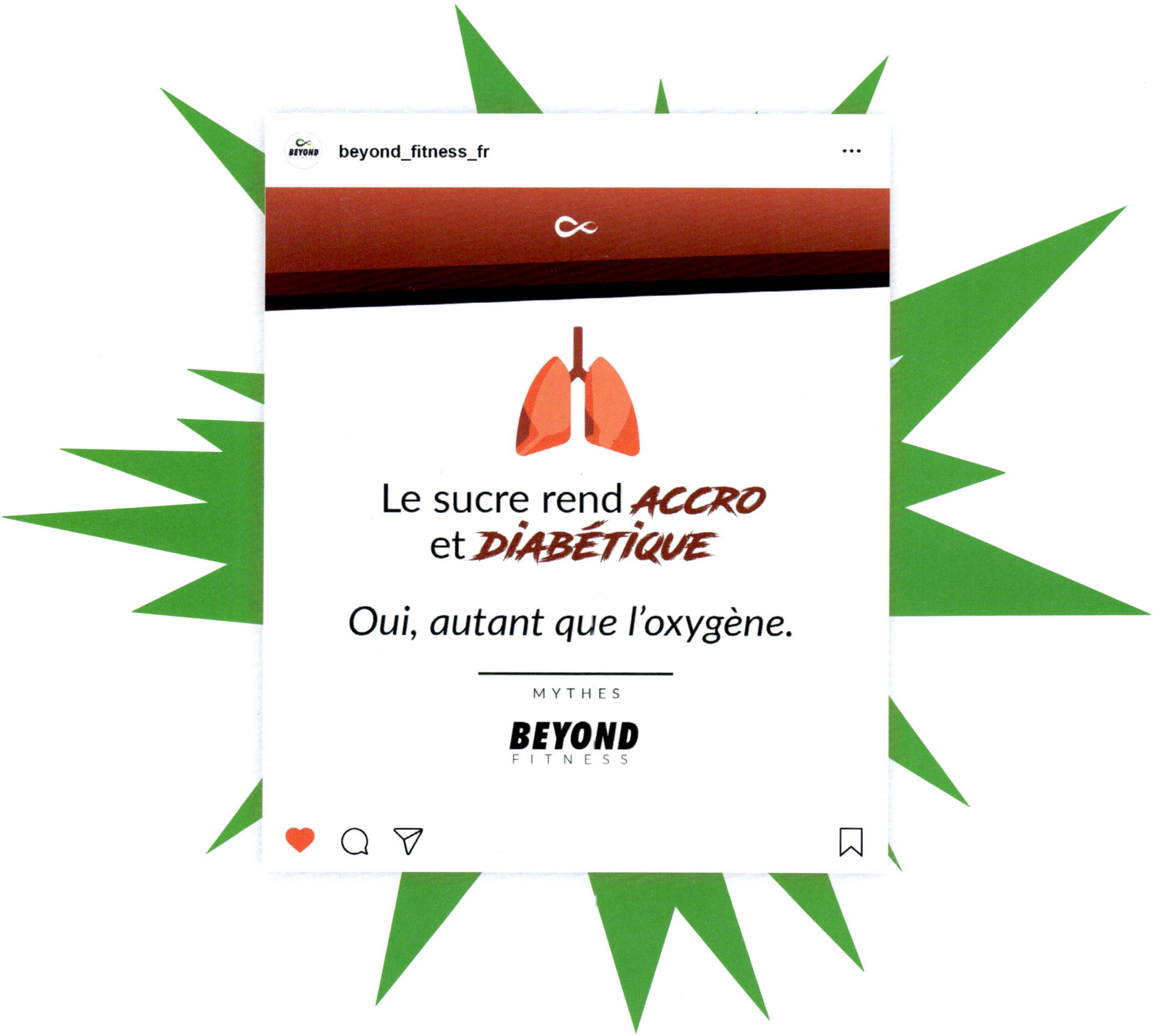
beyond_fitness_fr
Le sucre rend ACCRO
et DIABÉTIQUE
Oui, autant que l'oxygène.
MYTHES
BEYOND
FITNESS

ON VA REMETTRE LES CHOSES DANS LE CONTEXTE.
On doute – TRÈS – très fortement qu'une personne puisse réellement être "accro" au sucre, au sens strict du terme.

« ATTENDS, MAIS CE N'EST PAS POSSIBLE ! LES GENS SONT EN SURPOIDS PARCE QU'ILS MANGENT TROP DE SUCRE ET QUE LE SUCRE LES REND ACCRO COMME DES DROGUÉS, NON ? »
Si tu utilises ce terme pour le sucre, tu peux également être considéré comme accro à l'oxygène.

« BEN OUI, MAIS CE N'EST PAS PAREIL, ON A BESOIN D'OXYGÈNE POUR VIVRE. »
En fait, on peut survivre en apnée pendant quelques dizaines de secondes grâce à nos "systèmes de secours", jusqu'à reprendre notre système préférentiel.
→ C'est la même idée pour le sucre, mais sur une autre échelle de temps !
→ Notre corps peut très bien s'en passer si on ne lui en donne pas, mais il préfère ne pas avoir besoin de s'en passer. Lorsqu'il en manque, il fait d'ailleurs en sorte d'en créer. On appelle cela la néoglucogenèse (création de glucose à partir d'un autre substrat).

Soit dit en passant, c'est quand même étrange que le corps des gens qui essaient de diminuer leurs apports en **#CARBS** (ou qui tendent à aller vers une diète dite "cétogène" – *Very High Fat & Very Low Carbs*) tente malgré tout de secréter du glucose, non ? C'est peut-être que c'est important… Enfin, juste un peu ?

Là, tout de suite, ça commence à bégayer !

« MAIS JE CONNAIS TROP DE PERSONNES QUI NE PEUVENT PAS SE PASSER DE SUCRE. »
Non. Tu connais trop de personnes qui ne peuvent pas se passer d'aliments qui contiennent du sucre ET d'autres choses comme "de la graisse" et pourquoi pas un peu de sel. Nuances.

Selon les critères du DSM-IV, on parle effectivement d'une sorte de "dépendance" face à certains produits savoureux denses en calories qui peuvent aussi contenir du sucre.

Les biscuits, les donuts et autres pizzas sont bien plus attirants que les cuillères de sucre pur, MAIS ils sont également très riches en graisses ET en autres substrats, à l'inverse du sucre pur qui n'est, par définition, QUE du sucre.

Et, sauf preuve du contraire, si on est réellement "accro" à quelque chose, en principe, ON VEUT DU PUR !

Pas du coupé avec de la graisse végétale industrielle : chers donuts, pizzas et gâteaux, on parle de vous.

Raté, on dirait bien qu'on n'est pas accro au sucre.

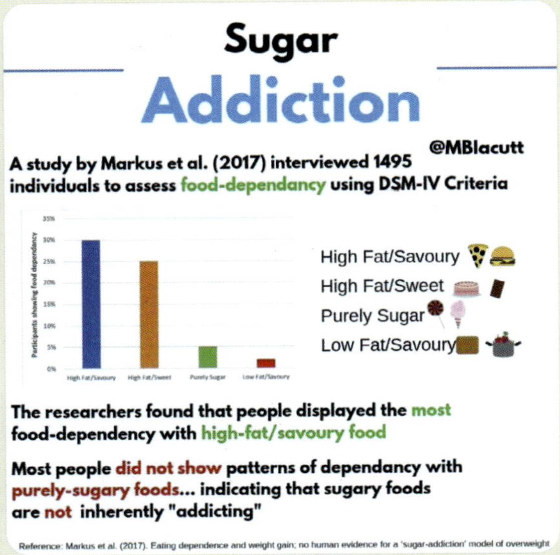

Graphique crédits : @MBlacutt, étude : Markus et al. (2017)

Ce fameux “truc” qui rend les gens addict est issu de l’ingénierie en nutrition.

On l’appelle le **“BLISS POINT”**. C’est un mélange subtil de graisses, de sel et de glucides (même pas forcément du sucre, comme dans une pizza, par exemple).

Et en principe, c’est à ÇA que tu es accro !

PETIT CHALLENGE POUR TOI : la prochaine fois que tu entendras quelqu’un te dire que “le sucre rend accro”, demande-lui ce qu’il entend par sucre et tu constateras dans 95 % des cas que ton interlocuteur va commencer à parler mandarin.

- De quels macronutriments sont réellement composés les aliments qu’il entend être du “sucre” ?
- De quel type de sucre on parle ? De saccharose (disaccharides) ou de monosaccharides comme le glucose, le fructose, le mannose et le galactose ?
- Ne serait-ce pas plutôt des produits hautement raffinés contenant différentes formes de glucides (qui ne sont bien sûr pas toujours issus de la canne à sucre ou de la betterave sucrière), généralement mélangé avec de la graisse et/ou du sel ?

→ Tes gâteaux préférés sont sûrement plus gorgés de graisses que de sucres.

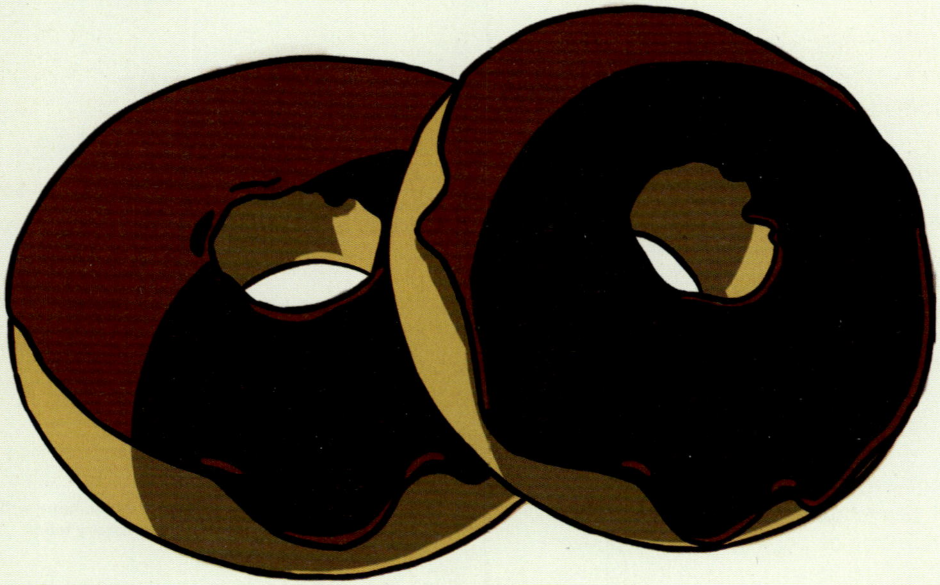

CONSEILS & APPLICATIONS PRATIQUES

ON PRIVILÉGIERA :

✅ les sources de sucre "PURES" car, comme le montre le graphique page 35, c'est justement à ça que tu as quasiment le moins de dépendances

✅ la lecture de la composition et des valeurs nutritive des aliments : cette simple habitude te permettra de comprendre où tu peux en trouver, sous quelles formes et en quelles quantités. À ta grande surprise, tu verras que le sucre n'est PAS à lui seul le coupable. Un aliment qui est composé de moins de 50 % de glucides n'est pas vraiment un aliment "glucidique".

Le chocolat, par exemple, est plus ou moins "riche" en sucre, mais il contient au moins deux fois plus de calories qui proviennent des graisses (même pour le chocolat blanc) ! Retiens qu'au niveau calorique : 1 g de graisse = 2,25 g de sucre !

RAPPEL :

1 g de graisse = 9 kcal / 1 g de glucide = 4 kcal / 1 g de protéine = 4 kcal

• Si un aliment n'a "que" 10 g de graisses et 20 g de glucides, il contient DAVANTAGE DE GRAISSE ! (90 kcal de graisse et 80 kcal de glucides)

ON ÉVITERA :

❌ de penser qu'on est accro au sucre, qu'il nous fera grossir ou qu'il nous rendra diabétique

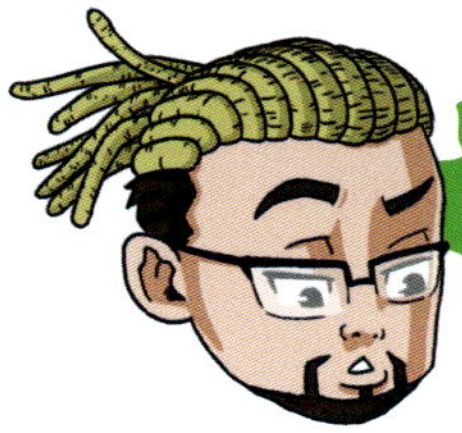

DÉTAILS PHYSIOLOGIQUES

DIABÈTE : HISTORIQUEMENT, LE NOM DU DIABÈTE (DIABETES MELLITUS) VIENT DU GASPILLAGE DU GLUCOSE DANS LES URINES (GLYCOSURIE).

Oui, pour savoir que l'urine avait un goût sucré, ben... il fallait la goûter, charmant, n'est-ce pas ? 😬

Cette maladie fut appelée "*sugar disease*" et les médecins pensaient que le problème venait du sucre. Dans ce contexte, il semble logique que l'on demande aux patients d'éviter le sucre.
Cependant, le problème vient du gaspillage du sucre !
Il ne faut pas confondre gaspillage d'un nutriment utile (personne ne vous dira sérieusement que le glucose n'est pas utile pour nos cellules), avec "penser que consommer quelque chose en excès provoque sa propre élimination" !

C'est l'absence de glucose intracellulaire qui est problématique, plutôt que son excès extracellulaire.

Citons le Dr Raymond Peat :
*« Lorsque le cerveau détecte un manque de glucose (neuroglycopenia), des nerfs sont activés dans le but d'augmenter le glucose dans le sang, pour corriger le problème.
Tant que le cerveau sent qu'il a besoin de plus de glucose, les systèmes de régulation apporteront des ajustements sur le niveau de glucose sanguin. »*

De plus, il ne faut pas confondre ce que représente le diabète avec ce qui cause le diabète.

Le diabète, c'est quoi ? Sans rentrer dans trop de détails, il faut malgré tout préciser que l'on parle de diabète de type II.
Il s'agit d'une pathologie avec un problème qui concerne le métabolisme du sucre, il en résulte notamment des perturbations au niveau de la glycémie (glucose sanguin).

INFORMATION IMPORTANTE :

→ Ce qui suit représente une perspective de réflexion et ne peut en rien être considéré comme un conseil d'ordre médical.

Consulte ton médecin pour obtenir des conseils avec une valeur médicale.

QU'EST-CE QUI PEUT POSER UN PROBLÈME SUR LE MÉTABOLISME DU SUCRE ?
Indice : ce n'est pas le sucre.

→ C'est ce qui EMPIÈTE sur le métabolisme du glucose qui peut rendre diabétique.
À ce propos, il existe une compétition entre les substrats énergétiques. En version simple, nos sources d'énergie sont en compétition pour être utilisées.

- On sait – et on ne manque pas de le rappeler – que la présence de glucides inhibe ponctuellement la lipolyse. Dans le premier mythe ("Le sucre fait grossir"), tu as compris que ce n'était pas un souci.

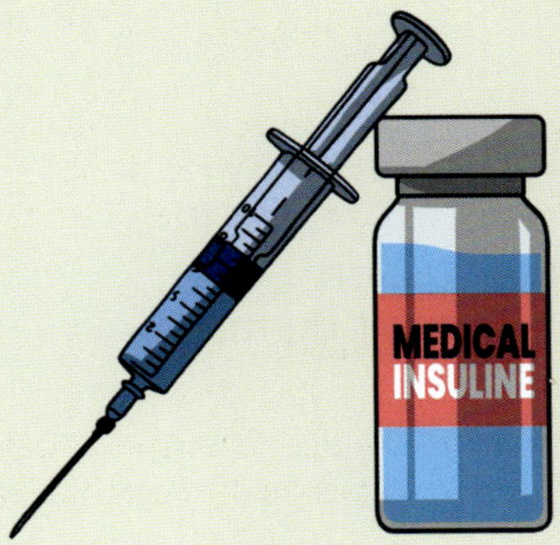

• MAIS on sait aussi que la présence d'acides gras libres (AGL, de graisses dans le sang) empiète sur le métabolisme du glucose.

• Tu trouveras plus de détails dans le mythe n°10 sur les oméga-3 !

Cette compétition entre les substrats est connue sous le nom du cycle de Randle !

« DU COUP, LA DIÈTE CÉTOGÈNE, NON ? »

Comment rester en bonne santé ? *A priori*, si on oxyde trop de graisses de manière systémique – ce qui va arriver avec une diète cétogène où on limite volontairement l'apport en glucides –, on empiète sur l'utilisation du glucose *via* le cycle de Randle.

• On parle d'une compétition des substrats et de plusieurs autres points plus spécifiques, comme :

> une forte inhibition de la PDH (pyruvate déshydrogénase),

> une inhibition (moins sévère) de la PFK (6-phosphofructo-1-kinase),

> et une augmentation du ratio NADH/NAD.

Ces points ne semblent vraiment pas soutenir une bonne utilisation du glucose. Cela dit, ce n'est pas non plus possible de dire que c'est ce qui cause le diabète !

ALORS, LA FAUTE À QUI ?
Pas au sucre en tout cas.

Une alternative vraisemblablement plus crédible que de dire que "manger du sucre empêche de le digérer" a été publiée dans la revue scientifique *Nature* en 2019.

Il est expliqué que la régénération des fameuses cellules bêta chez les humains est influencée par les endotoxines, aussi appelée LPS (lipopolysaccharides).

→ Il se pourrait bien que les endotoxines nous empêchent de guérir du diabète ou ralentissent sensiblement sa guérison !

C'EST UNE SÉRIEUSE PISTE À EXPLORER

LE POINT DE VUE DE :

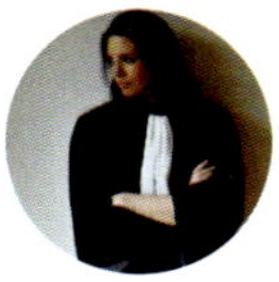

@loralisparis

Le sucre à côté de la cocaïne dans le code pénal si on continue... Les dealers de bonbons vont bientôt avoir du mal à en vendre dans les supermarchés.

@will_coach_u

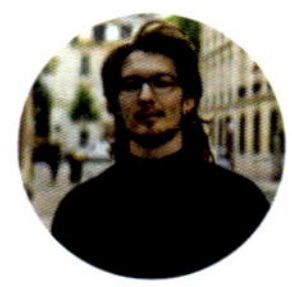

Légalement, ça va devenir compliqué de rester en bonne santé… #Carbs4Life

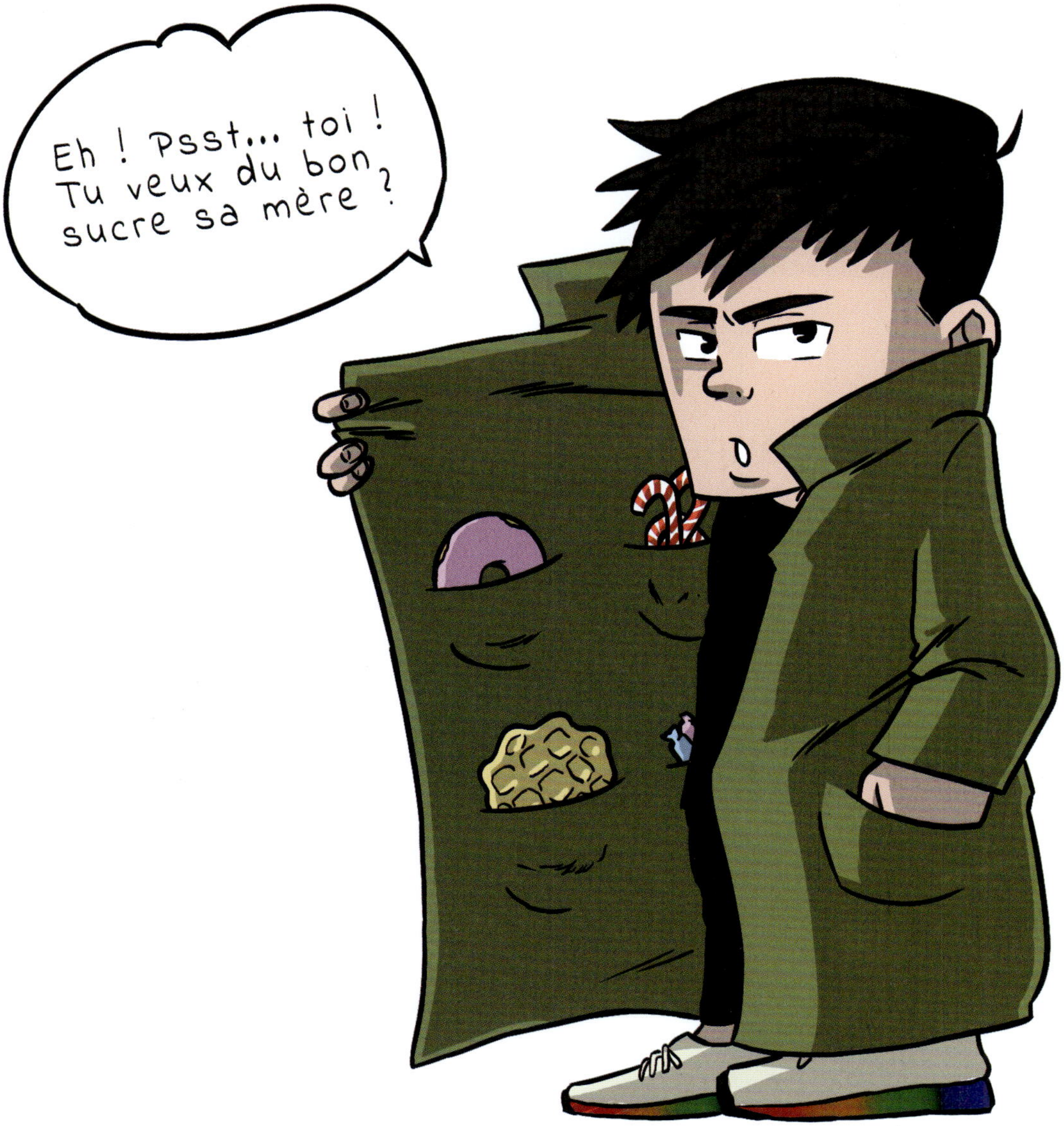
Eh ! Psst... toi ! Tu veux du bon sucre sa mère ?

beyond_fitness_fr

Manger moins de **SUCRE** va me faire perdre du poids

*Oui, à très court terme, tu perds de **L'EAU**... Bravo, Bob L'éponge !*

MYTHES

BEYOND
FITNESS

MYTHE 3 #CARBS #SUCRE #PERTEDEPOIDS

LES "SUCRES" N'ONT MAINTENANT PLUS DE SECRETS POUR TOI (CF. MYTHE 1. LE SUCRE FAIT GROSSIR).

→ Ce sont des glucides. Plus généralement, les glucides contiennent 4 kcal / gramme.
Ils représentent la source d'énergie préférentielle de nos cellules – ton cerveau, par exemple, en est particulièrement friand, à environ 500 kcal par jour !

Priver ponctuellement notre corps de quelque chose n'est pas catastrophique. Une petite phase "*low carb*" (basse en glucides) peut tout à fait aider à perdre du poids en jouant sur la balance calorique.

Pour diminuer les calories, il est nécessaire de réduire l'apport d'une ou plusieurs parts de macronutriments (protéines / glucides / lipides / alcool).

« DU COUP, POURQUOI NE PAS DIMINUER LES GLUCIDES ? »

Déjà, tu es censé avoir retenu qu'un gramme de graisse était AU MOINS deux fois plus calorique qu'un gramme de sucre / carbs / glucose / hydrates de carbone (oui, ça veut bien dire la même chose tout ça).

Alors, logiquement, pourquoi vouloir couper les glucides plus que les graisses si tu cherches à abaisser ton total calorique ? 🤔
C'est exactement comme être avec deux potes sur un bateau qui coule et jeter à l'eau ta copine de 50 kg plutôt que ton pote de 110 kg… **#WTF**

Bref, il y a déjà un problème de raisonnement à la base, mais passons !
Si tu veux continuer dans ce sens, on peut effectivement perdre du POIDS plus rapidement dans les premiers jours en coupant les glucides, ce qui peut être motivant !

« LE LOW CARB EST PLUS RAPIDE, ALORS ?! »
Calme-toi ! C'est pas DU TOUT ce qu'on a dit.

PERSPECTIVE À COURT TERME (MOINS DE 3 JOURS)

Oui, sur trois jours. Tu perdras un peu d'eau en empiétant sur ta capacité à régénérer ton glycogène. Le glycogène se stockant avec de l'eau, tu pèseras vraisemblablement moins lourd sur la balance au bout de deux ou trois jours que si tu conservais des glucides avec le même quota calorique. En bref, tu "dégonfles" de flotte.

PERSPECTIVE À MOYEN TERME (TROIS JOURS À UNE SEMAINE)

« Mince, je n'arrive plus à avoir les mêmes performances à l'entraînement… »
« Puis, c'est bizarre aussi, j'ai beaucoup moins de congestion… »
« J'ai aussi l'impression de moins bien récupérer entre les trainings… »
« J'ai un sommeil moins régénérateur et je suis plus lent dans ma journée… »

Bien vu, quelque chose cloche. Le but n'est pas juste de perdre du poids, mais bien de perdre le BON poids: on souhaite perdre de la MASSE GRASSE. Du gras. Du *fat*. Ce qu'il y a sur nos poignées d'amour. Pas le précieux muscle qu'on met tant de temps à construire.

→ De plus, on ne souhaite pas finir comme un légume. Pour ça, il faudrait pouvoir continuer de s'entraîner correctement, si possible aussi bien qu'auparavant.

→ Sans glucides, tu ne produiras d'ailleurs pas autant de dioxyde de carbone (CO_2), et… c'est notre vasodilatateur préféré. C'est notamment grâce à lui que l'on améliore l'arrivée de nutriments dans nos muscles.
#ByeLePump

PERSPECTIVE À LONG TERME (PLUS D'UNE SEMAINE)

Pour perdre du gras tout en restant en bonne santé, la meilleure stratégie est d'éviter de stocker à nouveau des graisses superflues. Consommer des huiles végétales comme l'huile de tournesol / de soja / de carthame n'a vraiment AUCUN intérêt. Le but n'est pas de "garder le bon quota de calories" avec des aliments inutiles, voire dangereux. Même les pratiquants de "diète flexible", aussi appelée IIFYM pour "*If It Fits Your Macros*" (qu'on peut vulgairement traduire par "Mange tout ce que tu veux tant que ça rentre dans tes calories"), ont généralement une répartition à 80 % d'aliments "qualitatifs" contre 20 % d'aliments plaisir où tout est autorisé, selon Alan Aragon.
Le but est d'enlever tout d'abord ce qui n'est pas nécessaire. C'est ce qui nous permettra de conserver une bonne santé métabolique.
Donc non, en fait, le *low carb* n'est pas plus rapide. Désolé pour la feinte.

→ Si on choisit de couper les glucides, ce sera bien plus difficile au fil du temps de garder une forte activité métabolique. Les hormones thyroïdiennes réagissent fortement à la disponibilité en glucose.

→ Une présence suffisante d'hormones thyroïdiennes est aussi ce qui nous permet de maintenir un bon taux de fabrication d'hormones sexuelles stéroïdiennes, autrement dit de garder autant que possible nos "hormones de jeunesse" (progestérone pour mesdames, testostérone pour messieurs).
On est d'accord jusque-là ? Si oui, on t'aime bien et tu risques d'apprécier la suite.
Si non, tu peux tout à fait fermer le bouquin, puis chercher sur Internet :
- "PERDRE DU POIDS RAPIDEMENT"
- Essayer cette superbe méthode qui te promet d'obtenir ton corps de rêve en un mois.
- Perdre 10 kg en quatre semaines (dont 7 kg qui proviendront de ta masse musculaire)
- Reprendre 13 kg en un an (dont 12 kg qui seront tout sauf du muscle)

Peu après ta phase expérimentale, tu reviendras vraisemblablement avec moins de muscles, plus de graisse, un système hormonal digne de papy Eugène et là... tu penseras à ce moment où tu as décidé de poser le livre dans tes toilettes parce qu'on t'avait saoulé.

Si tu cherches à perdre du poids (comprendre : réduire ta masse grasse), ne diabolise pas les glucides.
Pense à ce que tu veux garder (M. Muscle) et à ce que tu veux éviter de garder (M. Gras).

→ Pour convaincre ce très cher muscle que c'est une bonne idée de rester avec toi, il faut être sympa avec lui. Le muscle aime bien :

- Pouvoir s'entraîner correctement avec assez d'énergie. Il est en relation libre avec le sucre et les acides gras, mais entre nous... le sucre, c'est vraiment son coup préféré.

- Pouvoir récupérer sans qu'on lui donne un substrat bidon qu'il doit utiliser à contrecœur sous prétexte de ne pas avoir son substrat préféré. Comme tes "super" oméga-6 contenus dans l'huile de tournesol, par exemple... C'est un peu comme un vieux match Tinder pour lui, quand y a que ça... Ça peut le faire, mais il n'est vraiment pas fan de manière régulière.

- Pouvoir récupérer lors du sommeil – un des signes de l'intolérance au glucose est la dégradation progressive du sommeil, car on a BESOIN de stocker du glucose pour passer une nuit réparatrice.
→ Voir mythe n°46.

En gros, il a du mal à dormir correctement sans son binôme de vie.

CONSEILS + APPLICATIONS PRATIQUES

Pour perdre du poids, essaie simplement de réduire ta consommation globale de calories ! Pour ce faire :

- Établis ton maintien calorique sur une semaine et fais une moyenne !
- Retire, par exemple, trois fois ton poids en kcal par jour (exemple pour 50 kg, retire 150 kcal).
- Répartis les nutriments intelligemment.

Respecte ces principes :

> Au moins 1,5 fois ton poids en protéines de qualité (de 1,5 à 1,8 g / kg)
> Si possible, au moins deux fois plus de glucides que de protéines (3 g / kg ou plus)
> Au moins 0,3 g de lipides / kg (0,3 g/kg ou plus)

SUGGESTION : utilise l'une des nombreuses applications gratuites pour calculer automatiquement tes apports si tu n'as pas l'habitude ! On recommande Cronometer si tu parles anglais, ou alors Ciqual, Lifesum ou MyFitnessPal.

Si tu n'es pas en mesure de manger le minimum recommandé (20,7 kcal/kg, voir ci-après), il vaut probablement mieux commencer par travailler sur ton métabolisme avant de chercher à diminuer les calories.

ON ÉVITERA :

❌ De "couper le sucre" pour perdre du poids ou de faire une "détox" : voir mythe n°20
❌ Les sources de sucre de mauvaise qualité : voir "Nos aliments recommandés"
❌ De chercher à vider ses stocks de glycogène pour perdre du poids
❌ Les diètes de type "low carbs" quelles qu'elles soient, sauf sous avis médical

ON PRIVILÉGIERA :

✅ Le bon fonctionnement de sa thyroïde au détriment de l'économie de quelques calories en réduisant son apport en glucose
✅ La consommation de sucre de qualité : voir "Nos aliments recommandés"
✅ Le fait de toujours avoir un seuil minimum d'apport en sucre par jour, même en cas de déficit calorique extrême

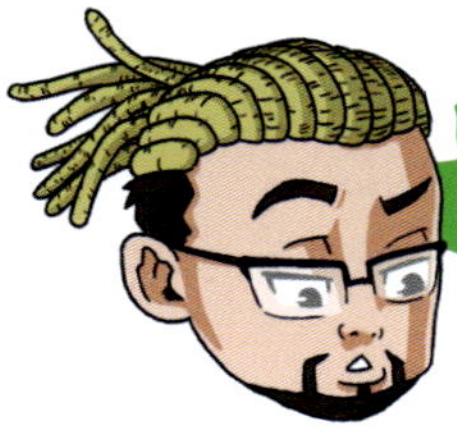

DÉTAILS PHYSIOLOGIQUES

La perte de poids rapide lorsqu'on coupe les glucides s'explique par les stocks de glycogène (sucre stocké dans ton corps) musculaire, hépatique et sanguin, et par l'eau retenue par ce même glycogène intramusculaire qui diminue.

Les muscles assurent une bonne part du stockage sous forme de glycogène, de 400 à 500 grammes de glucose. Chaque gramme est accompagné de 2,7 à 4 g d'eau (1 kg à 2 kg d'eau). Pour le glycogène hépatique (celui présent dans ton foie), on peut tout de même compter environ 100 g de glucose.

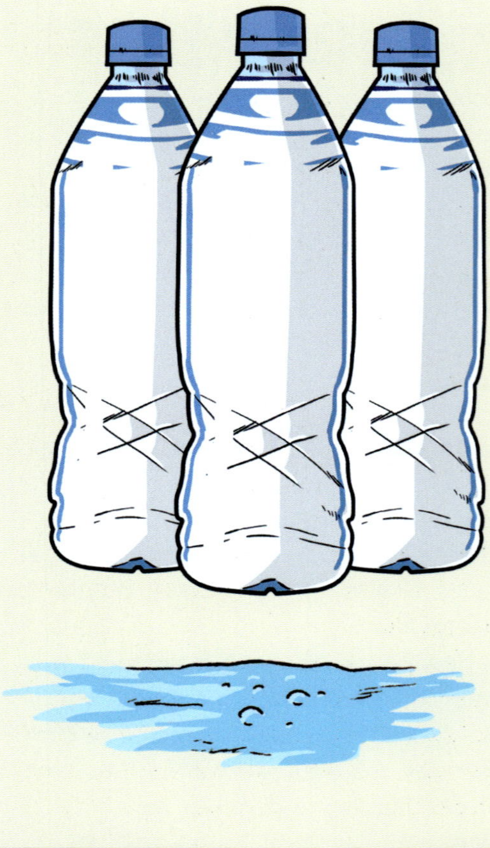

À RETENIR : les fluctuations associées avec la disponibilité en glycogène peuvent facilement compter pour 2 kg chez un individu normal. Imagine pour un strongman de 120 kg !

LE POINT DE VUE DE :

juanitocoaching

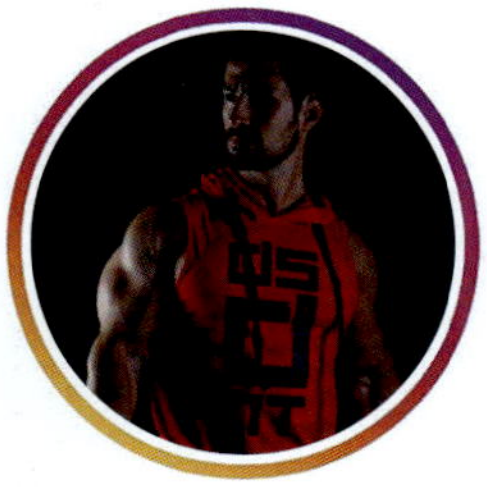

JUANITO COACHING

Personal Trainer

@juanitocoaching : Magnifique point de confusion entre composition corporelle et poids ! Perdre du poids, c'est bien, mais perdre du gras, c'est quand même mieux !
Et dire que les "pro-cétogène" en font leur argument principal… 🤦‍♂️

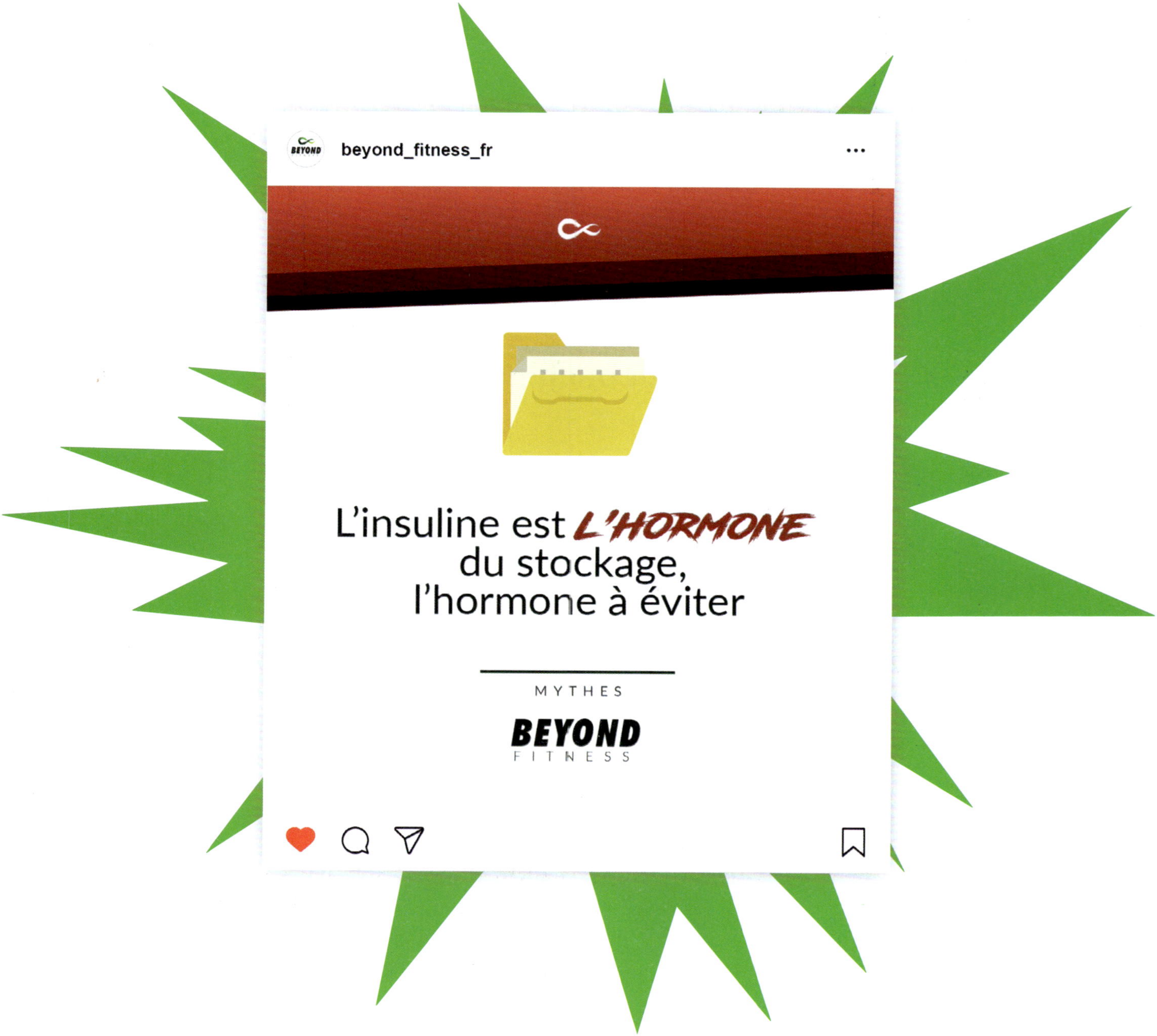
beyond_fitness_fr
L'insuline est L'HORMONE du stockage, l'hormone à éviter
MYTHES
BEYOND
FITNESS

MYTHE 4 #CARBS #INSULINE #STOCKAGE

L'INSULINE... SA SIMPLE ÉVOCATION POURRAIT SE RETROUVER DANS L'INTRO D'UN FILM D'HORREUR..

Mais d'abord, qu'est-ce que c'est et comment ça fonctionne ?
!! L'INSULINE !! Te fait stocker du gras, rien qu'en regardant le sucre ![Rires diaboliques]

La vérité, c'est que l'insuline ne fait peur qu'à ceux qui se focalisent dessus (un peu comme beaucoup de choses dans la vie d'ailleurs).

Pour t'éviter de regarder ce mauvais film où le méchant sucre transforme tout instantanément en graisse parce que [ton dramatique] "l'insuline est une hormone de stockage" qui transforme tout en graisse et t'empêche de libérer de la graisse pour toujours...
On te propose une version contextuelle qui intègre son rôle dans le fonctionnement de ton organisme.

En plus, sans te spoiler la fin du film, il fait partie de la catégorie science-fiction pure.

QU'EST-CE QUI SÉCRÈTE DE L'INSULINE ? SI ON ÉCOUTE LES "ON-DIT", ÇA DEVRAIT ÊTRE LES "SUCRES RAPIDES", NON ?

MAUVAISE NOUVELLE : quasiment tout aliment ingéré influence la sécrétion d'insuline, même tes protéines.

→ Les protéines comme la whey, le poisson, les œufs, le poulet sécrètent de l'insuline SANS présence de glucose. Certains acides aminés peuvent donc perturber ta glycémie si tu les consommes sans aucune source de glucides. Hop, retournement de situation.

Exemple de ce qui se passe dans ton corps après un simple "shaker de whey" le matin à jeun :
• Pic d'insuline (comme tu le sais maintenant)
• Hypoglycémie (diminution relative du taux de sucre dans le sang)
• Réaction de stress pour restaurer un équilibre (adrénaline, cortisol, glucagon et toute la clique)
• Stabilisation de la glycémie

Tu aurais aussi pu faire : "trois œufs et un verre de jus d'orange bio pressé".

Dans ce cas, tu aurais eu :
• Des protéines biodisponibles avec un aminogramme optimal (de bonne qualité ET que tu assimiles), mais équilibré avec une source de glucides qui sera absorbé de façon diffuse (glucose / fructose / potassium / vitamines / présence de graisses dans le jaune d'œuf qui améliore l'assimilation du blanc...)

→ En bref, un cocktail de nutriments optimal pour ta santé, tes **GAINZ** et ta récupération !
Pas de réaction de stress, de tremblements, de coup de chaud ou de froid... Juste des nutriments intéressants pour ton métabolisme qui ne viennent pas perturber son équilibre physiologique.

Le problème de l'insuline et de la focalisation de notre attention sur un seul critère, c'est qu'on en oublie l'essentiel : on cherche avant tout à remplacer certains aliments par d'autres, souvent moins intéressants, pour gagner trois ou quatre points sur la fameuse échelle de l'indice glycémique – une échelle isolée du contexte.

En suivant cette logique, il faudrait remplacer une pomme de terre bien cuite à la vapeur (haut IG) par des haricots blancs (IG bas) ?

Selon cette échelle, cela semble clair !

SAUF QUE → Tu as le choix de te concentrer sur cette échelle OU BIEN de voir l'ensemble de manière plus holistique pour te concentrer sur une perspective plus générale qui intègre le ratio risque / bénéfice de chaque aliment (nutriments / toxines / digestion / assimilation / aminogramme...).

• Pour cet exemple, les haricots blancs contiennent beaucoup plus de phosphore que nécessaire, des anti-nutriments et des FODMAP (lectine, les GOS – galacto-oligosaccharides). Il faudrait idéalement les faire pré-tremper, et même avec ces précautions, cela peut causer d'autres soucis de digestion.
De plus, consommer de l'amidon (polymère de glucose) n'est pas optimal pour les personnes avec un intestin sensible (persorption).
Tous ces points suggèrent que cet aliment, pourtant "supérieur" selon l'IG, n'est de loin pas optimal.
• La pomme de terre possède un excellent aminogramme et de nombreuses vitamines, du potassium (rôle similaire à l'insuline pour la gestion du glucose) et se trouve très bien placée dans l'index de satiété. Pourtant, elle est considérée comme moins optimale sur l'échelle de l'IG parce qu'elle "fait monter l'insuline".

Tous ces points suggèrent que cet aliment, pourtant "supérieur" selon l'IG, n'est de loin pas optimal.

Selon le tableau des index glycémiques, il est préférable de consommer du tofu, des amandes et des cacahuètes (IG : 15) et de faire attention aux pommes de terre et au riz…

Tu l'auras compris, il est NÉCESSAIRE d'arrêter de réduire l'intérêt nutritionnel d'un aliment entier à un facteur réductionniste comme son index glycémique, son apport en protéines ou ses calories uniquement.

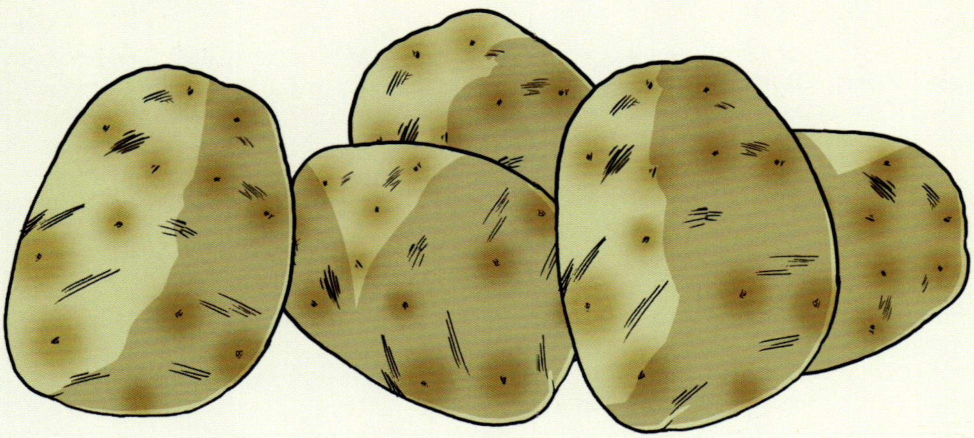

CONSEILS & APPLICATIONS PRATIQUES

ON PRIVILÉGIERA :

✅ Les aliments qui ont un RÉEL intérêt nutritionnel, qu'ils soient hauts ou bas dans n'importe échelle de classement

✅ le fait de manger régulièrement pour éviter les fluctuations trop importantes de glycémie.

Si tu peux manger plusieurs fois dans la journée pour réduire l'intensité des pics d'insuline et maintenir un niveau de glycémie normal tout au long de ta journée, ça peut être sympa pour ton corps

ON ÉVITERA :

❌ De diaboliser une hormone essentielle à notre vie

❌ De suivre un type de nutrition basé sur des aliments plus ou moins hauts sur une échelle réductionniste et peu significative

❌ La consommation d'un type de macronutriment seul QUE des protéines ou QUE du sucre sera toujours moins optimal qu'un aliment composé d'une matrice de nutriments et macros complète

Exemple : un shaker de whey seul est moins intéressant qu'un verre de lait, et encore moins qu'un "milkshake" composé de lait bio (brebis/chèvre/vache) + de protéines biodisponibles + de quelques fruits de saison

Si tu galères à atteindre ton quota de protéines, une petite part de protéines en poudre de bonne qualité peut être ajoutée si c'est plus pratique pour toi.

Ce n'est ni nécessaire, ni optimal si tu obtiens assez de protéines venant de sources complètes dans un bol alimentaire qui comprend également des glucides, des vitamines et des minéraux.

DÉTAILS PHYSIOLOGIQUES

Sucres lents et sucres rapides :

On entend très souvent ce raccourci :
- Les sucres “complexes” seraient des sucres lents → “absorbés lentement”
- Les sucres “simples” seraient des sucres rapides → “absorbés rapidement”

En réalité, la vitesse d’absorption ne dépend pas que de la “longueur” des “sucres”.

Par exemple, on peut faire “monter son insuline” sans aucun problème avec du riz blanc qui est composé de sucre “lent” que l’on appelle “amidon”.
On parle donc d’une macromolécule avec beaucoup de glucose (polymère de glucose).
Si “beaucoup de glucose” arrive dans le sang, c’est une assimilation “rapide”. Un sucre “complexe” peut donc très bien ne pas remplir son rôle supposé de “sucre lent” qui ne perturberait pas trop la glycémie.

Des sucres “simples” (disons les mono et disaccharides) peuvent parfaitement être “assimilés trop rapidement” si la source ne contient que du glucose, comme dans du sirop de glucose. Ce serait donc bien des sucres “rapides”. Cependant, si on boit du jus de fruits pressés, on parle de sucres “rapides” alors qu’on obtient un mélange de glucose ET de fructose. Et ce dernier améliore l’assimilation du premier. Pour un même apport de calories, il se peut qu’il soit mieux assimilé (moins de perturbation métabolique) que des sucres complexes.

Pour les définitions :

- Complexes = macromolécule = molécule constituée de la répétition de nombreuses sous-unités.
- Simples = glucides simples. Ils sont généralement opposés aux sucres ou glucides complexes.

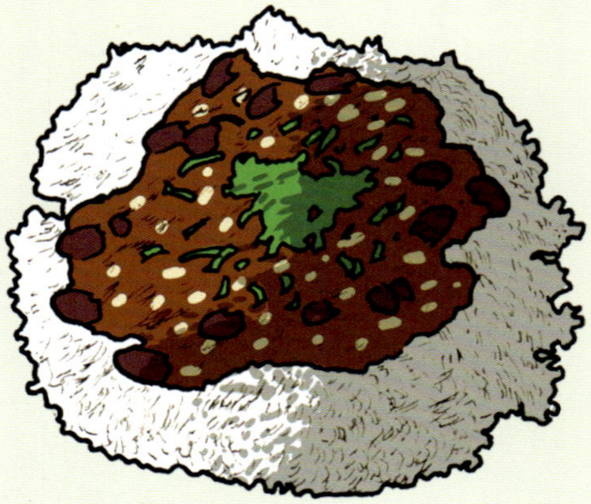

LE POINT DE VUE DE :

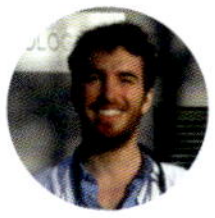

@drmiaouss

Notre pancréas produit la quantité d'insuline nécessaire pour que nos cellules assimilent les glucides présents dans notre alimentation. L'insuline favorise également l'entrée des acides aminés et des lipides. Elle participe donc à la construction du muscle… mais aussi du gras ! Comme toutes les hormones, l'insuline doit être présente en quantité suffisante dans l'organisme. À l'extrême, l'absence totale de production d'insuline définit le diabète de type 1. Contrairement aux sportifs, une grande partie des gens sont sédentaires, en surpoids et avec une consommation excessive de glucides. S'il ne faut pas en avoir peur, il est toutefois vrai qu'abaisser son taux d'insuline est bénéfique pour la santé sur le long terme pour les sédentaires.

@nevingl

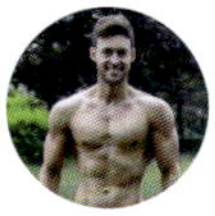

Ça va être difficile de vivre sans !! #diabétique
Il ne faut pas oublier que c'est une hormone très importante qui régule l'appétit et la glycémie. Si vous voulez vraiment garder votre taux d'insuline aussi faible que possible, il faudra manger un régime faible en protéines, faible en glucides et riche en lipides (matières grasses). Bizarrement, je vois rarement ce genre de recommandations circuler…
Petite recherche assez amusante sur les effets de quatre différents types de protéines sur la réponse insulinique suite à un repas. Dans cette étude, les protéines étaient consommées sous forme de milk-shakes (un milk-shake au thon, svp…. MIAM !)… Les résultats pourraient en surprendre plus d'un ! (Kevin et Pasin, 2016)
Vous verrez que toutes ces protéines provoquent une réponse insulinique, bien que l'apport en glucides des milk-shakes soit très faible.
La réponse insulinique est également différente en fonction de la nature des protéines, le lactosérum (whey) produisant la plus haute réponse en insuline !

@espacecorps_espritforme

Mon frigo est un objet de stockage, mais j'ai du mal à l'éviter… l'insuline est surtout l'ami des musclés. 💪

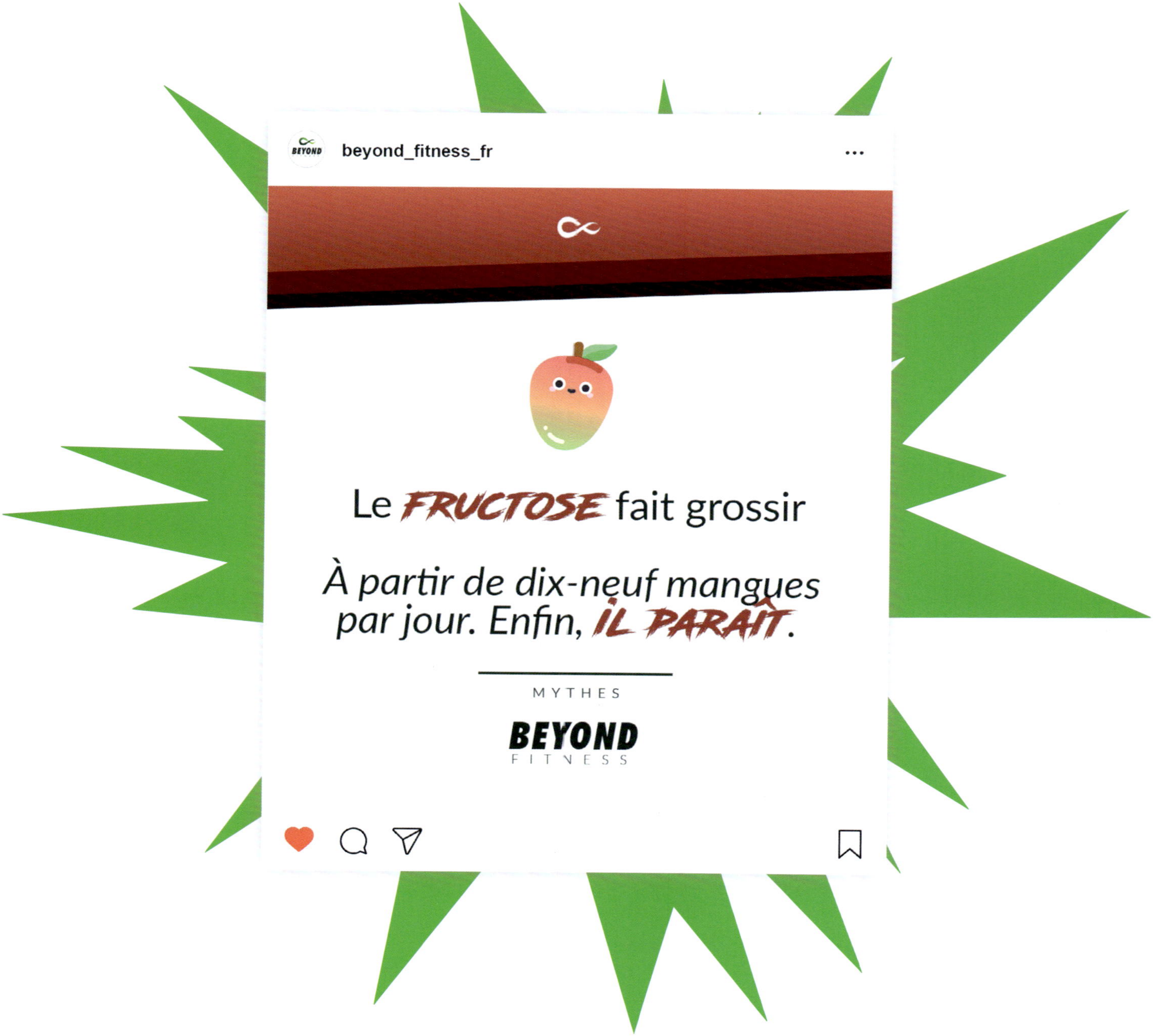
beyond_fitness_fr
Le FRUCTOSE fait grossir
À partir de dix-neuf mangues par jour. Enfin, IL PARAÎT.
MYTHES
BEYOND
FITNESS

DÉJÀ, RIEN QU'EN LISANT CE TITRE, TU DEVRAIS COMPRENDRE QUE QUELQUE CHOSE CLOCHE.

Un "truc" qui se trouve dans le fruit ferait grossir, à tel point que le fruit lui-même ne devrait plus être consommé.
Qu'en dit la science ? Beaucoup de recherches ont démontrées que le fructose :

- ne provoque pas de prise de poids supplémentaire lorsqu'il est substitué à d'autres glucides à calories égales ;
- augmente la sensibilité à l'insuline ;
- augmente le CO_2 et la production d'énergie ;
- a peu d'effet sur l'élévation des niveaux de glucose sanguin (glycémie) et d'insuline ;
- peut entrer dans les cellules sans l'assistance de l'insuline pour être utilisé sous forme d'énergie, ce qui en fait une bonne source de sucres pour les diabétiques ;
- aide à détoxifier un foie alcoolisé 80 % plus vite ;
- peut améliorer la rétention du magnésium et d'autres nutriments vitaux.

Source : *How to Heal your metabolism*, Kate Deering (chapitre 4, page 60)

Bon, ok, apparemment ça n'a pas l'air SI mauvais que ça.

REPRENONS LES BASES.
Connais-tu le principe de coévolution ?

On sait que toutes les espèces sur Terre évoluent en fonction de leurs interactions avec leur environnement. Rien n'est "isolé" du reste du monde. Du moins, rien que l'on puisse connaître, car si quelque chose était totalement isolé, il serait également "isolé de nous" et on n'aurait pas la possibilité de le connaître. Il serait inaccessible à notre champ d'études.

"You can't Google something that you don't know that you don't know."

TU NOUS SUIS ENCORE ? OK.

Quel est le rôle d'un arbre fruitier ? Être plus gentil que son voisin et nous donner plus de fruits ? Parce que c'est sympa de sa part ? Ou ferait-il mieux de développer ses feuilles pour pouvoir faire davantage de photosynthèse ?
Il doit y avoir quelque chose à en tirer en retour.
Si un pommier utilise AUTANT de son énergie pour former des fruits, c'est qu'il peut vraisemblablement gagner une part de "fitness".

Oui, "fitness" est un mot féminin en usage biologique issu du même terme anglais qui désigne l'aptitude à la survie des êtres vivants, y compris en environnement non favorable demandant des efforts ou des adaptations.

Mettons-nous à la place d'un animal qui passerait par-là. Il trouve un fruit, il le mange. Le fruit lui donne de l'énergie (dont le fructose fait partie), puis il se déplace avant de... ressortir ce qu'il n'a pas digéré un peu plus loin. Que s'est-il passé ?

IL Y A EU CE QU'ON APPELLE UN DEAL "WIN / WIN".

L'animal est content (il a mangé un truc nourrissant).
L'arbre est utile, parce que ses pépins ne sont pas digérés et ont simplement été "semés un peu plus loin". C'est une aide à la dissémination des graines.
C'est une augmentation de la "fitness" de l'arbre.
C'est une coévolution !

La réelle définition de la coévolution est le processus où se produit l'évolution simultanée de deux espèces ou plus ayant une relation écologique étroite, une influence l'un sur l'autre.

CONSEILS + APPLICATIONS PRATIQUES

Chill, si ton fruit vient d'une petite épicerie biologique locale et que tu le consommes de saison, ce n'est pas à cause d'un lobby de l'industrie du sucre que ça va devenir mauvais pour toi. C'est Dame Nature qui te dit "si ce fruit a un goût sucré, c'est que la qualité du sol est bonne", il y a assez de nutriments pour que l'arbre puisse apporter plus de carbone dans le fruit que tu manges. En permaculture, on parle d'index "brix".

À COMPRENDRE : si c'est du sucre présent dans la nature, on se calme, tant mieux si ça a bon goût ! Il se peut qu'on ait aussi évolué pour "apprécier" ce goût sans que ce soit un problème, non ?

Si c'est ajouté par l'industrie dans un aliment bon marché, ce sera probablement une source de sucre bon marché du type sirop de riz, de blé ou de maïs (ces variantes sont d'ailleurs utilisées pour "couper" le miel de supermarché) qui servira à "donner du goût" ou à concocter le "bliss point" dont on parlait dans le deuxième mythe.

En bref, à partir du moment où ton fruit est de saison et de préférence bio, tu peux y aller sans aucune crainte, même en sèche, et encore plus en prise de masse. Ça devrait même être l'une de tes sources de sucre principales.

RAPPEL : outre les avocats, les dattes et les noix de coco, il est rare qu'un fruit excède 100 kcal pour 100 g.

ON PRIVILÉGIERA :

✅ Les fruits et les légumes de saison, sans la peau dans l'ensemble, si possible bio

✅ Les fruits et les légumes avec le moins de FODMAPs possibles (voir "Nos aliments recommandés")

✅ Dans le but d'un maintien ou d'un déficit calorique, des collations de fruits, que ce soit pour leurs apports en micronutriments, en fibres ou pour leur effet de satiété élevé

✅ Dans une optique de "prise de masse", les salades, milkshakes et smoothies permettent d'ingérer plus facilement une quantité plus ou moins importante de fruits

✅ Le "test" de consommation de plusieurs fruits et légumes, à différents moments de la journée afin de trouver ceux qui nous correspondent le mieux (assimilation, digestion, goût, praticité...)

ON ÉVITERA :

❌ De diaboliser le fructose

❌ De manger la peau ou de trop s'en rapprocher lors de consommation de fruits comme le melon, la pastèque, l'avocat, la mangue...

#FODMAPS

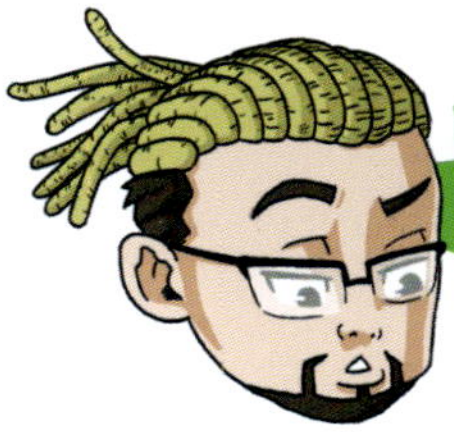

DÉTAILS PHYSIOLOGIQUES

« Mais, trop de fructose va me faire grossir, non ? »

SI TU AS LU LE MYTHE N°1, TU DEVRAIS DÉSORMAIS SAVOIR QUE LE SUCRE NE TE FERA PAS GROSSIR À LUI SEUL.

Il en est de même pour le fructose. La recherche démontre qu'un humain converti à peine 1 % de fructose en graisse.
Le métabolisme du fructose chez les rats est différent de celui des humains (les rats synthétisent effectivement plus de graisse depuis le fructose).

CAS CONCRET : 1 kg de fraises = 55 g de glucides = à peu près la moitié de fructose soit environ 28 g = 112 kcal de fructose = 1,1 kcal directement convertie en graisse = 0,13 g de graisse potentiellement stockée (si tu ne l'utilises pas).

À titre indicatif, pour dix fois moins de poids :
100 g d'huile de tournesol = 884 kcal = 100 g de graisse potentiellement stockée (si tu ne l'utilises pas).

Si tu as toujours peur de stocker de la graisse, tu comprendras que le meilleur moyen de la mettre en réserve est simplement d'en ingérer directement. Pas de convertir du sucre en graisse. 🤗

EN RÉALITÉ, le fructose favorise une bonne assimilation des minéraux et permet de produire un peu plus de dioxyde de carbone (ce qui est positif).

Il peut être intéressant de consommer des zestes d'oranges pour un composant qui s'appelle la naringénine.
→ Pose cette orange, on ne t'a pas dit non plus de la manger comme une pomme. 😅

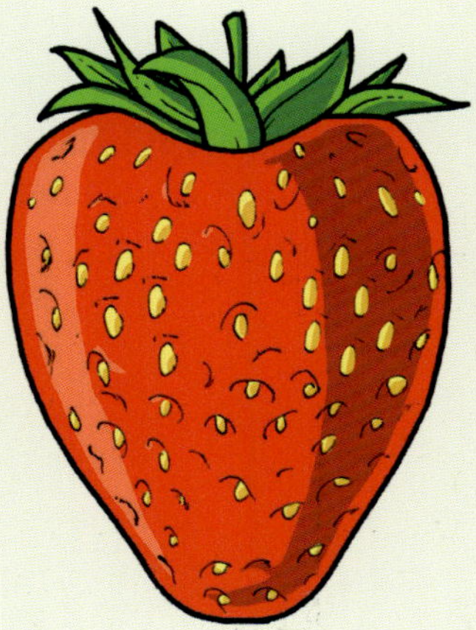

LE POINT DE VUE DE :

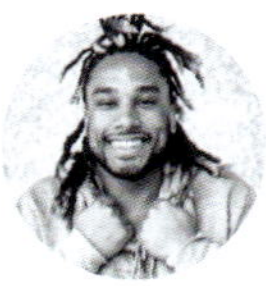

@_bigwill_

Personnellement je pense qu'il ne faut pas faire une fixette sur un aliment ou nutriment, et encore moins le diaboliser. Bien souvent, le plus important est d'avoir un œil plus global. La plupart du temps, ce n'est pas le nutriment ou l'aliment en question le réel problème, mais bien son excès. Même l'eau pourrait être mauvaise. 💧

@will_coach_u

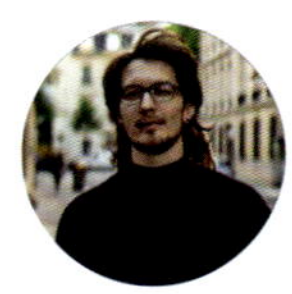

Yes, Will ! La vision globale doit toujours être gardée en tête, sinon on se perd facilement sur des choses parfois insignifiantes. 🙂

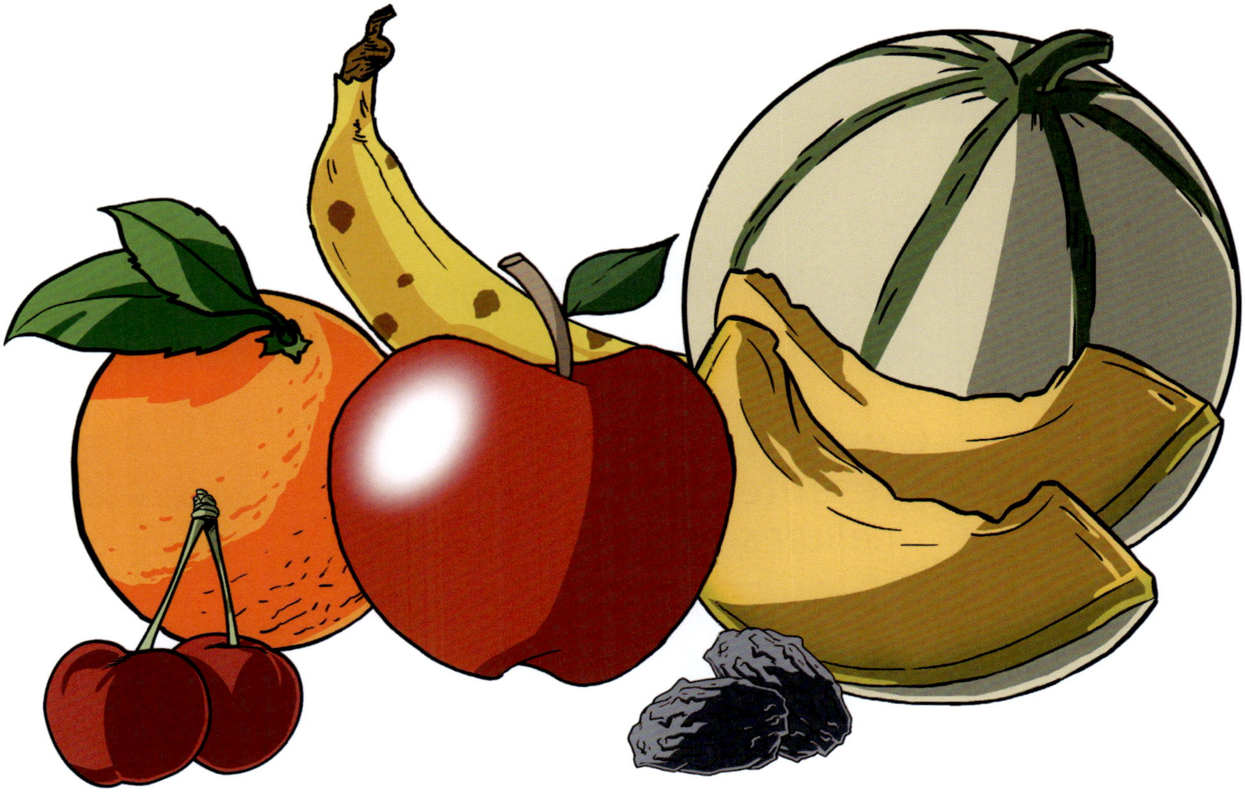

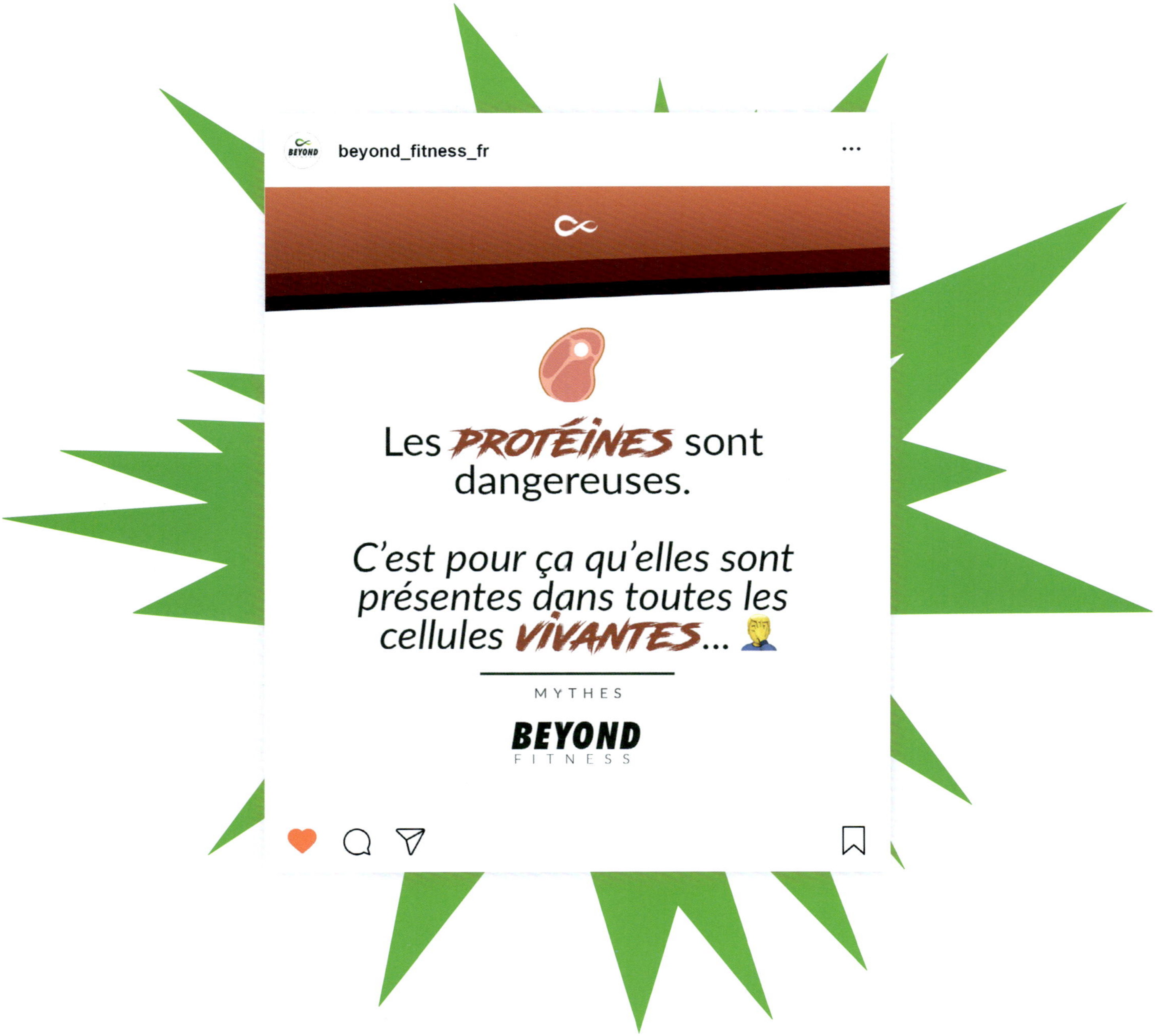
beyond_fitness_fr
Les PROTÉINES sont dangereuses.
C'est pour ça qu'elles sont présentes dans toutes les cellules VIVANTES...
MYTHES
BEYOND FITNESS

LES FAMEUSES PROTÉINES ! LA BASE D'UNE DISCUSSION #FITNESS LORSQU'ON PARLE DE NUTRITION.

Les protéines ne sont pas présentes uniquement dans les muscles. Il y en a environ 40 % qui se trouvent dans les muscles squelettiques et plus de 25 % dans les organes, le reste majoritairement dans la peau et le sang.

Les protéines sont des nutriments essentiels à cause des acides aminés qui les constituent, dont notre corps a besoin pour créer sa propre variété de protéines et de molécules contenant de l'azote qui rendent la vie possible.

PLUS DE PROTÉINES, C'EST DONC TOUJOURS MIEUX ? PAS VRAIMENT !

Déjà, seules 20 % des protéines alimentaires sont utilisées pour la synthèse des protéines musculaires, soit pour la masse musculaire. Si tu as compris, ajouter 30 g de protéines par jour ne va pas t'ajouter 30 g de viande par jour.

À titre informatif, il n'y a probablement pas de risque pour tes reins si tu es en bonne santé et que tu décides de surconsommer des protéines sur une courte période tout en t'entraînant en musculation.
Dans une étude de 2016, Antonio et ses collègues ont demandé aux sujets de l'étude de consommer pendant une année entre 2,5 et 3,3 g de protéines par kilo.

→ Les résultats ne semblaient pas montrer de détérioration de la fonction rénale selon les critères utilisés. Si tu pèses 70 kg, ça te fait entre 175 et 231 g de protéines par jour pendant une année (soit VRAIMENT BEAUCOUP de protéines).

Cela dit, ce n'est non seulement pas nécessaire d'en consommer autant, mais c'est malgré tout potentiellement malsain sur le plus long terme (au-delà d'une année).

Comme le but n'est pas de manger que de la protéine de piètre qualité, tu vas comprendre pourquoi le fait d'en consommer "juste assez" tout en optimisant la qualité est sûrement bien plus intéressant !

ASSIMILATION ET APPORTS QUALITATIFS

Toutes les sources de protéines ne se valent pas, loin de là. Il est relativement facile d'en obtenir, MAIS :
- si tu les digères, c'est toujours sympa,
- si tu les assimiles (on parle de biodisponibilité), c'est quand même mieux,
- et si elles ont un aminogramme complet, là c'est le cran du dessus ! Il y a donc un aspect qualitatif à prendre en considération. ✅

Pour aller bien plus loin dans l'assimilation, on te conseille d'aller voir les mythes n°16, 17, 18 et 19 (rien que ça).

Tu verras que certaines sources de protéines mises actuellement sur un piédestal sont LOIN d'être optimales pour ta santé ET pour ta croissance musculaire.

PROTÉINES VÉGÉTALES VS. PROTÉINES ANIMALES

De manière générale, les protéines de qualité (pour la consommation humaine) viennent de sources biologiques naturelles et animales. MAIS, on peut aussi très bien s'en sortir avec des protéines végétales et un peu de compréhension globale du fonctionnement de celles-ci, détaillés dans les mythes n°16 à 19 et le mythe n°45.

La liste des aliments recommandés (à la fin de la partie Nutrition) est là pour t'aider à discerner ce qui est le plus optimal pour toi de manière concrète.

Voici déjà quelques options qualitatives basées sur la digestion et l'aminogramme :
- les œufs provenant de poules qui se baladent pour picorer dans une ferme biologique,
- les produits laitiers bio de ruminants élevés en plein air ***(#GrassFedBeef)*** seront aussi optimales.

Ces sources seront plus intéressantes que les protéines en poudre, même si l'aspect pratique peut justifier leur utilisation ponctuelle si la qualité est au rendez-vous.

Pour nos amis végétariens et végétaliens, voici un résumé des sources de protéines végétales les plus qualitatives à l'heure actuelle :
• les lentilles pré-trempées minimum 24 heures et bien cuites,
• les champignons et les légumes verts feuillus bien cuits,
• le jus de pomme de terre cuit → pas super sexy, on sait, mais si tu veux tes **#GAINZ** en étant végétarien, tu sais où aller les chercher.

De manière ponctuelle, des isolats de protéines de riz blanc et de protéines de pois pourraient t'aider à atteindre ton quota optimal de protéines journalières. Désolé pour les amoureux du soja et des haricots, on détaille ça dans le mythe n°19.

Spoil : ce n'est vraisemblablement pas optimal.

APPORTS QUANTITATIFS

« OK POUR LA QUALITÉ ! ET DU COUP, NIVEAU QUANTITÉ, DE QUOI AI-JE BESOIN ? »

Pour répondre à cette question qui anime tous les débats des fans de musculation, il nous faut une analyse de la littérature sur les apports en protéines et leur impact sur la composition corporelle.
Ça tombe bien, c'est le travail qu'a fait Bayesian France. **#BIGUP**
On vous met tout le détail ci-après, mais retiens qu'un apport d'1,6 g de protéines par kg de poids corporel est sûrement le ratio le plus optimal, tous facteurs pris en compte.
Si tu veux ajouter une marge d'erreur, tu peux augmenter à 1,8 g/kg de poids de corps et, à ce stade, la quasi-totalité des études montre qu'il n'y a aucun intérêt pour un pratiquant naturel de monter au-dessus.
1,6 g → Parfait.
1,8 g → Optimisation en mode **"#GODLIKE"**

ÉTUDE	QUOTA PROTÉIQUE (G/KG)	RÉSULTATS	EN FRANÇAIS
Tarnopolsky et al. (1992)	1,4 vs. 2,4 = idem !	Plus d'oxydation des protéines à 2,4 vs 1,4.	À 2,4, tu en "brûles" plus, ce n'est pas utilisé pour faire du muscle.
Walberg et al. (1988)	1,6 suffisant	Les haltérophiles en sèche gardent un bilan azoté positif.	1,6 suffit, même pour des athlètes en déficit calorique.
Tarnopolsky et al. (1988)	1,2 serait suffisant	À destination des bodybuilders pour conserver un bilan azoté positif.	Chez des pros, 1,2 suffisait pour ne pas "perdre" de muscles.
Lemon et al. (1992)	1,35 vs 2,6 = idem !	Pas de différence chez les bodybuilders débutants. 1,6 recommandé.	Chez les débutants, recommandation des auteurs à 1,6.
Hoffman et al. (2006)	1,6 vs. 2 = idem	Force/profil hormonal identique.	Pas d'intérêt de prendre 2 au lieu de 1,6.

Perspective complémentaire : ratio "sucres/protéines"

COMMENT RÉPARTIR SES MACRONUTRIMENTS ?

→ Généralement, on part du quota de protéines (par exemple 1,6 g/kg), puis on modifie le reste.
Cela dit, le reste importe VRAIMENT !

Rappel : avant de parler de quantité, prends toujours en compte la qualité des aliments !

On cherche avant tout à :
• garder, voire prendre du muscle = tu as besoin de tes 1,6g/kg de poids de corps pour être dans un environnement optimal,
• garder, voire améliorer sa santé métabolique* = obtenir au moins deux fois plus de glucides que de protéines,
• conserver ses précurseurs hormonaux (favoriser une production optimale), garder quelques jaunes d'œufs semble une excellente idée → voir mythe n°9.

***Explications sur la conservation de la santé métabolique :**

Pour toi qui cherches à améliorer ta masse musculaire, c'est cool si les protéines que tu consommes t'aident à créer de la viande, et pas à créer du glucose parce que tu as oublié d'en manger. **#Néoglucogenèse**

On ne pense pas toujours à notre santé métabolique, mais si on cherche à créer de la masse musculaire de manière optimale sur le long terme, il pourrait être important de considérer ce qui nous maintient en bonne santé, non ?

Comment ?

Il y a un effet dit "insulino-sécréteur" des protéines. Si tu prends un shaker de protéines tout seul (whey isolat ? lol), il fera monter l'insuline. Sans apport précédent de glucides (ou en même temps que ton apport en protéines), la glycémie devrait chuter légèrement avant de se stabiliser à nouveau par les mécanismes de régulation du corps. Autant donner du glucose à notre corps, plutôt que de lui demander d'en créer !

En suivant ce principe, si on essaie de ne pas avoir deux fois moins de glucides que de protéines, il serait intéressant d'obtenir :

- au moins, 1,6 fois ton poids en protéines de qualité (1,6 à 2 g/kg),
- si possible, au moins deux fois plus de glucides digestes que de protéines (3,2 g/kg ou plus),
- au moins 0,3 g de lipides / kg (0,3 g/kg ou plus).

En perte de graisse, conserver suffisamment de sources saines de sucre permet de limiter la diminution du métabolisme.

« Quelles sont donc les meilleures sources de protéines ? »

Selon le ratio risques / bénéfices, les aliments suivants sont à réellement considérer :

- Le lait de qualité est l'un des rares aliments "naturels" qui contient une proportion intéressante et équilibrée de protéines, lipides et glucides, en plus de contenir de nombreux minéraux et vitamines.
- Les œufs de poules ayant accès au pâturage sont remplis de protéines biodisponibles, de vitamines B6, B12, A, E, D et K, de calcium, de fer, de phosphore, de zinc, de manganèse, de sélénium… Et plein d'autres trucs cools pour toi. 🤓
- Le foie de bœuf **#GrassFed** est l'un des aliments les plus nutritifs qui existe à l'heure actuelle.
→ Vitamine A, B, D, E, K, calcium, fer, magnésium, sélénium, cuivre, zinc, phosphore… Tout (ou presque) y est.
- Les coquillages et les poissons non gras (principalement les poissons blancs) sont une source de protéines digestes. Ils sont riches en vitamines A, C, D et B, sans oublier les minéraux tels que le zinc, le cuivre, le sélénium, le fer, le magnésium, le sodium et le manganèse.
- Les protéines de pommes de terre sont réellement plus qualitatives que ce que l'on pense de par leur proportion en "kéto-acids" (acides cétonique).

La valeur des protéines est potentiellement supérieure à ce que l'on trouve sur "l'étiquette" (ou leur valeur dans les tables de nutriments), étant donné que l'on pourrait recycler notre propre azote (que l'on aurait autrement excrété, donc l'ammoniaque) grâce à la transamination des acides cétoniques.

En gros, il se peut que l'on recycle des métabolites des protéines, pour en refaire des protéines ! #NoWaste

PS : l'accumulation d'ammoniaque, on n'est pas fans. 🙅 #PotatoGainz

• La gélatine et les bouillons d'os et de viandes complètes sont non seulement une source de protéines facilement digeste à l'aminogramme très intéressant SANS contenir les acides aminés inflammatoires.

Ils sont aussi utilisés pour traiter le rhume, les problèmes gastro-intestinaux, les douleurs articulaires, la dépression, la constipation, améliorer le travail du foie, l'effet anti-âge et l'amélioration de la santé des cheveux, de la peau, des ongles et des os…

La gélatine est l'aliment qui contient le plus de protéines sur Terre (~87/100g), soit plus de deux fois plus de protéines que dans le bœuf (~40/100g).

En conclusion, les protéines sont essentielles pour leur rôle structurel, de mouvement et de contraction musculaire, de production hormonale, d'enzymes, d'anticorps et d'énergie.

Les protéines seules peuvent aussi élever les niveaux d'insuline et ne devraient pas être utilisées comme principale source d'énergie, dû au stress systémique créé si elles sont consommées au sein d'une alimentation trop déficiente en glucides. #TeamCarbs

Les diètes hautes en protéines contiennent dans la plupart des cas une balance trop déséquilibré du rapport phosphore/calcium.

→ La consommation régulière de produits laitiers de qualité et la supplémentation en collagène ou glycine de qualité peuvent aider à contrebalancer ce ratio dans le bon sens.

Certaines sources de protéines sont inflammatoires, les acides aminés tels que tryptophane, cystéine, méthionine et histidine peuvent tous produire des signes inflammatoires lorsque consommés en excès.

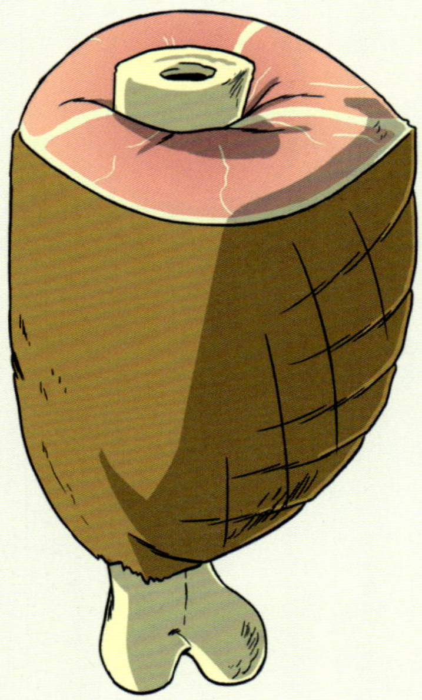

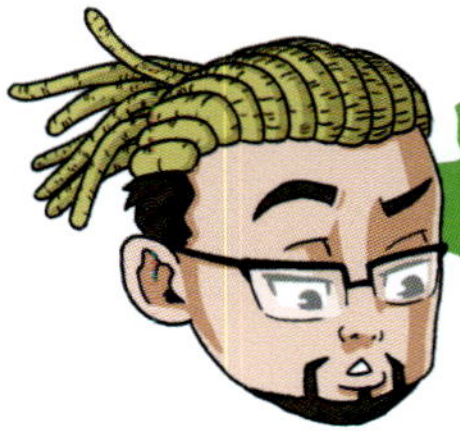

DÉTAILS PHYSIOLOGIQUES

En plus des tableaux proposés pages 468/469, BF a proposé une synthèse très complète de la littérature en y ajoutant encore une vingtaine d'études supplémentaires qui détaillent le lien des protéines avec la masse musculaire, la force et plein d'autres variables intéressantes. → Dans différents groupes qui ont consommé différents apports en protéines toutes choses étant égales par ailleurs (aucune différence dans les apports en macronutriments ou dans le timing nutritionnel) :

• il en ressort qu'un apport de 1,6 g/kg sera largement suffisant la plupart du temps,

• BF cite l'étude Phillips et Van Loon (2011) pour mentionner une limite supérieure utile de 1,8 g/kg pour améliorer sa composition corporelle,

•2 g/kg pouvant être justifié lors d'un déficit calorique important (*ibid.*).

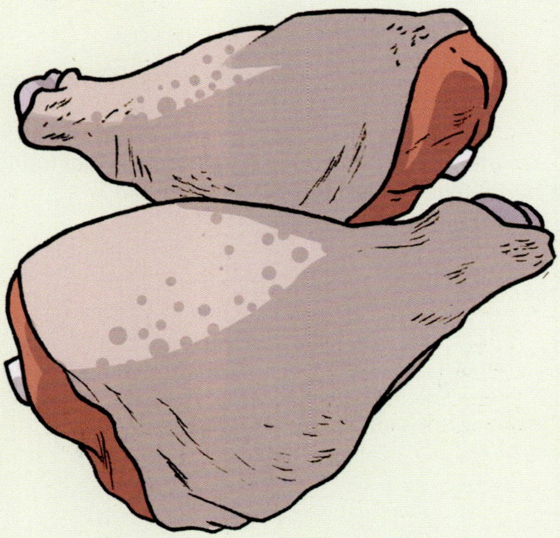

LE POINT DE VUE DE :

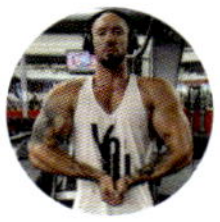

@aiki_sharefitness

Le souci de ce genre d'affirmation, c'est que ça ne sort pas de nulle part comme on pourrait le penser.
En effet, il n'est pas rare d'entendre des médecins ou des nutritionnistes sortir ce genre d'âneries. Le souci, c'est surtout un manque de volonté et de temps pour se mettre à jour dans leurs connaissances.
Il existe bon nombre d'études et de méta-analyses sur le sujet. Et rien ne semble démontrer une dangerosité sur les reins pour une personne en bonne santé. Toutefois, il existe des compléments de protéines de mauvaise qualité, des whey qui peuvent poser problème au niveau de leurs conception, mais il s'agit là d'un autre sujet.
Et étant dans le milieu du fitness depuis de nombreuses années, je pense que nous, les pratiquants, avons tendance à exagérer nos consommations en protéine.
Sauf que l'excès est souvent néfaste, voire contre-productif. ✕

@juanitocoaching

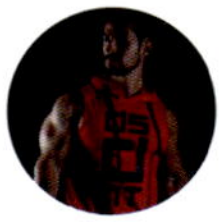

C'est vrai ! J'ai glissé sur mon pot de whey qui traînait… et j'ai eu mal de reins pendant trois jours ! 😓

@espacecorps_espritforme

Un organe comme les reins, c'est mieux que la pile Wonder parce qu'ils ne s'usent pas abusivement si l'on s'en sert.
La recherche réfute ces allégations fumeuses (Lugaresi et al., 2013).

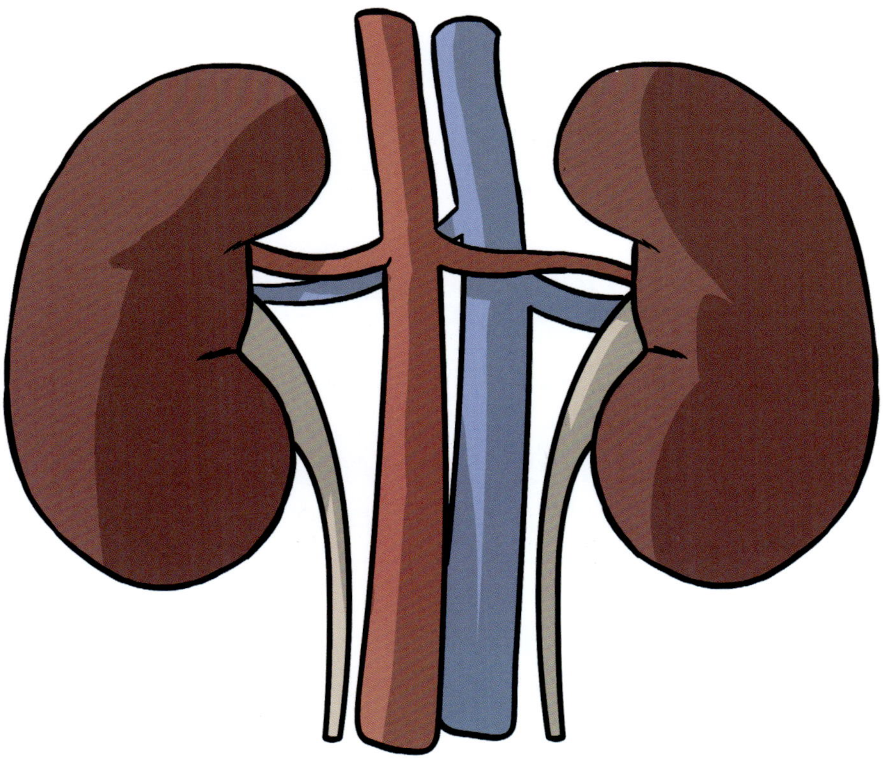

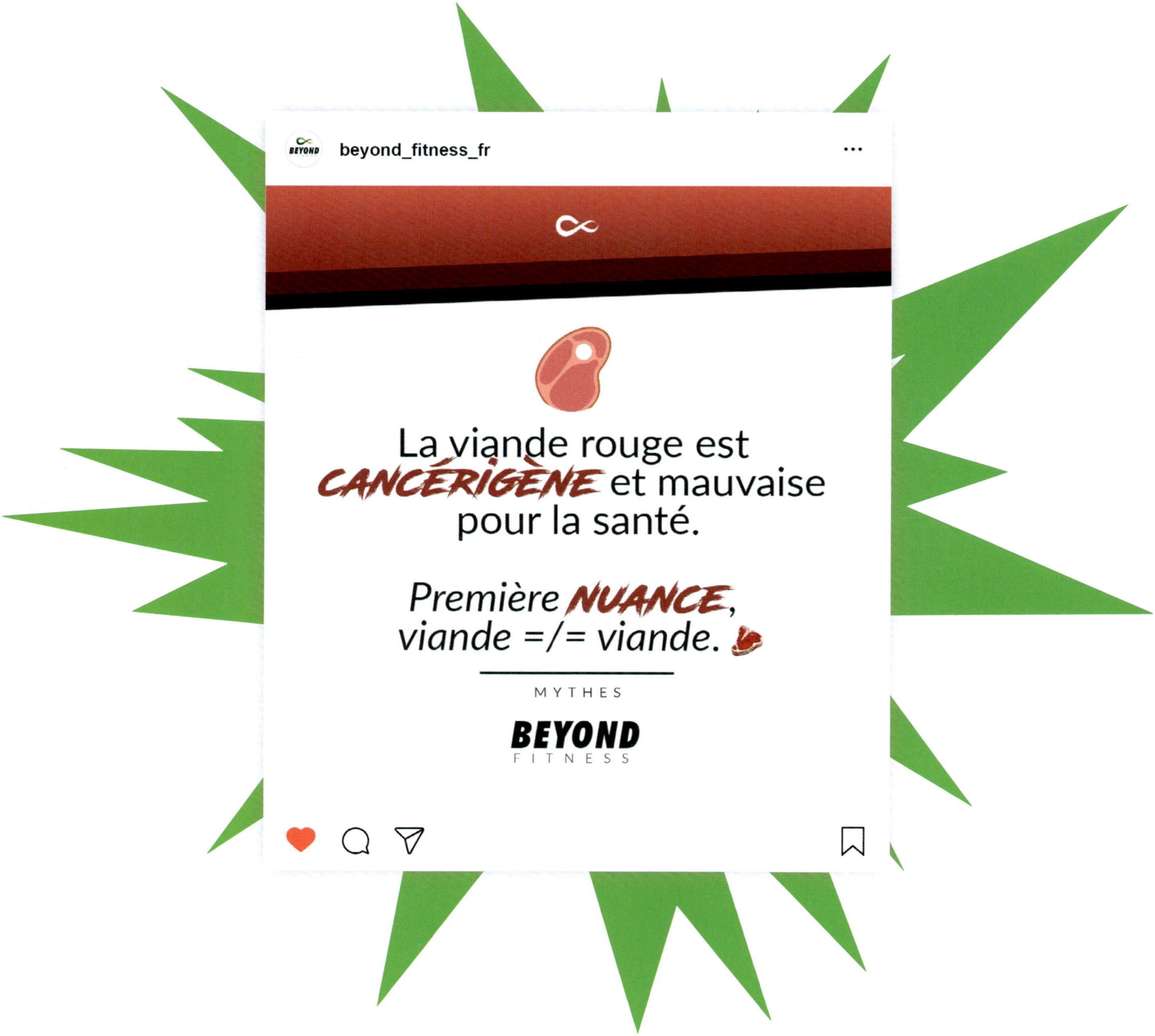
beyond_fitness_fr
La viande rouge est CANCÉRIGÈNE et mauvaise pour la santé.
Première NUANCE, viande =/= viande.
MYTHES
BEYOND
FITNESS

Selon l'OMS, la consommation de viande rouge n'a pas – encore ? – été reconnue comme une cause de cancer.

CE QUI A ÉTÉ RECONNU COMME RÉELLEMENT CANCÉRIGÈNE, C'EST LA VIANDE DITE "TRANSFORMÉE".

« La consommation de viande rouge a été classée comme probablement cancérogène pour l'homme. »

QU'EST-CE QUE ÇA SIGNIFIE ?

« Dans le cas de la viande rouge, cette classification se fonde sur des indications limitées provenant d'études épidémiologiques montrant des associations positives entre la consommation de viande rouge et le développement d'un cancer colorectal, indications soutenues par de fortes indications d'ordre mécanistique.
Indications limitées signifie qu'une association positive a été observée entre l'exposition à la consommation de viande rouge et le cancer mais que d'autres […] » facteurs ne pourraient être exclus.

→ Les sujets fument-ils ? Les sujets boivent-ils de l'alcool ?
→ Les sujets dorment-ils 8 heures ou 5 heures par nuit ?
→ Les sujets sont-ils stressés ? Ont-ils un haut niveau de "classe sociale" ? La viande qu'ils consomment est-elle du **#GRASSFEDBEEF** ou provient-elle de plusieurs sources reconstituées ?
→ Les sujets consomment-ils de la viande rouge cuite au barbecue ou à la poêle ? Huile de coco ou graisse végétale instable ?

En gros, ces données ne permettent pas d'affirmer quelque chose de "causal". ✗

En termes de "valeur causale", on peut placer ces affirmations sur la même échelle que cette corrélation, par exemple.

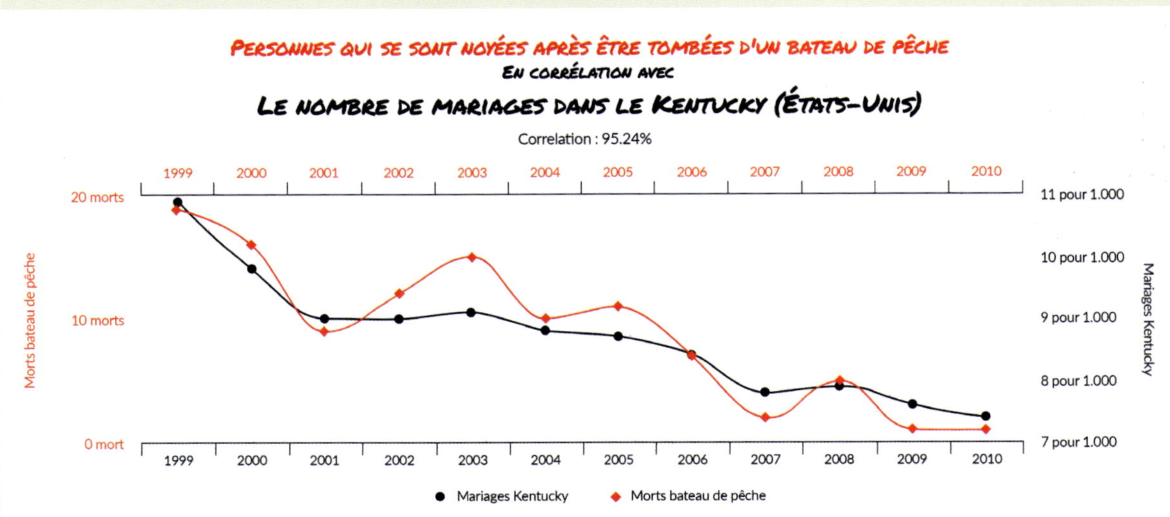

Source : Topito - Top 10 des corrélations très très improbables et très très cool à la fois, la magie du hasard.
www.topito.com/top-correlations-improbables-cool

Il y a une corrélation forte entre le nombre de personnes qui se sont noyées après être tombées d'un bateau de pêche et le nombre de mariages au Kentucky - c'est dangereux de se marier par là-bas ! Alors, avant d'attaquer, on va s'assurer qu'on parle bien de la même chose.

1. QU'APPELLE-T-ON VIANDE ROUGE ?

La viande rouge fait référence à tous les types de viandes issus des tissus musculaires de mammifères comme le bœuf, le veau, le porc, l'agneau, le mouton, le cheval et la chèvre.

2. QU'APPELLE-T-ON VIANDE TRANSFORMÉE ?

Les produits carnés transformés (ou viande transformée) font référence à de la viande qui a été transformée par salaison, maturation, fermentation, fumaison ou autres processus mis en œuvre pour rehausser sa saveur ou améliorer sa conservation. La plupart des viandes transformées contiennent du porc ou du bœuf, mais elles peuvent également contenir d'autres viandes rouges, de la volaille, des abats ou des sous-produits carnés comme le sang.
À titre d'exemples de viandes transformées, on trouvera les hot-dogs (saucisses de Francfort), le jambon, le blanc de poulet en tranches, les saucisses, le corned-beef, les lanières de bœuf séché, de même que les viandes en conserve, les préparations et les sauces à base de viande.

Maintenant que tu as compris la nuance, il est donc nécessaire de constater que la "vraie" chair animale est très intéressante sur le plan nutritionnel, tant en termes de nutriments facilement digestes, qu'en termes d'aminogramme (profil d'acides aminés complet).

Comme on l'a vu plus haut, la viande rouge transformée par l'ajout de produits chimiques devient problématique.

Les effets cancérigènes de la viande rouge industrielle représentent probablement la raison principale pour laquelle les végétariens ont un risque plus faible de cancer, en particulier les cancers gastro-intestinaux, ce qui ne veut pas forcément dire que les vegans sont directement en meilleure santé → cf. mythe n°45.

Contrairement à la viande transformée, la viande rouge non transformée quant à elle n'a vraisemblablement pas de relation avec le cancer.
Oui, la viande "*low cost*", reconstituée et modifiée par l'industrie devrait être évitée la plupart du temps.

Garde en tête ces "potentiels" risques la prochaine fois que tu entendras l'un de tes potes te dire en sortie de soirée dans une rue où on peut se nourrir pour pas trop cher : *« Tu veux un p'tit kebab ? / Un peu de blanc de poulet / dinde en tranches ? Ça va, c'est juste un p'tit burger ! »*

- Nitrites → interaction avec la viande pour former des composés cancérigènes. ✕
- AHA / HAP → réellement cancérigènes et toxiques.
- Graisses de cuisson bon marché → aussi stables que le handstand de Tristan... ✕
- Intrigué(e) ? Va voir la suite dans les détails physiologiques ci-après !

Miam... Le bon kebab de viande reconstituée de veau/dinde dans son enveloppe de super pain à la farine de blé mutante sur son lit de sauce samouraï aux huiles végétales de soja/tournesol industrielles pressées à chaud ! **#BestComboEver**

Non, la "vraie" viande n'est pas mauvaise en soi et ne te donnera pas le cancer.

Il suffira juste d'appliquer les conseils suivants pour profiter de cette source de protéines de qualité de manière optimale.

On n'a rien contre les kebabs, les hamburgers et les tacos en soi, on a simplement du mal avec les "fast food" hyper industrialisés qui utilisent des produits de basse qualité pour augmenter leurs bénéfices (c'est leur but premier, **DON'T FORGET**).

Si tu réussis à te faire l'un de ces trois snacks "fait maison" avec :
- du pain au levain, bio de préférence,
- de la viande ou volaille 100 % **#GRASSFED**,
- du fromage de qualité, si possible bio, voire d'une petite ferme pas trop loin de chez toi,
- des légumes de saison,
- de la sauce ne contenant pas de put**n d'huiles végétales hautement instables. Même de l'huile végétale tout court d'ailleurs…

Là… on a rien à redire. 👌

On détaille un peu plus l'aspect "éthique" qui concerne le choix ou non de manger de la viande dans le mythe n°45.

FUNNY FACT – WILL :
J'ai actuellement une alimentation végétarienne (depuis 2015), mais j'étais anciennement végétalien (ni œufs / ni produits laitiers). J'ai recommencé à consommer des produits issus de l'élevage animal à partir du moment où j'ai pu travailler personnellement dans une ferme biologique avec des chèvres et des poules. Je ne consommais initialement que les produits qui venaient de cet emplacement (dans lequel j'ai travaillé), puis j'ai étendu ma consommation de produits laitiers et d'œufs aux sources locales et biologiques (biologique, de Suisse, si possible de la région).

Je me forme actuellement en permaculture ("Permaculture Design Certificate") et je continue d'en apprendre un peu plus chaque jour sur l'optimisation des liens que je peux tisser avec les producteurs autour de moi. D'où mon dicton et conseil préféré :
« Allez serrer la main de la personne qui vous nourrit. »
Je ne consomme pas de viande pour plusieurs raisons :
- je n'ai moi-même pas mis fin à la vie d'un animal que j'ai pu manger. En ce qui me concerne, tant que je ne l'aurai pas fait, je ne mangerai pas de viande. C'est personnel, mais c'est une étape incontournable pour moi si je recommence un jour à en manger,
- je parviens à maintenir une excellente santé sans viande, mais j'ai la chance d'être du métier et de savoir comment rester en bonne santé malgré cette restriction,
- j'ai consommé beaucoup de viande jusqu'à mes 25 ans. Je n'ai pas l'intention de faire des remarques à qui que ce soit avec tout ce que j'ai pu moi-même manger… Mes athlètes consomment de la viande s'ils le souhaitent. Je suis simplement capable de leur proposer des alternatives s'ils souhaitent éviter d'en consommer.

Certains aliments sont particulièrement intéressants sur le plan nutritif :
- les huîtres,
- les œufs (le jaune particulièrement),
- les abats,
- le foie de ruminant, tout particulièrement (pépite de micronutriments biodisponibles).

Je parviens, pour le moment, à m'en sortir extrêmement bien sans consommer de viande, je consomme néanmoins des œufs sur une base quotidienne et des huîtres de temps en temps.

Les poules n'ont pas besoin de picorer des graines de lin, mais elles devraient idéalement pouvoir picorer "librement" ce qui leur tombe sous le bec (cf. partie sur les œufs – mythes n°9 et 10 sur les oméga-3).

RATIO CUIVRE/FER

D'ailleurs, l'un des problèmes liés à la consommation de viande rouge serait l'absorption d'une quantité trop importante de fer.

#ProTip le simple fait de boire du café en même temps qu'un repas contenant du fer semble pouvoir limiter une absorption excessive.

Il convient de noter qu'un excès de fer peut être tout aussi problématique qu'un manque de cuivre ! Considérer au minimum les deux éléments semble plus approprié et prudent que de ne regarder que le fer sérique (pour typiquement opter pour "une injection de fer pour remonter le fer").
Il faudra en discuter avec un professionnel médical !

Si tu consommes du foie, par exemple, le ratio fer/cuivre est optimal, à l'inverse d'un steak de bœuf sans partie gélatineuse.

Consommer trop de viande **« INCOMPLÈTE »** n'est pas optimal dû :

- Au haut ratio « phosphore / calcium »
- Au niveau important d'acides aminés inflammatoires

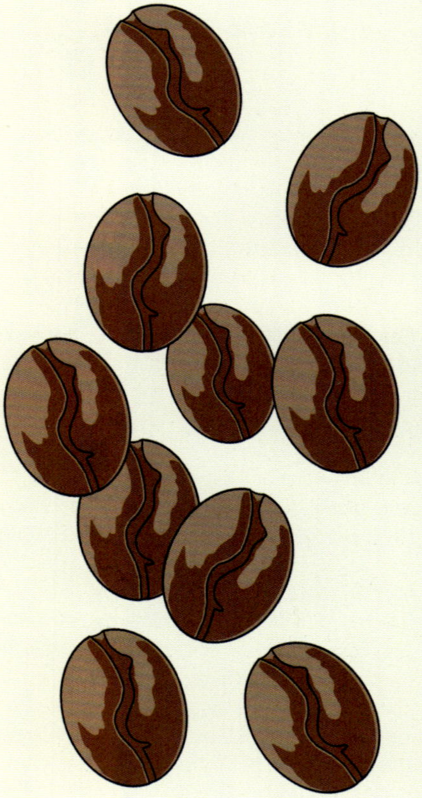

CONSEILS & APPLICATIONS PRATIQUES

ON PRIVILÉGIERA :

✅ les morceaux de viande entiers et complets (AVEC la partie gélatineuse, le fameux collagène où on trouve de la glycine)

✅ la viande issue de circuits courts respectueux des conditions d'élevage des animaux

✅ la viande ne doit pas obligatoirement être labélisée "bio" - même si c'est préférable pour d'autres facteurs -, mais il est NÉCESSAIRE que les animaux aient été élevés en plein air et aient reçu une alimentation de qualité

✅ d'apprendre à cuisiner tes snacks préférés "maison"
Fais gaffe, tu risques de préférer ces versions au goût plus authentique et d'atteindre un stade de "non-retour" vis-à-vis des fast food... **#TRUESTORY**

✅ de consommer de la viande « incomplète » avec de la gélatine, du bouillon d'os, du collagène ou de la glycine pour contre-balancer le déséquilibre en acides aminés.

ON ÉVITERA :

❌ la viande non **#GRASSFED**

❌ la viande nourrie exclusivement au soja ou au maïs

❌ "Élevé en plein air" ne signifie pas forcément avoir été nourri à l'herbe. Si ton bœuf a été élevé dehors, mais qu'il a reçu une alimentation 100 % céréales/soja, ça reste du "plein air", alors fais gaffe !

❌ les mix de viandes type kebab dinde/veau ou tranche de poulet ou de dinde

❌ la charcuterie, le jambon, le bacon... avec nitrates et nitrites.

❌ les barbecues qui s'éternisent

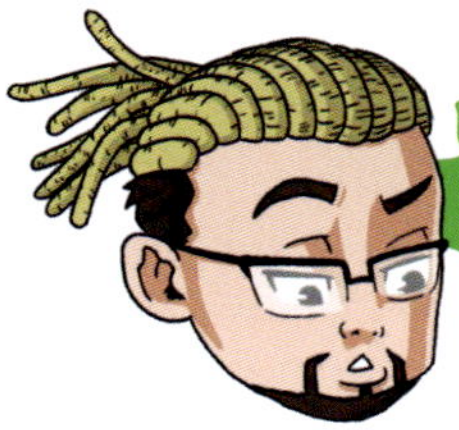

DÉTAILS PHYSIOLOGIQUES

Au cours d'un traitement à l'aide de nitrates ou même de nitrites, ces substances interagissent avec des substances dans la viande pour former des composés cancérigènes : dans ce cas-là, la viande augmente alors le risque de cancer, en particulier celui du colon.

C'est généralement le cas avec la viande fumée, salée ou séchée, à moins que l'étiquette ne mentionne explicitement l'absence de nitrites.

DÉSOLÉ, ON PARLE AUSSI DU BACON, DU JAMBON ET DU BEEF JERKY DE MANIÈRE GÉNÉRALE...

Les cuissons à haute température de la viande rouge, en particulier le barbecue ou les grillades sur le feu, présentent des risques similaires. Les coulées de graisse peuvent former des hydrocarbures aromatiques polycycliques, ou HAP à haute température.

LES HAP SONT CANCÉRIGÈNES ET TOXIQUES.
S'il se dégage beaucoup de fumée et que de la graisse goutte de la viande, cela indique un risque élevé de formation d'HAP.
Les parties brûlées ou très grillées sur la viande rouge sont également un signe de risque.
L'encroûtement de la viande peut former des amines hétérocycliques aromatiques (AHA – ce n'est pas une blague) qui sont cancérigènes.

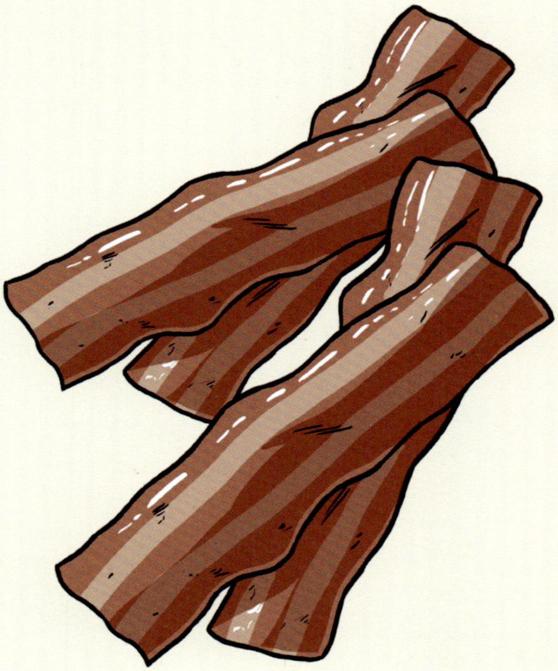

LE POINT DE VUE DE :

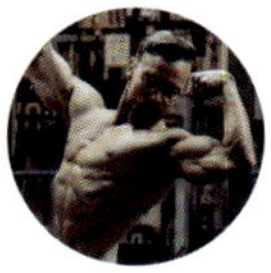

@jordanbjoly

Dans la plupart des cas, un aliment n'est pas bon ou mauvais en soi, c'est la quantité liée à la qualité qui peut le rendre bénéfique ou bien nocif. Il en va de même avec la viande rouge. N'oublions pas que celle-ci est une source de fer viable, sans oublier notamment sa teneur en créatine et en vitamines du groupe B. Ainsi, introduire une viande rouge de qualité peut faciliter la couverture de certains besoins et limiter ainsi l'utilisation de suppléments.

@beyond_fitness_fr

Totalement d'accord, à l'exception qu'on notera quand même qu'il existe (pour nous) de réels “Super Aliments” dont le foie de bœuf et la gélatine font notamment partie.

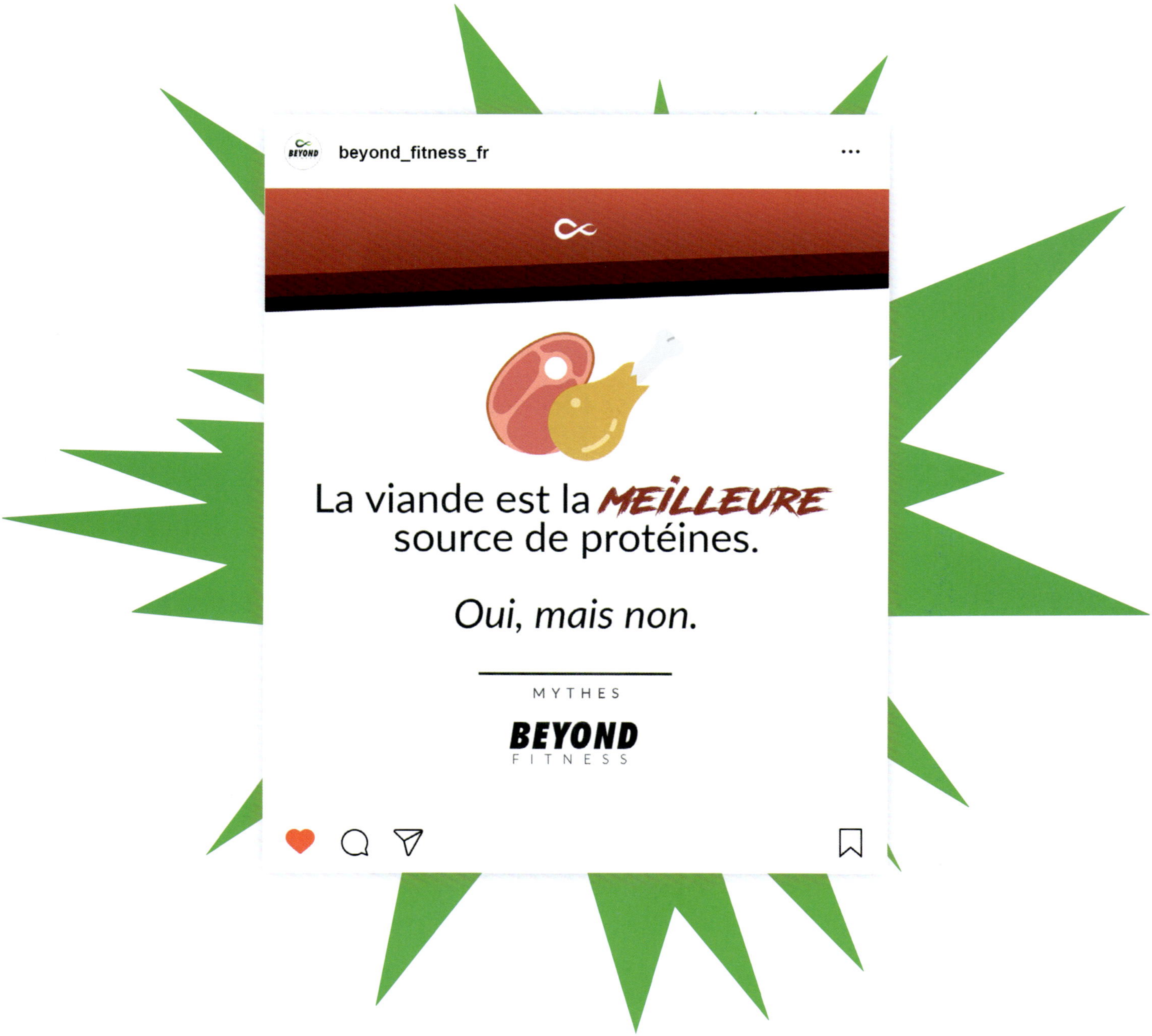
beyond_fitness_fr
La viande est la MEILLEURE source de protéines.
Oui, mais non.
MYTHES
BEYOND
FITNESS

La viande n'est pas problématique pour notre santé.
→ La manière dont nous la consommons aujourd'hui, elle, semble l'être !

« Plus de viande rouge ou blanche ? »
Le fait de consommer de la viande blanche est globalement plus accepté que celui de manger de la viande rouge régulièrement, car – dans les croyances actuelles – la viande rouge donne le cancer et est mauvaise pour la santé → comme tu l'as vu sur le mythe précédent, c'est en partie erroné, voire totalement faux si l'on se base sur une alimentation vraiment qualitative (cf. "Nos aliments recommandés").

La volaille et les autres viandes blanches sont des aliments qui peuvent totalement être intégrés régulièrement dans une alimentation saine.
Encore une fois, tous les aliments sont concernés par le mode de production, la viande dépend aussi du procédé industriel.

Pour ce qui concerne les données scientifiques, ceux qui consomment plus de viande blanche tendent même à avoir un moindre risque de cancer.
Cependant, la viande blanche n'est généralement pas aussi nutritive que la viande rouge ou le poisson, à moins qu'il ne s'agisse d'abats.

Du coup... on fait quoi ? Problème :
Les acides aminés dans les protéines ont été définis comme "essentiels" sur la base de leur contribution à la croissance, ignorant leur rôle dans la production d'une longue vie, d'un bon développement du cerveau et d'une bonne santé.

Lorsqu'on ne consomme QUE de la viande musculaire comme du jambon ou du blanc de poulet en tranches, l'équilibre en acides aminés entrant dans notre circulation sanguine est "*fucked up*".

On t'explique.
Lorsqu'on est dans une situation très stressante : imagine par exemple lorsque ceux qui font du cardio à jeun combiné à une diète "*low carb*" et du soja tous les jours en restreignant les produits laitiers, car "ça donne le cancer" lisent ce livre. 🤷‍♀️
L'excès de cortisol provoque la décomposition de nos protéines, musculaires notamment, pour fournir de l'énergie et du matériel de réparation.

En mangeant uniquement "du muscle" (de la viande musculaire), on a donc une composition similaire d'acides aminés qui se retrouve dans le sang. Cela correspond à ces périodes de stress avec un excès de cortisol. Le corps fait ce qu'il peut pour se sortir de cette situation, mais consommer ses propres muscles (tissu précieux) ne semble pas tout à fait optimal.

Ainsi, des acides aminés, comme le tryptophane ou encore la cystéine, peuvent potentiellement inhiber la fonction thyroïdienne et la production d'énergie (mitochondriale), en plus d'avoir d'autres effets qui diminuent notamment la capacité de résister au stress (*ibid.*).

Non, la viande n'est pas la "meilleure" source de protéines. ❌ Les morceaux complets, quant à eux, font partie des excellentes sources. ✅

La viande de ruminants, même si on parle bien de viande "rouge", est une viande plus nutritive pour plusieurs raisons. Avant tout, il s'agit de viande d'un autre mammifère complexe, et cette espèce est capable de filtrer les nutriments de façon totalement unique grâce à son système digestif si particulier (dans la panse – "rumen", existent plusieurs compartiments de digestion).

On te laisse constater les différences de micronutriments ci-après.

Aliment	Microtruniments contenus dans une portion de 100g (consommés)							
	Calcium (mg)	Fer (mg)	Iode (mg)	Vitamine C (mg)	Vitamine A (mg)	Vitamine B1 (mg)	Vitamine B2 (mg)	Vitamine B3 (mg)
Bœuf	5	1,95	10	0	0	0,08	0,23	4,7
Poulet	8	0,88	6	1,1	0	0,075	0,16	6,5
Porc	7	0,8	5	0	0	0,77	0,24	5,6
Abats de boeuf	15	7,3	16	1	249	0,17	0,35	4,6
Abats de poulet	10	2,5	16	6	39,5	0,1	0,37	3,85
Abats de porc	10,5	4,8	7	6	5,5	0,27	0,47	4,2
Grillon	104	5,5	0,02	3	6,5	0,04	3,4	3,8
Abeille	30	18,5	/	10,2	25,7	/	3,2	/
Ver à soie	42	1,8	/	/	/	0,12	1,1	0,9
Larve de charançon	39,6	2,6	/	<0,01	11,3	/	2,2	/
Ténébrion meunier (coléoptère)	42,9	1,9	0,02	1,2	9,6	0,24	0,8	4,1

Tableau inspiré de Payne & Al (2016)

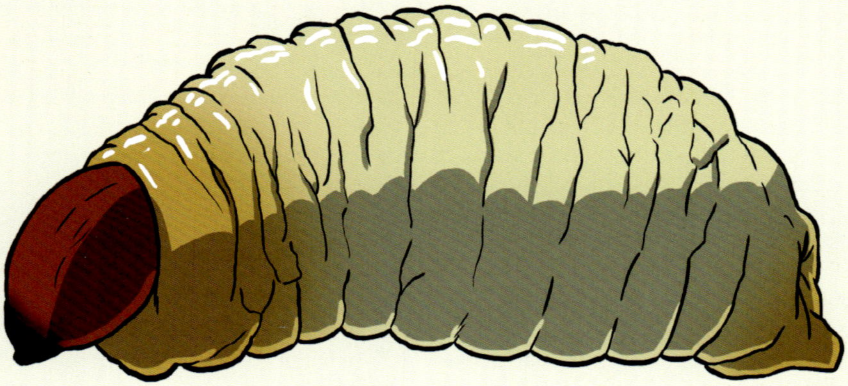

CONSEILS & APPLICATIONS PRATIQUES

ON PRIVILÉGIERA :

✅ Les morceaux de viande "entiers"
✅ Les animaux issus d'élevages respectueux de leur santé globale
✅ Une consommation assez régulière d'aliments à haute valeur nutritive, comme le foie et les abats
✅ La supplémentation en glycine, spécialement pour les personnes qui ne consomment pas de morceaux de viande "complète" (5 à 15 g environ répartis sur la journée, en fonction du poids et de la consommation de viande journalière, après un repas et avec un apport en sucres de préférence)

ON ÉVITERA :

❌ De consommer uniquement et en trop grande quantité des morceaux de viande musculaire, comme des tranches de jambon, de poulet, de dinde, du steak de viande rouge SANS la partie gélatineuse complémentaire
❌ La supplémentation en collagène de basse qualité
❌ La viande transformée, qu'elle soit blanche ou rouge

Chris Masterjohn suggérait de compléter nos apports protéiques qui ne contiennent pas de collagène par cette méthode simple :

• ajouter 1 à 2 g de collagène pour 10 g de protéines animales consommées (qui ne contenait pas du collagène),

• par exemple, tu as consommé 30 g de protéines de poulet ? Tu peux ajouter 3 à 6 g de collagène,

• tu peux aller voir son site Internet pour obtenir la méthode de calcul plus précise ! Le lien est en référence dans la bibliographie.

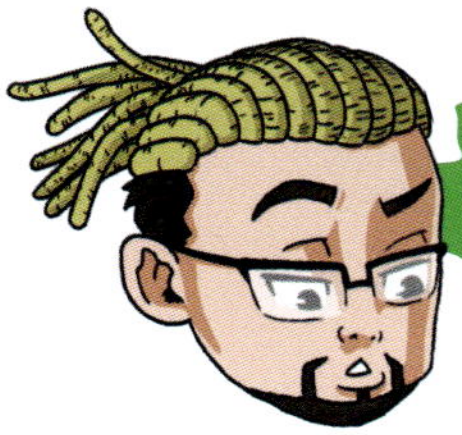

DÉTAILS PHYSIOLOGIQUES

POUR OBTENIR DE LA GLYCINE DE QUALITÉ, ÇA SE PASSE JUSTE ICI :

La gélatine (la forme cuite du collagène) représente environ 50 % de la protéine chez l'animal. Pourcentage beaucoup plus faible dans les tissus les plus actifs, tels que le cerveau, les muscles et le foie.

Dans la gélatine, 35 % des acides aminés sont de la glycine, 11 % de l'alanine et 21 % de laproline et de l'hydroxyproline. La glycine est reconnue comme un neurotransmetteur “inhibiteur” et favorise le sommeil naturel. Elle permet de prévenir ou d'atténuer la fibrose, les dommages des radicaux libres, l'inflammation, la mort cellulaire due à l'épuisement de l'ATP ou à une surcharge en calcium, les dommages mitochondriaux, le diabète, etc.
La gélatine et la glycine ont récemment été signalées comme facilitant l'action de l'insuline en abaissant le taux de sucre dans le sang et permettent d'apaiser l'intestin.

Dans nos sociétés modernes et industrialisées, la consommation de gélatine tend à diminuer au profit d'aliments contenant une proportion trop élevée d'acides aminés anti métaboliques, notamment le tryptophane et la cystéine.
Lorsque nous mangeons des protéines animales de manière traditionnelle, nous assimilons une grande quantité de glycine et de gélatine.

Exemple (tout ce qui est “entier”) :
- soupe vietnamienne Phở cuite avec la carcasse du poulet ou des morceaux de bœuf entier, os compris,
- bouillon d'os de ruminants nourris à l'herbe,
- morceaux gélatineux type “pot au feu”,
- soupe à la tête de poisson…

Tristan : *Je ne suis peut-être pas très neutre pour en parler vu mes origines à moitié vietnamiennes, mais on préférera les soupes Phở niveau goût…* **#TrustMe**

Cet équilibre d'acides aminés chez l'animal entier soutient toutes sortes de processus biologiques, y compris une croissance équilibrée des tissus et des organes chez l'enfant et le maintien de leur santé chez l'adulte.
L'utilisation de la gélatine en tant que protéine alimentaire majeure est un moyen simple de limiter les acides aminés associés à de nombreux problèmes de vieillissement (troubles dégénératifs et inflammatoires).

Si tu consommes des viandes musculaires, tu peux compléter tes repas par les parties gélatineuses (des bouillons, par exemple) ou en ajoutant de la gélatine en poudre ou du collagène en poudre.
Et justement… Les acides aminés présents en excès dans la viande musculaire font DÉFAUT dans la partie gélatineuse.

« FAUT-IL SE SUPPLÉMENTER EN GLYCINE OU EN COLLAGÈNE ? »

Ça tombe bien, cette question porte exactement le nom de l'article de Julien Venesson qui traite en profondeur ce sujet ici, **POUR CEUX QUI VEULENT ALLER PLUS LOIN :**

Suite à une étude de 2009, il a été conclu que « *la glycine devrait avoir le statut d'acide aminé semi-essentiel, c'est-à-dire qui peut être produit dans l'organisme, mais dont les besoins sont trop élevés pour que cette synthèse seule soit suffisante.* » À quoi est ajouté : « *pour couvrir tous les besoins métaboliques, et en particulier la synthèse du collagène, environ 10 g de glycine supplémentaire sont nécessaires chaque jour pour un adulte de 70 kg. Une supplémentation est nécessaire pour garantir un métabolisme sain et optimal* ».

VOICI QUELQUES BÉNÉFICES OBSERVÉS LORS D'UNE SUPPLÉMENTATION À DOSE OPTIMALE DE GLYCINE :

• À une dose de 3 g au coucher, la glycine améliore la qualité du sommeil. [...] Lorsqu'on donne la même dose de glycine à des individus en déficit de sommeil (temps de sommeil réduit de 25 %), on constate une diminution de la fatigue significative pendant la journée suivante comparativement au placebo. De plus, la glycine améliore la concentration, la réactivité et la mémoire quand on a été préalablement privé de sommeil. Ces effets pourraient être la conséquence d'une stimulation de l'hormone de croissance par la glycine chez l'homme.

• À cause de cet effet sur l'hormone de croissance, la glycine accélérerait la perte de graisse corporelle si elle est prise dans le cadre d'un régime hypocalorique (amincissant).

• Elle accélère les gains de masse musculaire des sportifs, probablement car les muscles sont eux-mêmes constitués de beaucoup de collagène. Dans une étude sur des personnes âgées, les gains étaient accélérés de manière vertigineuse : + 50 %.

• Des expériences préliminaires suggèrent aussi que la glycine pourrait améliorer la sensibilité à l'insuline et, conséquemment, diminuer le stockage de la graisse au niveau abdominal. En cas de syndrome métabolique (pré-diabète) on observe des bénéfices sur la santé des vaisseaux sanguins, avec une baisse de la pression sanguine.

• Puisque la glycine permet la synthèse du collagène, c'est donc un antivieillissement efficace qui retarde l'apparition des rides, contribue à des os solides, à des articulations fortes et à des artères souples. La supplémentation chez des personnes âgées (60/75 ans) a montré la capacité à restaurer totalement les niveaux de glutathion, un puissant antioxydant qui permet l'adaptation au stress, pour revenir à ceux des adultes jeunes. Contrairement aux antioxydants classiques pris par voie orale et qui peuvent avoir des effets néfastes (voir à ce sujet les différents articles sur son blog), cette augmentation de production endogène de glutathion se fait naturellement et est totalement bénéfique.

• La glycine améliore souvent la force musculaire, car augmente notre production de créatine, dont elle est le facteur limitant sa synthèse dans notre organisme.

JULIEN VENESSON CONCLUT SUR LE FAIT QU'IL EST PLUS INTÉRESSANT DE SE SUPPLÉMENTER EN GLYCINE QU'EN COLLAGÈNE.

« Le collagène vendu dans le commerce en tant que "peptide de collagène" ou "collagène" tout court, est fabriqué à partir des restes de l'industrie de la viande.

Il s'agit donc des restes les moins chers issus de l'abattage des animaux des élevages industriels. Le collagène est donc l'un des pires représentants des problématiques d'aujourd'hui en ce qui concerne l'exploitation animale et l'industrialisation débridée des animaux.

De plus, s'agissant d'un déchet peu cher, il est évidemment en première ligne en cas de survenue d'un problème sanitaire tels que ceux qu'on a déjà connus (prions, vache folle, etc.). À cela s'ajoute le fait qu'aucune traçabilité réelle pour ces produits n'est possible, puisqu'ils proviennent de restes issus de différents abattoirs…

Enfin, comme le collagène devient à la mode, il est vendu souvent assez cher compte tenu de ce que c'est…
À l'inverse, la glycine ne présente aucun de ces problèmes : elle est produite par fermentation bactérienne ou par synthèse, il n'y a donc pas d'exploitation animale et la traçabilité est maximale. De plus, la glycine obtenue ainsi est 100 % pure, sans risque de contamination. Enfin, elle est beaucoup moins chère. »

Ce qui explique pourquoi la glycine est l'un de nos compléments préférés → cf. page "Nos suppléments"

le collagène de **YAM NUTRITION** est très intéressant.

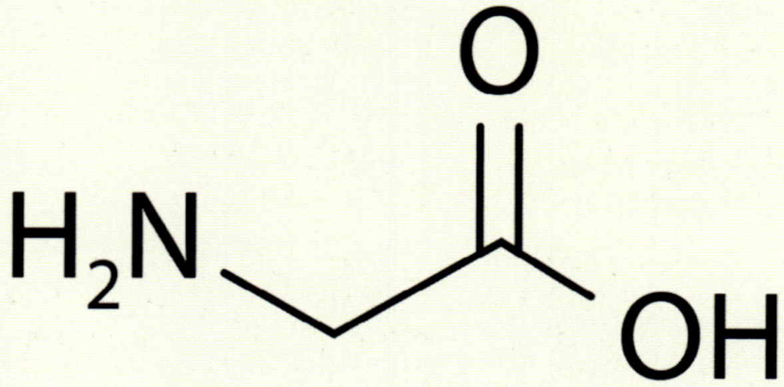

glycine

LE POINT DE VUE DE :

christophe_bonnefont

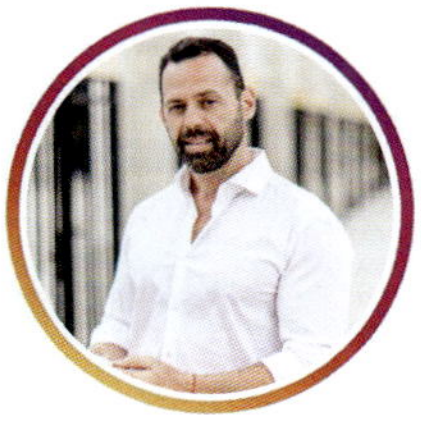

CHRISTOPHE BONNEFONT
Auteur & Conférencier

@christophe_bonnefont : Il est vrai qu'avec notre mode de vie actuel, il peut être compliqué de se faire nos propres bouillons d'os. C'est pourquoi l'ajout de collagène qui contient notamment de la glycine (un excellent complément notamment pour les végétariens soucieux de ne pas manger de complément issu de l'industrie animale) et de la proline peut-être une véritable aide pour équilibrer les acides aminés, afin d'éviter les états pro-inflammatoires et anti-métaboliques du à une consommation excessive de viande dite musculaire, comme expliqué précédemment.
Mais effectivement, il y a collagène et collagène et pour obtenir les meilleurs résultats, il s'agit de prendre les meilleurs suppléments.
Yam Nutrition a trouvé, après des mois de recherche, le collagène qu'on estime être le plus qualitatif à l'heure actuelle, il s'agit d'un hydrolysat de collagène produit par bio-ingénierie.
Il est exclusivement fabriqué pour répondre aux besoin du secteur de l'alimentation santé, et apporte des peptides de collagène bovin de qualité contrôlée, depuis l'arrivée des matières premières jusqu'au produit final.
C'est le fruit d'une technologie brevetée passant par une conversion thermique légère aboutissant à la formation d'une gélatine pure d'où les peptides de collagène seront générés enzymatiquement afin d'obtenir une biodisponibilité optimale et un profil allergisant particulièrement bas.
C'est personnellement ce que vous avons choisi pour essayer de développer le meilleur collagène possible et justement proposer quelque chose de plus qualitatif que les simples "restes de l'industrie" dont parle Julien Venesson.

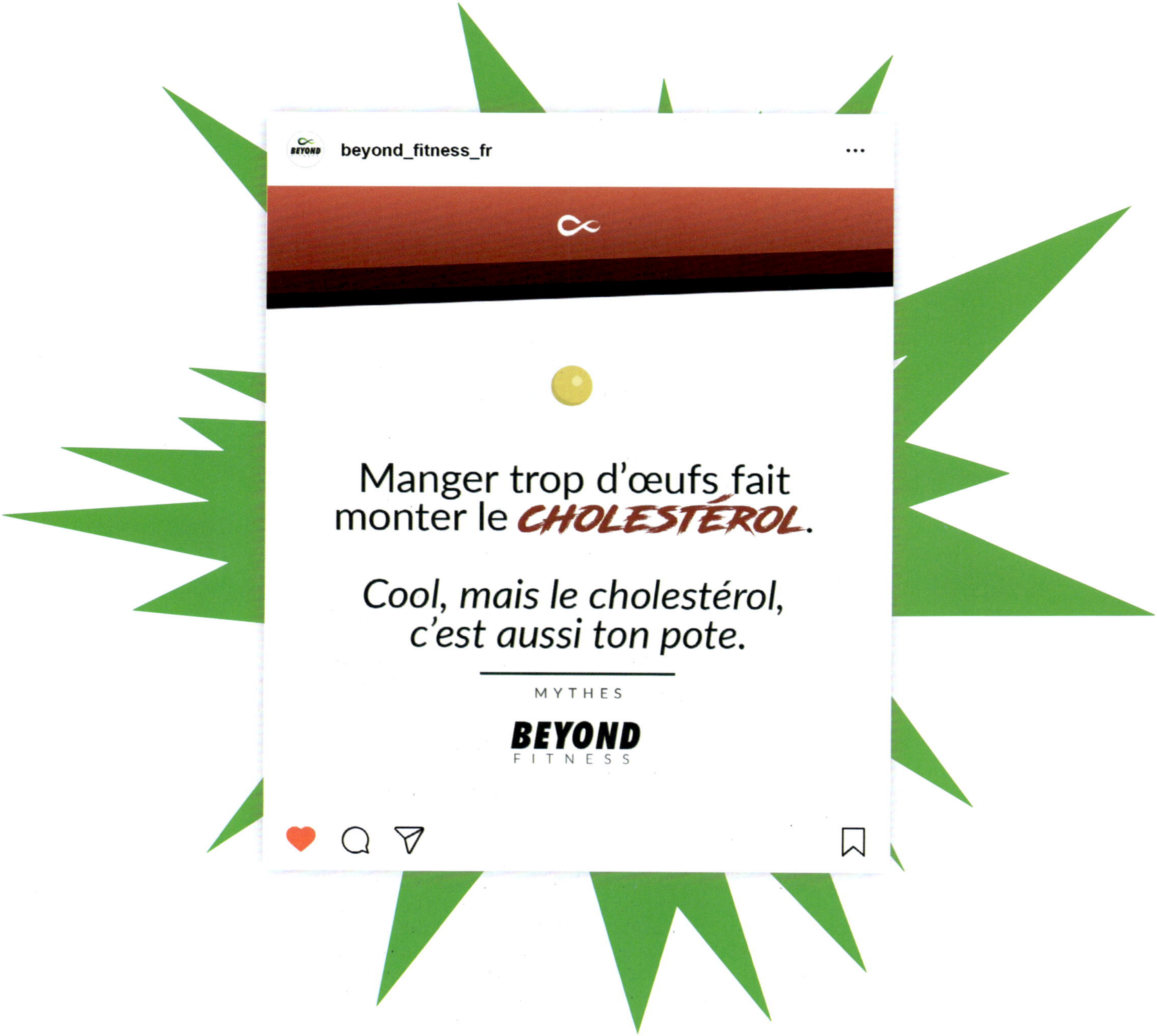
beyond_fitness_fr
Manger trop d'œufs fait monter le CHOLESTÉROL.
Cool, mais le cholestérol, c'est aussi ton pote.
MYTHES
BEYOND
FITNESS

(BF) La consommation d'œufs n'augmente PAS les niveaux de cholestérol de la population, et même pour les 30 % d'hyper-répondants, les cholestérols LDL et HDL augmentent tous deux de façon similaire en même temps que la taille des particules de LDL (de grosses particules de LDL ont moins de "chances" d'obstruer vos artères).

Pour citer Chris Kresser : *« une méta-analyse d'études prospectives impliquant un total de 474 000 participants suivis sur une période de 8 à 22 ans n'a trouvé aucune corrélation entre la consommation d'œufs et les troubles cardio-vasculaires ou l'AVC. »*

Tu sais maintenant que ce sera dur de faire monter ton taux de cholestérol sanguin en mangeant plus d'œufs (et comme tu l'auras compris, même s'il monte, ce n'est pas un problème en soi).
De plus, il a même été montré que la consommation d'œufs pourrait réduire les risques de décès par accident vasculaire cérébral. 🧠
Juste pour te rassurer et *chiller* un peu, on te propose quand même une étude de cas d'un homme qui a décidé de manger 25 œufs par jour, à 88 ans.
Oui, oui, 25. Et surprise.... son taux de cholestérol est resté parfaitement normal.

→ Il existe un mécanisme de régulation qui permet de réguler la production de cholestérol en fonction de la consommation de cholestérol.

EN FRANÇAIS, TANT QUE TON CORPS UTILISE CORRECTEMENT LE CHOLESTÉROL, IL NE DEVRAIT PAS MONTER EXCESSIVEMENT.

Ce qui voudrait dire que les personnes qui n'arrivent pas à utiliser le cholestérol pour en faire quelque chose peuvent voir le cholestérol sanguin monter ? 🤔

« QUOI ? LE CHOLESTÉROL N'EST PAS MAUVAIS ?! » 😱

PRÉCISÉMENT !

Si on mange du cholestérol et qu'on est physiquement actif, on devrait potentiellement pouvoir construire davantage de muscle. C'est presque certain, du moins, si ta fonction thyroïdienne est correcte.

Pour un groupe de jeunes hommes, même en consommant la même quantité de protéines, les protéines d'œufs AVEC le jaune stimulent davantage la synthèse des protéines musculaires (MPS) après l'effort → la preuve que tout n'est pas uniquement question de protéines lorsqu'on parle de construction musculaire, et qu'il faut également garder une vision plus globale de sa santé métabolique.

TU PEUX POSER CE SHAKER

De plus, c'est un aliment incroyablement nutritif, ce qui n'a rien de surprenant étant donné que la matrice de composition de l'œuf en lui-même est, par définition, une base suffisante pour créer la vie. 🥚

Pour finir, en plus de sa valeur biologique incroyable avec la totalité des acides aminés essentiels qu'il contient (ceux que le corps ne sait pas fabriquer), ainsi que toutes ses vitamines et minéraux, l'œuf est l'une des sources de protéines les plus assimilables qui existent (on parle de biodisponibilité, et on parle surtout de 91 % d'assimilation quand le blanc est bien cuit).

L'œuf est notamment une valeur biologique de référence dans la littérature scientifique.

CONSEILS + APPLICATIONS PRATIQUES

ON PRIVILÉGIERA :

✅ les œufs de poules élevées en plein air, si possible bio (catégories 0 et 1)
✅ une consommation régulière d'œufs, toute sa matrice (jaune et blanc), comme source de protéines principale
✅ la bonne cuisson des blancs d'œufs qui doivent coaguler et ne plus être transparents pour augmenter leur taux d'assimilation. De cru à cuit, le blanc passe de 50 à 91 % d'assimilation !
✅ le fait de garder quasiment "crus" les jaunes pour préserver les micronutriments sensibles à la chaleur. Les œufs au plat / à la coque / pochés / mollets sont donc à privilégier aux omelettes et autres œufs durs
✅ l'éclatage d'œufs bio sur le crâne de ceux qui te diront « Attention au cholestérol »

ON ÉVITERA :

❌ de consommer des œufs de poules élevées au sol, en volière ou en cage (catégories 2 et 3)
❌ de faire son Rocky Balboa en avalant des œufs crus (pas de réels risques d'infections, mais on y perd simplement l'absorption de la moitié des protéines)
❌ de faire cuire le jaune, ses nutriments sont thermosensibles
❌ de manger du blanc sans les jaunes et vice versa. Les différentes compositions des deux parties créent une synergie très intéressante lorsqu'elles sont consommées ensemble. Sacrilège si tu jettes tes jaunes...

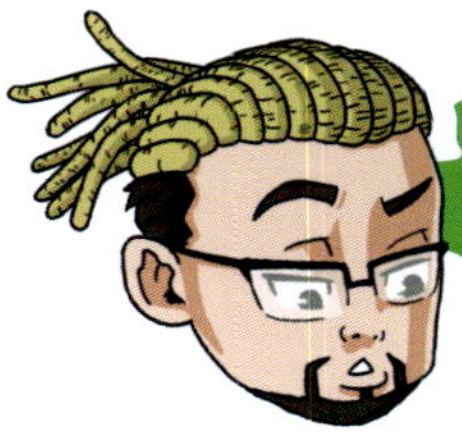

DÉTAILS PHYSIOLOGIQUES

Les personnes âgées qui ont un taux de cholestérol sanguin plus élevé sont, contre toute attente, plus résilientes face aux problèmes de santé majeurs qui sont liés à cette période de la vie !

Chercher systématiquement à faire "baisser" le cholestérol n'est non seulement pas une priorité, mais peut également être dangereux !
ON PEUT TRÈS BIEN MANQUER DE CHOLESTÉROL.

En fait, la plupart des hormones stéroïdiennes créées sont anti-inflammatoires et le cholestérol lui-même est anti-inflammatoire.

Le cholestérol est une protection contre les radiations et les toxines comme le venin cobra, les saponines ou la chloroforme. Il protège quasiment toutes les cellules de notre corps, en plus d'être un stabilisant pour les cellules qui protège notamment contre l'hémolyse, la destruction des globules rouges.

Le Dr Raymond Peat associe même le cholestérol à *"une substance de jeunesse"*.

En plus d'être le précurseur des acides biliaires, il peut également être converti en prégnénolone lorsque la fonction thyroïdienne est bonne, d'où l'intérêt de la prendre en considérer à sa juste valeur, non ? 🤔

D'ailleurs, le taux de cholestérol baissait de manière systématique lorsqu'on ajoutait des hormones thyroïdiennes chez les sujets d'une étude.

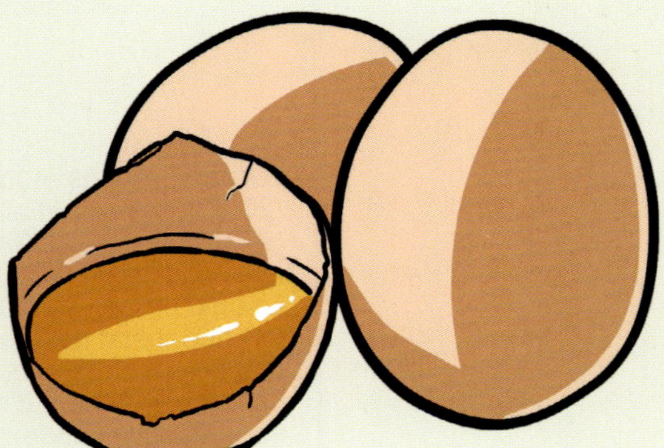

LE POINT DE VUE DE :

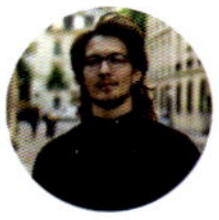

@will_coach_u

Penser que les œufs posent encore problème serait dés-œuf-bligeant !

@tristandefeuilletvang

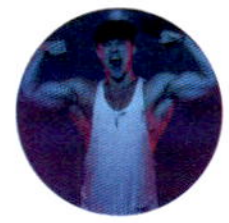

Will et ses blagues de Belge…
Je me souviendrais toujours de ma première analyse sanguine, après avoir constaté mon taux de cholestérol, on m'a demandé quel était mon alimentation pour être en « si bonne santé » de ce côté-là. À leur stupéfaction quand je leur ai expliqué que je consommais deux à quatre œufs par jour. TOUS LES JOURS.

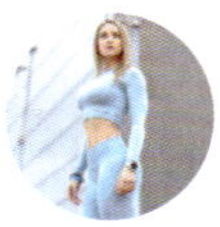

@kimy_fit

Je mange deux ou trois œufs entiers au quotidien et les analyses sanguines confirment que mon cholestérol se porte parfaitement bien !
Les œufs, c'est la vie, mais à la coque, s'il vous plaît !

@antoine_fombonne

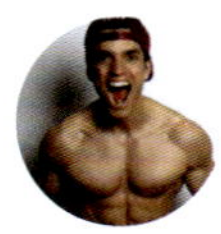

De nombreuses études récentes, comme DiMarco et al. (2017), Richard et al. (2017), Fuller et al. (2018) , Lemos et al. (2018) ou encore Wright et al. (2018) ont fait consommer jusqu'à trois œufs par jour à des sujets sur des périodes allant jusqu'à un an. Dans toutes ces études, il n'y avait pas de différence d'état de santé cardio-vasculaire, glycémique, inflammatoire ou de profils du cholestérol entre les groupes.
La consommation d'œufs ne semble donc pas impacter de façon négative l'ensemble de vos paramètres de santé ou le profil de votre cholestérol.

MYTHE 9 #PROTEIN #EGGS #CHOLESTÉROL

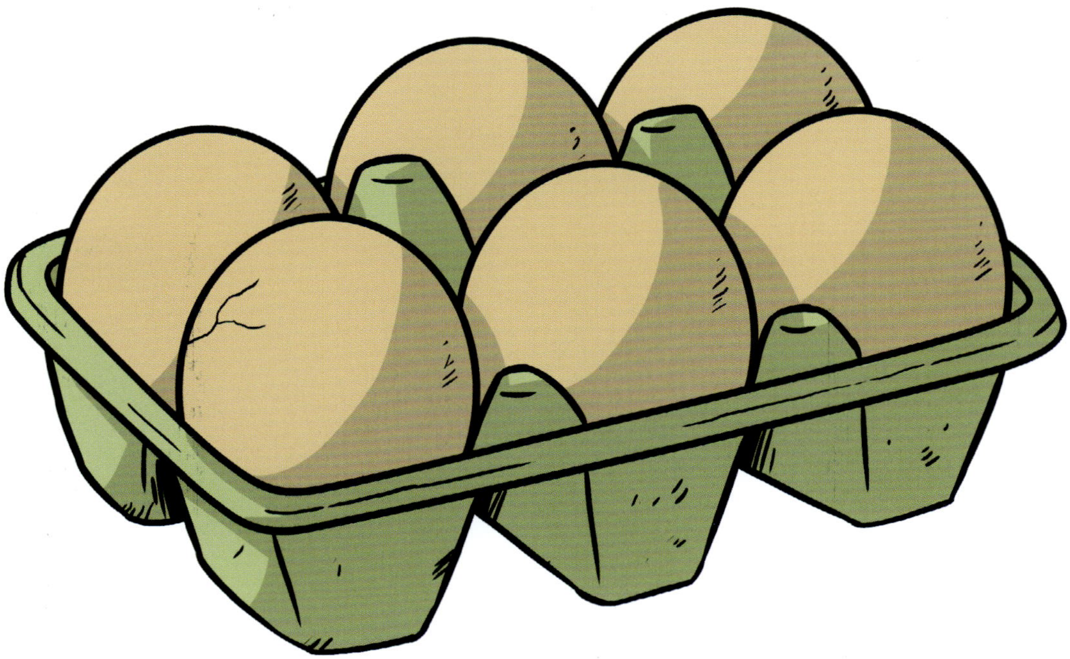

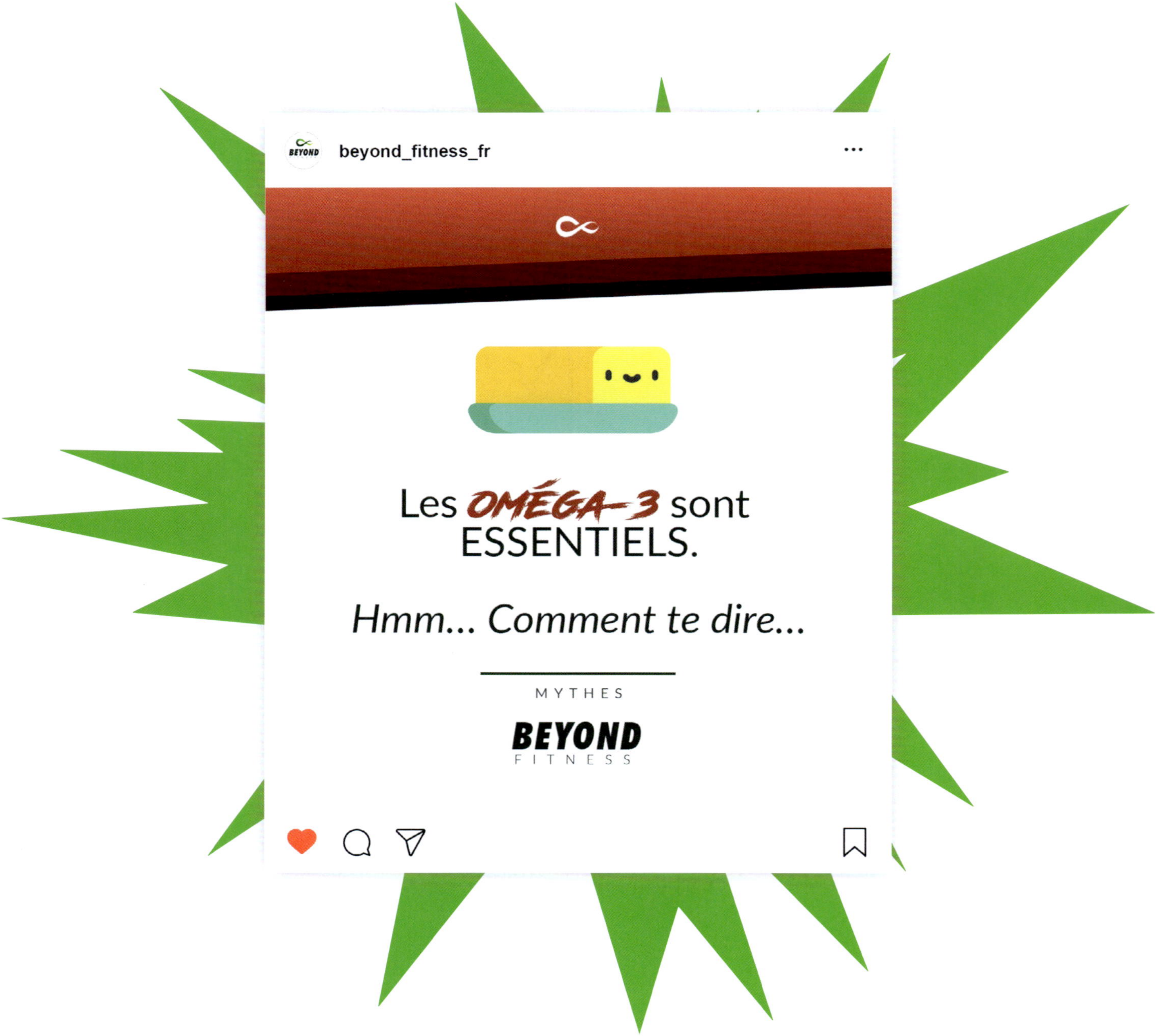
beyond_fitness_fr
Les OMÉGA-3 sont ESSENTIELS.
Hmm... Comment te dire...
MYTHES
BEYOND
FITNESS

MYTHE 10 #FAT #LIPIDES #OMEGA-3

Durant ces soixante dernières années, nous avons consommé beaucoup moins d'acides gras saturés au profit des polyinsaturés qui sont censés être les “bons lipides” (comme les huiles végétales de noix et de graines de toutes sortes).

ON DEVRAIT ÊTRE EN MEILLEURE SANTÉ, NON ?

Alors, pourquoi sommes-nous la génération la plus grasse, avec le taux de diabète, d'obésité et d'accidents cardio-vasculaires le plus élevé rencontrée jusqu'à présent dans toute l'histoire de l'humanité ? 🤔

Ce mythe est sûrement celui sur lequel on va le plus plonger dans le côté scientifique, car ce sujet est TRÈS complexe et controversé.

Enjoy une petite dose de biochimie et surtout pas mal de remises en question avec nous ! 🤓

On nous dit depuis des années que les oméga-3 sont “essentiels”, car l'organisme ne sait pas les synthétiser et qu'ils doivent donc être apportés en quantité par l'alimentation.

ON NOUS DIT AUSSI QU'ILS SERAIENT INDISPENSABLES :

- au bon fonctionnement de notre organisme,
- à la construction de nos membranes cellulaires,
- à la santé cardio-vasculaire,
- à la perte de poids,
- au traitement des inflammations,
- à une grossesse saine,
- à l'immortalité de la chair…

Bon, ok, on arrête.
On nous dit de consommer des huiles riches en oméga-3 comme l'huile de lin, l'huile de cameline, l'huile de chanvre, l'huile de colza, l'huile de noix et des aliments comme le poissons gras, les graines de chia et de lin…

On nous vend des gélules d'oméga-3, on pense oméga-3, on vit oméga-3.

« MAIS… ÇA SORT D'OÙ TOUT ÇA EN FAIT ? »

On t'embarque dans la perspective alternative.
#LETSGO

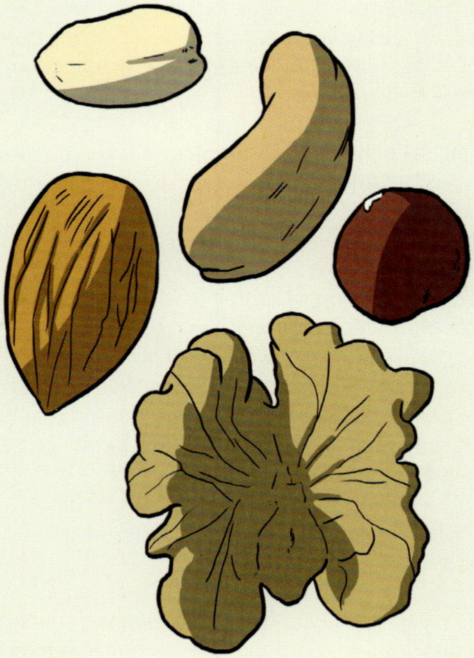

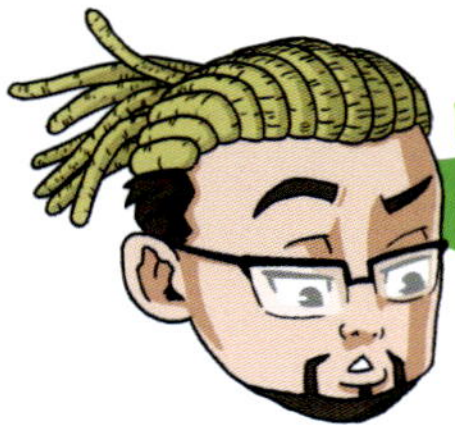

DÉTAILS PHYSIOLOGIQUES

LES OMÉGA-3 SONT DES LIPIDES, ON PARLE DONC D'UN CERTAIN TYPE DE GRAISSES.

Au sein des lipides / graisses, il existe différents types d'acides gras.
Les oméga-3 font partie des acides gras "insaturés".
En chimie, ces graisses sont appelées polyinsaturées, car elles possèdent *"plusieurs liaisons doubles non saturées en hydrogène"*.

On sait, la chimie ne fait sûrement pas ton bonheur, mais c'est VRAIMENT important que tu comprennes ça.
À quoi ressemblent ces oméga-3 ?
Concrètement, voici ce qu'il faut retenir pour comprendre la suite :
• une graisse mono insaturée (AGMI) aura une liaison double entre deux carbones,
• une graisse polyinsaturée (AGPI ou PUFA) aura plusieurs liaisons doubles entre certains carbones,
• une graisse saturée (AGS) ne possède aucune liaison double entre ses atomes de carbone. On dit qu'elle est saturée en hydrogène.

→ Ces fameuses "liaisons" changent la structure des graisses !

Voici un exemple concret pour te ramener sur Terre... Imaginons que les Carbones (C) fassent partie de la famille royale des molécules et doivent être protégés à tout prix. Tu peux visualiser les molécules de Carbone comme des molécules à deux bras et deux jambes – un peu comme nous en somme – devant forcément s'accrocher quelque part pour disposer d'une stabilité maximale.
Les Hydrogènes (H) sont les meilleures molécules de défense de la famille royale, tous sont ceinture noire 8e dan de kung-fu.
Lorsqu'un Hydrogène est lié à un Carbone, la protection est maximale. La garde est assurée.
Si deux frères de la famille royale (C) perdent leur garde, ils se lient entre eux (double liaison C=C).
Mais, naturellement, quand :
• il te manque une protection (une liaison vers l'un de tes gardes) ET QUE...
• tu te retrouves à cloche-pied avec ta seconde jambe accrochée à un membre de ta famille royale (double liaison C=C)...
→ Tu comprends que tu es plus vulnérable face aux attaques.

C'est une image, mais ça devrait te permettre de mieux comprendre les dessins suivants et les visualiser à ta sauce !
Voici une représentation d'acide gras saturé, lui, il est saturé en hydrogène (H), soit bien protégé de tous les côtés et stable comme jamais.

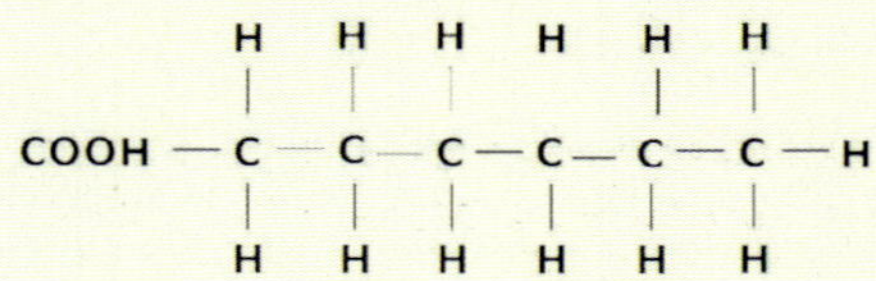

Acide gras saturé | C : Carbone ; H : Hydrogène ; O : Oxygène |
Crédits de l'image : *nutritionadvance.com/what-is-monounsaturated-fat*

Et voici un exemple d'acide gras polyinsaturé.
4 "H" des gardes de la famille royale sont en vacances. Les C doivent compenser ça en s'accrochant à d'autres C. **#GrandÉcartFacial #StabilitéPasOuf**

Il y a deux liaisons doubles là où les flèches l'indiquent :

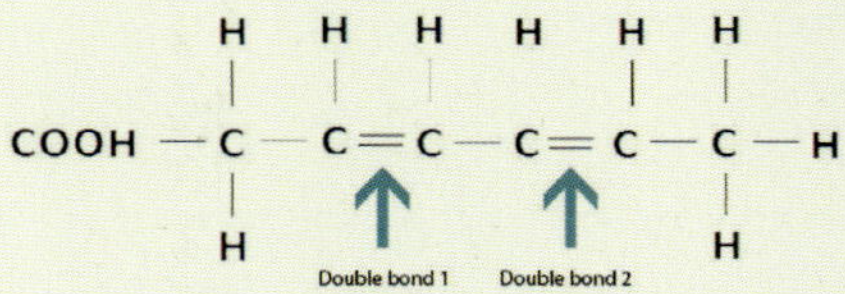

Acide gras (poly-)insaturé | C : Carbone ; H : Hydrogène ; O : Oxygène |
Crédits de l'image : *nutritionadvance.com/what-is-monounsaturated-fat*

Les C ne disposant pas de la protection des H manquants sont donc plus vulnérables face aux "attaques".

Dans le jargon, c'est ce qui rend par définition la molécule moins stable (structurellement plus réactive) que lorsqu'elle est saturée / pleine d'hydrogène.

TU SUIS JUSQUE-LÀ OU ON T'A DÉJÀ PERDU ?
• Si non, t'inquiète, ça va être très clair dans quelques lignes !
• Si oui, accroche-toi bien !

« OK POUR LES DIFFÉRENTS TYPES DE GRAISSES ! MAIS ÇA SORT D'OÙ, "OMÉGA-3" ? »

Oméga-3 signifie que la première double liaison réside au niveau du troisième carbone.

"Oméga" fait référence au fait de compter les **CARBONES** en partant du bout qui ne contient pas les **OXYGÈNES** (l'oxygène est représenté par des boules rouges sur la version 3D ci-après).

On compte donc en partant du groupe "méthyl" – ou CH_3 – qui se trouve du côté opposé des oxygènes. Dans la structure 2D, on compte les "oméga" en partant du bout du dernier trait en ligne droite.

• Si tu trouves une liaison double au troisième carbone en partant de ce bout, c'est ce qu'on appelle un oméga-3.

• Si tu trouves une liaison double au sixième carbone, ce sera un oméga-6. Tu peux appliquer le même principe pour les oméga-9 !

ET, DU COUP, LES OMÉGA-3, ILS RESSEMBLENT À QUOI ?
Par ordre de grandeur (nombre de carbones), les oméga-3 qui concernent la physiologie humaine sont :

• ALA (acide alpha-linolénique), avec 18 carbones

• EPA (acide eicosapentaénoïque), avec 20 carbones

• DHA (acide docosahexaénoïque), avec 22 carbones

1. ALA (acide alpha-linolénique) en structure 2D et 3D, formule chimique $C_{18}H_{30}O_2$
Acide gras polyinsaturé | Exemple de sources : graines de lin et de chia, huile de colza

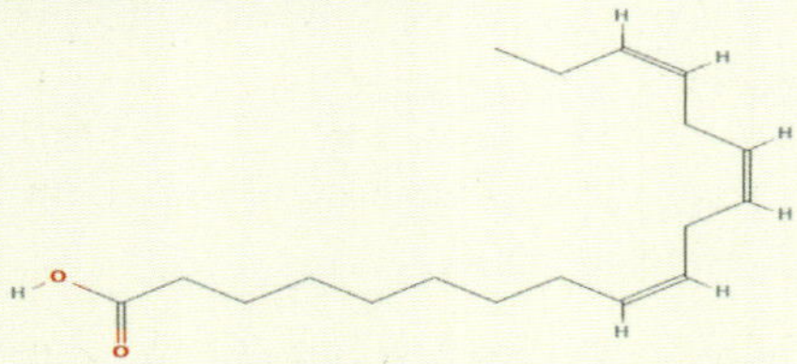

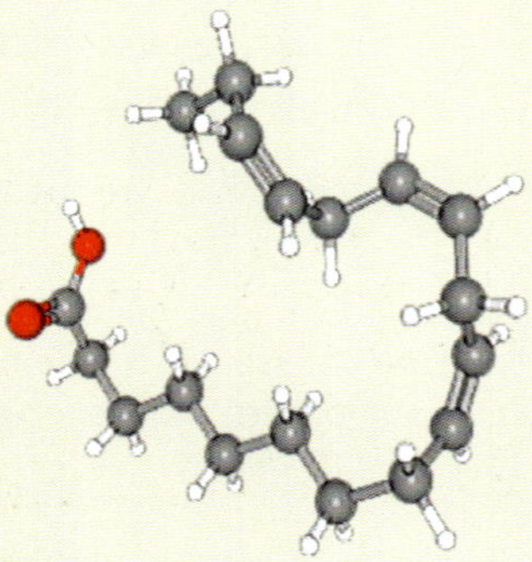

2. EPA en structure 2D et 3D, formule chimique $C_{20}H_{30}O_2$
Acide gras polyinsaturé | Exemple de sources : hareng, anchois et sardine

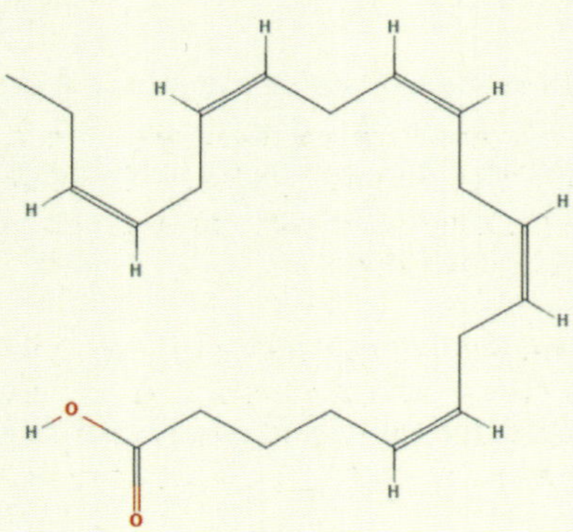

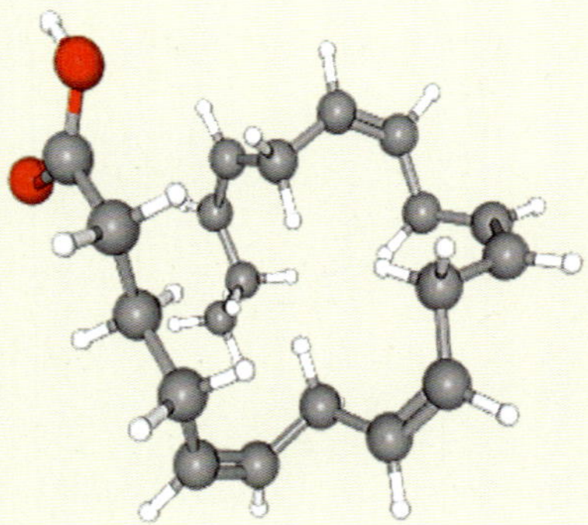

3. DHA en structure 2D et 3D, formule chimique $C_{22}H_{32}O_2$
Acide gras polyinsaturé | Exemple de sources : hareng, anchois et sardine

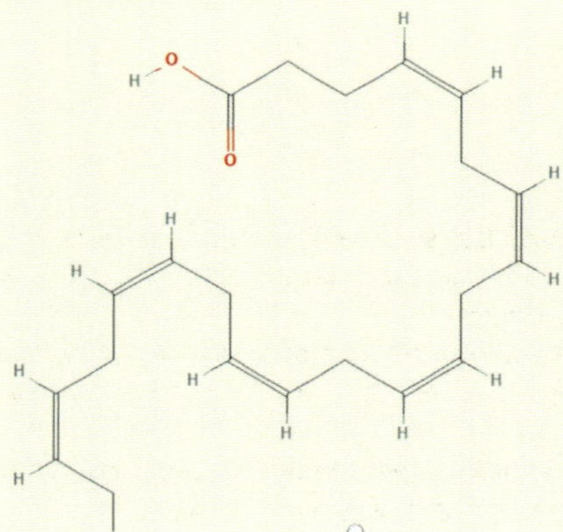

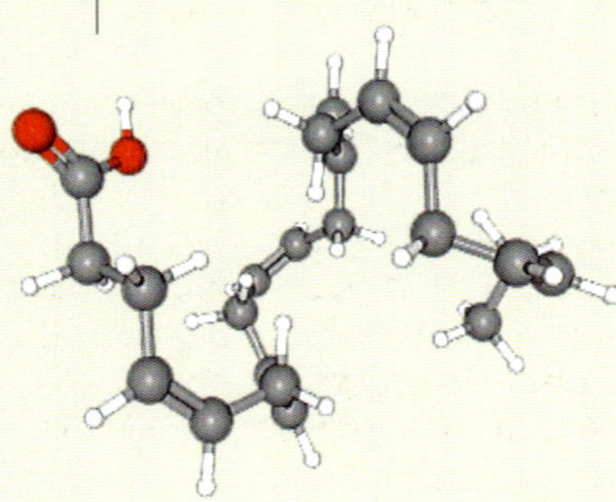

Ici, on voit bien que la structure est influencée par ces liaisons doubles.

En comparaison, tu verras que les graisses saturées ne possèdent pas la même !
Par exemple, voici l'acide laurique – une graisse saturée que l'on retrouve dans l'huile de coco :
ACIDE LAURIQUE en structure 2D et 3D, formule chimique $C_{12}H_{24}O_2$
Acide gras saturé | Exemple de sources : huile de coco, lait maternel humain

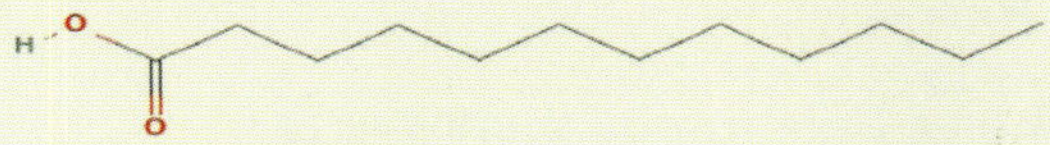

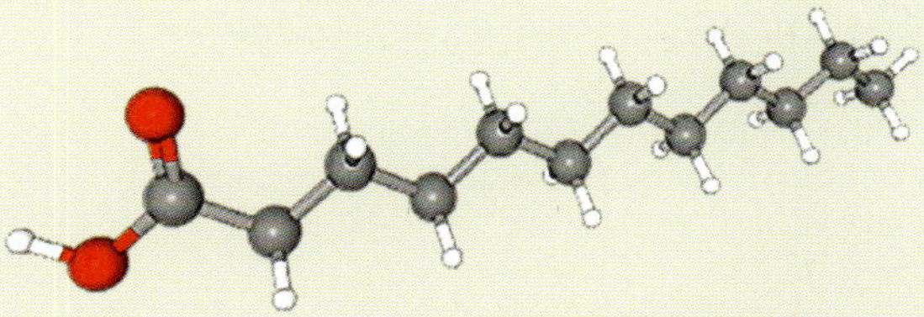

À titre indicatif, le seul aliment spécifiquement conçu pour l'homme (au début de sa vie) est le lait maternel humain.
On relèvera que dans la composition de cet aliment, les acides gras présents sont majoritairement saturés.

UN PEU COMME SI UNE MÈRE VOULAIT DONNER AVANT TOUT LE MEILLEUR À SON PETIT.

Étrange pour un acide gras qu'on ne recommande qu'à hauteur maximale de 25 % selon les recommandations officielles, non ?

« ALORS, LES OMÉGA-3 SONT ESSENTIELS OU PAS ? »

Il existe un article en français qui donne de nombreux détails sur la chronologie de l'aspect "essentiel" de ces acides gras.

Sans trop rentrer dans les détails ici, Rémi Masson mentionne les études de George et Mildred Burr des années 1930.

Ces chercheurs pensaient avoir découvert des graisses essentielles au fonctionnement normal de l'organisme. Ils avaient testé cette hypothèse sur des rats en leur fournissant des alimentations purifiées avec ou sans graisse.

Leur conclusion était que les acides gras suivants devaient être essentiels :
- LA (linoleic acid), un oméga-6 et...
- AA (arachidonic acid), oméga-6 aussi.

Plus tard, en 1938, Turpeinen remarqua que le fait de donner uniquement 0,7 % de l'apport calorique en AA était suffisant pour supprimer les carences.Ce qui signifierait que le LA n'est qu'un précurseur de l'AA.

LA VITAMINE B n'avait pas encore été découverte à cette époque.

Peu après, le Clayton Foundation Biochemical Institute a finalement prouvé que la seule chose que cette étude apportait était que la "maladie de BURR" était une déficience de vitamine B6.

COMMENT ?
Les recherches montrent que les AGPIs étaient responsables du ralentissement de la santé métabolique des rats, ce qui leur permettaient donc de survivre avec moins de nutriments.

Les rats en meilleure santé métabolique (ceux non nourris aux AGPIs) avaient donc une demande en nutriments - particulièrement la vitamine B - supérieure aux rats métaboliquement "ralentis".

Les rats ne sont donc pas devenus malades à cause du manque d'AGPIs comme on l'aurait pensé, mais parce que leur demande (en vitamine B) n'était pas atteinte.

→ En bref, cette étude semble surtout appuyer le fait que les AGPIs diminuent l'activité métabolique, en plus de montrer qu'il est simple de mal interpréter les résultats d'une étude lorsqu'on ne se concentre que sur une pièce du puzzle.

« AH... DONC, EN FAIT, CE SONT LES OMÉGA-6 QUI SONT ESSENTIELS ? »

À ce moment-là (avant la Seconde Guerre mondiale), les recommandations étaient de s'assurer qu'on consommait suffisamment d'oméga-6.
Ils étaient aussi "*famous*" et surcotés que les oméga-3 en 2020.
Plus tard encore, il fut démontré qu'une vitamine – qui n'avait pas été découverte à l'époque des études des Burr – pouvait guérir du "déficit en acides gras essentiels" : la vitamine B6 ou pyridoxine.
D'autres détails de l'article suggèrent que nos besoins en oméga-6, s'ils sont réels, s'avèrent en réalité extrêmement faibles.

« OK ! DONC NON, LES OMÉGA-6 NE SONT PAS ESSENTIELS ! MAIS LES OMÉGA-3 DU COUP ? »

SURPRISE.
L'aspect "essentiel" des oméga-3 (et non celui des oméga-6) semble curieusement apparaître au moment où la possibilité de recycler un déchet industriel a été possible.

Hmm... Intéressant.

Selon Ray Peat, l'huile de poisson a été fortement utilisée pendant des centaines d'années à d'autres fins (comme le vernis ou pour alimenter les lampes). Ces huiles auraient ensuite été remplacées par des dérivés du pétrole de l'industrie de la peinture après les années 1960.

Apparemment, même si la consommation de poissons gras était connue pour causer de nombreuses maladies animales et que les graisses insaturées étaient connues pour accélérer la formation de la lipofuscine, ou "taches de vieillesse" (ces petites taches brunes qui apparaissent un peu partout sur ta peau quand on vieillit), de nombreux "effets bénéfiques" sur la consommation d'huiles de poisson ont étrangement commencé à apparaître dans les recherches de journaux scientifiques (*ibid.*).

VOILÀ POUR L'EXPLICATION CONTEXTUELLE, OÙ SONT LES PREUVES TANGIBLES MAINTENANT ?

On nous indique pourtant un peu partout sur Internet que les oméga-3 aident à lutter contre les maladies inflammatoires.

Effectivement, ces acides gras ont un effet à court terme qui peut sembler intéressant, car ils sont fortement immunosuppresseurs (diminuent l'activité du système immunitaire).

Ceci peut réduire temporairement les processus inflammatoires en vigueur, avec des effets plus ou moins marqués.

WTF ?! On diminue la réponse à un problème par la diminution de ton propre système immunitaire... Et tout est normal ?

En gros, c'est comme si ton ordinateur commence à surchauffer quand tu ouvres plus de trois pages en même temps et que tu t'obliges à n'en ouvrir qu'une seule pour qu'il fonctionne.
Tu peux travailler ainsi à court terme. Sauf que tu n'utiliseras jamais ton PC à 100 % de ses capacités. Et avoir un PC qui peut lancer *Fortnite* en VR avec

tes potes à l'autre bout du monde sans latence et s'en servir pour du traitement de texte sans wifi parce que sinon il surchauffe... c'est un peu du gâchis.

AH... DONC, IL N'Y A PAS QUE DES EFFETS POSITIFS À LA CONSOMMATION D'OMÉGA-3 ?

Loin de là, malheureusement, mais les effets négatifs sont également documentés dans la littérature ! Cependant, il convient de préciser que les études commencent souvent par une phrase type qui suggère que les oméga-3 sont bien évidemment bénéfiques. Par exemple : « Comme nous le savons, les oméga-3 sont essentiels et doivent donc être apportés par la nourriture mais, à notre grande surprise, nous avons trouvé cet effet qui semble "malgré tout peut-être un petit peu sur les bords, mais vraiment *just a little bit*" négatif. »
Comme si on n'osait pas remettre en question le côté "bénéfique" des oméga-3. Comme si ça ne se faisait pas. Raison de plus pour le faire. 🤗

Trêve de plaisanteries, voici ce que les études sur les AGPIs démontrent :
• Les graisses essentielles favorisent la formation des isoprostanes et des neuroprostanes qui favorisent le stress oxydatif dans les maladies neurodégénératives → pas sympa pour ton cerveau.
• Les oméga-3 semblent augmenter la production de NO (oxyde nitrique – *in vitro*) → vieillir plus vite ? Pas cool non plus.
Pour les phénomènes brefs et localisés, il ne faut pas craindre le NO lorsqu'il augmente de manière locale et ponctuelle. Cependant, cette réaction à un stress peut parfaitement être interprétée comme largement négative. Une augmentation de NO est même liée à une hypothèse du vieillissement prématuré.
• Il existe une augmentation du risque d'allergie immédiate chez les enfants allaités lorsque leur mère consomme des oméga-3 → et personne n'aime les gosses qui éternuent.
• Les oméga-3 augmentent la présence de l'acroléine, un métabolite de la peroxydation lipidique qui est impliqué dans la maladie d'Alzheimer → et la mémoire, c'est toujours sympa de ne pas l'oublier.
• Augmentation de la peroxydation lipidique des oméga-3, à un taux encore plus important qu'avec de l'huile de maïs (haut en oméga-6) → on évite l'huile de maïs pour ÇA, et toi, tu prends des oméga-3 pour encore plus de ÇA.
• Réduction du métabolisme des glucides de 26 %. L'huile de poisson en supplémentation a réduit la stimulation du flux de glucose plasmatique pendant l'effort chez des sujets non entraînés → pas optimal d'avoir une Lamborghini et de rouler en monocycle.
• Effets négatifs sur le métabolisme du glucose, spécialement chez les sujets diabétiques → c'est comme avoir la crève avec 38°C de fièvre et partir skier tout nu. ⛷
• Augmentation de la glycémie à jeun, puis retour à la normale après arrêt des oméga-3 → on est sûrs que, même sans explication, tu comprends que ce n'est pas optimal.
• Les oméga-3 empiètent sur la sensibilité à l'insuline. → En réponse à une alimentation riche en graisses saturées, les oméga-3 suppriment davantage la réponse à l'insuline du glucose qu'ils n'améliorent la sensibilité à l'insuline de la totalité du corps → en gros, tout va bien quand tu consommes des AGS. Puis, tu rajoutes "juste" des oméga-3 et tout ne va plus bien.
• Un marqueur de la peroxydation lipidique (marqueur du stress oxydatif) appelé MDA (malondialdehyde) était cinquante fois plus élevé avec une diète « Eskimo » (haute en AGPIs) chez LE sujet de cet article.
FUNNY FACT : il avait peur pour ses enfants à ce moment-là vu son état de santé, mais bonne nouvelle, il a aussi perdu 100 % de sa production de spermatozoïdes. *No stress* du coup, plus besoin de s'en soucier ! 🤷
On se permet de se rigoler gentiment car, au final, après un retour à une alimentation équilibrée, tout est redevenu normal. **CHILL.**

• Les acides aminés EPA (mais également AA et LA) sont toxiques au niveau des cellules du thymus, en empêchant de désactiver le cortisol (ce qui augmente l'effet du cortisol) → un peu stressé ? Nickel, ça continue.
• Information supplémentaire (oméga-6) : les graisses insaturées comme l'AA (acide arachidonique, considéré comme essentiel) empiètent sur la fonction thyroïdienne → tu veux faire une prise de masse ? C'est parfait. Mais c'est livré sans le supplément muscle.

PS : ah, et puis tiens, pendant qu'on y est, nous sommes aussi capables de synthétiser/créer des oméga-9 . Si tu pensais qu'on ne pouvait pas créer d'AGPIs : raté, on peut synthétiser l'acide mead par élongation et désaturation de l'acide oléique.

Acide Mead en structure 2D et 3D, formule chimique $C_{20}H_{34}O_2$
Acide gras polyinsaturé | Synthèse possible à partir de l'acide oléique

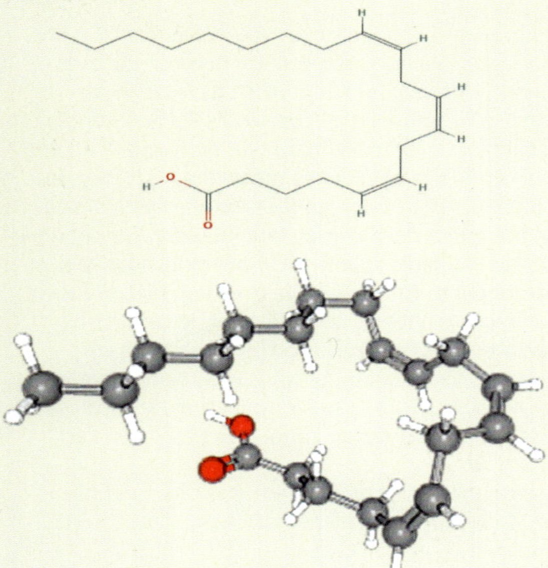

Si tu consommes majoritairement des AGS comme de l'huile de coco, du ghee, du suif, des produits laitiers et de la viande de ruminants nourris à l'herbe ET que des jaunes d'œufs et de l'huile d'olive de première pression à froid (bio si possible) font partie de ton alimentation, même en petites quantités, tu ne devrais manquer de rien.

Dans ce cas concret, même si on avait réellement besoin d'obtenir des AGPIs, on en aurait clairement assez avec deux ou trois jaunes d'œufs et pourquoi pas quelques millilitres d'huile d'olive.

Si même après toutes ces explications, tu penses qu'on a toujours besoin d'oméga-3, la consommation de maquereaux ou de sardines deux fois par semaine devrait amplement suffire.

Concernant les acides gras saturés, rendez-vous au mythe n° 11 pour en savoir plus !

CONSEILS & APPLICATIONS PRATIQUES

ON PRIVILÉGIERA :

✅ la base d'une alimentation peu transformée (cf. "Nos aliments recommandés")

✅ les acides gras saturés comme source de graisse majoritaire

✅ les acides gras insaturés comme source de graisse minoritaire (< 5g / 1 000 kcal)

✅ de ne pas exagérer sur la quantité de graisses instables dans notre alimentation

Si tu souhaites consommer des graisses insaturées, privilégie les mono-insaturés aux polyinsaturés, comme de l'huile d'olive bio première pression à froid plutôt que l'huile de tournesol, de soja, de pépins de raisins ou de coton, par exemple.

ON ÉVITERA :

❌ une supplémentation en gélules d'oméga-3 (voir vidéo ci-dessous)

❌ une consommation trop importante de graisses polyinsaturées

❌ les restaurants qui sentent l'huile de cuisson "bon marché" à trois kilomètres

Au besoin, demander en cuisine quelle matière grasse est utilisée pour la cuisson des plats (peu de chance que ce soit du ghee, du suif ou de l'huile de coco).

Bonus : **@HYYUGGE** s'arrange plusieurs fois pour donner directement son huile de coco au restaurateur pour la cuisson de ses propres plats. Stylé.

SI TU VEUX ALLER PLUS LOIN :

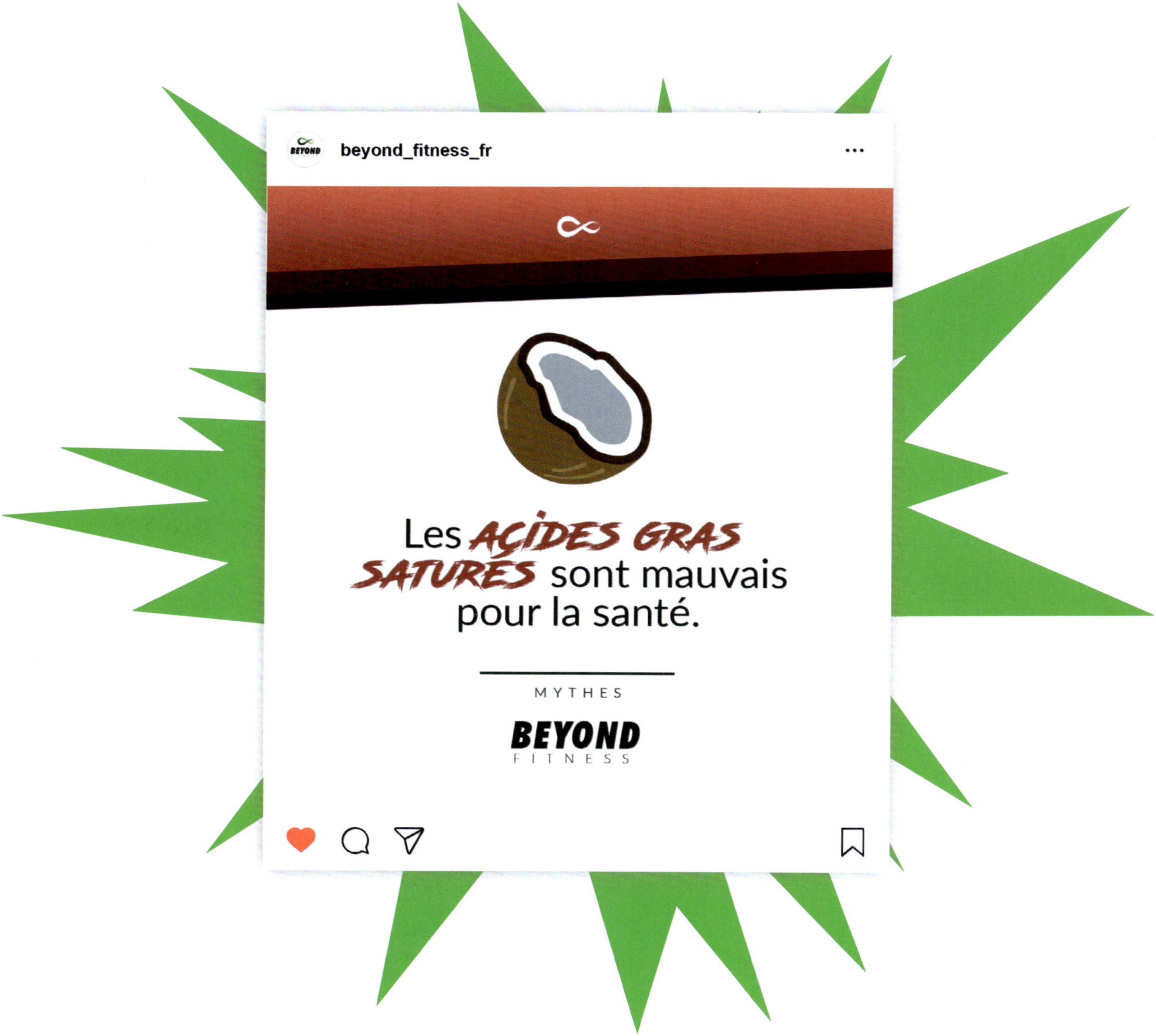
beyond_fitness_fr
Les ACIDES GRAS SATURÉS sont mauvais pour la santé.
MYTHES
BEYOND
FITNESS

« DANGEREUX OU PAS ? »
Et si on arrêtait de confondre ce qui semble être néfaste avec ce qui l'est réellement ? 🤷‍♀️

#FACT : les acides gras TRANS (AGT – 3,7) sont considérés comme dangereux par l'écrasante majorité de la communauté scientifique.

→ Aux États-Unis, la consommation estimée d'AGT pourrait atteindre près de 40 g par jour. Autant dire que là, tu ne te sens vraiment pas bien.
Don't worry, si tu évites les graisses végétales* présentes dans les produits hautement transformés, tu minimises grandement les risques de tomber sur des AGT.
*En tout cas, celles qui ne sont pas de l'huile de coco, car c'est l'une des seules graisses végétales qui ne devrait pas poser de souci grâce à sa stabilité moléculaire.

Si, par contre, tu achètes des produits préparés où il est toujours écrit "graisses végétales" – de type gâteaux, margarine, confiseries, biscuits, viennoiseries, pâtes à tartiner –, car tu n'as jamais le temps de te faire à manger (ou d'au moins SAVOIR ce que tu mets dans ton organisme) → on n'aimerait pas être à la place de tes analyses sanguines.

POUR LES ACIDES GRAS SATURÉS (AGS), TOUT NE SEMBLE PAS AUSSI CLAIR !

On commence par un "buzz" qui a fait le tour de la planète extrêmement rapidement dans le domaine de la nutrition. Karine Michels, chercheuse en épidémiologie à l'université d'Harvard, a assimilé l'huile de coco à du "pur poison" sur une vidéo qui est devenue virale fin 2018. Le retour de flamme fut assez impressionnant. Elle a reçu une puissante contre-attaque de la communauté "*evidence based*" de YouTube.

SURPRISE : cette vidéo a été retirée. 🤷‍♀️

Bon, étant donné qu'on est des vrais petits hackers, on a quand même réussi à retrouver une image qui te montre l'engouement et le ratio like/dislike de la vidéo !

TRISTAN : « À titre indicatif, même pour moi qui suis bien détesté sur YouTube, voilà mon ratio like/dislike le plus important sur une vidéo à ce jour (jusqu'à la prochaine). Je n'ai personnellement pas encore réussi à avoir la moitié de mon engagement en dislike… Mais peut-être qu'un jour j'y arriverai ! **#NEVERGIVEUP**
Je pense qu'on va commencer à dire des conneries sur l'huile de coco vu que ça a l'air de bien marcher ! » 🤷‍♀️

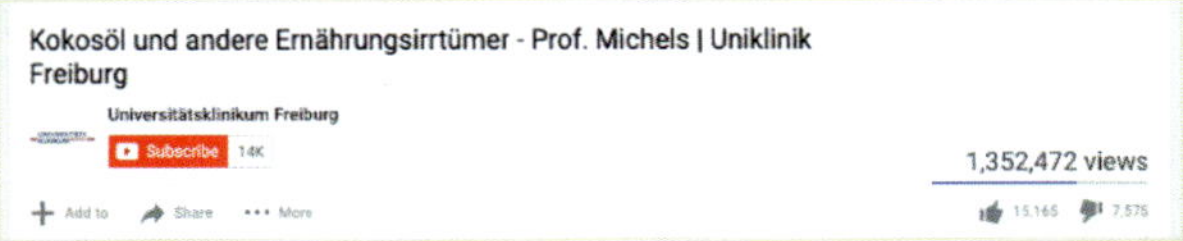

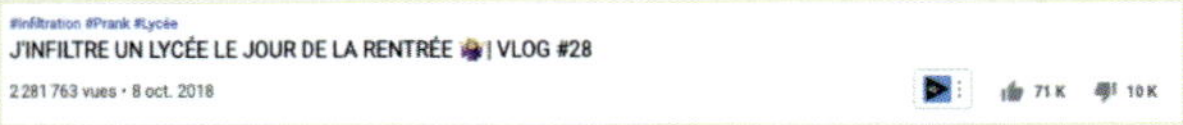

« KARINE AURAIT-ELLE EU TORT ? CE NE SERAIT DONC PAS DU "PUR POISON" ? » 😱

Le principal mythe concernant les graisses saturées serait qu'elles augmentent les risques de maladies cardio-vasculaires, qu'en est-il réellement ? **#LETSTALKABOUTFACTS**

Bayesian pointe du doigt le début du courant de pensée associé avec la mauvaise réputation des graisses saturées.

Appelons Marty et sa machine à retourner dans le temps pour en avoir le cœur net :

→ En remontant jusqu'à Ancel Keys en 1952 et son hypothèse de "régime pour le cœur *diet-heart*".
« Cette hypothèse affirme que les graisses saturées augmentent le taux de cholestérol sanguin, le cholestérol obstrue les artères et les graisses saturées provoquent par conséquent des crises cardiaques. »

Cette hypothèse était soutenue par son étude "*Seven Countries Study*" de 1972, mais le rationnel de la recherche de Key consistait à regrouper des données épidémiologiques incroyablement bancales ainsi que des études sur des animaux sans aucune étude contrôlée sur les humains.

RAPPEL N°1 : on te laisse constater sur l'échelle de fiabilité des études où se situe celle-ci. 😮
RAPPEL N°2 : nous ne sommes pas des lapins, même si on aime aussi les carottes.

L'hypothèse *diet-heart* était évidemment critiquée par beaucoup de scientifiques, mais le message simple et effrayant que les graisses saturées étaient la cause de l'épidémie de maladies cardiaques en cours s'est avéré plus puissant que le scepticisme scientifique et a réussi à s'ancrer dans la croyance populaire telle une vieille chanson (nulle) qui reste coincée dans ta tête.

Prenons encore une série d'études supplémentaires :

- En 2014, une revue systématique et méta-analyse (du top de la pyramide) indiquait qu'il n'était PAS possible de clairement affirmer qu'il fallait encourager les graisses polyinsaturées et diminuer le total de graisses saturées… et c'est pourtant ce qu'on fait à grande échelle.

- Il n'y a PAS de lien entre graisses saturées et les maladies cardiovasculaires sur une méta-analyse impliquant près de 350 000 personnes, juste ça.

- Une autre étude prospective sur 58 000 personnes indique une ABSENCE de lien entre graisses saturées et les maladies cardiovasculaires, mais montre également une relation inverse entre la consommation de graisses saturées et les accidents vasculaires cérébraux. Bah tiens.

- PAS non plus d'association entre graisses saturées et le syndrome coronarien aigu ou la mortalité chez des patients atteints de maladie coronarienne.

On rejoint la conclusion de Bayesian France sur le fait que les acides gras saturés sont bénéfiques pour la production d'hormones anaboliques et de cholestérol, ce qui en plus d'être nécessaire à ta santé globale est favorable à la croissance musculaire ! **#GAINZ**
On va même légèrement plus loin…
Et plutôt que de dire qu'ils sont neutres, c'est vraisemblablement la forme d'acide gras la plus optimale à notre consommation.

Intuitivement, on se dit qu'un mammifère complexe avec un gros cerveau bien développé (toutes les personnes qui lisent ce livre par exemple) et qui maintient sa température élevée et qui nécessite une grande quantité d'oxygène et d'énergie devrait préférer la consommation de graisses **STABLES** dans cet environnement.

CONSEILS & APPLICATIONS PRATIQUES

CF. PAGE « NOS ALIMENTS RECOMMANDÉS »

ON PRIVILÉGIERA :

✅ le « pur poison » selon Karine
✅ une consommation d'acides gras majoritairement saturés
✅ les tranches de viande complètes / les produits laitiers de ruminants nourris avec de l'herbe
✅ pour la cuisson : le ghee (beurre clarifié), le suif (graisse de ruminant) ou l'huile de coco

ON ÉVITERA :

❌ de consommer des AGPIs en majorité
❌ de consommer une quantité excessive d'AGMIs (même si moins problématique que les AGPIs)
❌ les huiles végétales exceptées l'huile d'olive et de coco (de bonne qualité)
❌ d'écouter les "conneries réductionnistes" d'internet (voire même encore plus quand elles proviennent d'Harvard)
❌ de diaboliser une catégorie d'acide gras dont le bénéfice pour la santé est prouvé

il est important de respecter un processus d'extraction particulier pour l'huile de coco, elle doit être si possible vierge, bio et pressée à froid.

Le processus d'extraction devrait :

- ne pas contenir de hautes chaleurs et de produit chimique,
- presser à froid pour produire une huile ultra-pure,
- ne pas blanchir, désodoriser, raffiner ou hydrogéner l'huile,
- et ne pas contenir d'OGM.

TRISTAN : « Celle que je consomme tous les jours est par exemple vraiment optimale, car elle respecte ce processus à 100 %. »

POUR S'EN PROCURER :

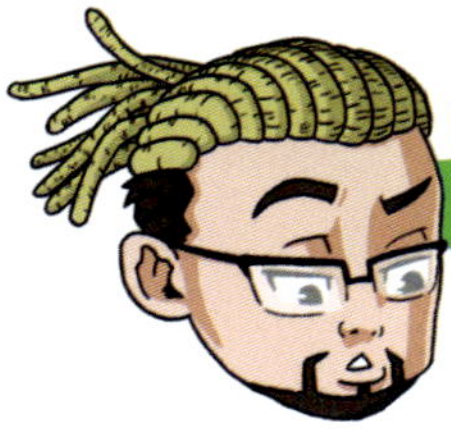

DÉTAILS PHYSIOLOGIQUES

FUNNY FACT N°1 : les ours et les écureuils hibernent en hiver, jusque-là pas de surprise. Comment peut-on délibérément "ralentir" son métabolisme pour en arriver à dormir plusieurs mois ? En réduisant son activité métabolique, PARDI.
Comment on fait ? On mange des noix et des graines avant d'hiberner. La grosse quantité d'AGPIs présentes aide à réduire son taux métabolique, permettant à l'animal de dormir tranquillement en réduisant son rythme cardiaque, sa température corporelle et sa consommation d'oxygène.
Les recherches ont montré que le fait de donner des AGS comme de l'huile de coco, ainsi que des sources de sucres pro-métaboliques à ces animaux, les empêchait d'hiberner, à cause de l'augmentation de leur niveau d'énergie et d'activité métabolique.
Tu veux fonctionner au ralenti ? Tu sais comment faire. 😇

FUNNY FACT N°2 : dans les années 1940, des fermiers ont tenté d'utiliser de l'huile de coco (AGS) pour faire grossir leurs animaux. **#EPICFAIL**
À leur plus grande déception, ça a eu l'effet totalement inverse en les rendant plus secs et plus actifs dû à l'action pro-thyroïde et l'augmentation de l'activité métabolique de l'huile.
Les fermiers ont ensuite trouvé que le maïs et le soja (deux sources principales d'AGPIs, surprise !) pourraient être plus intéressants pour faire grossir leurs animaux. Comment ? On repart pour un tour.
On ne manque pas de le dire ouvertement, les AGPIs réduisent ton activité métabolique, s'opposent donc logiquement à l'augmentation de ta NEAT et au bon fonctionnement de la thyroïde. Ce qui permet donc aux animaux de prendre du poids plus facilement, comme quelqu'un avec un problème de thyroïde. En plus, bonne nouvelle, ça leur coûte moins cher ! Problème réglé. **#RENTABILITÉMAXIMALE**

UN ACIDE GRAS SATURÉ (AGS), C'EST QUOI ?
C'est un type de graisse "saturé en hydrogène", avec des carbones bien protégés par leurs gardes "H". Si ces détails de structure t'intéressent ou si tu ne comprends pas la métaphore, tu peux aller voir le point précédent sur les oméga-3 !

En guise de rappel, voici un exemple de graisse saturée : **ACIDE LAURIQUE** en structure 2D et 3D, formule chimique $C_{12}H_{24}O_2$
Acide gras saturé | Exemple de sources : huile de coco, lait maternel humain

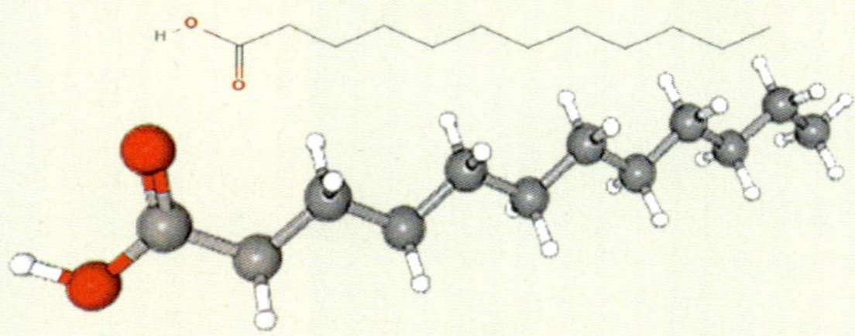

C'est ce qu'on appelle un acide gras à chaîne moyenne, car il possède entre six et douze carbones. Voici la classification pour ces graisses en fonction de la longueur, il en existe effectivement toute une panoplie :
- acides gras à chaîne courte > 5 carbones ou moins (<C5:0)
- acides gras à chaîne moyenne > entre 6 et 12 carbones (C6-C12:0)
- acides gras à chaîne longue > entre 13 et 21 carbones (C 13-C21:0)
- acides gras à chaîne très longue > 22 carbones ou plus (>C22:0)

LE POINT DE VUE DE :

@espacecorps_espritforme

Si c'était le cas, nos ancêtres carnivores seraient morts depuis longtemps, et nous avec...

@nevingl

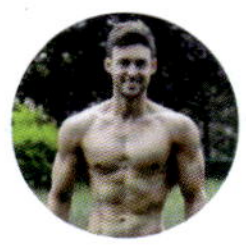

On remerciera Ancel Benjamin Keys pour ses études bancales. C'est assez fascinant cependant de voir que certains mythes perdurent encore après près d'un demi-siècle ! N'oublions pas que les acides gras saturés sont bénéfiques pour la production d'hormones anaboliques et de cholestérol, tous deux nécessaires à la croissance musculaire. 💪

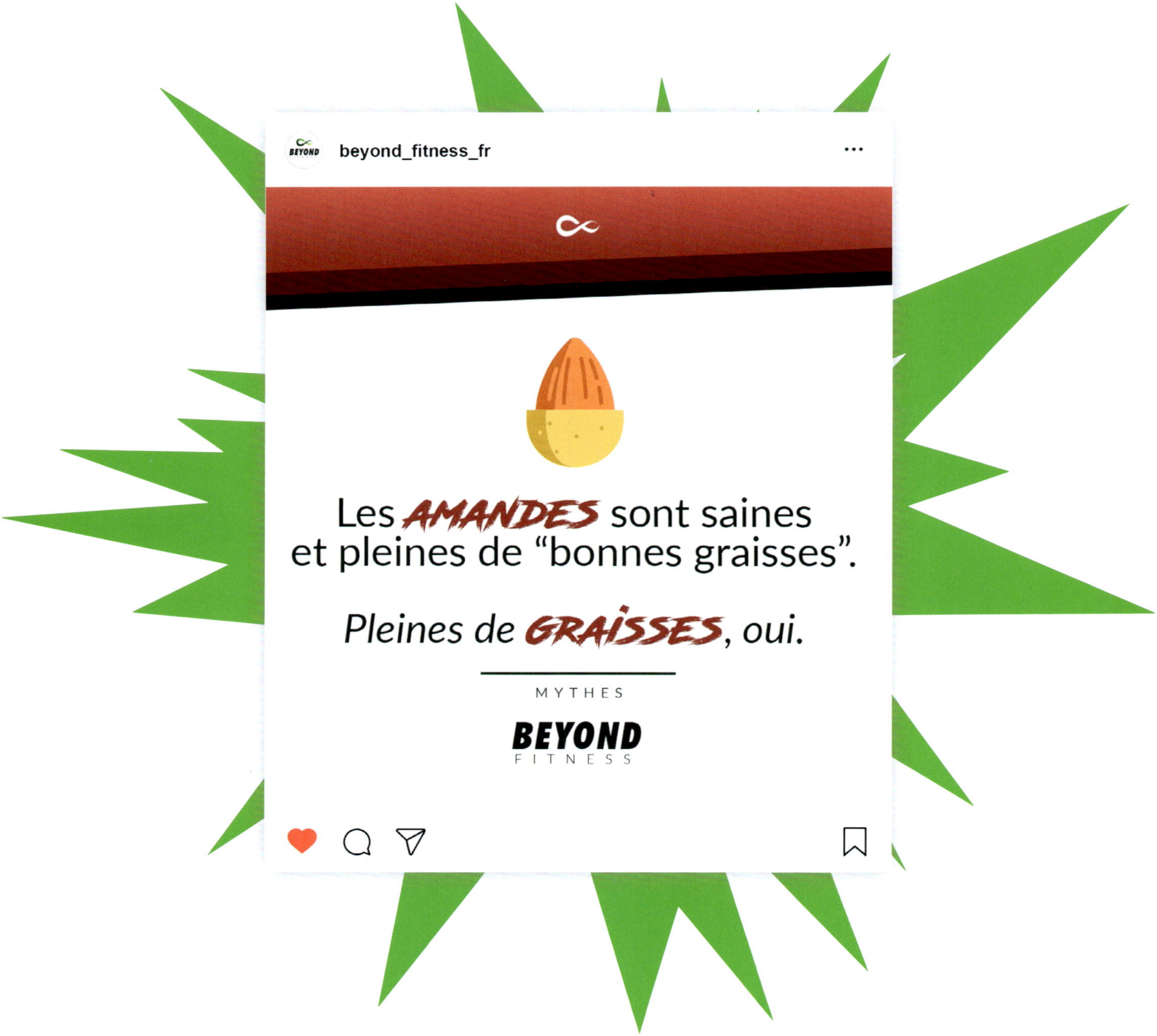
beyond_fitness_fr
Les AMANDES sont saines
et pleines de "bonnes graisses".
Pleines de GRAISSES, oui.
MYTHES
BEYOND
FITNESS

UNE AMENDE, C'EST QUOI ?

Exact, c'est ce que tu dois payer quand t'es pas fan du périph' à 70 km/h.

Ok, super, merci les gars. 👌

Trêve de bêtises : une amande, c'est quoi ?
On parle de fruit à coque, enfin... un drupe plutôt. C'est-à-dire que c'est la graine du fruit que l'on consomme.

Moment de culture générale : l'amande est le fruit de l'amandier qui fait partie de la famille des prunus, des arbres et arbustes donnant des fruits à noyaux. Aussi étonnant que cela puisse paraître, l'amande appartient donc à la famille des pêches, des cerises ou encore des prunes.

CONTEXTE ÉCONOMIQUE

Restons un peu plus général dans l'approche : on va inclure les noix et les noix de cajou dans cette idée de "bonnes graisses".

C'est une industrie qui n'est pas tout à fait timide.
On parle d'un sacré business :
« Dans le marché mondial des fruits à coque (non décortiqués), la noix de cajou arrive en tête en tonnage avec 4 087 563 000 de kg en 2016, devant l'amande et la noix commune. Par contre, en valeur de la production (42 879 661 000 int. $), elle est derrière l'amande et la noix. »
→ soit 405 fois le poids de la tour Eiffel en noix de cajou. Oui, oui. 405 Tour Eiffel de noix de cajou. 😨

Les amandes sont assez pratiques à transporter, ce qui en fait une denrée idéale pour le commerce.

"QU'EN EST-IL D'UN POINT DE VUE NUTRITIF ?"

Tout le monde dit que ce sont de bonnes graisses pourtant ? Ce n'est pas censé aider à la gestion du cholestérol ?! Si, mais tu as vu sur le mythe n°15 que le cholestérol n'était PAS mauvais en soi.

EST-CE QUE LE TYPE DE GRAISSE PRÉSENTE EST BÉNÉFIQUE ?

Pour 100 g d'amandes, nous avons :
- 590 kcal
- dont 52,5 g de graisses (80 % des calories des amandes)
- 33,4 g de graisses mono-insaturées
- 12,4 g de graisses polyinsaturées – dont pas mal d'oméga-6 "LA"
- 4 g de graisses saturées

Un peu comme l'huile d'olive, le type de graisses que l'on trouve en écrasante majorité sont des graisses insaturées.
Il n'y a pas tant de graisses polyinsaturées que ça, mais c'est tout de même un bon cumul de "liaisons doubles".

→ En effet, il y a un lien entre l'oxydabilité et le nombre de liaisons doubles.

N'hésite pas à repasser lire le texte sur les graisses "essentielles" (mythe n°10) pour comprendre cet aspect chimique.

En bref, le LA n'est même pas forcément considéré comme essentiel et on cherche généralement plus à limiter l'excès d'oméga-6 dans l'alimentation.

C'EST UNE SOURCE IMPORTANTE DE GRAISSES MONO-INSATURÉES.

Selon les interprétations et si malgré la lecture des deux derniers mythes, tu penses que les graisses saturées sont dangereuses, cela en fait une alternative "moins pire" aux AGPIs, sans avoir pour autant une quantité trop importante de risque d'oxydation.

Selon **Doctissimo**, voici les bienfaits d'une consommation régulière d'amandes :
Match d'argumentation au Stade de France :

<< Doctissimo vs. Beyond Fitness >>

Des lipides, déjà : « Les lipides contenus dans les amandes sont des oméga-9, les mêmes que ceux que l'on retrouve dans l'huile d'olive […] » Ces acides gras mono-insaturés sont de très bonnes graisses, reconnues pour leurs propriétés protectrices du système cardio-vasculaire. **1 – 0 par penalty.**	Les graisses mono-insaturées oméga-9 sont effectivement intéressantes pour la consommation humaine, même si elles ne sont pas "nécessaires", parce qu'on peut les synthétiser à partir d'autres substrats, si besoin est. Ce ne sont pas eux seuls qui semblent protéger le système cardio-vasculaire. Certaines recherches montrent que l'apport en graisses saturées est aussi associé à un risque réduit de cardiopathie ischémique. **1 – 1. Égalisation avec avantage de possession de terrain pour Doctissimo.**
La vitamine E. « Elle fait partie des trois vitamines anti-oxydantes […] Une vingtaine d'amandes (quantité quotidienne recommandée, ndlr) apporte 60 à 70 % des besoins quotidiens d'un adulte en vitamine E. » C'est d'ailleurs l'oléagineux qui en contient le plus ! La vitamine E est essentielle pour limiter le stress oxydatif, responsable du vieillissement prématuré de nos cellules. **2 – 1 ! Ça ne démarre vraiment pas très bien pour l'équipe BEYOND FITNESS…**	Vrai ! Sauf que la vitamine E est utile pour stabiliser quelque chose d'instable. Il y a aussi beaucoup de vitamine E dans l'huile de pépins de raisin bourrée de graisses polyinsaturées oméga-6, qu'on ne recommande absolument pas. Consommer ces graisses peut très bien augmenter le quota requis de vitamine E. **#CercleVicieux** C'est un peu comme courir plus vite derrière une voiture qui accélère quand tu te rapproches. T'es loin d'arriver au bout du compte. **2 – 2 ! Balle au centre.**

Bonne nouvelle pour les végétariens et les végétaliens : les amandes contiennent des protéines (6 g par portion). Cet apport est intéressant, à condition qu'il soit complété par des légumes secs et des céréales pour assurer un apport en protéines complètes.

Parmi les nombreux nutriments de l'amande, on retrouve aussi des quantités intéressantes de :

- magnésium (268 mg / 100 g) ;
- calcium (qui intervient dans la minéralisation des os) ;
- potassium (essentiel au fonctionnement du cœur, du système nerveux et des muscles) ;
- phytostérols (composés qui aident à réduire le cholestérol).

Les amandes contiennent en revanche peu de sucres simples, ce qui en fait un aliment à index glycémique bas, un atout une fois de plus pour les personnes qui surveillent leur ligne ou pour les personnes diabétiques.

Carton rouge pour l'utilisation de l'argument de l'index glycémique pour une source d'acides gras.

TOUJOURS 2 – 2 ET ON SE RAPPROCHE DU TEMPS IMPARTI.

Le fort taux d'anti-nutriments présents dans les noix de manière générale (dont l'amande est la reine) diminue vraiment l'absorption des protéines.

Tu t'attendais à consommer 630 kcal pour 100 g comme indiqué sur les valeurs nutritionnelles ? Raté, tu perds ~32% soit près de 200 kcal. Même chose pour les protéines et les fibres. Imagine pour tes micronutriments !

On ne recommande pas non plus les protéines végétales de céréales et de légumes secs dans l'ensemble → voir mythes n°16 à 19.

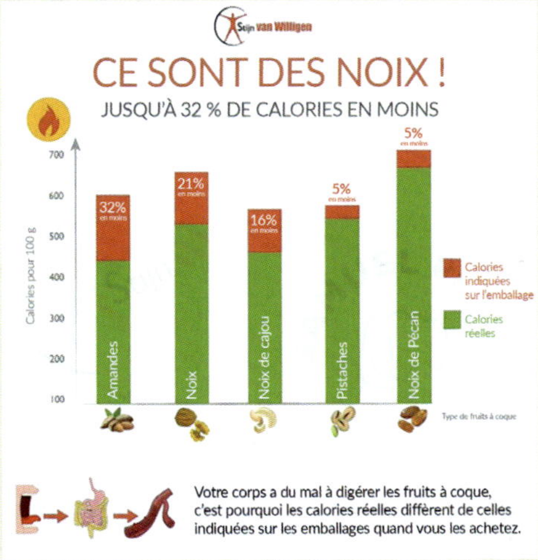

Crédits : Stijn van Willigen

Encore heureux que l'amande ne contient que peu de sucres simples vu la bombe calorique d'acides gras INSATURÉS que c'est.

Concernant l'argument de l'index glycémique bas... On te renvoie vers le mythe n°4 pour comprendre en quoi ce n'est pas un argument fiable.

Retournement de situation imprévisible :
Retourné acrobatique du mythe n°17 : ANTI-NUTRIMENTS.
Enchaîné par un coup franc en pleine lucarne du mythe n°19 : LES PROTÉINES VÉGÉTALES.

2 – 4 ! C'EST LA REMONTADA !

Les amandes sont également riches en fibres (4 g par portion de 28 g), qui « favorisent le transit intestinal ». « Plus d'un Français sur trois souffre d'un transit trop lent. Ajouter des fibres à l'alimentation est donc important », détaille le médecin nutritionniste. Changement de l'équipe *Doctissimo*, remplacement du joueur "Index glycémique" par l'attaquant "Apport en fibres" qui marque dès son entrée sur le terrain !	Si tu manges déjà des légumes cuits et/ou des fruits, tu as ce qu'il te faut pour le transit. Et c'est ce qu'on te recommande. Rien de fou du côté de ce "bénéfice". Après visualisation de l'arbitrage vidéo, on nous dit dans l'oreillette qu'il y aurait effectivement autant de fibres que dans la pomme, mais pour 1,6 fois plus de calories ! But annulé de l'attaquant "Fibres" pour argument non valable. *Il ne faut pas comparer l'apport de fibre "pour 100 g", il faut comparer par rapport à ce que l'on consommerait en calories. • 100 g d'amandes = 600 kcal = 9,9 g de fibres • 100 g de pomme = 48 kcal = 1,3 g de fibres • 100 g de fraises = 32 kcal = 2 g de fibres 600 kcal de pomme = 1 250 g = 16 g de fibres (1,6 fois plus) 600 kcal de fraises = 1 875 g (si si) = 37,5 g de fibres (3,75 fois plus) *Même principe pour les protéines, il faut normaliser aux calories. Quand on comprend le pourcentage de protéines en termes de calories. Amandes : 14 % de protéines, soit autant que des pâtes au blé. Bravo !
3 – 4 AU COMPTEUR ! LE SUSPENSE EST À SON COMBLE.	**COUP DE SIFFLET FINAL : 2 – 4 POUR BEYOND FITNESS.**

En bref, après ce joli match d'argumentation, et en prenant en compte le ratio bénéfices / risques des amandes, c'est un aliment certes très intéressant sur le papier, mais compte tenu de son taux d'absorption, d'anti-nutriments et du pourcentage de fibres ramené aux calories, c'est clairement surcoté (autant que les BCAAs en 2020).

CONSEILS & APPLICATIONS PRATIQUES

ON PRIVILÉGIERA :

✅ la réduction de sa consommation d'AGPIs et d'AGMIs et d'anti-nutriments
✅ En ce sens, diminuer la plupart des oléagineux, des amandes et autres noix "populaires" devrait être intéressant
✅ la consommation de noix du Brésil ou noix de Macadamia (sélénium pour la noix du Brésil et profil lipidique plus stable et plus intéressant pour la santé générale)
✅ le pré-trempage 24 heures avant la consommation pour limiter la consommation d'anti-nutriments principalement présents dans la peau
✅ les versions "émondées" (blanches) si tu n'as pas le temps
✅ de prendre en compte le taux de fibres ou de protéines aux calories, et non pas aux grammes. C'est une erreur de contextualisation, il faut comparer ce qui est comparable.

ON ÉVITERA :

❌ de les consommer avec la peau ou sans pré-trempage
❌ de se forcer à en manger, car "c'est un aliment magique". Bonne nouvelle si c'était le cas, tu vas pouvoir arrêter de te torturer et remplacer ça par un beau paquet de calories ! Si tu avais l'habitude de manger 50g d'amandes par jour, tu viens de gagner près de 300 kcal.

À titre indicatif : tu peux remplacer ça par 150 g de bonne glace vanille bio en pré-dodo par exemple, et obtenir un profil d'acides gras beaucoup plus optimal pour ta récupération et ta santé métabolique. Oui, oui, ça va te changer la vie.
De rien.

LA (acide linoléique) en structure 2D et 3D, formule chimique $C_{18}H_{32}O_2$
Acide gras polyinsaturée | Oméga-6 | 2 liaisons doubles

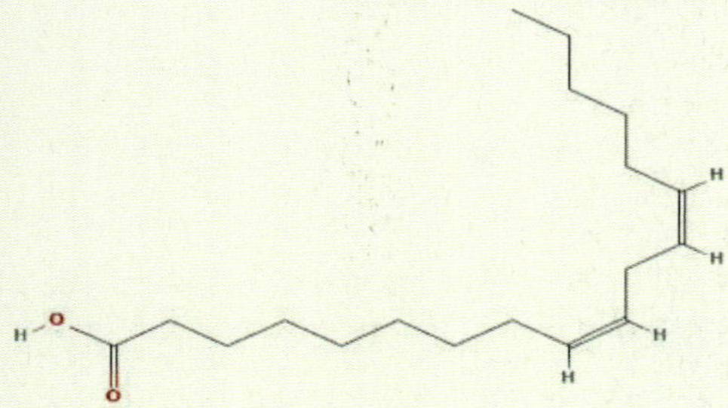

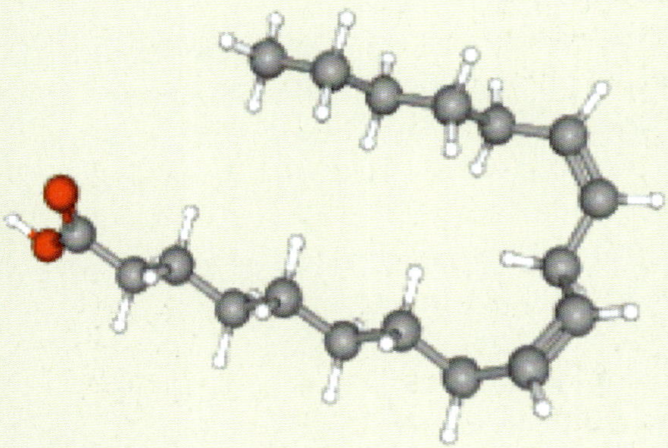

Source : PubChem ; U.S. National Library of Medicine ; National Center for Biotechnology Information, pubchem.ncbi.nlm.nih.gov/compound/5280450 (dernière consultation le 10 juillet 2019)

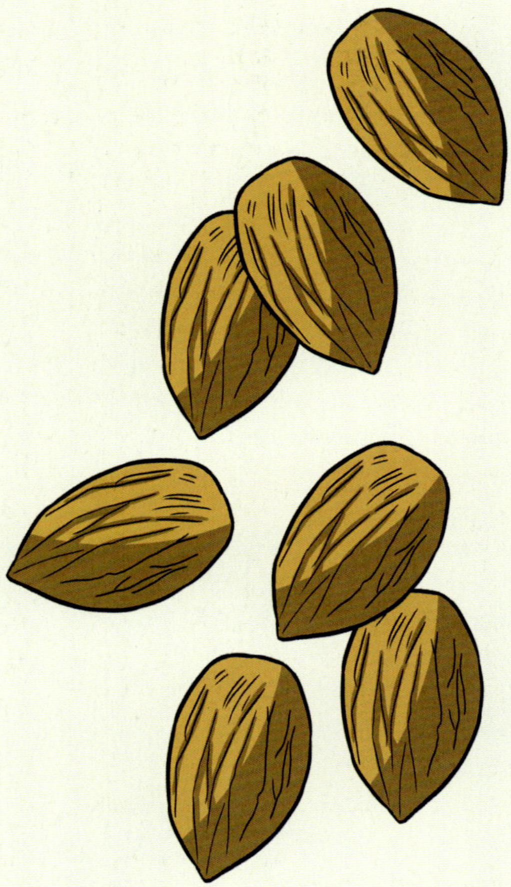

LE POINT DE VUE DE :

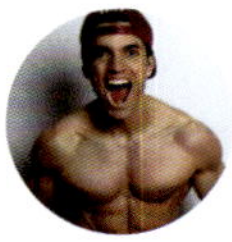

@antoine_fombonne

Il est amusant de voir comment nous avons construit au fur et à mesure des systèmes de valeurs qui récompenseraient certains aliments pour leurs nutriments bénéfiques, et en condamneraient d'autres pour leur aspect néfaste. Les graisses saturées de la noix de coco la rendraient-elles forcément mauvaise, et les acides gras insaturés des amandes, naturellement bonnes ?

@tristandefeuilletvang

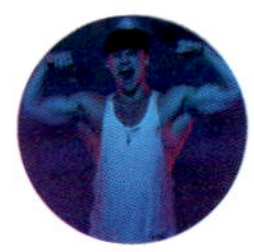

T'as tout dit, bro !
Bonjour l'approche réductionniste. 👋
Et dire qu'à une époque je me forçais à en manger tous les matins… 🤮

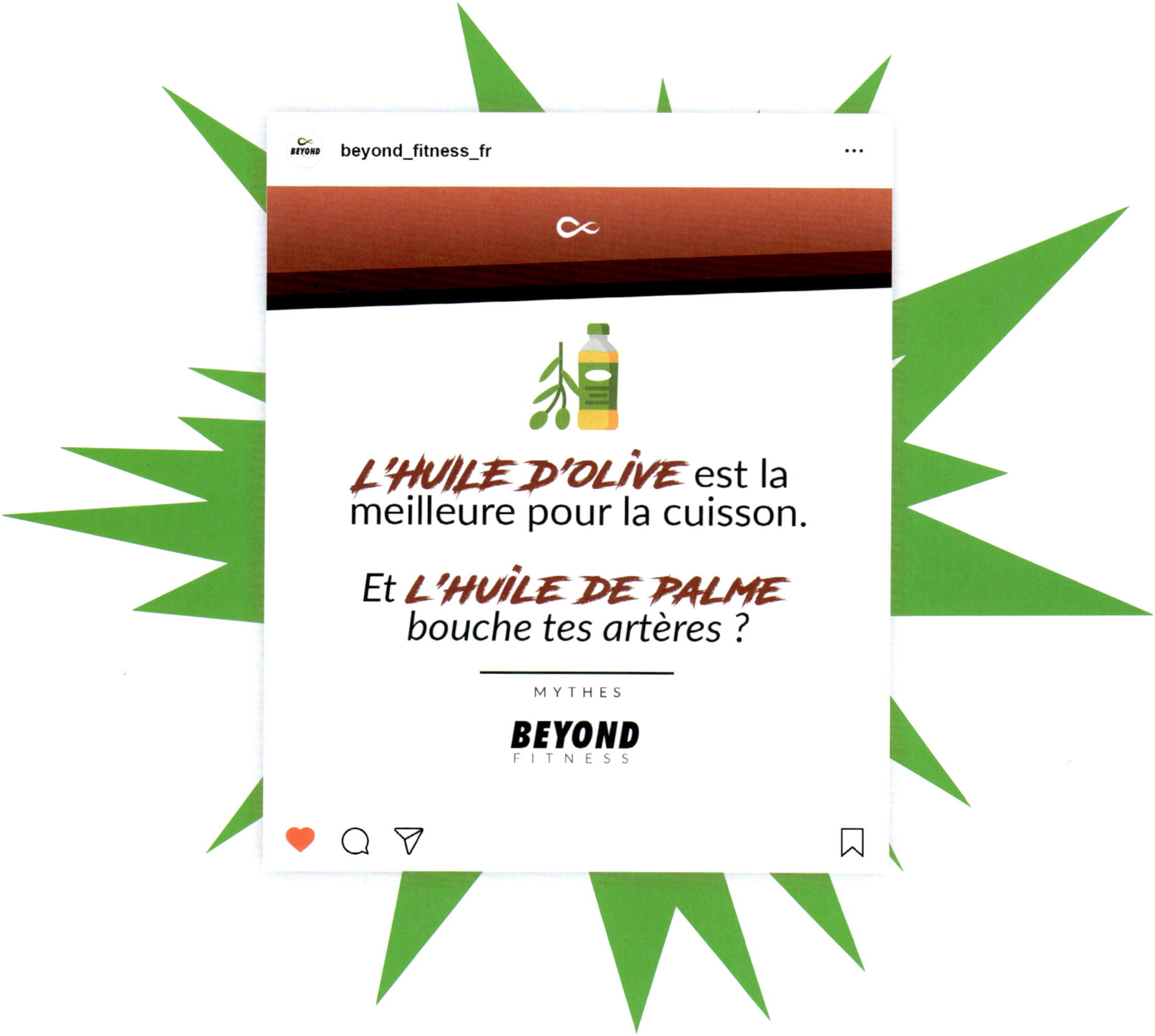
beyond_fitness_fr
L'HUILE D'OLIVE est la meilleure pour la cuisson.
Et L'HUILE DE PALME bouche tes artères ?
MYTHES
BEYOND
FITNESS

MYTHE 13 #FAT #LIPIDES #CUISSON

ICI, LE PROBLÈME DE LA MATIÈRE GRASSE UTILISÉE POUR LA CUISSON CONCERNE PRINCIPALEMENT :

- ses propriétés de résistance à la chaleur, notamment *via* le point de fumée ;
- sa qualité à la base pour la consommation humaine ;
- sa qualité après la cuisson.

Pourquoi c'est potentiellement compliqué ?
Parce qu'il ne faut pas se contenter de regarder UN seul critère. **#RÉDUCTIONNISME**

« TANT QUE ÇA NE FUME PAS, Y A PAS DE RISQUES ! »

À titre illustratif, si on regarde uniquement le point de fumée, l'huile de pépins de raisin sort en tête parmi ces trois options.

Classement en exemple : pertinent ?

- Huile de pépins de raisin : 216°C
- Suif / graisse de bœuf : 210°C
- Saindoux : 182°C

Pourtant, si on respecte le deuxième critère, soit l'utilité de sa consommation à la base, on peut difficilement faire pire !

En effet, et encore une fois, il semble cohérent d'éviter tout surplus d'oméga-6 – hautement pro-inflammatoires (près de 70 % d'acide linoléique, polyinsaturés oméga-6).
D'ailleurs, les détériorations des huiles susceptibles à la peroxydation ont lieu encore bien avant ce fameux point de fumée, ce qui exclut l'usage de ce critère unique comme référence de qualité globale !

→ Du coup : **ADIOS, HUILE DE PÉPINS DE RAISIN !** 👋

Certaines graisses ne devraient pas poser problème lorsqu'elles sont consommées crues (ou quasiment crues). C'est le cas des jaunes d'œufs, par exemple. Le cholestérol n'est pas problématique en soi, mais lorsqu'il est oxydé, il devient dangereux (cytotoxique, athérogène et potentiellement cancérigène).

Bon, en principe, tu n'as pas l'intention de faire cuire tes aliments dans des jaunes d'œufs. Très bien, alors passons à la suite !

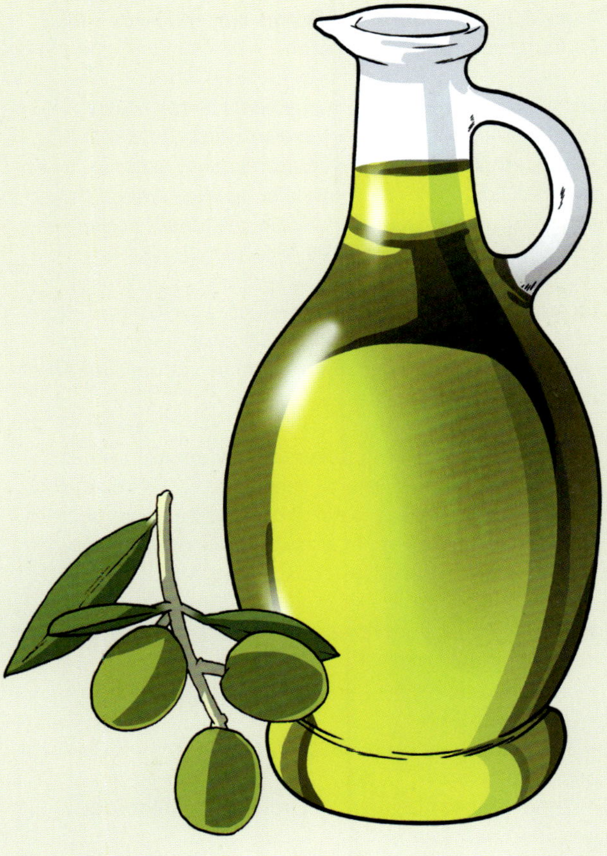

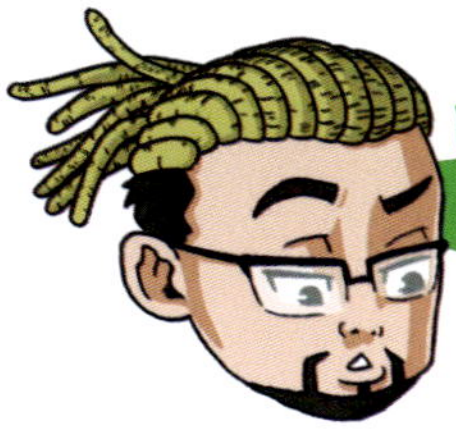

DÉTAILS PHYSIOLOGIQUES

Les huiles insaturées - AGPIs et AGMIs :

« Lorsque les huiles sont saturées, cela signifie que la molécule possède tous les atomes d'hydrogène qu'elle peut garder. Non saturé signifie que quelques atomes d'hydrogène ont été retirés, ce qui ouvre la structure de la molécule d'une façon qui la rend susceptible de subir l'attaque des radicaux libres.

Les radicaux libres sont des fragments de molécules réactives qui se manifestent également dans les cellules saines. Lorsque les graisses insaturées sont exposées à ces radicaux libres, elles peuvent créer une réaction en chaîne de radicaux libres qui répand les dégâts dans la cellule et contribue au vieillissement de la cellule.

La rancidité des huiles se manifeste lorsqu'elles sont exposées à l'oxygène, que ce soit dans le corps ou dans une bouteille, il y aura une formation de ces radicaux libres et l'oxygène sera utilisé. »

D'ailleurs, les graisses insaturées deviennent rances en quelques heures, même conservées au réfrigérateur. Si ce raisonnement te parle, il nous reste finalement les graisses structurellement stables, celles qui sont saturées en ions d'hydrogène : les graisses saturées.

Dans quels aliments pour la cuisson trouve-t-on ce type de graisses ?

- Huile de coco
- Huile de palme
- Suif (graisse de ruminants) / (approvisionnement local possible)
- Ghee (beurre clarifié) / (approvisionnement local possible)

Problème majeur de l'huile de palme ?

Elle reste essentiellement saturée et donc relativement stable à la chaleur.
Cependant, le souci est d'ordre plus général :
le problème est avant tout éthique et écologique ! 🌲

→ Pour la Malaisie et l'Indonésie, c'est une véritable catastrophe et toutes les controverses autour de la certification CSPO (*Certified Sustainable Palm Oil*) semblent cacher un beau niveau de cynisme au niveau de cette huile tant convoitée par l'industrie.

On t'invite – comme toujours – à te faire ton propre avis et à chercher les alternatives. On aimerait croire qu'une solution existe en dehors du boycott, mais ça semble compliqué.

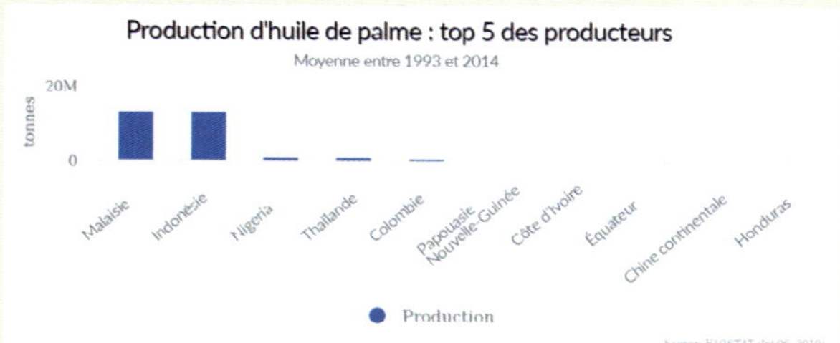

CONSEILS & APPLICATIONS PRATIQUES

ON PRIVILÉGIERA :

✅ l'huile de coco bio / le beurre clarifié bio / le suif bio / le ghee bio

✅ l'huile de palme issue de culture respectueuse de l'environnement (il faut bien chercher et pas uniquement compter sur les labels)

✅ la première pression à froid pour n'importe quelle huile que tu utiliseras

✅ l'utilisation de l'huile d'olive "crue", pour assaisonner seulement

Si tu peux faire ton propre beurre clarifié... rien à dire. 👏

ON ÉVITERA :

❌ de "cuire" avec autre chose que les graisses de cuisson présentées au-dessus

❌ d'utiliser des graisses végétales, que ce soit pour la cuisson et/ou l'assaisonnement, étant donné leur répartition lipidique pro-inflammatoire

❌ d'utiliser les mix de "super huiles" recommandées par ton supermarché (tournesol / colza / maïs / arachide / soja / coton / pépins de raisin / lin / sésame noix / avocat / amandes...)

TRISTAN : « Personnellement, je fais cuire 95 % de mes aliments (œufs, viande, légumes...) avec de l'huile de coco et j'en ai toujours un pot sur moi quand je me déplace sur de longues périodes.
Ça dépanne toujours, **TRUST ME !** 😂
Il n'y a que mes pommes de terre / gnocchi qui bénéficient d'une cuisson avec du beurre clarifié, question de goût (voire du beurre de bonne qualité quand ce n'est pas possible d'avoir du clarifié).
La différence entre le beurre normal et le clarifié réside dans le fait que ce dernier a perdu son lactose et sa caséine (ses protéines et ses sucres), ce qui le rend thermostable.
Concrètement, on retire simplement l'espèce de "mousse" qui apparaît lorsqu'on fait cuire le beurre normal. »

POUR TE PROCURER DE L'HUILE DE COCO BIO DE PREMIÈRE PRESSION EXTRAITE À FROID :

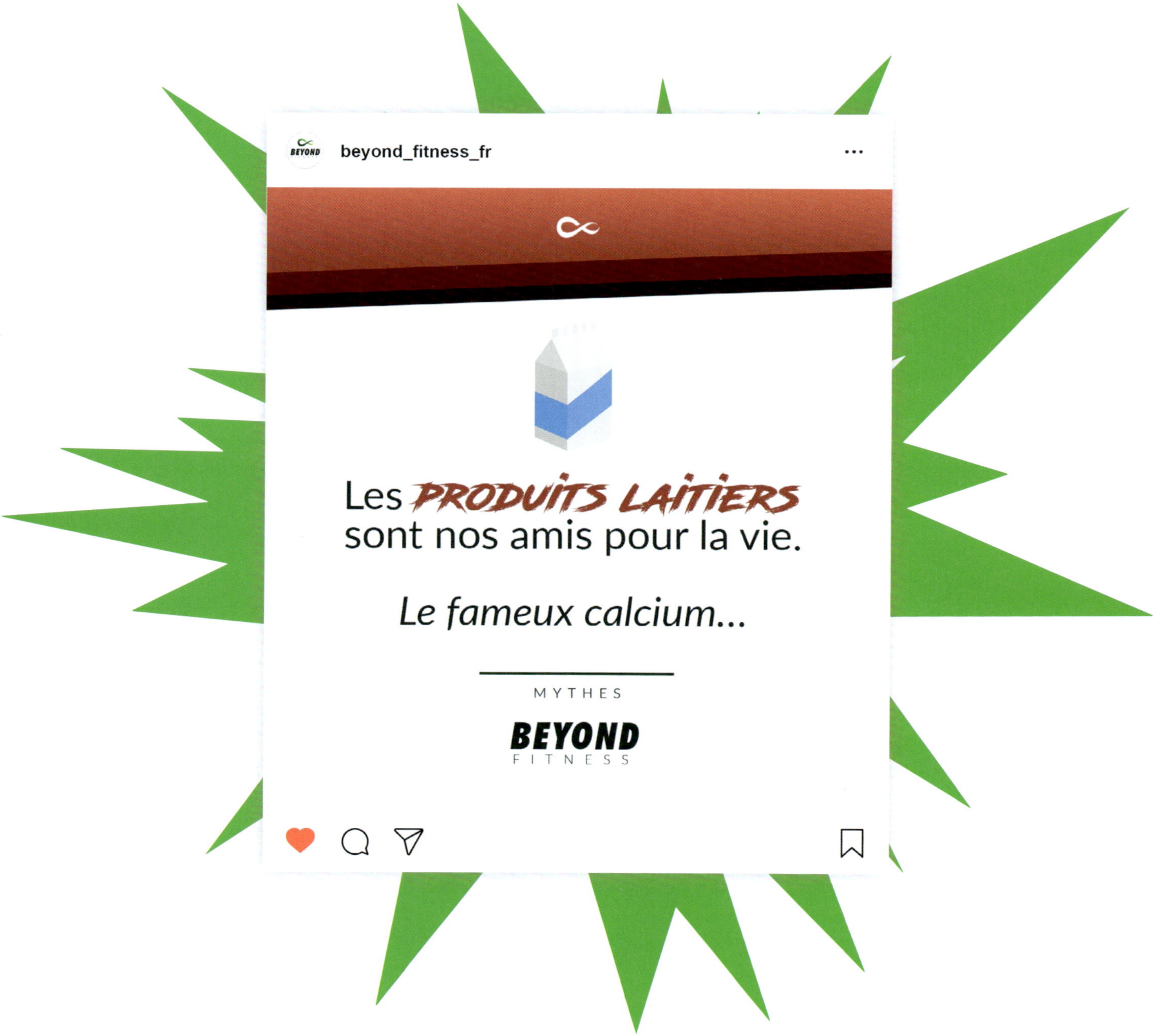
beyond_fitness_fr
Les PRODUITS LAITIERS
sont nos amis pour la vie.
Le fameux calcium...
MYTHES
BEYOND
FITNESS

MYTHE 14 #MILK #PRODUITSLAITIERS #CALCIUM

Alors… on a une bonne et une mauvaise nouvelle.

La mauvaise nouvelle

Il paraît que les produits laitiers sont dangereux :
- ils augmenteraient le taux d'ostéoporose,
- ils donneraient le cancer,
- ils provoqueraient de nombreuses fractures osseuses,
- ils feraient grossir,
- ils donneraient des boutons,
- ils te transformeraient en veau du jour au lendemain…

Enfin, c'est selon la "science d'Internet".

La bonne nouvelle

Une grosse étude de 2016 s'est penchée sur les bienfaits des produits laitiers avec un titre tout aussi "putaclic" : *« Le lait et les produits laitiers : bons ou mauvais pour la santé humaine ? Une évaluation de la totalité des preuves scientifiques. »*

L'étude conclut cette fois-ci que l'apport en produits laitiers est associé :
- à moins de gras,
- à plus de muscles **#Gainz**,
- à une meilleure densité osseuse,
- à moins de risques de cancers, de diabète et d'AVC.

Pour savoir comment se positionner face à ce qu'on entend tous les jours, il est nécessaire d'éviter les erreurs de logique et d'interprétations de données scientifiques.

Éviter les erreurs logiques

"Le veau pèse deux fois plus lourd deux mois après sa naissance, le lait est plein d'hormones et fait trop grossir".
Tu deviendras effectivement gros comme un veau en buvant du lait comme un veau. C'est-à-dire si tu en bois autant que lui.

Au cours des deux premiers mois de sa vie, un veau va naturellement ingérer près de 518 litres de lait (et il pèse déjà 45 kg à la naissance, hein !).

Bonne chance pour t'enfiler autant de lait !

À titre indicatif, un bébé humain pèse en moyenne 3,3 kg pour 50 cm. Deux mois après la naissance, la moyenne se situe à 5 kg et pour 57 cm.

Au prorata de son poids, un bébé "double" lui aussi quasiment.

On se calme donc sur cet argument (**nul**).

« On est la seule espèce à boire le lait d'une autre espèce. »

Oui, c'est très vrai.

Autant qu'on est la seule espèce à…
- construire des maisons pour habiter dedans au lieu de vivre dans la nature ;
- pouvoir conduire des voitures (sauf si ton chien est très bien dressé) ;
- échanger des bouts de papier de couleur contre de la nourriture industrialisée…

Bon, on pense que tu as compris le principe. Bienvenue dans le XXIe siècle.

Sinon, as-tu déjà vu un autre animal essayer de négocier directement avec une vache ?

Si oui, on aimerait bien savoir ce que tu prends comme hallucinogène.
Si non, c'est juste pour te rappeler que ce n'est pas parce qu'il n'y parvient pas qu'il ne pourrait pas en bénéficier.

« Mais on boit du lait depuis très peu de temps. »

Oui, c'est aussi vrai.
Ça dépend juste de ton échelle de temps. 9 000 ans, c'est récent pour toi ?

Bof, on dirait bien que ce n'est pas une idée de la société post-industrielle du XXIe siècle du moins.

Moment culture générale :
Les carottes, les bananes, les tomates, les pommes de terre, le radis, les clémentines, le maïs, le chou-rave, le chou frisé, le brocoli, les choux de Bruxelles, le chou, le chou-fleur, etc. ont tous été créés par l'homme.

Est-ce que ça t'empêche pour autant d'en manger ? 🤔

« Mais c'est pas naturel pour l'homme. »
• Passer 8 heures par jour assis à ton bureau non plus,
• Fumer des déchets industriels en forme de cônes non plus,
• Manger des fruits qui viennent de l'autre bout du monde en avion non plus,
• Se faire tatouer ou aller *liker* des *booties* sur Instagram idem,

Pareil pour la muscu, il faut se permettre beaucoup de choses non naturelles pour prendre du muscle :

• 1,6g/kg de protéines biodisponibles par jour,
• l'accès à une salle de sport,
• un programme intelligemment construit,
• un niveau de stress bas et un sommeil de qualité.

Bon, tu as compris la logique derrière. Rien de ce qu'on fait à l'heure actuelle dans nos journées n'est naturel, à part respirer, marcher et manger.

Éviter les erreurs sur les données scientifiques
À titre indicatif, une étude fréquemment mentionnée pour affirmer que les produits laitiers peuvent causer des fractures osseuses possède une conclusion plutôt étrange : il est stipulé que *"les résultats doivent toutefois être interprétés avec prudence"*.

Pourquoi cette conclusion ?
D'un côté, on voit des **#punchlines** ultra tranchées en titre d'articles, du genre « LES PRODUITS LAITIERS AUGMENTENT LE RISQUE DE FRACTURES » un peu partout sur le Net qui nous assurent que c'est mauvais et, de l'autre côté, ça bégaie même dans la conclusion de l'étude... 🤦

La science en deux minutes
On te rappelle qu'il existe plusieurs "niveaux" de données scientifiques. Certaines données sont assez "solides" alors que d'autres ne permettent pas vraiment d'affirmer que quelque chose "cause véritablement un phénomène" (comme une fracture osseuse). Les résultats doivent donc être traités "avec prudence" ? Avec GROSSE prudence, même.

Il est très simple de croire une étude sortie de nulle part parce qu'elle "a l'air" fiable et documentée, qu'elle prend en compte plus de 100 000 personnes avec un titre aussi putaclic qu'une des vidéos YouTube de Tristan. **#Clickbait**

Sauf que, pour cette étude en l'occurrence, c'est une étude dite "de cohorte". Ah. « Et donc... c'est pas bien ? » Le graphique suivant met en accord quasiment toute la communauté scientifique mondiale.
On te laisse constater où se positionne une étude de ce type par rapport aux autres. Notamment par rapport aux méta-analyses et aux revues systématiques qu'on te propose en majorité dans ce livre.

Hiérarchie sur la pertinence des études scientifiques

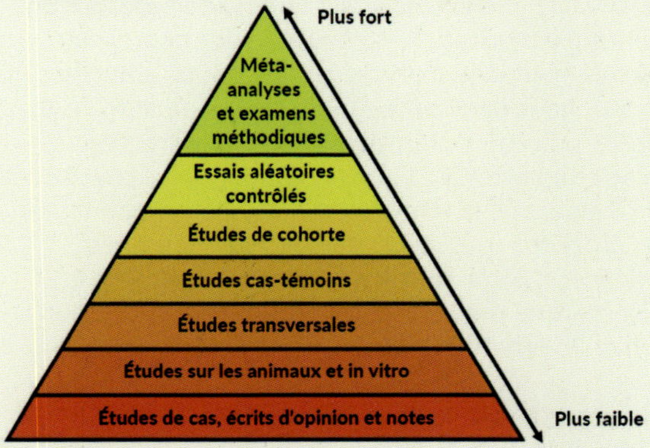

Crédits : thelogicofscience.com / Le graphique respecte les principes utilisés par la plupart des hiérarchies sur les données scientifiques.

C'est un niveau intéressant à partir duquel on peut sûrement ouvrir quelques pistes de réflexion et méditer un peu dessus, mais il faut prendre quelques précautions.

ET LES DONNÉES SOLIDES, DU COUP ?

Comme dit dans l'introduction de ce mythe, une étude de 2016 (accessoirement au sommet de la pyramide cette fois) s'est penchée sur les bienfaits des produits laitiers avec un titre plutôt tout aussi **#PUTACLIC :**
« Le lait et les produits laitiers : bons ou mauvais pour la santé humaine ? Une évaluation de la totalité des preuves scientifiques. » (Thorning et al., 2016)

L'étude conclut cette fois-ci que l'apport en produits laitiers est associée :

- à un faible pourcentage de graisse corporelle,
- à une masse musculaire accrue,
- à une densité osseuse améliorée,
- à un risque réduit de divers cancers,
- à une tendance à la réduction du risque de diabète de type 2,
- et à une réduction du risque de maladies cardiovasculaires, en particulier l'AVC.

Il est également dit qu'il n'y avait "pas de relation entre l'apport en produits laitiers et la mortalité toutes causes confondues".

Ok, c'était un beau titre… Mais derrière, ça semble relativement solide au niveau des données !
Et ce n'est pas tout !

→ D'autres études ont soutenu ces conclusions (presque toutes du top de la pyramide aussi) et n'ont trouvé aucune relation entre l'apport en acides gras saturés (cf. mythe n°11) des produits laitiers et la santé cardiovasculaire.

→ Une méta-analyse de 2013 d'essais contrôlés avec répartition aléatoire a trouvé qu'une consommation accrue de produits laitiers était associée à un gain de poids, mais pas à un gain de masse grasse mesurée *via* la circonférence de la taille, suggérant une croissance musculaire.

→ De plus, la plupart des recherches ne relève aucune corrélation entre la consommation de produits laitiers et le risque de cancer.

EN BREF :

• plus de masse musculaire	• moins de risques de diabète
• moins de masse grasse	• moins de risques d'AVC
• plus de densité osseuse	• pas d'association avec le risque de cancer ou un risque réduit pour certains cancers

ON EST LOIN DE LA PROPAGANDE "ANTI-LAIT" QU'ON ENTEND ET QU'ON LIT UN PEU PARTOUT.

Maintenant, il existe différents types de produits laitiers et il est important de comprendre les différences qui les opposent.
Et… ça dépend beaucoup de QUI en parle et de QUEL type de produits laitiers on discute !

Selon la chaîne de production, le lait FINAL n'est pas composé uniquement du produit INITIAL. Sans même rentrer dans les détails :
→ si tu consommes une crème glacée (donc un produit laitier) et que c'est indiqué qu'il y a moins de cinq ingrédients, c'est *a priori* plutôt cool ;
→ si cette crème glacée est constituée de sept lignes d'ingrédients et que tu ne sais même pas où se situe la "crème" en question, tu as le droit de te demander si on ne t'a pas un peu pris(e) pour une vache à lait, quelque part dans le processus.

Ceci n'est d'ailleurs pas uniquement valable pour les produits laitiers.
Et juste pour le lait, ça se passe comment ?
La plupart du lait que l'on consomme est "processé".

PROCESS ET CHALEUR
Le lait ne se consomme pas vraiment longtemps "à la base".
• Oublie ton lait cru trois jours dans ton réfrigérateur et tu comprendras par toi-même !
Ce n'est pas vraiment un conseil, au cas où.

PRO TIP : ça se met aussi au congélateur. Il faut juste faire attention à la place restant dans la bouteille, ça peut exploser si la bouteille est trop remplie.
• Le lait pasteurisé se conserve généralement mieux que le lait cru.
• À l'inverse, le lait pasteurisé (encore plus s'il est UHT) peut tenir sacrément longtemps dans les rayons des supermarchés.

Le lait peut être chauffé de différentes manières.
Le lait UHT, par exemple, est obtenu par upérisation – ultra-pasteurisation – à haute température, puis refroidi instantanément (chauffé à 150°C pendant six secondes dans cette étude, par exemple).
À titre indicatif, du lait chauffé pendant trois cycles de seize minutes à 116°C se détériore plus que du lait UHT, alors que la température utilisée est inférieure.
Les procédés sont variables selon les industries, cependant, cette dernière méthode (ou le lait a été trop chauffé) n'est pas répandue comme la pasteurisation ou le procédé UHT.

PROCESS ET MATIÈRES GRASSES
De nombreuses études rapportent des problèmes de peau importants (comme l'acné) corrélés à une consommation de produits laitiers "*low fat*" ou écrémés… (Voir le mythe suivant sur les produits 0 % si tu veux une **#SKINCAREROUTINE** qui marche vraiment.)
Si tu vas te fournir directement dans la ferme biologique proche de chez toi, il y a vraisemblablement moins de chances que tu puisses trouver du lait "0 %".

Ce n'est pas pour dire qu'il est impossible de trouver du lait 0 % que tu peux digérer correctement, mais simplement pour te montrer que la qualité d'un lait bio et local n'est souvent pas compatible avec une boisson réduite en calories.
#INSIDERDEL'INDUSTRIEDULAIT

Apparemment, l'ajout de vitamine D et de calcium peut parfaitement faire partie d'une "norme" de production. Le lait est parfois largement décomposé, pour être ensuite "assemblé" avec les bons pourcentages du produit laitier souhaité.

• Tu veux 1,6 g de graisses pour 100 ml ?
T'inquiète, c'est la maison qui offre.
• Ah, y a plus de calcium biodisponible ?
Si si, tiens, on en rajoute. Merde, c'est du calcium de synthèse ?! Bon, pas grave, sur le papier, c'est pareil.

MYTHE 14 #MILK #PRODUITSLAITIERS #CALCIUM

• Tu veux des vitamines C et D dans ton lait écrémé parce qu'on a tout détruit pendant le processus industriel ?

Ok, ça part ! On les prend où, chef ?
Bah, à votre avis ? Prenez la moins chère !

Un lait écrémé est un lait standardisé dont le taux de matières grasses est ajusté à un maximum de :

• 0,5 % en France,
• 0,1 % au Royaume-Uni,
• 0 % aux États-Unis.

L'industrie laitière peut y ajouter de la vitamine C pour compenser les pertes survenues avec le retrait des matières grasses. Il est également enrichi en vitamine D.

« Du coup, on fait quoi ? »

Les meilleurs choix restent :
• d'aller rencontrer la personne qui s'occupe de la gestion de la production,
• de privilégier les circuits courts, notamment grâce aux épiceries bio,
• de connaître la traçabilité de ton produit laitier, de A à Z,
• d'aller à la rencontre de la personne qui s'occupe de la gestion de la production.

→ Si tu essaies de consommer des produits laitiers d'animaux nourris à l'herbe dans la ferme biologique du coin **(#GrassFedMilk)**, il s'agit vraisemblablement d'un bon choix ! ✅

→ En Suisse, par exemple, le cahier des charges d'un producteur bio est relativement contraignant par rapport à d'autres pays – ce qui est une bonne chose du point de vue du consommateur (et de l'animal).

Bio ou pas ?

Il se peut que du lait "non bio" soit tout de même bon pour ta santé, car la digestion des ruminants s'apparente à un filtre hors pair. 🐄
Le fait de laisser les vaches paître librement sur de grandes étendues en plein air sera évidemment mieux pour LEUR santé, mais le choix des industriels sera probablement différent.
Rentabilité industrielle ou santé des animaux qui, au final, te nourrissent ? À toi de voir, nous, on a choisi notre camp.

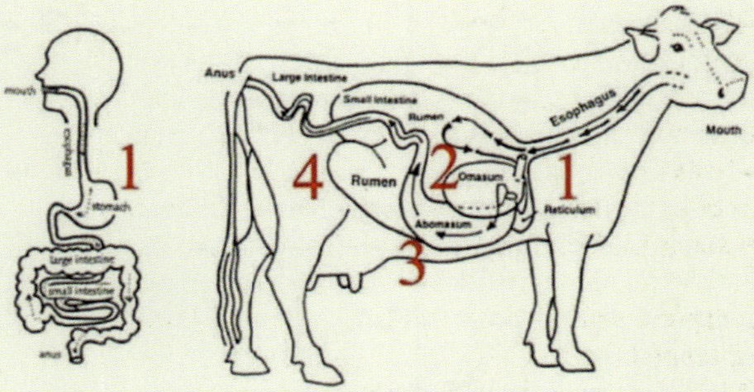

Crédits image : eastwesthealing.com

« Oui, mais moi, je ne digère pas le lactose. »

Intolérance au lactose ?

Beaucoup de gens pensent qu'ils ne digèrent pas le lactose, mais ce n'est pas nécessairement le cas. Dans un sondage mené par la fondation Weston A. Price, 2 200 personnes sont passées du lait pasteurisé au lait cru.

• Sur cet échantillon, 155 personnes ont indiqué être intolérantes au lactose.
• En passant au lait cru, 81 % de ces personnes (annoncées comme intolérantes au lactose) ne montraient plus aucun symptôme d'intolérance au lactose.

• Conclusion de ce sondage : l'intolérance au lait peut-être reliée au processus industriel (comparé au véritable lait, non processé). **#QualityOverQuantity**

De plus, l'activité des disaccharidases peut diminuer lors d'un phénomène qu'on appelle "SIBO" (*small intestine bacterial overgrowth*), ce qui représente une croissance exagérée des bactéries du petit intestin. Dans ce cas, l'activité de la lactase, l'enzyme qui permet de digérer le lait peut être réduite (tout comme la sucrase et la maltase).

CE N'EST PEUT-ÊTRE PAS QU'UNE QUESTION DE GÉNÉTIQUE.

Étant donné toute la panoplie de bénéfices des produits laitiers, il peut être intéressant de voir comment en consommer de nouveau si tu cherches à optimiser ta santé.
Tu peux avant tout et surtout faciliter ta digestion en incluant plus d'aliments que tu trouves sur notre liste d'aliments recommandés et diminuer les aliments que tu ne digères pas bien et/ou qui sont "moins recommandés" :
• moins de toxines et d'anti-nutriments ;
• meilleure digestibilité ;
• plus de nutriments assimilés.
→ Cf. "Nos aliments recommandés"

Si tu penses ne pas digérer les produits laitiers, mais que tu voudrais essayer de bénéficier de leurs avantages nutritionnels, tu peux également tester, dans l'ordre, mais À NE PAS FAIRE EN MÊME TEMPS :
• Manger régulièrement une "salade de carottes râpées/coupées en longueur (lamelles), avec de l'huile de coco et du vinaigre (acide acétique) ; 🥕
• Ajouter un petit peu de raifort dans la salade de carottes. Attention à ne pas dépasser une cuillère à soupe par jour (il peut interférer avec l'absorption de l'iode, à cause de la peroxydase de raifort) ;
• Solution un peu (beaucoup) plus extrême : tester une ou deux journée(s) où tu consommes uniquement des œufs, du jus d'oranges pressées sans pulpe et du sel pour réellement réduire la prolifération bactérienne.

SUGGESTION : compte tes calories pour ne pas consommer plus ou moins que ton quota journalier.
Tu peux déjà, si tu le tolères :
• Commencer par rajouter des produits laitiers faibles en lactose et voir comment tu y réagis : fromage, cottage cheese, skyr, yaourt grec... (le tout sans lactose si vraiment ça ne passe pas) ;
• Ajouter progressivement des produits laitiers de qualité. Vas-y vraiment tranquillement, pourquoi pas en augmentant par une dizaine de millilitres à la fois par jour. 📈

Cela risque de légèrement perturber ton "équilibre" intestinal si tu n'en consommais plus, et c'est tout à fait normal. Si tu ne sens aucun changement négatif, c'est génial, tu tolères bien cette catégorie d'aliments et tu vas pouvoir en rajouter encore un peu plus si tu le souhaites.

PS : c'est TOTALEMENT normal si lors de la phase de réintroduction des produits laitiers, tu ressens quelques "inconforts". Si tu ressens une quelconque gêne, diminue la dose, mais poursuit le processus. Ce serait vraiment bête de se passer d'un aliment aussi optimal.

TRISTAN : « J'ai LONGTEMPS diabolisé les produits laitiers au point de ne pas pouvoir consommer un verre de lait sans tomber malade dans les heures qui suivaient. **#PayeTonSystèmeImmunitaire**
Mon premier coach était totalement contre, avec tous les arguments soutenus par ceux qui n'en consomment pas à l'heure actuelle, qu'on a exp(l)osés au début de ce mythe.
Depuis que j'ai commencé à en consommer de nouveau mi-2018 (devinez grâce à qui ?), je n'ai jamais autant progressé sur mes performances en

musculation, et ma santé globale (confirmé par mes analyses sanguines).
C'était assez compliqué de remettre en question tout ce que j'avais appris en formation universitaire, mais le savoir de Bayesian x Will a suffi à me faire essayer le challenge de reprendre ces aliments que j'avais toujours catégorisés comme diaboliques.

RÉSULTATS : j'ai réalisé ma plus belle "prise de masse" et j'ai vu la plus grosse augmentation relative de mon niveau de force en 2019, sur l'ensemble de mes cinq années cumulées de musculation. Sans dire que les produits laitiers en sont responsables à 100 %, je sais que ça a grandement changé ma composition corporelle et les carences que j'avais, vu à quel point j'ai fait passer ça comme priorité dans mon bol alimentaire. »

MORALE DE L'HISTOIRE :
« You'll never know if you never try! »
(« Tu ne sauras jamais si tu n'essaies pas ! »)

Suis les conseils pratiques ci-dessous et *enjoy* le retour des glaces, de la mozzarella, du fromage blanc, du skyr, du cottage cheese, et tout ce qui va avec... 😍

#MOZZALOVERS #VANILLAICECREAMLIFE
#CAFÉAULAITVIE

PS N°2 : personnellement, j'ai toujours préféré réduire le budget "médecin/dentiste/dermato" et payer plus pour une alimentation de qualité, même quand j'étais étudiant boursier échelon max.

Concernant les produits laitiers, c'est vraiment important pour moi qu'ils soient bio ou au minimum **#GRASSFED.** 🌿

« LAISSE TA NOURRITURE ÊTRE TON REMÈDE ET TON REMÈDE TA NOURRITURE. »
Hippocrate

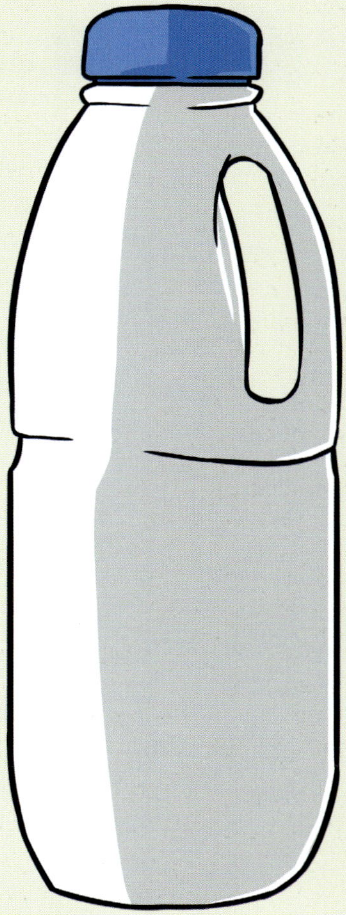

CONSEILS & APPLICATIONS PRATIQUES

ON PRIVILÉGIERA :

✅ les produits laitiers de circuits courts, idéalement bio

✅ le lait cru ou pasteurisé de préférence → ça semble être une bonne manière d'éviter les transformations éventuellement non pertinentes pour le lait. Si le lait UHT te convient, tant mieux ! Essaie cependant de regarder la différence de réaction avec le lait cru ou pasteurisé et de ne pas privilégier le lait UHT

✅ le calcium des produits laitiers à celui des végétaux

✅ le lait de brebis dans une optique de prise de masse musculaire, dans le but d'augmenter ses calories
100 ml = 4,5 g de glucides | 7 g de lipides | 6 g de protéines = 100 kcal

✅ le lait de chèvre dans celui d'une perte de masse grasse ou d'une consommation de produits laitiers sans (trop) augmenter son apport calorique

100 ml = 4,5 g de glucides | 1,5 g de lipides | 3 g de protéines = 45 kcal

ON ÉVITERA :

❌ de penser que l'on ne digère pas le lactose alors qu'on a juste un intestin de merde
→ Désolé pour la violence, mais beaucoup d'études montrent que même chez les personnes souffrant d'une réelle intolérance au lactose (pas wcelle que tu penses avoir parce que tu as eu mal au ventre après avoir bu un lait UHT de vache élevée en cage), la réintroduction progressive de produits laitiers réduit les symptômes de plus de 50 %, petit à petit

❌ le lait UHT, dans l'ensemble

❌ les produits laitiers de ruminants n'ayant pas été élevés en plein air

❌ les produits laitiers totalement ou partiellement dégraissés (cf. page suivante)

❌ la supplémentation en calcium non biodisponible

SUGGESTION :
il est également possible d'obtenir du calcium facilement assimilable grâce aux coquilles d'œufs (carbonate de calcium). Attention à bien les préparer et à ne pas consommer plus d'un gramme à la fois (1 gramme = 400 mg de calcium).
Ce calcium doit être pris pendant un repas, car il faut l'acidité de la digestion pour l'assimiler.

Bonne nouvelle : tu as désormais une clé pour "soigner" ton métabolisme, intestins compris.

SECOND POINT :
Si tu veux aussi regarder ce que tu peux faire sur le plan médicamenteux et connaître l'aspect plus scientifique, **TU PEUX DÉCOUVRIR NOS CONSEILS JUSTE ICI :**

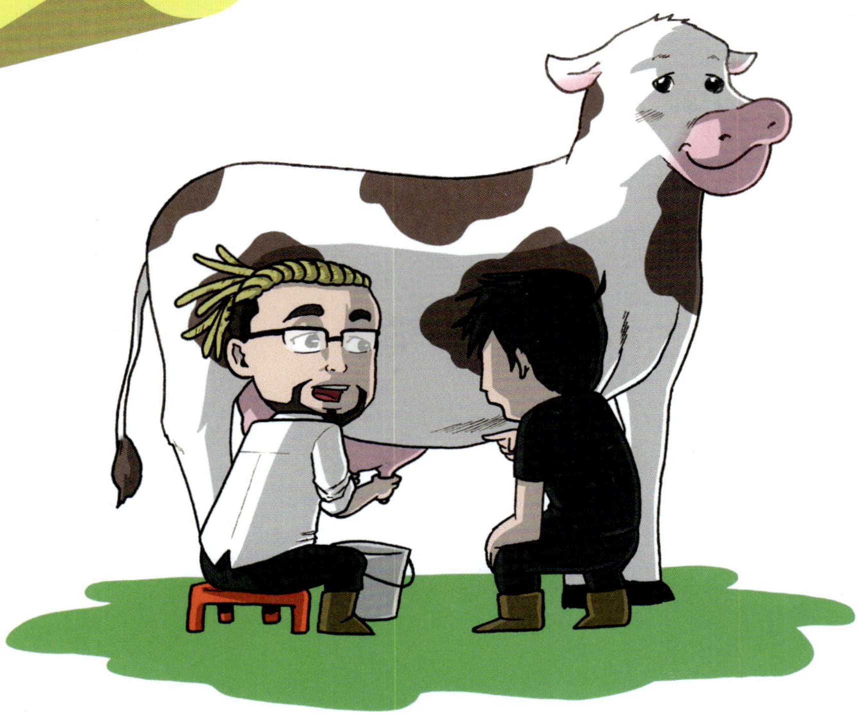

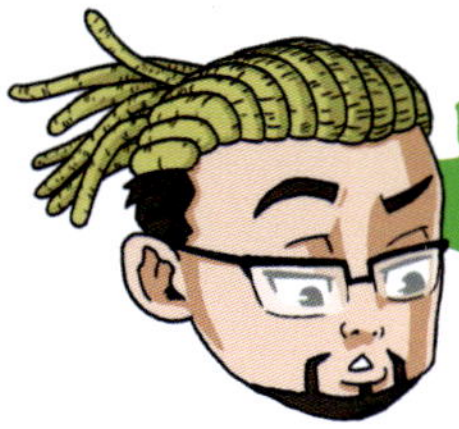

DÉTAILS PHYSIOLOGIQUES

Le calcium, lorsqu'il est absorbé sans problème, favorise l'utilisation du glucose et une bonne fonction thyroïdienne.

À L'INVERSE, le manque de calcium peut augmenter la parathormone qui est responsable d'une augmentation de la tension artérielle, ainsi que d'un relâchement de calcium dans les tissus mous.

En gros, avoir suffisamment de calcium importe pour un bon fonctionnement métabolique.

Une alimentation PAUVRE en calcium ne va pas nécessairement diminuer le dépôt de calcium dans les tissus.

Le calcium doit notamment s'équilibrer avec le phosphore pour éviter l'influence d'une PTH (parathormone) trop élevée.

Dit autrement, ne pas manger suffisamment de calcium et/ou le fait de manger trop de phosphore par rapport au calcium (manger uniquement de la viande musculaire, par exemple) peut causer ces soucis de dépôts ectopiques de calcium.

ON PARLE DE TOUT CELA DANS LES MYTHES N°7 ET 8 !

Perspective : les plantes, l'humain et le ruminant.

« La composition en acides aminés et la valeur nutritionnelle des protéines des feuilles sont remarquables (bien supérieure aux protéines des céréales et des haricots). C'est pourquoi les vaches peuvent s'épanouir avec un régime à base de feuillage. Leurs minéraux, vitamines et acides aminés conviendrait d'ailleurs au maintien de la plupart des animaux, s'ils en mangeaient en quantité suffisante.

OR, si NOUS essayons de vivre principalement sur le feuillage (comme en période de famine), nous souffririons bientôt d'une grande variété de maladies.
Diverses feuilles contiennent des substances anti-métaboliques qui empêchent l'assimilation des nutriments, et seuls des systèmes digestifs spécifiques (ou des technologies) peuvent surmonter ces effets toxiques…
Merci la vache ! 🐮

Les bactéries de son activité digestive dégradent ou détoxifient les principales toxines et allergènes des aliments végétaux contaminés, mais aussi les acides gras insaturés. Les nutriments produits dans son rumen sont sélectivement absorbés dans le sang, où le foie peut filtrer davantage les toxines avant que les acides aminés (protéines) et les autres nutriments (calcium) soient absorbés par le pis pour être synthétisés dans le lait.
Une alimentation riche en grains rendra ce processus de filtrage moins efficace.
Une vache en bonne santé est nourrie majoritairement à l'herbe.

Un bœuf biologique frais nourri à l'herbe provenant d'une ferme locale serait donc un premier choix raisonnable. Malheureusement, nous sommes souvent bien loin de la qualité d'un tel produit, ce qui explique en partie pourquoi NOTRE consommation de viande semble devenir problématique : pour notre santé et pour ces bêtes dont l'existence est si précieuse… »

Hugo Martinez

LE POINT DE VUE DE :

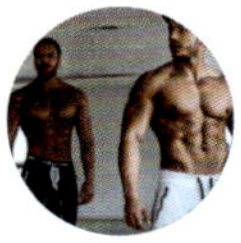

@bodytimexpress

De notre point de vue, les produits laitiers n'ont pas toujours été nocifs, mais c'est notre surconsommation actuelle, avec une surexploitation et usure des vaches laitières qui fait que le lait et les produits laitiers sont de moins bonne qualité qu'auparavant !
Du sang, du pus dû à l'irritation des mamelles se retrouvent dans le lait de mauvaise qualité ! Sans parler aussi du fait que 90 % des humains n'ont plus d'enzymes digestives des produits laitiers passé l'enfance.
Maintenant est-ce qu'il faut tout bannir ? Un bout de fromage une fois par semaine est-il dangereux ? On pense que non, bien sûr, mais pour nous, comme souvent, ce qui compte c'est d'être dans la mesure. Utilisez les alternatives quand cela est possible, le lait végétal et les aliments riches en calcium…

@karoline.ro

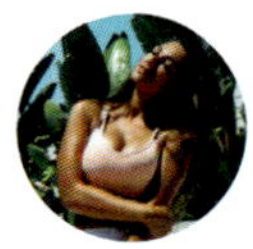

Quoi que tu entendes comme beau slogan à la télévision, c'est le système qui s'est surtout fait HYPEEER ami en échange d'un gros billet.
Pense par toi-même, les slogans et autres propagandes (mêmes médicales) seront toujours présentes dans un but purement commercial. Si ton dentiste te dit que CETTE brosse à dents t'aidera à éviter les caries, ce n'est pas parce que son poil est plus innovant.

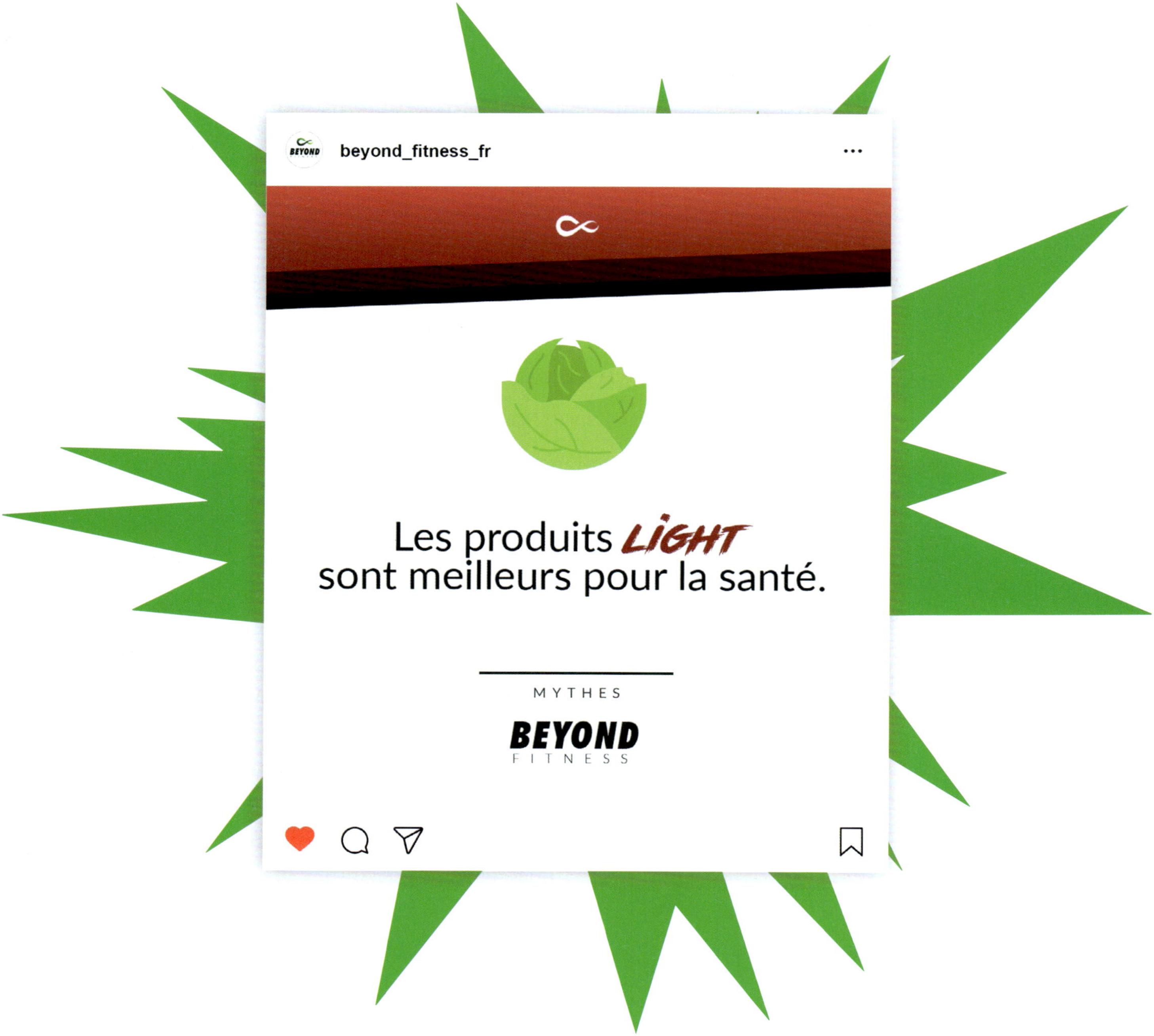
beyond_fitness_fr
Les produits LIGHT
sont meilleurs pour la santé.
MYTHES
BEYOND
FITNESS

UN ALIMENT ALLÉGÉ – AVEC MOINS DE MATIÈRES GRASSES OU DE GLUCIDES – N'EST PAS FORCÉMENT PROBLÉMATIQUE.

Il peut être bon, mais les produits qui "suivent la demande" ont souvent un procédé de fabrication qui devient fortement industrialisé.
Ce n'est pas toujours grave, mais ça a tout de même pas mal de chance de le devenir !
Généralement, la version que tu trouveras à la ferme ne sera pas "0 %".
On se sert du fromage pour exemple, mais ça peut être n'importe quel autre aliment auquel on a retiré un pourcentage de sa composition pour le rendre "plus pratique".

Par exemple, la mozzarella bio est l'une de nos sources de protéines préférées. Tu y trouveras des protéines de qualité, du calcium et un profil de d'acides gras principalement saturés.
• Éviter tout processus industriel non justifié est une bonne idée.
• Garder des aliments relativement "bruts" pour les travailler soi-même par la suite si besoin (exemple : faire pré-tremper des lentilles) semble être une bonne approche.

Les aliments ultra transformés n'ont pas vraiment la cote en ce moment, et à juste titre. Cette étude montre que nous avons tendance à manger davantage de calories si nous consommons des produits sortant d'un lourd processus industriel.
De surcroît, de nombreux problèmes de peau ont été reportés suite à la consommation de produits laitiers, principalement *low fat*...

Les études suggèrent que le lait écrémé contient des constituants hormonaux, ou des facteurs qui influencent les hormones endogènes, en quantités suffisantes pour avoir des effets visibles chez les consommateurs.

De manière générale, une forte corrélation a été observée entre la consommation de produits laitiers "dégraissés" et l'acné, mais bonne nouvelle...
• on ne détaille pas ici la qualité des produits laitiers utilisés et, vu les échantillons de population, ça n'est vraisemblablement pas du lait bio de ruminants élevés en plein air ;
• on parle de données recueillies avant l'année 2000. Les procédés industriels ont totalement changé depuis, certains produits se sont dégradés, d'autres ont pu s'améliorer ;
• on parle aussi de consommation de produits laitiers aux États-Unis. Les Américains ont le choix entre quatre niveaux de matières grasses :
  > *fat free milk*, 0 % M.G. + vitamines A et D
  > *low fat milk*, 1 % M.G. + vitamines A et D
  > *reduced fat milk*, 2 % M.G. + vitamines A et D
  > *whole milk*, 3 % M.G.

... donc trois fois plus de chances de consommer du dégraissé.
Si tu ne souhaites pas compter tes calories, limiter les produits ultra transformés semble déjà un excellent point de départ pour diminuer la masse grasse et améliorer ta santé (prendre conscience de ce que l'on mange réellement n'est pas évident).
Encore une fois, tout est question de quantité.
La formation Bayesian conclut ainsi :
« Tous les édulcorants artificiels actuellement approuvés par la législation sont parfaitement sans danger lorsqu'ils sont consommés en dessous des apports maximaux recommandés. »

Fais simplement attention à ne pas consommer QUE des produits allégés en gras et en sucre et/ou dans lesquels le sucre a été remplacé par un édulcorant plus ou moins naturel, car c'est la dose qui fait réellement le "poison".Une dosette de sucralose dans ton café ne te tuera pas, 200 g de fromage blanc 0 % non plus. Maintenant, 1,5 litre de boisson avec des édulcorants pendant l'entraînement 6 jours par semaine combiné à 1 litre de lait 0 % M.G. par jour, là, c'est autre chose.

CONSEILS + APPLICATIONS PRATIQUES

ON PRIVILÉGIERA :

✅ les produits entiers ayant subi le moins de transformation possible : on essaiera de rester le plus proche possible de la matrice complète de l'aliment. Les différents nutriments d'un aliment fonctionnent souvent ensemble

✅ les édulcorants à dose raisonnable

Si tu cherches à "sécher" dans une optique précise, tu peux favoriser les aliments "allégés" à leur version complète et économiser effectivement un paquet de calories :

Fromage → fromage 0 %

Steak 15 % M.G. → steak 5 % low fat

Sauce type ketchup → version allégée en sucres

Sodas → sodas 0 % avec édulcorants plus ou moins naturels.

Jus de fruits → fruits entiers (fibres et satiété)

OPTION : protéines en poudre de lactosérum (issues de vaches nourries à l'herbe)

✅ en cas de problème de peau comme l'acné, toujours y penser comme étant en relation avec le reste du corps

Un problème de peau n'est pas juste un problème de "surface du corps". Il y a un lien entre "énergie, fonction et structure". Si tu amènes suffisamment d'énergie, tu entretiens une bonne fonction et une bonne structure.

✅ la consommation régulière de quelques jaunes d'œufs ou de foie de ruminants (100 g par semaine environ)

✅ réduire sa consommation de produits "dégraissés" et augmenter celles des produits "entiers" et de qualité

✅ augmenter sa santé métabolique en optimisant sa fonction thyroïdienne

✅ la prise d'une petite salade quotidienne de carottes râpées avec du vinaigre et de l'huile de coco, idéalement consommée en dehors des repas

PISTES DE RÉFLEXION POUR LA SUPPLÉMENTATION :

- se supplémenter avec une forme de vitamine E de qualité si tu sors manger un "cheat meal" composé d'AGPIs/d'huiles instables
- la vitamine A (rétinol) peut être intéressante si tu es encadré(e) par un professionnel compétent. Une fois au courant de ta fonction thyroïdienne, cette personne devrait pouvoir te suggérer une dose appropriée de rétinol.

NOTE : PAS BESOIN de vitamine A avec patente pharmacologique, du simple rétinol suffit.

- le charbon de bois peut aussi être intéressant, à prendre selon les indications d'un professionnel de santé.

ON ÉVITERA :

❌ de favoriser une consommation importante et régulière de produits "low fat"

❌ de penser qu'il est préférable de ne consommer que des produits "light"

→ Être moins gras suite à la réduction quantitative de quelques sources d'acides gras peu qualitatives, c'est parfait. Être moins gras en sacrifiant sa Santé pour pouvoir économiser quelques calories sur un produit allégé, bof bof

❌ d'abuser des édulcorants

DÉTAILS PHYSIOLOGIQUES

ÉDULCORANTS ET SANTÉ DE LA FLORE INTESTINALE

Un groupe de vingt-neuf sujets non diabétiques d'une moyenne d'âge de 30 ans a été recruté pour une étude. Quinze volontaires ont consommé un placebo, quatorze une combinaison de pilules contenant 92 mg de sucralose et 52 mg d'acésulfame potassium, soit l'équivalent d'une consommation quotidienne de 1,5 litre de soda *light* pendant deux semaines !
Des analyses de selles avant et après la prise de ce régime ont été réalisées afin de déterminer quels genres et quelles espèces de micro-organismes étaient présents dans l'intestin.
Les résultats montrent que les individus du groupe "édulcorants" présentent une plus grande modification des bactéries présentes dans leurs fèces avec une réduction significative de celles genres Eubacterium et Cylindroides, associées à une bonne santé.
Les populations des espèces bénéfiques (notamment celles qui permettent de faire fermenter les aliments dans le tube digestif) a diminué, alors qu'a augmenté celles d'onze genres de bactéries opportunistes.

POUR LES AUTEURS : *« Chez des sujets sains non diabétiques, deux semaines de consommation d'édulcorants de synthèse ont suffi pour perturber les bactéries intestinales et augmenter l'abondance de celles qui sont normalement absentes chez des individus en bonne santé. »*

PAS TRÈS COOL LÀ-DEDANS.

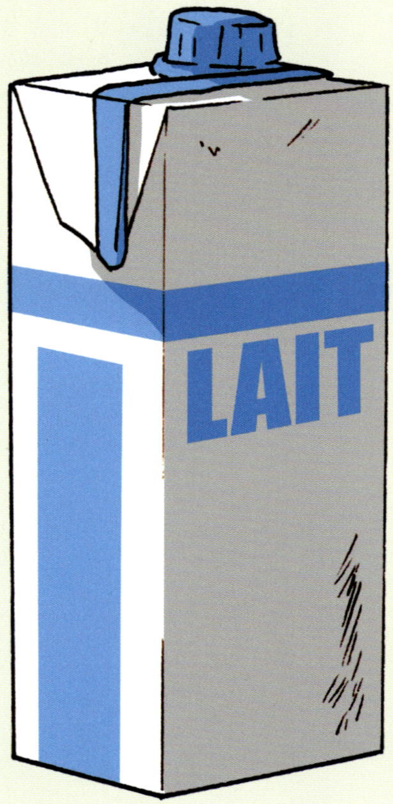

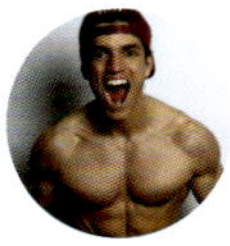

@antoine_fombonne

Je crois qu'il est capital d'éduquer les gens sur l'importance du total calorique et de l'optimisation de la satiété, et de les amener à considérer la nutrition comme un tout, comme un ensemble d'apports fonctionnant en synergie, obéissant à des contraintes, mais répondant aussi à des besoins.
De cette façon, il est plus simple de comprendre que chaque aliment est une option, un choix potentiel, un nouveau pavé posé sur la voie de l'équilibre et de la santé, et pas une solution miracle pour résoudre tous les maux d'une nutrition trop souvent délaissée.

@karoline.ro

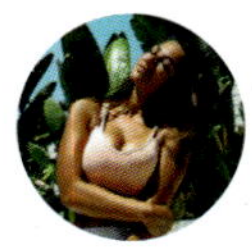

C'est quand même pas FOU ? On te propose de consommer MOINS gras, en te faisant consommer PLUS de produits allégés. Tu sens l'arnaque ?
D'ailleurs, sais-tu pourquoi le Coca-Cola zéro existe ?
Parce que le light n'attirait pas assez les messieurs.
Il fallait donc une bonne raison pour un packaging noir hyper viril et masculin.
Donc, à défaut de pouvoir édulcorer le cola des mecs, ils ont édulcoré leur cerveau.

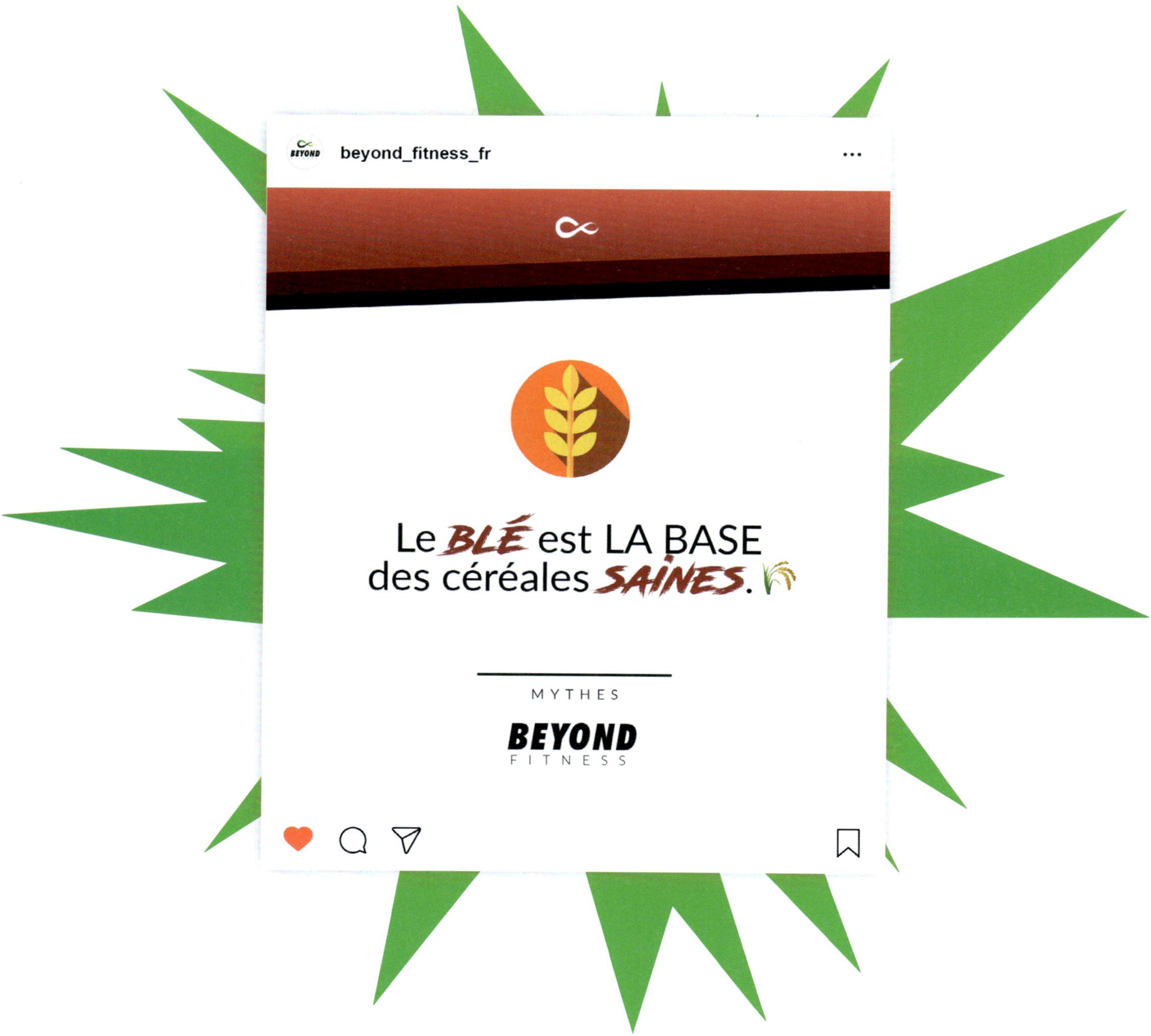
beyond_fitness_fr
Le BLÉ est LA BASE
des céréales SAINES.
MYTHES
BEYOND
FITNESS

MYTHE 16 #BLÉ #ANTINUTRIMENTS #ACIDEPHYTIQUE

ON REMET LES CHOSES DANS LE CONTEXTE...

En 2018, la production mondiale de blé atteint 744 millions de tonnes selon la FAO (23 592 kilos par seconde, pas mal !) ou, pour être plus parlant, 220 g par personne et par jour en moyenne !

Note sur le maïs : cette céréale est très prisée en Amérique Centrale et en Amérique du Sud, mais sert également d'aliment pour le bétail et de biocarburant pour les véhicules automobiles.
Donc, même si elle figure en haut de la liste ci-après, le tiers de la production environ sert à la consommation humaine.

Le maïs est une céréale est très prisée en Amérique Centrale et en Amérique du Sud, mais sert également d'aliment pour le bétail et de biocarburant pour les véhicules automobiles.
Donc, même si elle figure en haut de la liste ci-après, le tiers de la production environ sert à la consommation humaine.

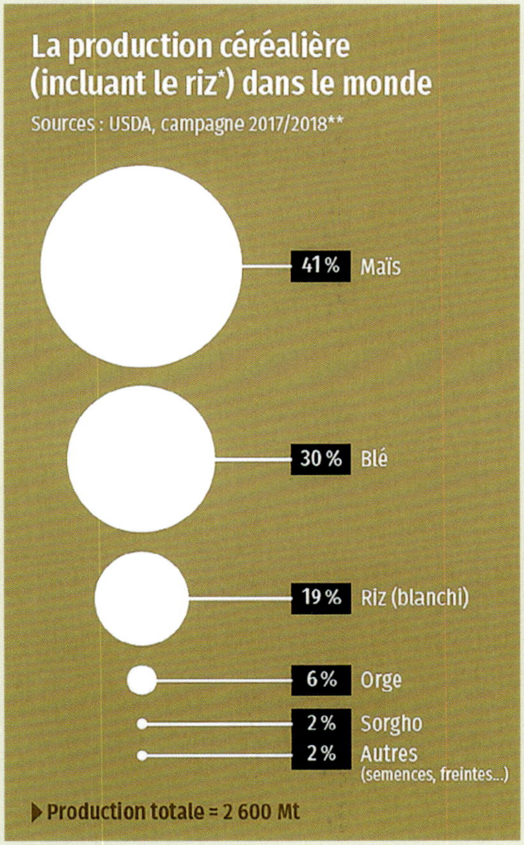

CE QUI POSITIONNE LE BLÉ COMME L'UNE DES CÉRÉALES LES PLUS CONSOMMÉES AU MONDE.

Maintenant, penses-tu que qualité et quantité peuvent rimer ensemble ? Nous oui, mais dans un certain contexte.

Comme nous le confirme Julien Venesson dans *Gluten, comment le blé moderne nous intoxique*, le blé de nos grands-parents n'est plus le blé d'aujourd'hui.
On t'embarque dans une petite chronologie de cette céréale ancestrale...

POINT N°1 : LE CÔTÉ MOLÉCULE

« Le blé est un terme générique qui regroupe les espèces du genre Tirticum. On compte plus d'une dizaine d'espèces, dont certaines n'ont vu le jour qu'en laboratoire », Julien Venesson

L'engrain sauvage ou le petit épeautre – le premier blé consommé et cultivé par l'homme – était composé de quatorze chromosomes à l'époque (env. 10 000 ans). À peu près à l'époque des Pharaons, un croisement entre le petit épeautre et une plante herbacée l'amènera à vingt-huit chromosomes.

Et... c'est à partir de là que ça a *fucked up* et que le blé est devenu toxique.

Un autre changement avec une plante herbacée et on se retrouve à quarante-deux chromosomes ! Le blé résiste désormais au froid. Solide, le mutant. Avant de rajouter : *« Chez l'homme, l'ajout d'un seul chromosome a des effets incommensurables (trisomie 21, par exemple). Alors, imaginez ce qui peut se passer en multipliant un patrimoine génétique par trois. »*

POINT N°2 : LA DIGESTION PLUTÔT... COMPLEXE

En plus des anti-nutriments dont on parle dans le prochain mythe, il y a d'autres effets à noter lors de la consommation de blé. À ce sujet, Bayesian France nous mentionne les points suivants :

- les protéines du gluten, comme les gliadines et les gluténines, restent en partie réfractaires à l'hydrolyse lors de la germination ;
- l'agglutinine du germe de blé (WGA) est également très résistante à toute préparation alimentaire. ;
- en plus de l'effet "kiss cool" des lectines et du gluten, le blé contient également des inhibiteurs de l'amylsase-trypsine (ATIs, pour *amylase-trypsin inhibitors*). Les ATIs interagissent avec la gliadine pour provoquer une réponse immunitaire et créer une inflammation dans l'intestin → en français, c'est pas cool du tout, surtout s'il y a du monde autour de toi **#ProteinFarts** ;
- Les hydrates de carbone à chaîne courte fermentables et faiblement absorbés (les fameux FODMAPs) n'aident vraiment pas non plus → c'est ce qu'on conseille de réduire pour améliorer la digestion.

EN BREF, ce n'est probablement pas un choix optimal de consommer du blé lorsque ce dernier n'a pas été particulièrement bien préparé.

On t'explique dans le prochain mythe l'importance de réduire ta consommation d'anti-nutriments.

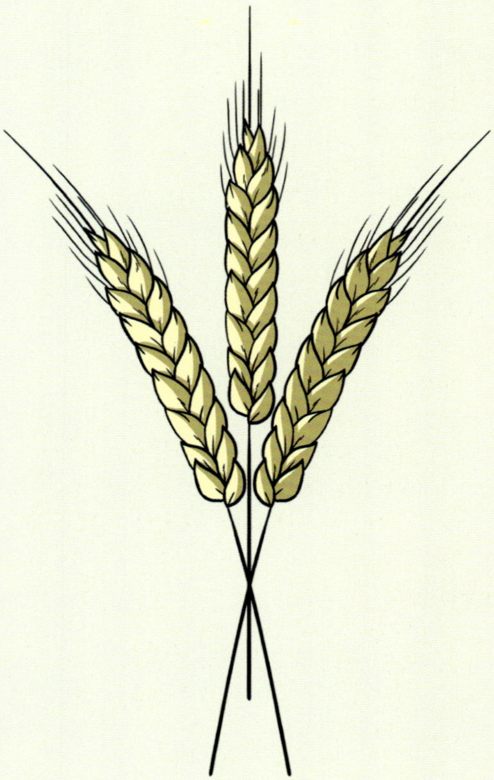

CONSEILS & APPLICATIONS PRATIQUES

ON PRIVILÉGIERA :

✅ la réduction, voire la suppression, de ta consommation de blé, complet ou non Si tu souhaites vraiment continuer à en consommer, privilégie le blé fermenté, car les méthodes de fermentation éliminent pas mal d'anti-nutriments, tout en dégradant le gluten et les FODMAPs qui nous posent tant de problèmes

✅ si tu ne peux pas te passer de pain, tu peux choisir du pain blanc bio au levain plus de biodisponibilité minérale et de digestibilité des protéines, un index glycémique plus bas et une activité antioxydante plus élevée. Que demande le peuple ?

✅ si tu es fan de pâtes, il existe des versions au sarrasin, à la patate douce, à l'épeautre et plein d'alternatives sympa au blé : on te conseille d'aller faire un tour sur Kazidomi ou en épicerie bio spécialisée

✅ si tu es plus biscuit, on te conseille des gâteaux à base de farine de riz ou de petit épeautre, tu seras surpris du goût que ceux-ci peuvent avoir : bûchettes au chocolat et petit épeautre, gâteaux à base de farine de riz, galette de riz au chocolat...

✅ si tu peines à digérer les produits céréaliers, tu n'as absolument PAS besoin d'en consommer : il existe bien d'autres alternatives pour obtenir les nutriments dont tu as besoin

✅ plutôt que de "chercher à consommer une catégorie fixe d'aliments (exemple : céréales et légumineuses), ajoute tous tes aliments sur un calculateur précis et regarde si tu parviens à combler tes besoins Sur Cronometer par exemple, tu peux obtenir une idée sur les micronutriments. Tu comprendras par toi-même que les céréales n'ont RIEN de magique ou d'indispensable...

✅ les fruits, les pommes de terre, les patates douces, les légumes cuits à la vapeur, le miel, le sirop d'érable, le lait bio pasteurisé ou cru, ainsi que les jus de fruits fraîchement pressés feront parfaitement l'affaire pour t'apporter des glucides digestes

✅ Pour tes micronutriments, pense au foie de ruminants (bœuf/veau/chèvre, etc.), aux huîtres, aux jaunes d'œufs et aux champignons, parmi tant d'autres combinaisons possibles

ON ÉVITERA :

❌ le blé non fermenté, sous toutes ses formes : ça paraît un peu extrémiste, mais ton intestin et tes **#GAINZ** nous remercieront

❌ le pain blanc ou complet, les pâtes blanches ou complètes, les gâteaux, les viennoiseries, etc. : tout ce qui est à base de farine de blé (T45, T55, T65, T80, T110, T170)

❌ de devenir parano si on en consomme une fois de temps en temps et que notre santé globale et métabolique est bonne : un donut n'a jamais fait grossir quelqu'un, une salade n'a jamais fait maigrir quelqu'un. Dans la même optique, si tu optimises tous les facteurs qui te permettent d'être en bonne santé, tu devrais être résilient face à ces "insultes physiologiques". En bref, plus tu es en bonne santé, plus tu peux "encaisser" ces insultes. Plus ta santé est fragile, plus chaque "insulte" risque de profondément t'atteindre.

DÉTAILS PHYSIOLOGIQUES

"LE GLUTEN POUR LES NULS", c'est simplement un mélange de protéines qu'on retrouve abondamment dans le blé, mais aussi dans d'autres céréales comme l'orge ou le seigle et qui est responsable de nombreux problèmes de santé.

Un peu de contexte apporté par le Dr Raymond Peat dans une interview :

« Le problème avec n'importe quel type de graine est qu'elle contiendra certaines substances qui permettent de garder ses protéines dans une forme de stockage. C'est le cas du gluten. Cette forme de protéine ressemble à ce que nos tissus fabriquent sous l'influence des œstrogènes ou du stress.
Si une personne a déjà des soucis à contrôler son niveau d'œstrogènes, elle sera prédisposée à réagir violemment au gluten. En effet, la séquence d'acides aminés que l'on retrouve dans le gluten existe également dans notre propre production de protéines lorsqu'elles sont stimulées par les œstrogènes.

Toutes les graines représentent la future génération de la plante, et la plante y met ses toxines les plus puissantes, son meilleur système de défense face aux animaux. Les enzymes de défense de celle-ci ne vont donc pas empiéter sur le métabolisme de la plante elle-même, mais viendront faire comprendre au métabolisme de l'animal qui les consommera qu'il évitera de l'ingérer la prochaine fois. 🚫
Les plantes "doivent" être toxiques, car elles n'ont pas la possibilité de combattre ou de courir. Elles utilisent donc une défense d'ordre "chimique" qu'il ne faut pas négliger ! »

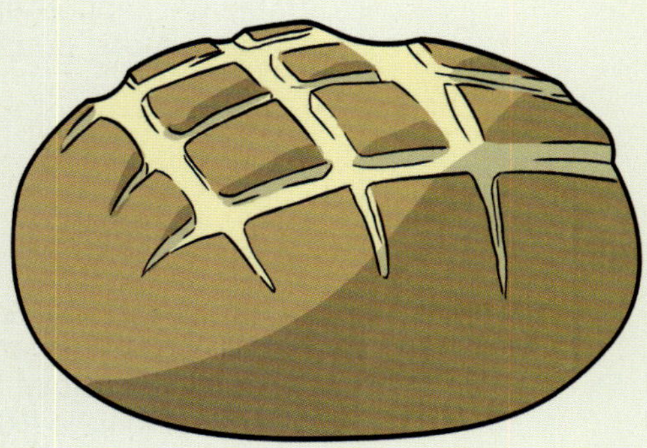

LE POINT DE VUE DE :

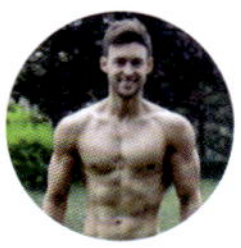

@nevingl

Il est vrai qu'en plus des anti-nutriments, le blé en particulier présente davantage de préoccupations que les autres types de céréales.
Le cocktail de composants potentiellement inflammatoires cités précédemment et les recherches mitigées sont suffisantes pour justifier une certaine prudence.
Je pense qu'il est préférable de réduire la consommation de blé sans levain à un apport faible afin d'éviter la porosité intestinale. De plus, les produits à base de blé ont un indice de satiété dérisoire et n'offrent aucun avantage nutritionnel considérable par rapport aux autres céréales, sans parler des légumes… Alors, pourquoi ? 🤷‍♀️

@tristandefeuilletvang

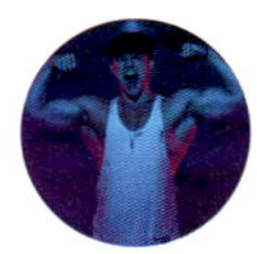

On te rejoint à 100 %, Nevin ! Concernant les “insultes physiologiques”, quand tu remets les choses dans le contexte, la physiologie rejoint la psychologie.
Lorsqu'on t'insulte IRL et que tu es peu sûr de toi, ça t'atteint profondément.
Lorsqu'on t'insulte IRL et que tu es aligné avec toi-même… *You just don't give a fuck.* 🙂

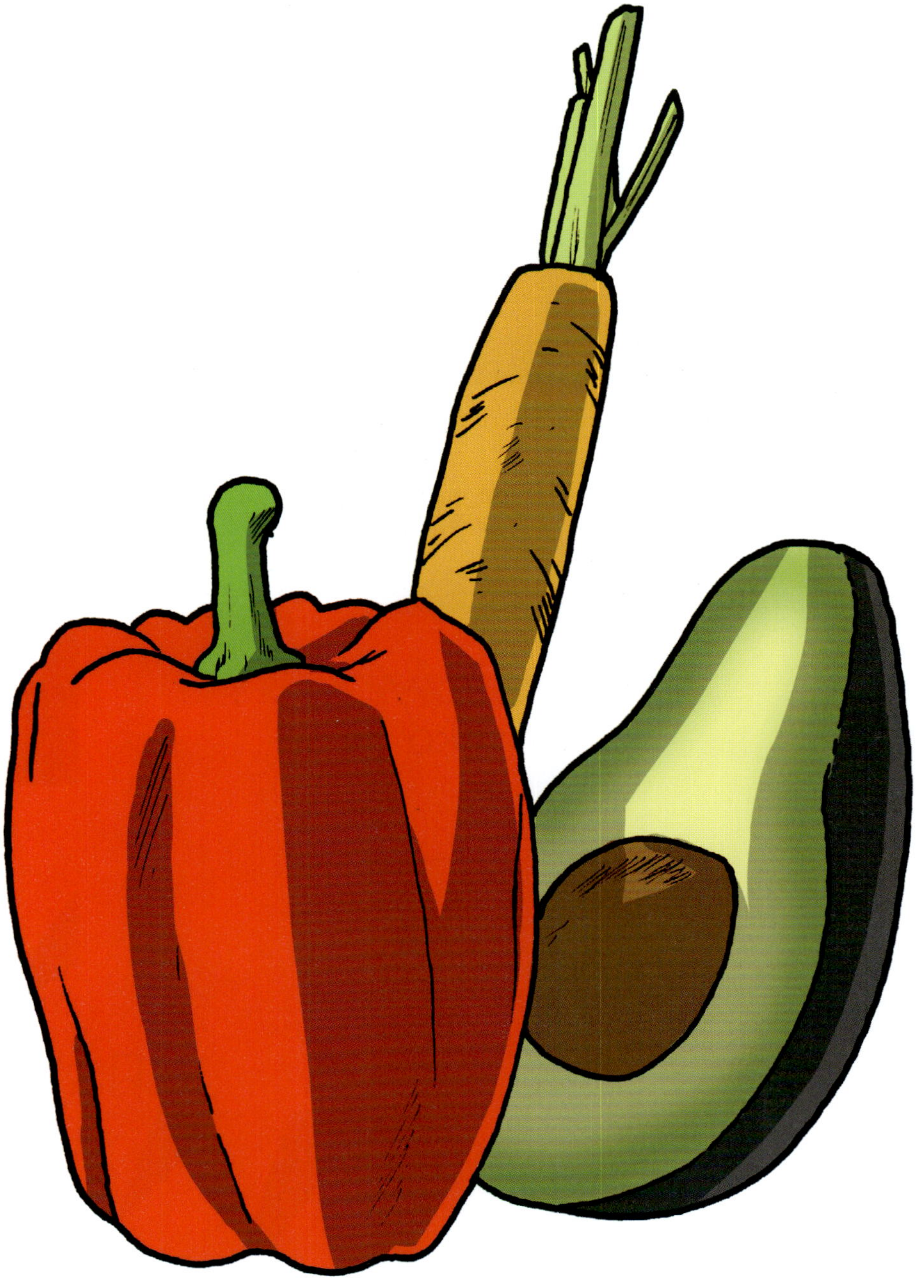

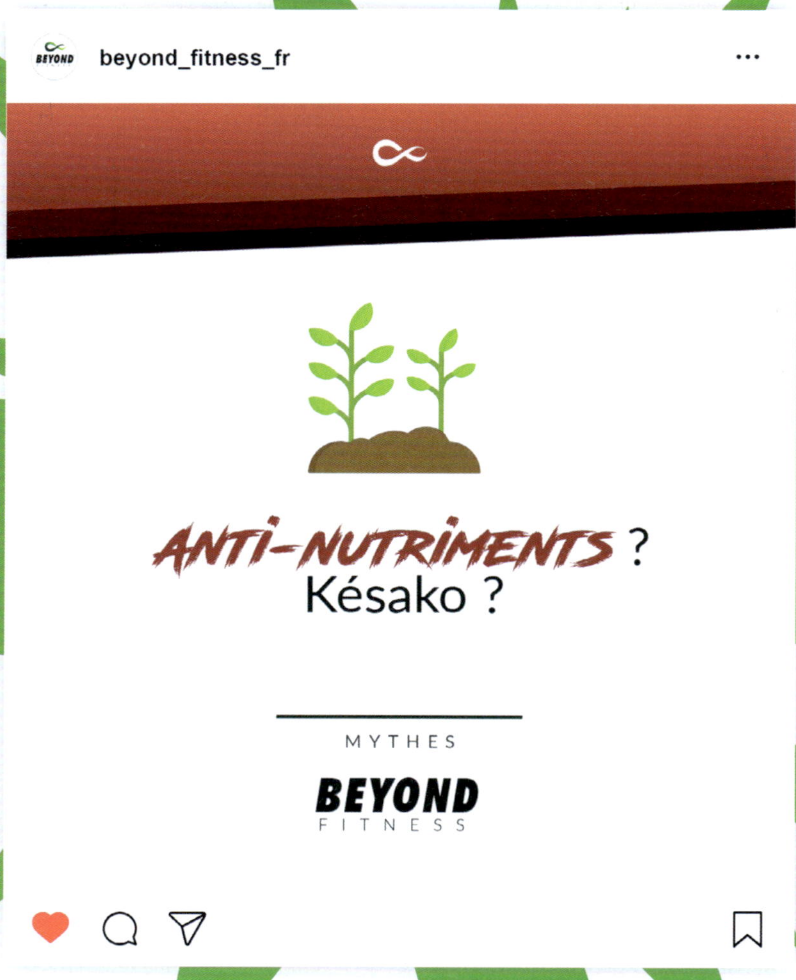
beyond_fitness_fr
ANTI-NUTRIMENTS ?
Késako ?
MYTHES
BEYOND
FITNESS

Accroche-toi bien, on attaque un sujet qui va être dur à digérer. Comme les anti-nutriments justement.

Un anti-nutriment (AN) est une substance principalement présente dans les végétaux qui empêche ou diminue l'assimilation des nutriments par l'organisme. Il peut, par exemple, bloquer ou réduire l'assimilation de minéraux par le corps alors même qu'ils ont été ingérés.

On pense que tu as déjà entendu dire qu'il valait mieux mettre l'accent sur des aliments qui n'ont pas subi de processus industriels non justifiés.
On te rassure, on adhère totalement à ce principe !
Cela dit, manger un aliment "cru", et/ou s'assurer qu'il soit absolument "non transformé", quelle que soit la situation, n'est pas la méthode la plus optimale.
Pour comprendre, il faut un peu de contexte...

Co-évolution

Les plantes ne sont pas là "juste pour nous".
Elles doivent également "faire leur vie". Oui, une plante est vivante, au sens strict du terme biologique.
C'est ce qui fait qu'une plante possède aussi ses propres mécanismes de défense.

Sans aller trop loin dans les détails (pour éviter de transformer ce livre en ouvrage de jardinage), certaines plantes ont intérêt à se défendre davantage, en fonction du climat par exemple.
Si le climat est favorable au développement (tempéré, suffisamment de soleil pendant une longue période de l'année), les plantes auront moins besoin de se "battre" (avec leurs armes) pour des ressources.

Une orange ou une noix de coco aura donc accès à plus d'énergie et pourra vraisemblablement créer une matrice plus stable pour la consommation humaine.
Si une noix de coco est stable sous des températures tropicales, elle le sera aussi lorsqu'elle sera dans notre organisme (cf. mythe n°11).

Si une plante utilise autant d'énergie pour former un fruit, c'est que cela peut augmenter son propre "fitness" (capacité de reproduction en éco-ontologie).
Tu veux plus de détails ? Va voir le point n°5 sur le fructose !

Kate Deering présente une belle synthèse sur les anti-nutriments dans son livre. La partie qui suit est donc une simple paraphrase de la partie correspondante de son œuvre (chapitre 6).

Oxalates

L'acide oxalique est un produit chimique qui se retrouve naturellement dans les légumes verts feuillus, les noix, les graines et le soja.
Il se lie au calcium et forme des oxalates qui inhibent l'absorption du calcium. Génial.

Pyridoxine Glucoside (PNG)

La vitamine B6 présente dans les plantes est biodisponible à environ 15-25 %.
Rappel : 15-25 %, c'est moins d'un quart d'assimilation.
Les autres formes PLP (pyrodyxal phosphate) et PMP (pyrodixamine phosphate) se trouvent dans les aliments d'origine animale.
Le bœuf, le foie, les œufs, le lait, les pommes de terre et les bananes représentent des sources biodisponibles intéressantes. ✅

Lectines

Les lectines se trouvent dans les graines, les légumineuses, les céréales et les noix.
Ce sont des protéines que l'on retrouve dans les plantes, elles se lient aux glucides.
Une grande consommation de lectines peut causer des diarrhées, des nausées, des ballonnements et des vomissements.
Les sources les plus problématiques sont les céréales, les haricots, le soja et la plupart des légumes.
La cuisson des légumes peut diminuer les problèmes liés aux lectines.

Lignanes
Ce sont des phytœstrogènes que l'on retrouve dans les plantes. Ils ont des propriétés similaires aux œstrogènes et peuvent causer des perturbations hormonales.
Les sources les plus problématiques : les graines de sésame et de lin et les légumes crucifères crus (comme le brocoli, le chou-fleur, le chou et les choux de Bruxelles).

Graisses polyinsaturées
Selon le Dr Raymond Peat, « *les graisses polyinsaturées représentent elles-mêmes un système de défense important, puisqu'elles inhibent la trypsine et d'autres enzymes protéolytiques.*
Ceci empêche l'assimilation des protéines présentes dans les graines et les feuilles et perturbe tous les processus biologiques qui dépendent de la dégradation des protéines, comme la formation des hormones thyroïdiennes et le retrait des caillots de sang ».

Les fibres comme la pectine, la lignine et la cellulose sont à considérer avec précaution.
En ajouter partout sans une approche spécifique n'est vraisemblablement pas la meilleure des idées.

Pectine
Un polysaccharide (longue molécule de glucides que le corps ne peut pas dégrader) qui est présent dans la peau des fruits, dans les fruits qui ne sont pas assez mûrs (e.g. pomme et poire) et les légumes hors sol.
La pectine peut augmenter la sécrétion d'endotoxines et de sérotonine.

Cuire les légumes et les fruits (pas assez mûrs, par exemple) aide à dégrader la pectine.

Lignine
C'est aussi un polysaccharide associé avec de nombreux problèmes (cancer utérin, problème de reproduction, élargissement de la rate, problèmes de foie et d'estomac et une augmentation du niveau d'acide biliaire – qui est lié avec le cancer du colon).
On peut notamment en trouver dans les algues, les céréales, les légumes et les fruits. La cuisson et le fait de choisir des fruits suffisamment mûrs diminuent les effets négatifs.

Cellulose
C'est également un polysaccharide.
Les humains, contrairement aux ruminants, ne peuvent pas digérer la cellulose. La cellulose n'est pas malsaine en soi, mais il faudra vraisemblablement étudier précisément la réaction de chaque personne aux différentes quantités de cellulose. Il faudra aussi rester attentif à leur provenance, les sources industrielles altérées ne seraient pas identiques.

Goitrogène
Les substances goitrogènes suppriment la fonction thyroïdienne en inhibant la formation des hormones thyroïdiennes. Les légumes crucifères crus consommés en grandes quantités peuvent avoir un impact sur l'activité métabolique. À considérer avec précaution (liste non-exhaustive) : chou Pak Choï, chou-fleur, chou, chou de Bruxelles, soja.

Kate Deering, How to Heal your Metabolism *(chapitre 6)*

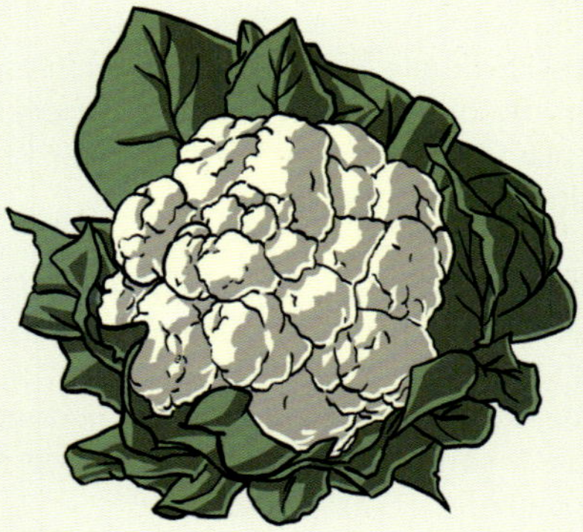

CONSEILS & APPLICATIONS PRATIQUES

ON PRIVILÉGIERA :

✅ les aliments contenants le moins d'AN et de FODMAPs possible pour une assimilation OPTIMALE de tout ce que l'on ingère :

- Riz > blé
- Riz blanc > riz complet
- Lentilles pré-trempées 24 heures + exposées au soleil > lentilles prêtes à consommer
- Salade de fruits épluchés > fruits avec la peau
- Chou-fleur cuit > chou-fleur cru
- Pomme de terre > soja

✅ les méthodes de trempage et/ou de germination lors de notre consommation de céréales et légumineuses (ou de fermentation)

✅ le pain blanc bio au levain traditionnel : si tu peines à digérer les produits céréaliers, tu n'as absolument PAS besoin d'en consommer : il existe bien d'autres alternatives pour obtenir les nutriments dont tu as besoin

ON ÉVITERA :

❌ le plus possible les aliments qui contiennent des anti-nutriments

❌ les sources importantes de protéines végétales (qui sont bien gardées par des AN), à moins de s'occuper correctement de leur préparation : par exemple, les lentilles pré-trempées et bien cuites sont intéressantes. Le soja, les haricots blancs et rouges (riches en protéines), même préparés, n'ont que trop peu d'intérêt vis-à-vis du ratio risques/bénéfices

❌ les sources d'aliments que l'on te recommande d'éviter la plupart du temps dans la "Liste des aliments recommandés"

❌ d'écouter les régimes Dukon (sic) à base de son d'avoine et de riz, le summum des AN

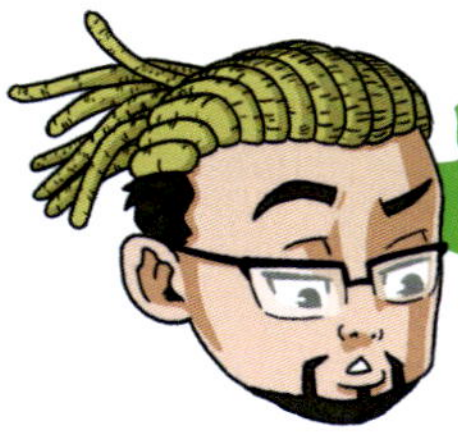

DÉTAILS PHYSIOLOGIQUES

Le fait que le riz complet entraîne un équilibre azoté significativement plus faible que le riz blanc est vraisemblablement dû à la présence des AN.
Les AN sont principalement situés dans l'enveloppe du riz (le son), d'où (en partie) notre recommandation de privilégier le riz blanc au riz complet.
Donc, la prochaine fois que vous entendrez parler d'un "régime à la Kon" (sic) vous demandant de consommer du son de riz, d'avoine ou de blé, retenez que le principal but est de s'en faire (du blé).
Le son est un DÉCHET industriel. Personne n'en a besoin, mais l'industrie a réussi à créer une demande ; on vous fait croire que c'est bon, puis on vous le vend. **NICE JOB !**

RAPPEL N°1 CONCERNANT L'EFFET DE L'ACIDE PHYTIQUE SUR LE CORPS HUMAIN :

• L'acide phytique peut réduire la biodisponibilité du fer de deux à cinq fois → Juste ça.

• Même chez les personnes déficientes en fer, 2 à 3 % du fer contenu dans les paquets de céréales seulement est absorbé → Génial.

• L'acide phytique dans les légumineuses et les céréales diminue la biodisponibilité du zinc d'environ 20 % → On n'est plus à ça près après tout.

• L'acide phytique des légumineuses, du cacao et des céréales inhibe l'absorption du magnésium d'environ 60 % → 60 % ? Ça va, il reste presque la moitié !

On te laisse constater dans le tableau à droite où est-ce que l'on trouve le plus d'acide phytique.

Passons pour ce *bullshit* : seul 13 % du magnésium est absorbé (87 % n'est PAS ABSORBÉ) dans le pain contenant un anti-nutriment appelé acide phytique → Indice : 13 %, c'est vraiment peu.
On parle de 3,8 % concernant l'absorption du fer → Note : 3,8 %, c'est le tiers de vraiment peu.
Et si, là, tu te dis que c'est juste des minéraux « pas trop importants », tu peux noter que le magnésium influe directement sur ton niveau de testostérone, de force et d'endurance… On évitera donc de sous-estimer l'intérêt des minéraux, merci.

DEUXIÈME MAUVAISE NOUVELLE, l'acide phytique se lie également aux protéines, les briques, le Graal, la pierre angulaire de la construction de tes muscles. Aïe !

(BF) Plusieurs anti-nutriments inhibent la trypsine et la pepsine, des enzymes dont ton corps a besoin pour digérer les protéines.
Quand ton corps ne peut pas absorber les protéines des aliments, il ne peut donc pas les utiliser pour construire du tissu musculaire, la croissance musculaire étant le résultat d'un équilibre protéique positif : des niveaux de synthèse (création) de protéines musculaires supérieurs à la dégradation (l'utilisation) des protéines.

On sait que les effets sont lourds sur les animaux, pouvant réduire la digestibilité des protéines de plus de la moitié.
On ne dispose pas de milliers d'études sur l'effet des anti-nutriments (AN) sur l'équilibre protéique des humains à l'heure où l'on écrit ces lignes, mais les preuves sont largement suffisantes pour appliquer le principe de précaution et te suggérer de ne pas les ignorer. Les protéines des plantes "ne sont pas juste là pour nous".

Les régimes mexicains (hauts en AN) réduisent la digestibilité des protéines de 23 %, tout en diminuant la digestibilité des minéraux → un quart de protéines perdues, pas mal !

Presque pire que les amandes et leur score de 32 %. Le soja aussi est chargé en AN, et c'est ce qui explique en partie le fait qu'il stimule vraiment faiblement la synthèse des protéines.

U. Schlemmer et *al.* — Mol. Nutr. Food Res. 2009, 53, S330-S375

Table 2. *Content of phytic acid/phytate in cereals*

Céréales Nom commun		Taxonomic names	Phytic acid/phytate[a] g/100 g (dw)	References
Maïs		*Zea mays*	0.72-2.22	[47-57]
	Germe de maïs		6.39	[20]
Blé		*Tritcicum spp. (~25 species)*	0.39-1.35	[48, 49, 51, 57-60]
	Son de blé		2.1-7.3	[20, 46, 51, 53, 59, 60, 61, 72]
	Germe de blé		1.14-3.91	[20, 46, 74]
Riz		*Oryza glabemima/sativa*	0.06-1.08	[47-50, 52, 55, 62, 63, 114]
	Son de riz		2.56-8.7	[46, 51, 59, 60, 75]
Orge		*Hordeum vulgare*	0.38-1.16	[51, 53, 57, 58, 60, 64, 66, 99]
Sorgho		*Sorghym spp. (~30 species)*	0.57-3.35	[50, 51, 55, 67, 73]
Avoine		*Avena sativa*	0.42-1.16	[51, 54, 56-58, 60, 61, 64, 67, 68]
Seigle		*Secale cereale*	0.54-1.46	[47, 48, 53, 56, 60, 64, 69]
Millet		*Pennisetum sp., etc.*	0.18-1.67	[50, 55, 70, 75, 114]
Triticale (mélange de blé & seigle)		*Triticale secale*	0.50-1.89	[70, 71]
Riz sauvage		*Zizania sp.*	2.20	[53]

a) Depending on the data published.

Table 3. *Content of phytic acid/phytate in legumes*

Légumineuses Nom commun	Taxonomic names	Phytic acid/phytate[a] g/100 g (dw)	References
Haricots rouges	*Phaseolus vulgaris*	0.61-2.38	[47-50, 53, 75-83]
Haricots verts			
Harictos Pinto			
Haricots blancs			
Cornille			
Fèves	*Vicia faba*	0.51-1.77	[79, 85-87, 100-105]
Pois	*Pisum sativum var. arvense*	0.22-1.22	[48, 65, 84-90]
Niebé	*Vigna unguiculata*	0.37-2.90	[48, 50, 55, 82, 91-98]
Dolique à œil noir			
Pois chiches	*Cicer arietinum*	0.28-1.60	[48, 50, 65, 83, 85, 86, 92, 95, 99]
Lentilles	*Lens culinaris*	0.27-1.51	[50, 65, 82, 83, 86, 95, 106-111]

a) Depending on the data published.

LE POINT DE VUE DE :

ben.gib

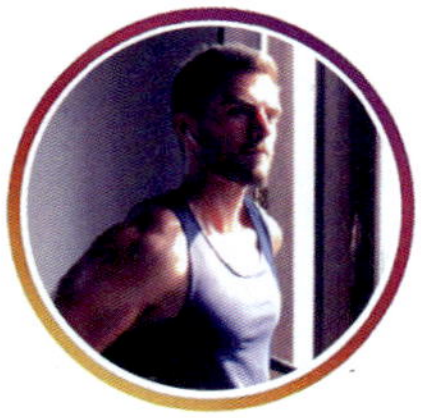

BEN GIB
Personal Trainer

@ben.gib : Petite technique pour s'en convaincre.
Fais tremper des lentilles, du quinoa ou toute autre graine de ce genre quelques heures. Observe l'aspect, la couleur du jus que tu vas obtenir (voire le goût si tu es un peu maso).
Je peux te garantir que tu préfères que ce ne soit plus dans l'aliment quand tu vas le consommer. 🤷‍♀️😁

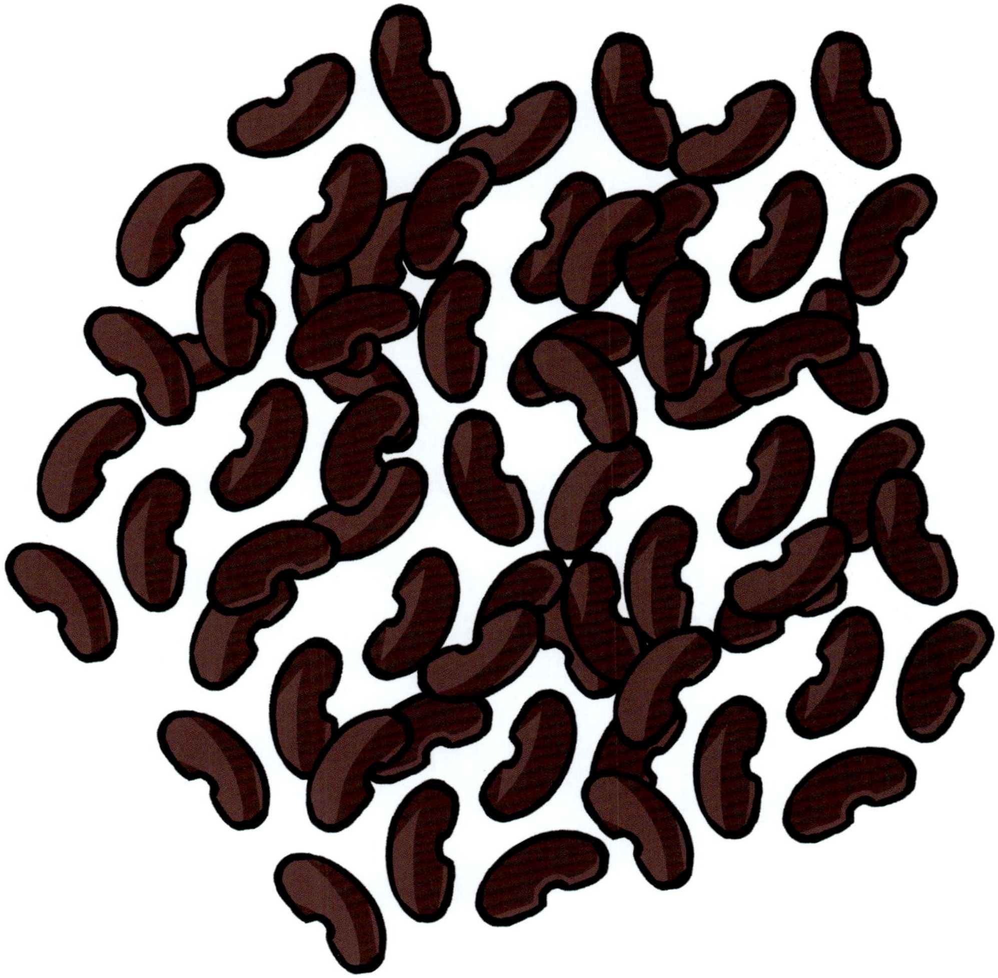

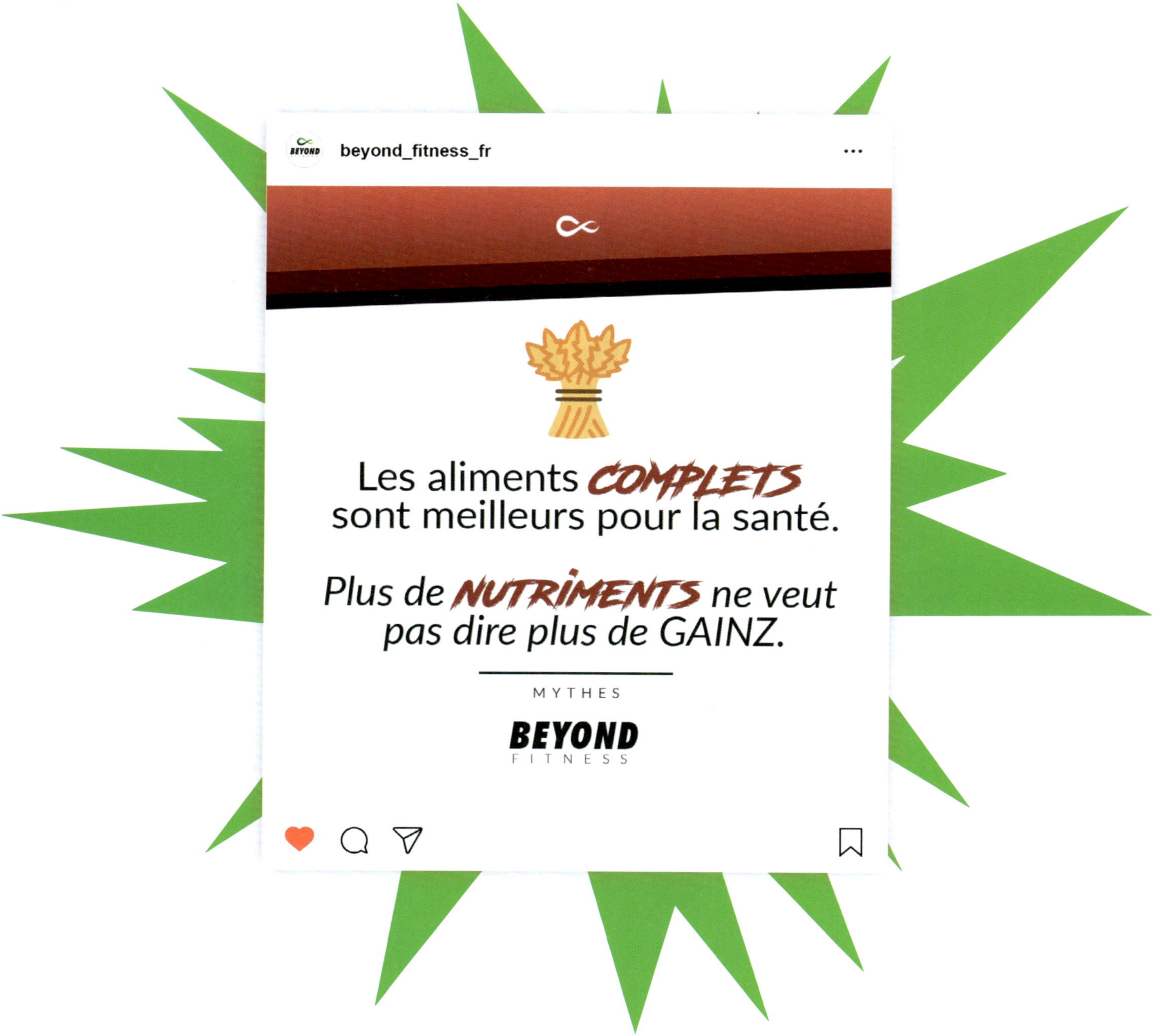
beyond_fitness_fr
Les aliments COMPLETS sont meilleurs pour la santé.
Plus de NUTRIMENTS ne veut pas dire plus de GAINZ.
MYTHES
BEYOND FITNESS

MYTHE 18 #SANTÉ #DIGESTION #COMPLETOUPAS

PLUS DE NUTRIMENTS NE VEUT PAS DIRE PLUS DE GAINZ.

Est-ce une bonne idée de manger du riz complet au lieu du riz blanc ?
Est-ce une bonne idée de consommer du pain complet au lieu du pain blanc ?
Est-ce que le blé complet est plus intéressant que le blé tout court ?
(SPOIL : NON !)

Ce n'est peut-être pas la bonne question !
Le but n'est PAS de favoriser les aliments raffinés. Ni ceux qui ont le plus de nutriments sur le papier.
L'idée est un peu plus large :
Qu'est-ce qui fait qu'un aliment est bon pour nous ?

- Peut-on bénéficier des nutriments tout en minimisant les troubles digestifs?
- L'aliment doit-il passer le plus de temps possible dans notre système digestif ?

Plus c'est long, plus c'est bon ? Peut-être, mais pas dans ce contexte.
A priori, on mange avant tout pour nourrir notre corps. Pas les bactéries de notre intestin.
On souhaite donc pouvoir assimiler les nutriments pour que l'on puisse en tirer de l'énergie. Manger dans le simple but de faire transiter un aliment est à peu près aussi utile que de boire plus dans le but d'uriner plus (voir le mythe n°21 sur l'eau).

MAUVAISE NOUVELLE : Certaines choses ne sont pas considérées comme assimilables.
Ce que NOUS ne digérons pas peut nourrir plus ou moins intensément nos bactéries.
Oui, ce qu'on ne garde pas passera un certain temps en contact avec les bactéries de notre intestin et, à ton avis, est-ce une bonne chose ?
Les ruminants sont conçus pour extraire les nutriments des plantes.
Certaines espèces, comme les ruminants, ont un système digestif à quatre compartiments (dont trois

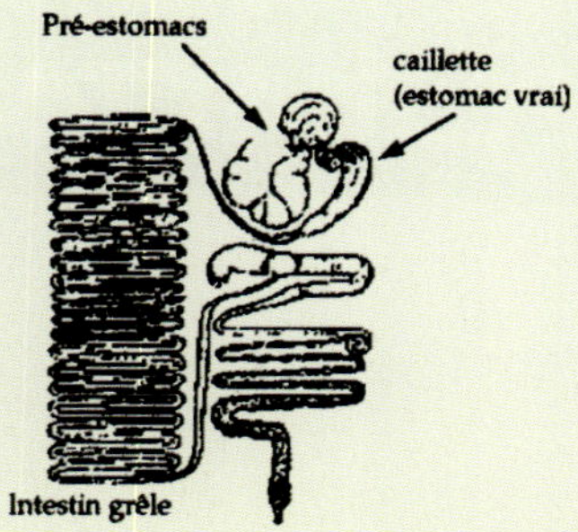

Chenost & Kayouli - Utilisation des fourrages grossiers en régions chaudes (Étude FAO - Production et santé animales – 135)

"pré-estomacs"). Ici, les différents composants des plantes ne poseront vraisemblablement pas trop de problèmes.
Tu connaissais les compartiments ?
1. LA PANSE (rumen, environ 100 l),
LE 2. FEUILLET (-Vang, non, c'est une blague),
3. LE RÉTICULUM,
4. ET LA CAILLETTE.

La digestion par les bactéries fait totalement partie de la stratégie d'extraction de nutriments.
C'est pour cette raison que les ruminants possèdent plusieurs compartiments (avec des interactions sophistiquées) et qu'ils sont incomparables avec notre système digestif.
Ce n'est pas super sexy certes, mais nous sommes déjà plus proches du système digestif du cochon, par exemple (également monogastrique).
Pour nous, les monogastriques, la stratégie de digestion est différente.
Nous ne sommes pas aussi bien équipés que les ruminants pour (di)gérer toutes ces fibres. Mais pas que !
Il y a aussi autre chose de problématique…
Ces différents aliments viennent avec quelques "bonus". On parle notamment d'anti-nutriments (cf. mythe précédent), les "gardiens" des plantes.
#YouShallNotPass
De nombreux anti-nutriments sont documentés et il y en a dans des quantités variables dans les aliments suivants :

- riz complet et pâtes complètes • épinards crus
- soja • haricots blancs • crucifères (brocolis, etc.)

Entre nous, on n'est pas fan. Tes intestins non plus.
TES GAINZ ENCORE MOINS.

CONSEILS & APPLICATIONS PRATIQUES

Heureusement, nos ancêtres étaient conscients des problèmes posés par les céréales et les légumineuses (qu'on a tendance à oublier actuellement) et ils ont donc inventé des méthodes permettant de réduire la teneur en anti-nutriments :

- trempage pour les légumineuses et les céréales complètes
- les éviter si on est relativement sensible aux FODMAPs et les remplacer par des alternatives plus digestes
- il est toujours possible d'obtenir des nutriments AILLEURS, ce qui fait que nous n'avons pas besoin de paniquer parce qu'on décide d'éviter de consommer une céréale complète pour une question de confort intestinal

On compte aussi le côté "pratique" de la chose dans l'ensemble de notre approche. Si tu as le temps de faire pousser, tremper, germiner et exposer à la lumière tes légumineuses : c'est cool ! Ta vie doit être soit très passionnante (ironie), soit très organisée !

Sinon, si tu cherches à optimiser le ratio risques/bénéfices AVEC ton temps pris en compte dans l'équation, ce n'est peut-être pas le plus optimal.
Malinx le Lynx.

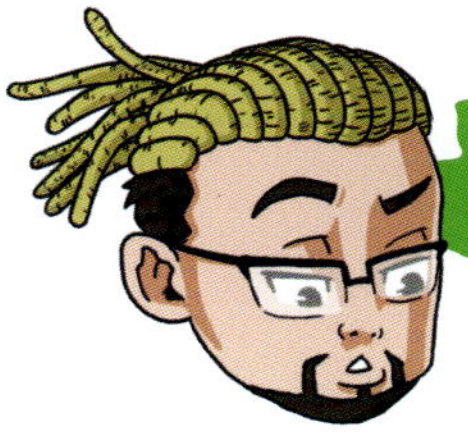

DÉTAILS PHYSIOLOGIQUES

LES CÉRÉALES SONT-ELLES BONNES POUR LA SANTÉ ?
Le message véhiculé par les “céréales complètes” est mieux reçu par les personnes qui font déjà attention à leur santé. C’est plus intéressant d’éviter tout ce qui est “ultra processé”.

Maintenant, il convient de noter un point extrêmement important pour les céréales : le contexte industriel ! C’est extrêmement facile à produire et à exporter en grandes quantités avec le mode de production actuel. BF mentionne certains lobbies de l’industrie céréalière : « Cargill, Nestlé, Cereal Partners Worldwide et General Mills. »

À ce propos, « *il y a de nombreux exemples de recherches subventionnées par l’industrie céréalière, comme celle-ci de General Mills, avec un biais de sélection flagrant et un choix judicieux pour donner un sens positif à tout ce qui touche aux céréales.* » *(ibid.)*

EST-CE QU’ON A BESOIN DE CÉRÉALES COMPLÈTES POUR LES FIBRES ?
On rejoint encore une fois la conclusion de BF qui suggère également qu’elles n’ont absolument pas besoin de faire partie d’une alimentation saine, qu’elles soient complètes ou raffinées, spécialement si tu consommes suffisamment de fruits et de légumes.

Si on raisonne à calories égales, les céréales complètes sont loin d’être incroyables, particulièrement lorsqu’elles sont comparées à beaucoup de fruits et légumes, par exemple.

De plus, elle n’apportent pas plus d’avantages que les autres types de fibres alimentaires dans l’ensemble, ni sur l’effet de satiété, ni sur la prévention du cancer colorectal.

Concernant la digestion, on peut vite s’y perdre lorsqu’on entend parler de probiotiques et de prébiotiques.
Il existe différents paradigmes au niveau de ce fameux biote intestinal et il ne s’agit bien évidemment pas ici de tenter de clore un grand débat ouvert.
Les bactéries font leur vie, mais on ne souhaite vraisemblablement pas non plus qu’elles prolifèrent de manière démesurée.

- Elles peuvent notamment envahir notre petit intestin : on appelle cela un “SIBO” (*Small Intestine Bacteria Overgrowth*).
- Ces bactéries peuvent produire une quantité importante d’endotoxines (LPS, ou lipopolysaccharides), connues pour favoriser un quartier un peu chaud dans la cité, le milieu inflammatoire.
- Ce même processus inflammatoire est associé à la formation de nouvelles tumeurs.
- Les endotoxines sont aussi associées à un risque plus important de contracter le diabète de type II.
- D’ailleurs, bloquant la régénération des fameuses cellules bêta, il se pourrait bien que les endotoxines nous empêchent de guérir du diabète (ou ralentissent sensiblement sa guérison) !

ENDOTOXINES, PAS GENTILLES !

LE POINT DE VUE DE :

christophe_bonnefont

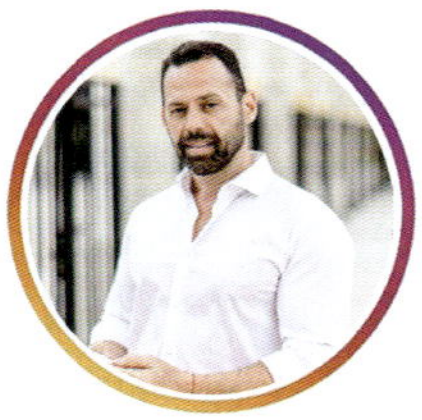

CHRISTOPHE BONNEFONT
Auteur & Conférencier

@christophe_bonnefont : Les céréales “complètes” sont tellement bonnes que les premiers signes de déminéralisation sur l’homme sont apparus il y a 5 000 ans... avec l’apparition de la culture des céréales ! Coïncidences ?

Pour aller plus loin :

MYTHE 18 #SANTÉ #DIGESTION #COMPLETOUPAS

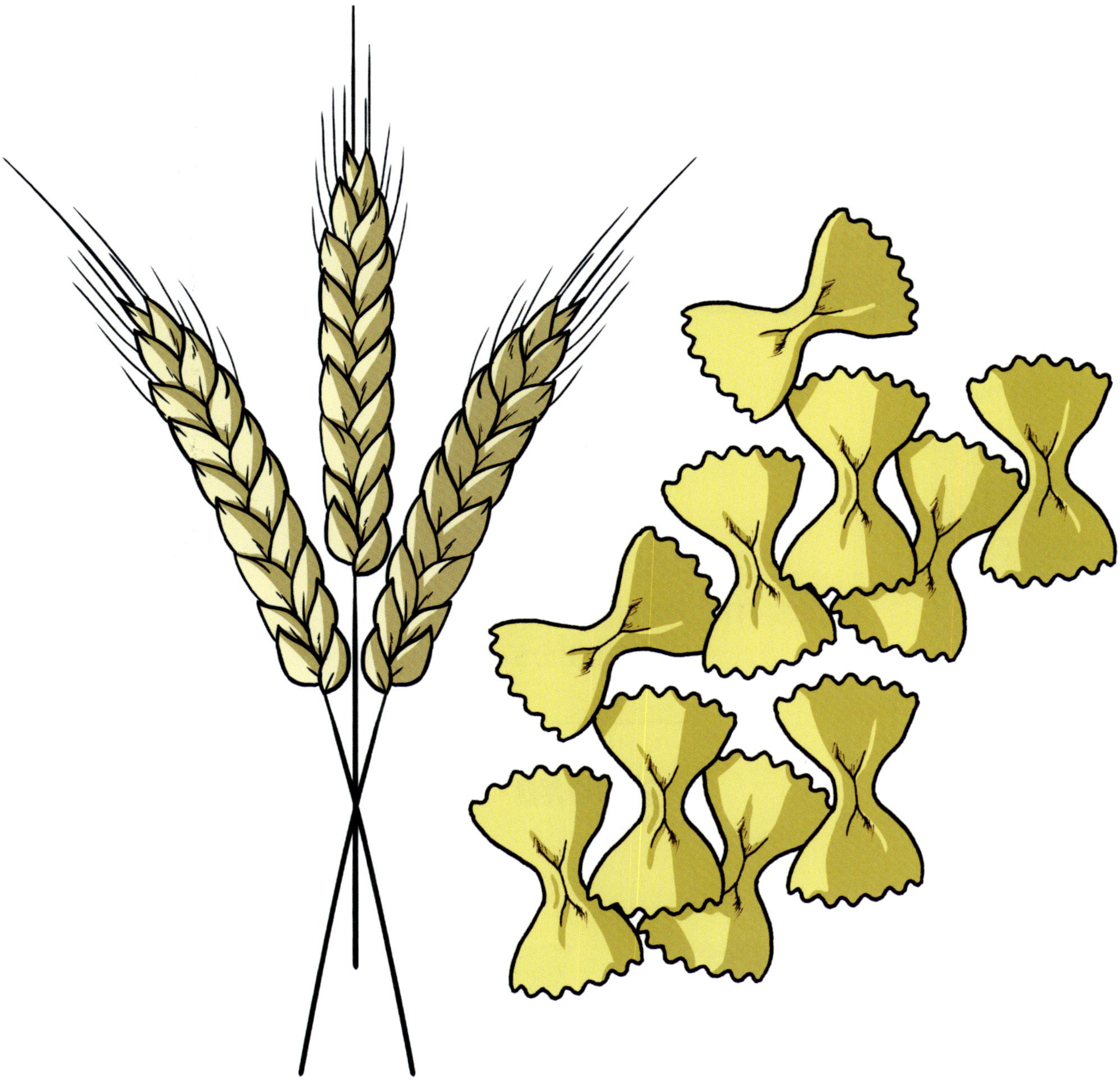

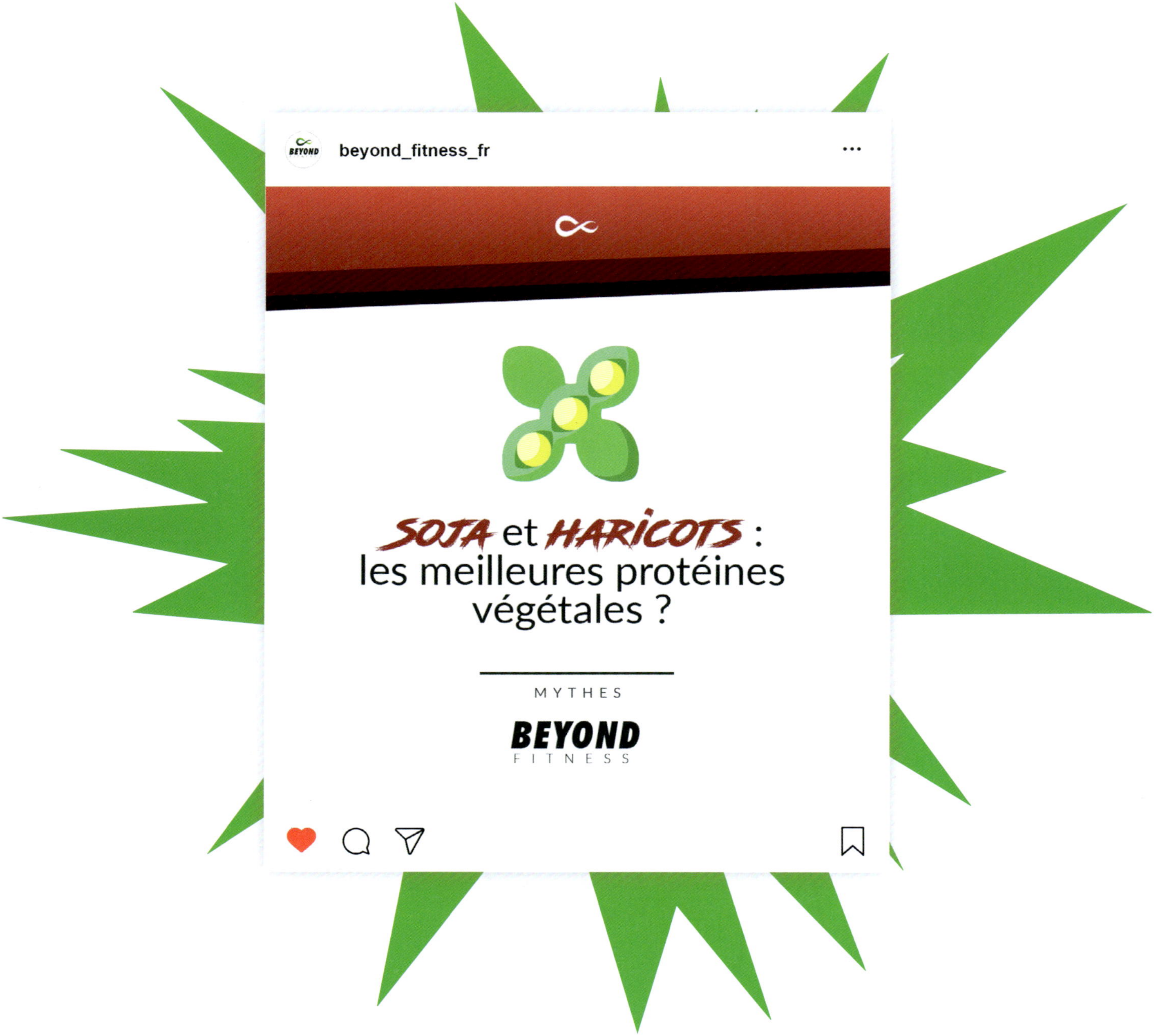
beyond_fitness_fr
SOJA et HARICOTS :
les meilleures protéines
végétales ?
MYTHES
BEYOND
FITNESS

MYTHE 19 #PROTÉINESVÉGÉTALES #GÉNISTÉINE #LECTINE

A priori, ces aliments semblent extrêmement intéressants si on souhaite diminuer notre consommation de protéines animales.
Ils contiennent effectivement une grande quantité de protéines. Nickel sur le papier, on peut donc arrêter de manger des protéines animales ?

A-t-on trouvé la solution miracle ?

« C'est bon les gars, on peut arrêter les œufs, les produits laitiers et la viande, c'est marqué qu'il y a des protéines dans les légumineuses ! »
Pour savoir si ces aliments sont optimaux, il convient de regarder plusieurs points :

- Sont-ils généralement sains pour la consommation humaine ?
- Sont-ils intéressants pour stimuler la synthèse protéique musculaire ?

Haricots et soja pour la consommation humaine

On ne va pas aller trop loin, mais on va quand même revenir à la base : à quoi sert une plante ? Existe-t-elle juste pour nous ? On se sert et on continue notre vie sans contrepartie ? Non, on n'est pas chez maman.
Les plantes riches en nutriments précieux sont forcément convoitées. C'est un peu comme un coffre-fort : plus le trésor est gros, plus tu as intérêt à y fixer un verrou solide.
→ Les plantes qui accumulent de l'azote sont capables de créer davantage de protéines.
L'azote permet de créer des acides aminés (un groupe "amine" contient de l'azote), les acides aminés permettent de créer des protéines.
Dans le règne végétal, il y a beaucoup plus de carbone disponible que d'azote, ce qui fait que les plantes riches en protéines sont, par essence, considérées comme précieuses.

Comment garde-t-on quelque chose de précieux ?

On augmente les mécanismes de... défense !
Et les défenses des plantes, ça donne quoi ?

De la même manière que les poils urticants de l'ortie contiennent de l'histamine, de l'acétylcholine et de la sérotonine qui irritent la peau des malheureux qui s'en approcheraient trop près, les défenses chimiques (internes à la plante) sont, elles aussi, extrêmement bien conçues. Et revoilà nos p'tits potes : les fameux anti-nutriments.

Malheureusement pour nous, les sources végétales riches en protéines ne sont pas optimales pour la consommation à cause de ce système de défense. Ce n'est pas pour dire qu'on ne peut les consommer sous aucune forme. C'est juste qu'il faut savoir comment faire au mieux tout en considérant cette problématique.

Si tu veux aller plus loin, tu trouveras ici une interview très (trop) complète d'Éric Lépine sur les protéines végétales :

Il faut prendre en compte le rôle des anti-nutriments : se défendre et/ou rendre indisponible les nutriments précieux. **#YouShallNotPass**

Oui, selon un super diététicien d'Internet avec un blog au nom aussi kitsch que "soyezensuperformeaveclesproteinesvegetales.fr"
→ OUI, il y a du fer, du zinc et du potassium dans tes sources de protéines végétales.
Mais est-ce que ça veut dire qu'il va y en avoir dans ton corps après avoir les avoir ingérées ?
Ah, ça, c'est une autre histoire.

On ne PEUT PAS compter la totalité des nutriments présents comme étant systématiquement DISPONIBLES pour notre corps.
Une partie, sous certaine condition, OK.
Croire que la totalité est présente pour nous sans aucune concession est une erreur.

Sont-ils intéressants pour stimuler la synthèse protéique musculaire ?

(BF) La présence de nutriments intéressants est de toute manière faible – à calories égales – par rapport aux abats, aux légumes et aux fruits.
Les légumineuses ne représentent en rien une catégorie indispensable d'aliments.

Il faut d'ailleurs noter le point capital pour tout pratiquant de musculation, de nombreux « anti-nutriments inhibent la trypsine et la pepsine » (*ibid.*), ce qui empiète sur le métabolisme des protéines.
En bref, on construit moins bien du muscle en présence de ces inhibiteurs. → Bien joué, Morray.

Leur synthèse suggère de conserver quelques précautions au niveau des effets attendus sur la musculation. Autant une présence importante d'anti-nutriments peut diminuer la digestibilité des protéines, autant le soja peine à stimuler la synthèse protéique musculaire. Sur le papier, la quantité de ces protéines est sympa. Malheureusement, tu dois considérer tout ce qui optimise (ou non) leur métabolisme (dégradation et synthèse).
En bref, c'est un peu comme si on avait une banque à dévaliser et qu'elle était gardée par des gardes plus ou moins compétents.
Malheureusement pour nous, une banque avec beaucoup de protéines végétales (soja/haricots blancs) sera très, très bien gardée.

Rappel : par principe de coévolution, elle a donc dû développer des défenses à la hauteur de sa valeur.
Il vaut mieux être correctement équipé pour atteindre le trésor des nutriments !

Pour conclure, le soja est :

- une plante génétiquement modifiée et peu chère à faire pousser utilisée principalement pour engraisser les animaux dans la plupart des fermes d'Amérique ;
- un aliment anti-métabolique dit "goitrigène" (c'est-à-dire qui inhibe la fonction thyroïdienne en interférant avec l'iodine dans la glande thyroïdienne), en plus de contenir des phytœstrogènes et des anti-nutriments qui réduisent l'absorption du zinc, du cuivre, du magnésium et du calcium. → Le combo « ralentissement de métabolisme » PARFAIT. 👌

- On notera aussi la présence d'inhibiteur de la tripsyne qui bloque la digestion des protéines, en plus d'hémagglutinine qui incite les cellules rouges sanguines à se regrouper.

Concernant les légumes :
Les légumes verts feuillus comme le kalé, les épinards et la laitue contiennent aussi des anti-nutriments.

Les crucifères comme les brocolis, les choux, le chou-fleur, les choux de Bruxelles inhibent le fonctionnement optimal de la thyroïde.

Les légumes-racines, comme les patates douces, les pommes de terre, les ignames, les betteraves et les navets et les légumes "fruits" comme la citrouille, la courgette, la courge et la tomate sont des sources plus sûres.

Comme les racines poussent sous terre, elles ont moins d'anti-nutriments. Les racines doivent être bien cuites et consommées avec une source de graisse pour une meilleure assimilation.

On notera aussi l'intérêt de consommer quelques carottes crues bio épluchées par jour pour leurs propriétés antifongiques, anti-œstrogéniques et antibactériennes.

Source : How to heal your metabolism, *Kate Deering (chapitre 6, p.89)*

CONSEILS + APPLICATIONS PRATIQUES

ON ÉVITERA :

❌ de croire qu'on a la même digestion qu'un ruminant : tu n'es pas une vache, tu ne voles pas la nourriture de la vache !

❌ d'ignorer les problèmes de transit : notre corps nous parle, il faut l'écouter

❌ de penser qu'on peut optimiser sa masse musculaire avec du soja, du blé complet, du riz complet et du son d'avoine ! Dans la même optique, faire du KAATSU autour du cou en séries longues, il paraît que ça marche bien aussi : si tu ne comprends pas la blague, cf. le mythe n°36. Note : à ne pas essayer.

ON PRIVILÉGIERA :

Parmi les sources de protéines végétales :

✅ le jus de pommes de terre

✅ les lentilles bien pré-trempées et bien cuites

✅ les champignons et les légumes verts feuillus bien cuits

✅ les sources qualitatives d'œufs et de produits laitiers pour ceux qui souhaitent en consommer **(#BIOETLOCAL > LE RESTE)**

✅ une considération plus réaliste de la valeur des nutriments : tu n'es pas "ce que tu manges", mais bien "ce que tu assimiles de ce que tu manges". Nuance !

✅ Les méthodes de préparation pour les sources riches en protéines végétales

- le trempage permet de faire sortir de l'état de dormance (période pendant laquelle le développement est temporairement arrêté). Les inhibiteurs sont logiquement de moins en moins présents pour laisser la plante se développer. Après trempage, le stade de développement sera moins nocif pour notre propre organisme lors de la consommation ;
- la germination permet d'optimiser ce qu'il se passe au niveau de la physiologie de la plante avec ce que l'on peut en tirer. On peut retenir qu'une plante qui se développe interagit différemment avec son environnement ;
- par exemple, la combinaison de 18 heures de trempage, suivie de 48 heures de germination avec exposition à la lumière (rien que ça) semble optimiser les valeurs nutritives du Kulthi, un type de haricot consommé notamment en Inde. En l'occurrence, on peut obtenir une diminution des oxalates et des tanins (anti-nutriments), et une augmentation de l'acide ascorbique ainsi que la quantité totale de protéines (aspect nutritif).

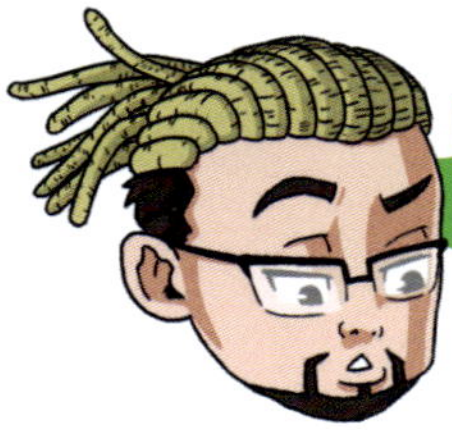

DÉTAILS PHYSIOLOGIQUES

Le soja devrait être considéré avec précaution par toute personne considérant sa fonction thyroïdienne. Dans l'étude menée par Ishizuki et ses collègues, trente-sept sujets adultes (humains) sans problème connu au niveau de la thyroïde ont reporté des effets anti-thyroïdiens après avoir consommé 30 g de soja mariné par jour pendant un mois.
Pour les détails, la T3 et la T4 n'étaient pas différentes, mais la TSH a fluctué de manière significative et des symptômes d'hypothyroïdie ont été observés (malaise, constipation et envie de dormir). Ces problèmes ont disparu après un mois sans consommer de soja.
Il existe des données d'études qui laissent à penser que le soja ne ressortira pas comme étant potentiellement problématique pour la thyroïde. Pourquoi faudrait-il quand même considérer cette étude malgré tout ?

TOUT DÉPEND DU CONTEXTE.
Quel est le rôle du soja ? Cette accumulation extrêmement élevée d'azote représente une des plus importantes sources de protéines du règne végétal. De plus, le soja peut évoluer dans des milieux peu favorables en termes de ressources (le climat dans lequel il pousse ne permet pas de maximiser facilement la fitness* de la plante), ce qui en fait une plante particulièrement précieuse. Il semble vraiment peu probable que le soja n'ait pas eu à développer ses propres mécanismes de défense. On remarque effectivement que les anti-nutriments sont fréquemment mentionnés, mais l'effet contre la thyroïde n'est pas systématiquement mis en avant.
* (Oui, oui, c'est chelou, mais c'est bien un mot féminin dans ce contexte.) La dose quotidienne n'est pas importante, on parle de seulement 30 g (soit à peine le poids de deux testicules, pour ta culture générale).
Malgré cela, on observe l'augmentation significative de la TSH (qui signale une dégradation de la fonction thyroïdienne) sur un mois, ainsi qu'un retour à la norme un mois après avoir arrêté de consommer ce soja mariné. Ces données, ainsi que le contexte dans lequel s'intègre le soja (plante "précieuse" dans le contexte de la coévolution), semblent suffisantes pour appliquer le principe de précaution.

Il existe beaucoup d'autres sources de protéines. Personne n'a "besoin" de consommer du soja.
Il existe d'ailleurs des sources surprenantes de protéines dans le règne végétal, le jus de pomme de terre permet par exemple d'extraire les protéines tout en limitant la quantité d'amidon (glucides sous forme de polymère de glucose) que l'on absorbe.

Cette source de protéines est également intéressante pour son apport en cétoacides.

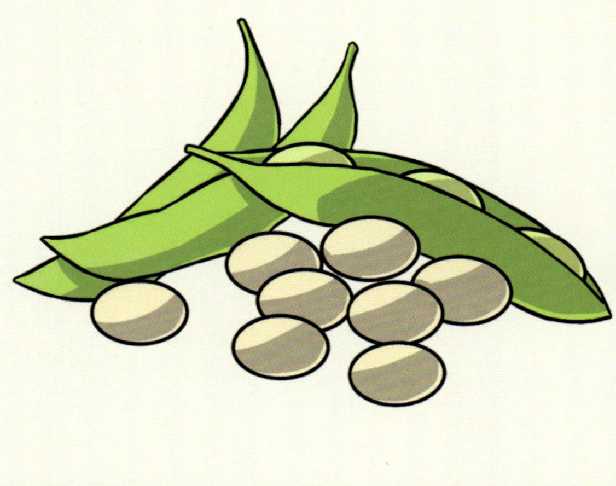

LE POINT DE VUE DE :

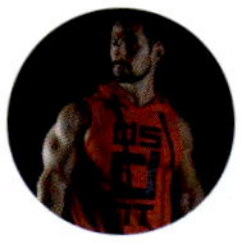

@juanitocoaching

Faites attention à leur provenance, à leur préparation et à l'apport total dans votre équilibre alimentaire (référez-vous au PDCAAS, une échelle qui sert à évaluer la qualité des protéines en fonction de deux critères : l'aminogramme et la digestibilité des protéines).
Note : l'œuf et le lait de vache ont le score le plus élevé.

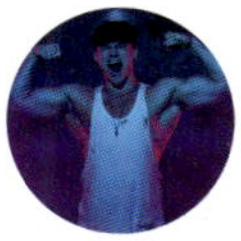

@tristandefeuilletvang

Bon, bah, du coup… Pour les rouleaux de printemps, ce sera sans soja, SVP. 😅
Bonne nouvelle concernant la sauce soja : il n'y en a pas assez pour que l'effet sur la santé soit significatif.
#FunnyFact : magie de l'industrie, il n'y a même pas de soja dans l'arôme Maggi, la sauce que j'ai personnellement TOUJOURS assimilée à de la sauce soja. 😭

beyond_fitness_fr

Le THÉ et le JUS DE CITRON sont parfaits pour faire une “détox”.

Monodiète de pommes et de jus de choucroute, tenez-vous bien.

MYTHES

BEYOND FITNESS

MYTHE 20 #DÉTOX #TEADETOX #SORRYNOTSORRY

UNE DÉTOX, C'EST QUOI ?
• Pour certaines personnes, c'est une forme de purification.
• Pour d'autres, c'est une manière de se punir d'un mauvais comportement relativement récent. Par exemple, on peut chercher à perdre du poids rapidement juste après une période d'orgie alimentaire (pense à la période des nouvelles résolutions **#ChaqueAnnéeOnYCroit**
• Pour certains commerçants, c'est une bonne manière de lisser les fins de mois. Tout y passe : "draineur", "détoxifiant naturel", "soin drainant exotique naturel", "recette de grand-mère enfin révélée au grand public"...

LA DÉTOX, POUR SE NETTOYER
Pour couper court au suspense, "à l'heure actuelle, aucun essai contrôlé randomisé n'a été mené pour évaluer l'efficacité des régimes commerciaux de désintoxication chez les humains".

OK, ÇA DÉGAGE. MYTHE SUIVANT ?
Bon, on pourrait clôturer ce mythe ici, mais vu que tu as quand même acheté ce livre pour avoir des informations pertinentes, en voilà un peu plus...

La question *« Tous les régimes détox qui préconisent la consommation de tels aliments, légumes, plantes, tisanes sont donc inutiles ? »* a été posée au Dr Bruno Raynard, chef de l'unité transversale de diététique et de nutrition du centre de soins et de recherche contre le cancer Gustave-Roussy. Il y a répondu mieux qu'on ne pourrait jamais le faire :
« En tous cas, ils n'ont pas démontré leurs bénéfices. Ces régimes sont préconisés par des gens qui n'ont pas compris le problème.
On peut trouver dans la littérature scientifique des preuves qu'une molécule issue du brocoli, du fenouil ou du citron, par exemple, peut avoir un effet positif sur la fonction hépatique ou sur la fonction rénale, et donc sur le métabolisme et l'élimination des toxiques. Il s'agit d'études faites sur des souris, et non sur des êtres humains, et non pas avec des aliments, mais avec des substances moléculaires.
On a transformé un aliment en une molécule ultra concentrée. Pour arriver à consommer la même quantité dans le cadre d'une alimentation normale, il faudrait en manger des quantités «astronomiques».
Il y a donc deux erreurs :
• On extrapole des études faites sur l'animal à l'homme sans preuve de quoi que ce soit de légitime.
• On parle d'aliments alors qu'il s'agit d'extraits de molécules concentrées et de doses médicamenteuses.
S'il existait un aliment miracle, ça se saurait depuis longtemps. »

« ON PEUT DONC DIRE "HASTA LA VISTA" MONODIÈTE DE FENOUIL, JUS DE CITRON ET SALADE D'ARTICHAUTS/CHOU-FLEUR ? » 👋

OUI, CLAIREMENT.
Plus sérieusement, imagine ton corps comme une grosse entreprise. Tu serais sûrement impressionné(e), mais tu as beaucoup d'employés ! Il se trouve que tu emploies déjà quelques personnes pour le nettoyage de ton entreprise – ces personnes s'occupent de la "détox" (ou détoxification) justement !
Et tu sais à quel moment ils travaillent le mieux ? Comme toi ! Quand ils sont bien payés.
Ton foie et tes reins travaillent bien quand ils ont suffisamment d'énergie ! Et tu sais comment tu peux faire pour les payer correctement ? Tu manges.
Tu manges assez pour que ton corps respecte son équilibre physiologique et ne se mette pas en mode **#FullPlanB** parce qu'il n'a jamais assez de glucose à disposition, ne serait-ce que pour ton cerveau.
D'ailleurs, ton cerveau, c'est le meilleur de tes employés. Sans lui, toute ton entreprise coule.
Maintenant, devine comment tu fais en sorte de faire grossir ton entreprise ?
Tu manges ce qu'il faut pour nourrir TOUS tes employés. Et tes employés travailleront bien.
MAGIE.

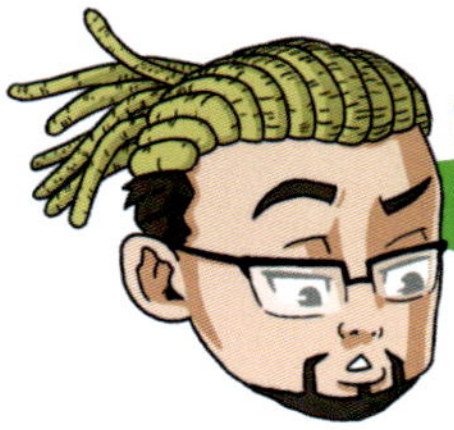

DÉTAILS PHYSIOLOGIQUES

En physiologie, on parle d'énergie disponible (*energy availability*) :
• ton foie fonctionne mieux quand il possède du glycogène hépatique (réserves de sucre stockées dans le foie) ;
• ton cerveau consomme énormément d'énergie.
Si tu crées du glucose, même lorsque tu n'en manges pas, c'est peut-être – MAIS BIEN PEUT-ÊTRE – que ton corps apprécie quand il y en a à disposition, non ? ;
• tes reins travaillent mieux quand ils ne sont pas surchargés d'ammoniaque, parce que tu ne manges que des protéines (qui peuvent servir à faire du glucose).

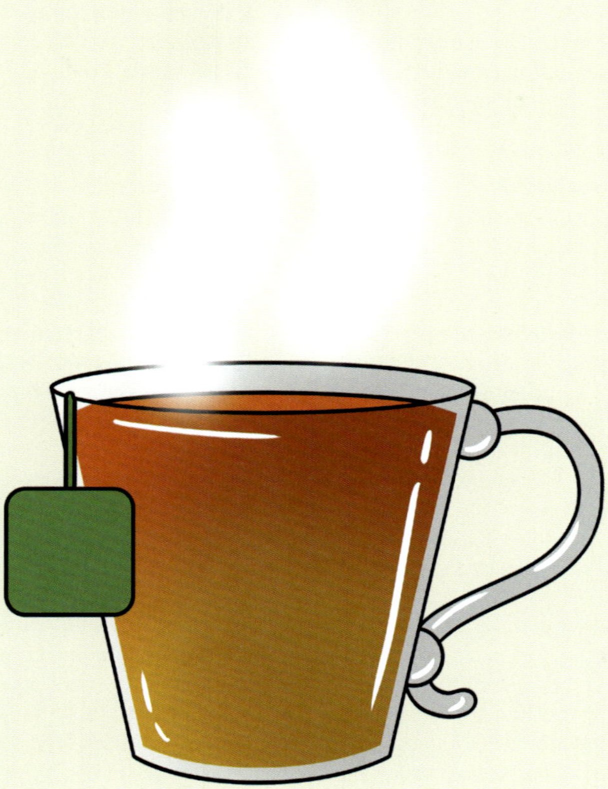

CONSEILS + APPLICATIONS PRATIQUES

SOIS COOL AVEC TES ORGANES.
ILS ONT BESOIN D'ÉNERGIE, DE NUTRIMENTS DE QUALITÉ.

ON PRIVILÉGIERA :

✅ la simple réduction des quantités et le maintien d'un taux de protéines suffisants à partir d'une alimentation SAINE et optimale si on cherche réellement à faire une "détox" : si ce n'est pas déjà fait, va donc voir la fiche **BEYOND FITNESS** avec les aliments recommandés !

✅ la stabilisation de ton poids, quoi qu'il arrive : c'est une bonne manière de savoir si l'on mange suffisamment ou non

✅ le fait d'être proche du maintien calorique, en phase de "détox" ou non : ce sera toujours moins stressant que de t'en éloigner. Si tu veux aider ton corps à t'aider, pense à avancer AVEC - et non contre lui

✅ le fait de manger suffisamment de nutriments qualitatifs

ON ÉVITERA :

❌ de se concentrer sur un aliment ou une molécule "magique"

❌ d'écouter les sources d'informations qui poussent au réductionnisme pour parler de sujets très complexes

(BF) « Bien que l'industrie détox soit en plein essor, il y a très peu de preuves cliniques pour appuyer l'utilisation de ces régimes. »

#DANSTAGUEULELERÉGIMEDÉTOX

LE POINT DE VUE DE :

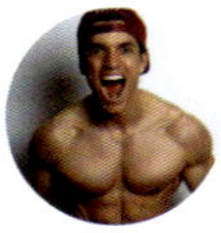

@antoine_fombonne

Et revoilà le mythe de l'aliment magique !
Le Saint Graal qui guérira tout et nous rendra enfin à nous-mêmes, lavés et purifiés par la magie de la sacro-sainte détox. En plus, il paraît qu'avec ça on peut fumer et de boire à volonté à côté, Moi, j'achète !

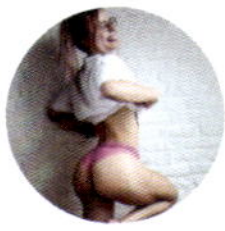

@aline_dessine

Le thé va juste te faire faire beaucoup pipi. Comme de l'eau en fait. Ah oui, c'est vrai, le thé, c'est de l'eau chaude, ça doit avoir un rapport si on réfléchit bien.
Ce n'est pas mauvais, c'est même une excellente idée de boire beaucoup, mais autant éviter de faire passer de l'eau chaude comme un produit miraculeux. Si tu bois du thé parce que tu en aimes le goût, alors soit. Dis-toi juste que tu as trouvé un moyen plus "goûtu" de boire de l'eau.
Profites-en, dans 20 ou 30 ans, y'en aura plus.
Le jus de citron, par contre, ronge l'émail de tes dents et accessoirement ton estomac si tu as une fragilité quelconque à ce niveau-là. Bois-en un verre tous les matins et tu auras des chicots brunâtres dans ta bouche garantis en quelques années. Si vraiment tu as envie d'en boire pour des questions de goût, alors bois-le impérativement avec une paille et ne te brosse surtout pas les dents dans la demi-heure qui suit, ça éroderait encore plus l'émail de tes dents, fragilisé par l'acidité du citron. Mais encore, ce n'est pas une solution miracle, juste une réduction des conséquences. Évite le jus de citron.
Je place ça là, mais si tu vomis quand t'es malade, c'est pareil, c'est acide. Ne te brosse pas les dents juste après. Ouais, je sais, ce n'est pas le sujet. Mais ça peut sauver des dents.

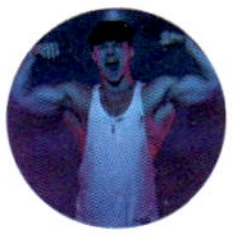

@tristandefeuilletvang

Merci, m'dame la dentiste !

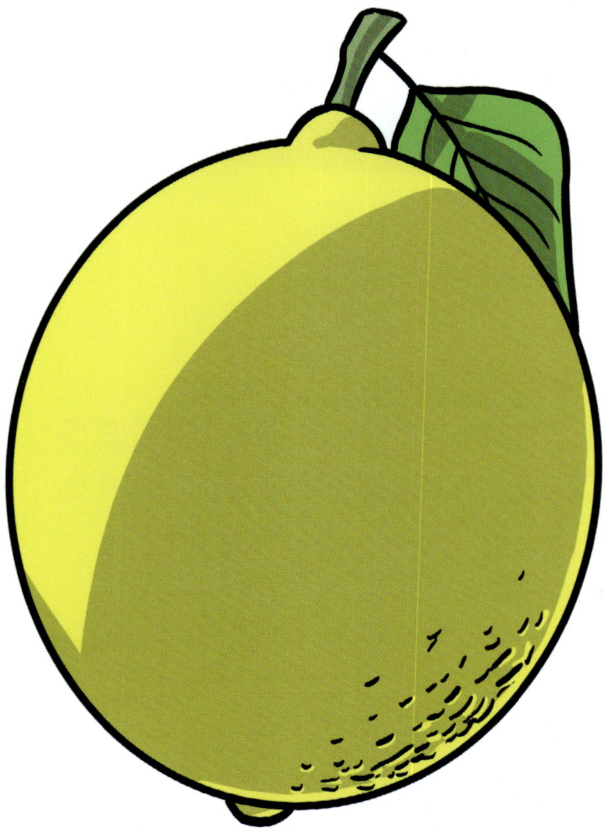

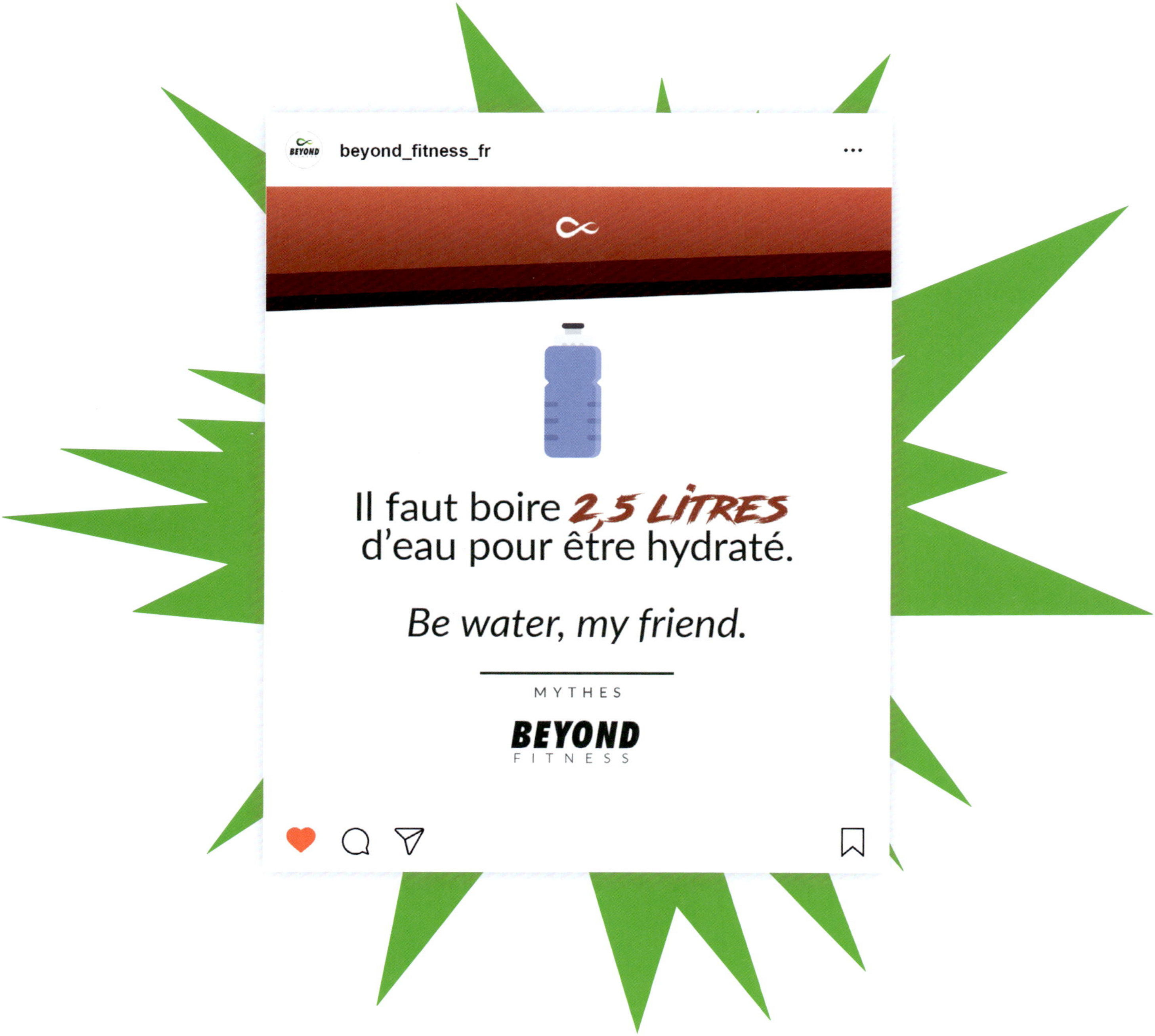
beyond_fitness_fr
Il faut boire 2,5 LITRES d'eau pour être hydraté.
Be water, my friend.
MYTHES
BEYOND
FITNESS

POUR SURVIVRE, TU DOIS RESPIRER
ENSUITE, TU DOIS T'HYDRATER

Bon à savoir, si tu te déshydrates un jour à hauteur de 7 % de ton poids en eau, ce sera probablement ton dernier... 👋
Don't worry, si tu pèses 70 kg, ça fait quand même près de 5 kg d'eau.
Tu risques de sentir la soif arriver normalement.

« ET UNE LÉGÈRE DÉSHYDRATATION, C'EST DANGEREUX ? »
Une déshydratation intermédiaire peut évidemment nuire aux performances et à notre santé.
Mais faut-il simplement "boire beaucoup" ?
On va éviter de parler ici des différentes stratégies d'hydratation lors d'un marathon ou d'un trail.
Ce qui est sûr, c'est qu'à force de vouloir trop bien faire, on finit par avoir des sportifs d'endurance qui appliquent avec trop d'enthousiasme ce conseil.
Certains décès par "dilution de sodium" (hyponatrémie) ont été reportés.

LE "TOUJOURS PLUS" EST L'ENNEMI DU MIEUX.
Prenons un exemple en musculation cette-fois ci...
Dans un protocole avec six séries de squats, le niveau de déshydratation a sensiblement impacté la capacité à reproduire la performance :
- 2,5 % de déshydratation, déclin de la deuxième et de la troisième séries ;
- 5 % de déshydratation, déclin des deuxième, troisième, quatrième et cinquième séries.

2,5 % de déshydratation représente près de 2 kg pour une personne de 70 kg (soit l'équivalent de deux bouteilles d'un litre de transpiration).

A PRIORI tu as aussi le temps de le sentir venir.

Autre étude dans le domaine mentionnée par Éric Mallet... En 2006, Maresh et ses collègues ont testé des pratiquants qui avaient perdu 5 % de leur poids corporel par déshydratation. Ils ont vu leur taux de cortisol post-entraînement augmenter de manière significative.On ne peut évidemment pas négliger les modulations hormonales, spécialement lorsqu'il s'agit du cortisol et de la testostérone.
RAPPEL : le cortisol est l'hormone du stress. Bien qu'elle soit nécessaire pour sortir de toute situation stressante ponctuelle (comme quand ta meuf entre dans la salle de sport et que tu comprends qu'elle t'a vu en train "d'assurer" une **#FITNESSGIRL** qui fait du squat), son excès chronique s'avère pathologique.

« COMMENT FAIT-ON POUR CONNAÎTRE LA BONNE DOSE ? » 💧
Du coup, si on buvait simplement lorsqu'on a soif ?
Il existe une notion intéressante à retenir : la quantité d'eau à boire est directement dépendante du métabolisme.

En bref, si on cherche à boire dans le but de compenser les pertes hydriques associées au métabolisme, il faudrait boire environ 1 [ml/kcal].
Si on dépense 2 000 kcal, il faudrait donc obtenir 2 000 ml de liquide pour rester correctement hydraté. Ce n'est donc pas uniquement une question de recommandation générale, mais aussi de dépense énergétique. On te laisse faire le compte en fonction de ta dépense énergétique journalière ! **#NEAT**

COMMENT ÉVALUER SA DÉPENSE ÉNERGÉTIQUE ?
- Compte tes calories sur une semaine et fais une moyenne.
- Pèse-toi tous ces jours et retiens également la moyenne de ton poids.

→ Si ton poids était stable à cette "moyenne de calories", tu as trouvé ton maintien !
→ Si ce n'était pas le cas, recommence jusqu'à ce que tu aies une semaine complète avec un poids stable.

« Et on boit quoi, du coup ? »
Être correctement hydraté, c'est important. Jusque-là, personne ne dit le contraire.
Maintenant, est-ce que boire de l'eau est le meilleur moyen d'être hydraté ? Ça, c'est une autre question, et… on ne le pense pas.
Qu'est-ce qui se passe quand tu bois de l'eau pour t'hydrater ?
Vérifie-le par toi-même ! Si tu veux tester, voici ce que tu peux faire la prochaine fois que tu vas te coucher.
Avant d'aller dormir :
• bois essentiellement de l'eau et mange des aliments pas nécessairement riches en eau (céréales, biscuits, noix, etc.) ;
• ne bois PAS (ou vraiment peu) d'eau, mais mange le plus possible d'aliments riches en eau (fruits de saison / légumes bien cuits) et bois du lait et des jus de fruits pressés de bonne qualité.

On sait que là, maintenant, tout de suite, tu te dis "WTF ? Ils me disent bien de réduire l'eau, là ?" Mais CALMOS, le lait ou le jus de fruits 100 % est composé de près de 90 % d'eau, ne t'inquiète donc pas, tu ne supprimes pas l'eau, tu la remplaces simplement par de l'eau 2.0 : de l'eau plus nutritive, déjà filtrée par un être vivant, AVEC des électrolytes en bonus (des sels minéraux importants).

La déshydratation n'est pas seulement un manque d'eau. Sa cause principale est la perte de sodium, un ion qui fixe les molécules d'eau.

Lorsqu'on est sous perfusion à l'hôpital pour cause de déshydratation, il n'est JAMAIS administré que de l'eau. C'est, dans la plupart des cas, de l'eau avec du sodium, voire du glucose.
Ainsi, de l'eau riche en minéraux avec un peu de sodium (une pincée de sel, par exemple) t'hydratera plus que n'importe quelle eau "classique".

Si tu as l'habitude de te lever en plein milieu de la nuit pour uriner, le "test" devrait être encore plus probant.
Normalement, dans le second cas, tu as plus de chance d'avoir une nuit vraiment réparatrice pour deux raisons :
• tu n'auras sûrement pas besoin d'interrompre ta nuit ;
• tu retiendras plus facilement l'eau dans ton organisme ;
• ton corps aura tous les nutriments dont il a besoin en libre circulation dans le sang PENDANT ton sommeil.

Un mélange d'acides gras saturés, source de glucose / fructose, calcium, protéines biodisponibles = **#BestPrédodoEver**

Une combinaison de glucides digestes avec une source de lipides de qualité te permettra d'amener sur la durée tout ce qu'il faut pour conserver tes réserves de glycogène.
En gros, tu dors avec le plein "d'énergie pour passer une nuit réparatrice" pour ton foie, pour tes muscles, mais aussi pour tes neurones.
Exemple : un verre de lait bio + du miel ou un verre de jus d'oranges pressées + une pincée de sel ou un bouillon d'os + du sucre, du collagène / glycine.

Nous savons que :
• nos besoins en eau varient grandement en fonction de notre activité métabolique ;
• selon le type de liquide que nous ingérons, il peut y avoir une différence d'hydratation ;
• dormir avec des réserves de glycogène aide à récupérer.

Autre point à prendre en compte : la qualité de l'eau.
« *La présence de traces de substances médicamenteuses ou de leurs dérivés a été largement établie à l'échelle mondiale, en particulier dans les eaux superficielles et souterraines, dans les eaux résiduaires, dans les boues des stations d'épuration utilisées en épandage agricole et dans les sols.* »

Voici tout de suite une liste de choses que tu peux faire pour optimiser la qualité des liquides que tu ingères :

- le café peut faire office de filtre pour différents composants, notamment le plomb et le cadmium (métal), par exemple dans une cafetière italienne, ou en utilisant le marc de café comme filtre.
Non, le café n'est ni mauvais pour tes dents, ni pour ta digestion.

Enfin, si, fais quand même gaffe ! Une étude montre que le café peut effectivement changer la teinte de ta belle dentition… après six semaines immergées dans du thé, du café et du cola.
On t'explique que tu n'es pas censé garder du café six semaines dans ta bouche ou ça ira ?
Encore une fois, merci à la vulgarisation et au réductionnisme de propager du "*bullshit*" dans tous les domaines.

- le lait est également un liquide déjà "filtré" !
Comment ? Les ruminants possèdent un système digestif hors-pair qui fait office de filtre.
250 ml de lait de demi-écrémé de vache contient environ 129 mg de sodium et à peu près trois fois plus de potassium (398 mg), ce qui en fait une excellente boisson d'hydratation, sans compter les autres minéraux.

- Dans les fruits et les jus de fruits pressés bio, l'arbre a joué le rôle de filtre intermédiaire.
Le jus d'oranges (fraîchement pressées, si possible bio) semble être une bonne source de nutriments qui ne pose pas autant de perturbation métabolique que du glucose pur. Probablement grâce à certains de ses composés comme l'hespérétine ou la naringinine, en plus du fructose.
L'arbre fruitier peut d'ailleurs collecter de l'eau "relativement sale" et la transformer en eau propre : l'eau du jus de fruit !
Comme toujours, "ça dépend" du contexte. Selon les zones, les arbres fruitiers ne pourront pas non plus faire des miracles pour filtrer tous les pathogènes.

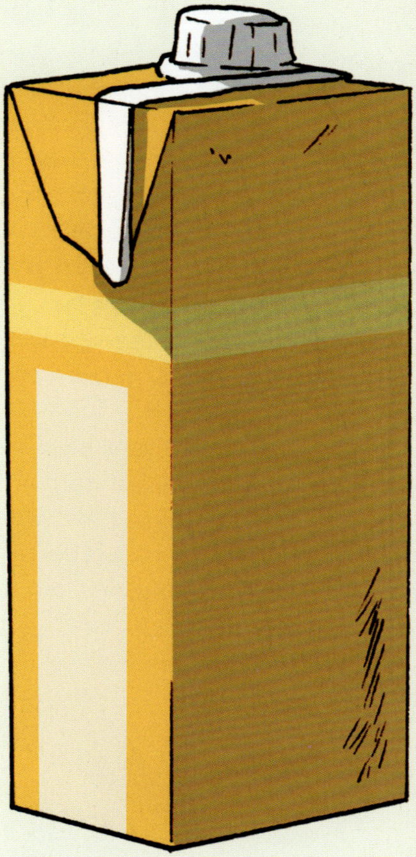

CONSEILS & APPLICATIONS PRATIQUES

EN BREF, BOIRE, C'EST BIEN !
ÊTRE RÉELLEMENT HYDRATÉ, C'EST MIEUX.

ON PRIVILÉGIERA :

✅ l'augmentation de ton quota de produits laitiers de bonne qualité, de jus de fruits, de soupes de légumes ou d'os et de fruits et légumes bio : tu verras par toi-même comment ton corps réagit (on privilégiera le jus de fruits pressé sans la pulpe pour éviter de trop nourrir sa flore intestinale)

✅ si tu peux préférer un jus de fruits de qualité (avec une pincée de sel en prime) pendant ton entraînement (tant que ça rentre dans tes macros), essaie ! Ressens ton niveau d'énergie et tes performances, et remercie-nous plus tard !

✅ le café, pour ses différent bienfaits

→ si tu as tendance à casser ta nuit pour aller aux toilettes, essaie de prendre 200 à 400 ml de lait (chèvre, brebis, vache) bio avec une source de glucides de qualité (miel, sirop d'érable) et de sodium avant d'aller te coucher : ton sommeil et ta vessie nous remercieront !

ASTUCE :

Si tu as du mal à t'endormir ou si tu as l'habitude de te réveiller dans la nuit en cas de soif nocturne, poser un verre de jus de fruit 100 % mélangé à une pincée de sel sur ta table de chevet est le meilleur moyen de s'hydrater efficacement et d'avoir un sommeil réparateur.

ON ÉVITERA :

❌ de boire plus pour uriner plus : on dirait presque un slogan de campagne politique nul

❌ de boire trop en pensant "plus c'est mieux" : il y a plus de probabilités que tu sois sur-hydraté que déshydraté. Apprends à être à l'écoute de ton corps et des signaux qu'il t'envoie, suis simplement ta soif !

LE POINT DE VUE DE :

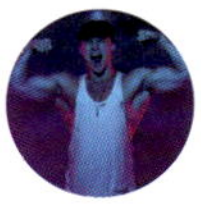

@tristandefeuilletvang

Personnellement, je ne m'endors JAMAIS sans ma petite collation "pré-dodo" 20 à 30 min avant d'aller me coucher. C'est soit :
• quelques boules de glace vanille bio + un fruit épluché et coupé + une source de protéines digeste en option si mon apport journalier en protéines n'est pas atteint ;
• 250 ml de lait de brebis bio + quelques centilitres de sirop d'érable bio + du sel + 25 à 35 g de protéines en poudre Bulk si mon apport journalier en protéines n'est pas atteint ;
• une mozzarella bio assaisonnée à l'huile d'olive (première pression à froid) + du sel + du vinaigre balsamique + un fruit épluché et coupé.

Pour la petite anecdote, j'ai pendant longtemps coupé mes nuits en me réveillant avant que mon alarme ne sonne pour évacuer toute l'eau que je buvais au cours de la journée. J'ai toujours pensé que c'était normal, jusqu'à ce que je comprenne que mes nuits ne pouvaient être réparatrices si elles étaient sans cesse entrecoupées.
Depuis que je bois moins d'eau et que je consomme plus de jus, de fruits, de légumes, de soupe Phở et de produits laitiers (le tout bio), j'ai redécouvert le bonheur des nuits de 9 heures d'affilée et de tous les bénéfices que ça apporte. #DodoCommeUnBébé #MeilleuresPerfsDeMaVie #GAINZ

@nevingl

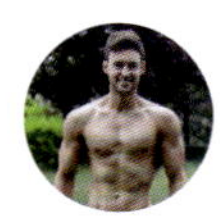

Nous sommes tous différents (et uniques !).
Assurez-vous simplement de boire suffisamment pour avoir une urine claire et tout le monde sera heureux !

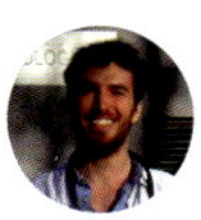

@drmiaouss

Pour être extrêmement simple, il faut boire une quantité d'eau égale à celle qui sort de notre corps chaque jour.
Les apports en eau incluent aussi les aliments (légumes et fruits principalement), alors que les pertes se font principalement aux toilettes, mais également par la transpiration et la respiration. Les apports d'eau doivent donc être adaptés en fonction de chaque personne et du contexte. Avec seulement 2,5 litres d'eau par jour, l'athlète qui part faire un trek de 80 km dans le désert meurt avant d'avoir franchi la première étape… Si vous buvez trop d'eau (dans une certaine limite, on ne parle pas ici de potomanie !), pas de panique : vos reins sont là pour réguler les sorties en conséquence grâce à une dilution de vos urines.

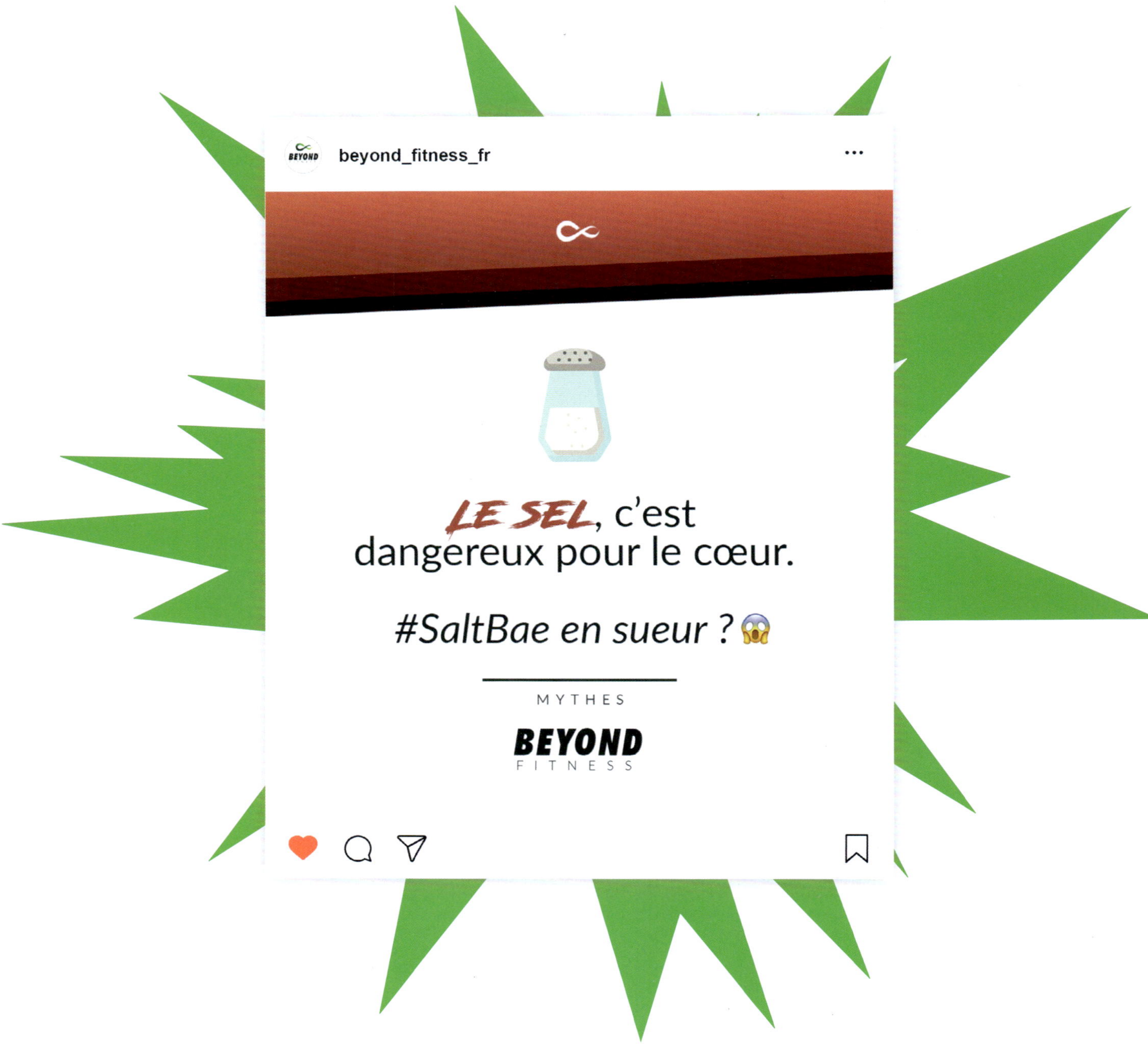
beyond_fitness_fr
LE SEL, c'est
dangereux pour le cœur.
#SaltBae en sueur ? 😱
MYTHES
BEYOND
FITNESS

Le sel a mauvaise réputation, mais est-ce autant mérité que Tristan ?

Le sel c'est…
C'est un mélange qu'on appelle de son nom chimique "chlorure de sodium" ou NaCl.
C'est 40 % de sodium (Na) et 60 % de chlorure (Cl).
Il est très utilisé :
- pour sa saveur,
- pour la conservation des aliments (léger effet antimicrobien).

→ On parle souvent de sel OU de sodium.

Première nuance, le sel n'est pas que du sodium.
Le sodium n'est pas que du sel.
Pro tip : il suffit de multiplier par 2,5 le sodium pour avoir l'apport en sel
→ Il y a 40% de sodium dans le sel, soit 2,5 fois moins.
→ Par exemple : 3 g de sodium (Na) = 7,5 g de sel (NaCl), soit 3 x 2,5.

Les plus nerds aimeront peut-être ce rappel : la masse atomique du sodium est d'environ 23.0 alors que celle du chlore est d'environ 35.5.

« Le sel est associé aux maladies cardiaques, non ? »
On trouve dans l'étude d'Alderman et ses collègues une relation inverse entre l'apport de sodium et la mortalité.
→ Surprenant ou pas, sur 11 346 personnes interrogées entre 1971 et 1975, il y avait une relation entre le nombre de survivants et la quantité de sodium consommée en 1992 !
→ En français, cela ne veut pas dire que plus tu manges de sel, plus tu as de chances de devenir immortel ! C'est bien une association qu'il ne faut pas confondre avec un effet causal.

On te remet un exemple de causalité improbable ou ça ira ?

« Mais, pourquoi on entend partout que le sel est dangereux, alors ? »
Il peut être compliqué de dissocier la raison pour laquelle le sel est présent partout à l'heure actuelle, mais il faut distinguer lorsque :

- le sel est ajouté consciemment pour donner du goût à des aliments de qualité ;
- le sel est présent dans des aliments ultra transformés qui sont simplement mieux conservés grâce à lui.

ce n'est pas parce qu'il est présent dans une stratégie industrielle qu'il est nécessairement mauvais en soi !

Comme tu l'as compris à ce stade du livre, ni le sucre, ni les graisses saturées ne sont si diaboliques que ça pour notre santé. Au contraire, ils sont même très intéressants.

Et là, on est "juste" en train de te dire qu'il en est de même pour le sel.

Encore une histoire de courant de pensée ?
(BF) Il est clair que le discours "populaire" sur le sel ne va généralement pas plus loin que : *« Le sel, c'est mauvais pour ma santé, je ne sais pas d'où je sors ça, mais je le sais. »*

Mais alors, d'où est-ce que ça vient ?
Selon le Dr Ray Peat, il y aurait eu un lien dans les années 1950 entre la promotion de nouveaux diurétiques pour traiter les hypertensions artérielles, les insuffisances cardiaques, plusieurs formes de rétention d'eau et la promotion d'une restriction du sodium. → Comme les diurétiques fonctionnent en causant une excrétion du sodium dans les urines, il était suggéré de réduire l'apport en sel pour rendre les diurétiques plus efficaces.

CÔTÉ SCIENCES /

Les recommandations gouvernementales ne s'avèrent pas franchement optimales lorsque l'on conserve les données les plus pertinentes.
En consommant trop peu de sodium, par exemple les valeurs que l'on retrouve parfois dans les recommandations (environ 1,5 g de sel par jour), on peut avoir les problèmes suivants :

- Augmentation des niveaux d'inflammation sérique et détérioration des fonctions rénales chez les patients souffrant d'insuffisance cardiaque → L'inflammation est l'ensemble des réactions générées par ton organisme suite à une agression. La détérioration des fonctions rénales n'est rien d'autre que mettre tes reins en PLS, de manière progressive.
- Augmentation de la résistance à l'insuline → La résistance à l'insuline, ou insulino-résistance, décrit une situation où les cellules deviennent moins sensibles à cette hormone (une bonne sensibilité à l'insuline correspond à un bon état de santé).
- Mortalité par maladie cardio-vasculaire plus élevée → Pas grand-chose à comprendre à part le fait que moins n'est pas mieux.
- Relation inverse entre l'apport en sodium et les maladies cardiovasculaires, la mortalité et les décès toutes causes confondues.

Dans ce sondage, les personnes à faible consommation de sodium couraient un risque accru de mourir de n'importe quelle raison, et de causes cardiaques en particulier.
Plus précisément, les personnes qui consommaient moins de 2,3 g de sodium par jour présentaient une mortalité par MCV (maladies cardiovasculaires) 37 % plus importante et une mortalité toutes causes confondues 28 % plus élevée par rapport à ceux qui consommaient plus de sodium.

→ RÉDUIRE POUR "RÉDUIRE" EST RÉDUCTEUR (TRIPLE PLÉONASME, C'ÉTAIT FACILE).

Tout ça pour dire qu'on te propose d'aller encore un cran plus loin pour être sûr que tu puisses te faire ton propre avis.

« MAIS, TROP DE SEL, CE N'EST PAS DANGEREUX ? »

Certaines données suggèrent en effet de réduire le sel. On y trouve des résultats "statistiquement significatifs", mais ces résultats ne sont pas forcément intéressants au niveau de leur "pertinence clinique".
→ Pour le sel, on parle de "pression" qui se mesure en [mmHg] (millimètre de mercure).
→ Par exemple, une intervention qui amènerait une diminution d'une vingtaine d'unités serait totalement pertinente au sens clinique, ALORS qu'une diminution de 5 à 6 [mmHg] ne changerait vraisemblablement pas grand-chose.

Et on trouve effectivement dans une étude de 2013 que le fait de "baisser l'apport de sodium" pourrait s'avérer utile dans la stratégie de la diminution de la pression artérielle... SAUF QUE le changement est de l'ordre de... 5 à 6 [mmHg] pour une réduction de 6 g de sel par jour.
→ Autant dire que c'est vraiment, vraiment très peu sachant que le sel est un nutriment essentiel.

De plus, une étude récente s'est adressée à différents gouvernements avec le titre : « *Restriction de sel alimentaire dans la prévention de l'insuffisance cardiaque : où sont les preuves ?* »
AUCUNE preuve tangible n'a été trouvée appuyant l'intérêt de la restriction de sodium, même chez les patients présentant une insuffisance cardiaque, sans parler de l'ensemble de la population en bonne santé. Une réduction d'autant de sel pour ce résultat en vaut-elle vraiment la chandelle ?

NI TROP, NI TROP PEU ?

Effectivement, les soucis cardiovasculaires relatifs à la consommation de sel semblent se manifester sous une forme de "J" (la courbe de la distribution).

Si tu n'es pas fan des représentations graphiques, ça veut juste dire qu'un manque de sel est vraisemblablement tout aussi problématique qu'un excès de sel. Une étude de 2015, qui se base sur un cumul d'études regroupant plus de 300 000 personnes, suggère que :
→ 7,5 à 12 g de sel (3 à 5 g de sodium) serait recommandé dans la plupart des cas.
→ Pour les consommations supérieures à 12 g, il semble que les événements cardiovasculaires arrivent tout particulièrement chez les personnes atteintes d'hypertension artérielle.
À comprendre : si tu n'as pas de problème de tension, il ne devrait pas y avoir de problèmes, au contraire.

En guise de perspective complémentaire, le Dr Peat suggère même que la restriction de sel est en réalité la cause de l'hypertension dans le cas de la grossesse. On vous laisse avec le texte tel quel :
« L'ancienne pratique médicale qui consistait à limiter la consommation de sel pendant la grossesse a été un facteur important dans sa cause, il est donc intéressant d'examiner les effets de la restriction de sel dans le traitement de l'hypertension.
Une estimation depuis une méta-analyse sur les essais randomisés contrôlés de sujets ayant une tension artérielle normale ne se traduit pas par une augmentation des risques d'incident. »
Ces résultats ne soutiennent pas les recommandations actuelles sur la réduction indiscriminée de l'apport en sel. Il faudrait surtout éduquer la population de sorte à ce qu'un choix éclairé puisse être fait au niveau des pour et des contre sur le fait de réduire l'apport de sodium, tout particulièrement s'il s'agit de sujets sains !

(BF) En conclusion, la restriction du sodium pour les pratiquants de musculation a plus de chances d'être nuisible qu'utile.

Nos besoins en sodium pour une santé optimale sont probablement supérieurs à 5 g par jour, soit plus de trois fois à ce que recommandent de nombreux gouvernements.

Si tu consommes du sel en fonction de ton goût, sans restriction et que tu évites la malbouffe riche en sodium, ton apport en sodium devrait naturellement se situer dans la fourchette idéale, et il n'est pas nécessaire de te préoccuper de ta consommation exacte de sel.

UN PETIT BONUS SUR CE QU'IL SE PASSE AVEC L'INDUSTRIE ?
→ Industrie vs. sel ajouté consciemment.
Pour augmenter les ventes, les industriels peuvent jouer avec le fameux "*bliss point*".
→ On met du sel, du gras et du sucre pour augmenter le profit ! Les graisses saturées tiendront plus longtemps : parfait !
→ Moins de pertes de chiffres d'affaires si ça tient jusqu'à la vente finale **#HUILEDEPALME**

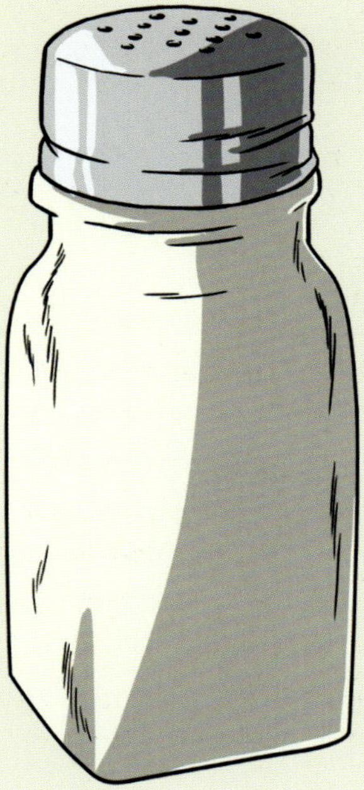

CONSEILS & APPLICATIONS PRATIQUES

ON PRIVILÉGIERA :

✅ Saler "au goût" semble être une très bonne approche

✅ Saler SOI-MÊME peut grandement favoriser une bonne gestion de tes apports

✅ obtenir au moins 3 à 5 g de sodium par jour, soit entre 7,5 et 12 g de sel semble être un bon début

ON ÉVITERA :

❌ Les produits hautement transformés, qu'ils contiennent du sel ou pas d'ailleurs

❌ De confondre "bliss point" et apport en sel tout en consommant des produits de qualité!

❌ D'avoir peur du sel si on est en bonne santé métabolique

Consulter un professionnel de santé pour établir, au besoin, une recommandation précise

LE POINT DE VUE DE :

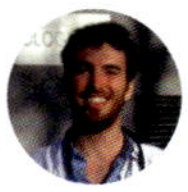

@drmiaouss

Pour une fois, je vais être en désaccord avec les auteurs concernant certains passages de ce chapitre sur le sel !

Comme expliqué plus haut, c'est le sodium qui nous intéresse ici : il régule, entre autres, le volume d'eau dans les vaisseaux sanguins de l'organisme. Pour cette raison, il est absolument indispensable au maintien d'une pression artérielle correcte, sans quoi le sang n'arriverait plus jusqu'aux organes. Un peu comme un tuyau d'arrosage à peine ouvert : l'eau circule, mais très lentement ! À l'inverse, un apport massif de sel et d'eau va augmenter la pression artérielle par la rétention d'eau induite, faisant alors gonfler les vaisseaux. Celle-ci est toutefois temporaire (quelques heures ou jours), puisque nos reins sont là pour réguler la quantité de sodium dans les urines. En d'autres termes, le sel en excès va finir aux toilettes chez une personne saine.

Si des apports quotidiens de sel sont indispensables au bon fonctionnement de l'organisme, les différentes recommandations sont d'environ 4 à 6 grammes par jour. Dans notre société, le problème vient principalement d'une surconsommation de sel notamment dans les plats préparés, le fromage, la charcuterie et tous les aliments industriels. Si ces recommandations préconisent de ne pas dépasser 6 g de sel par jour, il faut bien réaliser que l'apport réel du Français moyen est proche du double, pouvant même être bien supérieure chez certains. Il faut également savoir que certaines personnes ont malheureusement des reins régulant mal les excès de sodium, conduisant à de l'hypertension artérielle et de la rétention d'eau. En termes de santé publique, il est donc important de minimiser le nombre de personnes exposées à ce risque sous peine d'une augmentation du nombre de malades.

Concernant la faible pertinence clinique d'une baisse de « quelques » mmHg en cas de diminution des apports de sel,mon avis est également moins tranché que celui exposé dans ce chapitre. Si une baisse de pression artérielle de 4 à 6 mmHg peut sembler faible à l'échelon individuel, c'est en réalité énorme concernant la survenue de complications (infarctus du myocarde, accidents vasculaires cérébraux, insuffisance rénale…) à l'échelle d'une population de plusieurs millions de personnes.

À titre de comparaison, l'introduction d'un seul médicament antihypertenseur ne diminue celle-ci en moyenne que de guère plus.

Pourtant, il existe une relation proportionnelle entre le risque de complications et les valeurs de pression artérielle au-delà de 140/90 mmHg (les valeurs maximales "normales"), et chaque point compte.

Par ailleurs, en tant que cardiologue, il est fréquent de voir des patients insuffisants cardiaques hospitalisés en urgence dans les suites immédiates d'un repas trop riche en sel ayant conduit à une décompensation de leur maladie.
De par mon expérience, je ne peux qu'être convaincu de la relation délétère entre les apports en sel et l'évolution de la maladie chez ces patients. La même remarque est valable pour les personnes souffrant d'hypertension artérielle.

Ces patients atteints d'insuffisance cardiaque ou d'hypertension doivent donc limiter leurs apports aux 6 g par jour recommandés afin de ne pas aggraver leurs maladies. Cela n'est toutefois pas le cas chez les personnes saines (dans le sens où l'excès de sel ne provoque pas – ou très rarement – la maladie), mais la confusion persiste dans l'esprit des gens.

Enfin, il est important de rappeler que la consommation importante de sel augmente le risque de cancer de l'estomac. S'il n'existe pas d'intérêt à suivre un régime sans sel strict, augmenter ses apports sodés sans raison est à mon sens une mauvaise habitude alimentaire, d'autant plus que l'on s'habitue très vite au goût salé.

Il est impossible de manquer de sel avec une alimentation "normale" : seule une alimentation délibérément restrictive pourrait y parvenir. Les apports peuvent donc être individualisés dans une certaine mesure, mais doivent être à mon sens minimisés sur le long terme pour la population générale.

LE POINT DE VUE DE :

@beyond_fitness_fr

Merci pour ta perspective clinique !
C'est intéressant de voir que selon ta perspective, la baisse d'environ 5 mmHG reste pertinent. C'est surtout par rapport à d'autres "gros" changements que cela semble négligeable, en fait. On parle d'une intervention majeure sur le mode de vie, ce qui n'est probablement pas envisageable facilement pour les patients.
Des critères qui importent énormément (s'il s'avère que l'on peut s'en occuper) :
• diminution du stress, c'est-à-dire une considération de la totalité de l'environnement de la personne,
• amélioration de la composition corporelle (prendre du muscle et/ou perdre de la graisse),
• dormir assez et BIEN ! #PrédodoLover,
• une alimentation non transformée la plupart du temps (qui ne veut pas dire non salée nécessairement),
• une activité physique adéquate (face à laquelle la personne en question peut récupérer)
Le repas "trop riche en sel" est vraisemblablement la partie immergée de l'iceberg ;-).
Évidemment, c'est ce qu'on voit dans le cadre médical, vu que les personnes sont prises en charge à ce moment-là.
Cependant, au niveau des "recommandations", on baserait la diminution du sel clairement APRÈS tous les critères mentionnés plus haut.

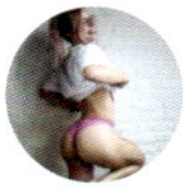

@aline_dessine

Le sel fait augmenter la tension, c'est totalement différent.
Si tu as une tension déjà haute, voire une tension normale, faire monter ta tension artérielle peut en effet être dangereux pour ta santé. Mais ce n'est pas le cas de tout le monde !
Pour les personnes souffrant d'hypotension (c'est mon cas), le sel est au contraire un précieux allié ! Pour ma part, je me sens mal et je fais des chutes de tension à répétition les jours ou je ne consomme pas suffisamment de sel. Évidemment, il ne faut pas décider de manger très salé du jour au lendemain sans avoir reçu un diagnostic allant dans ce sens, ça pourrait effectivement être mauvais pour ta santé.
Le sel peut s'avérer nocif en trop grande quantité pour la plupart des gens, particulièrement pour ceux souffrant d'hypertension ; mais non, le sel n'est pas universellement dangereux pour la santé.
Comme pour beaucoup de mythes, celui-ci oublie de prendre en compte que les humains ne sont pas tous identiques.

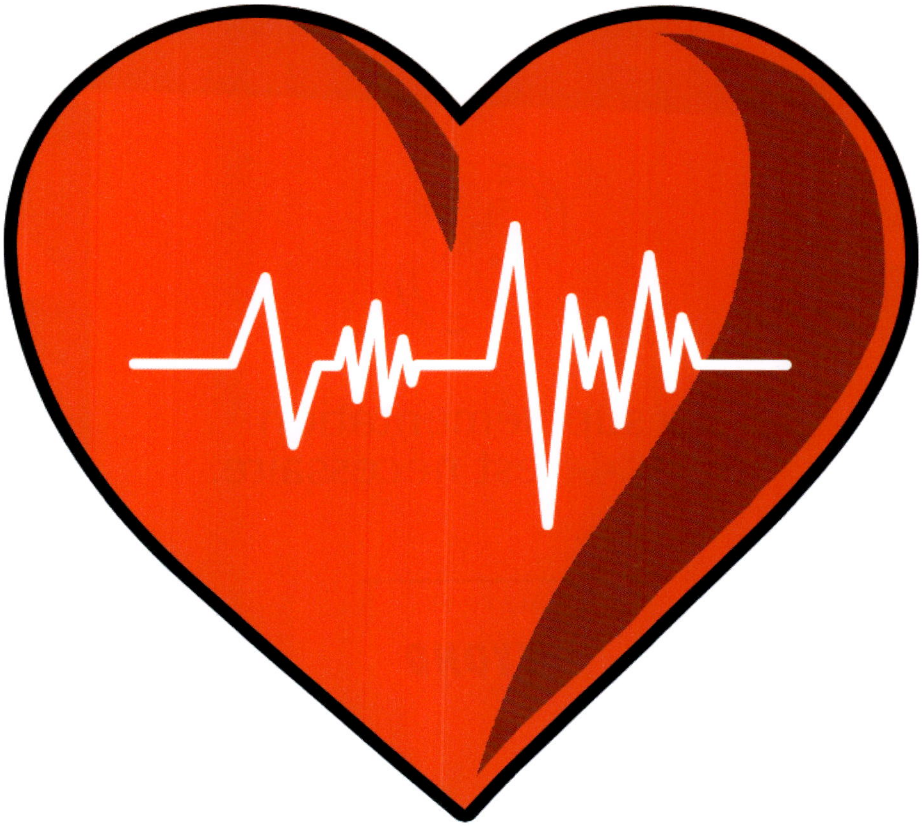

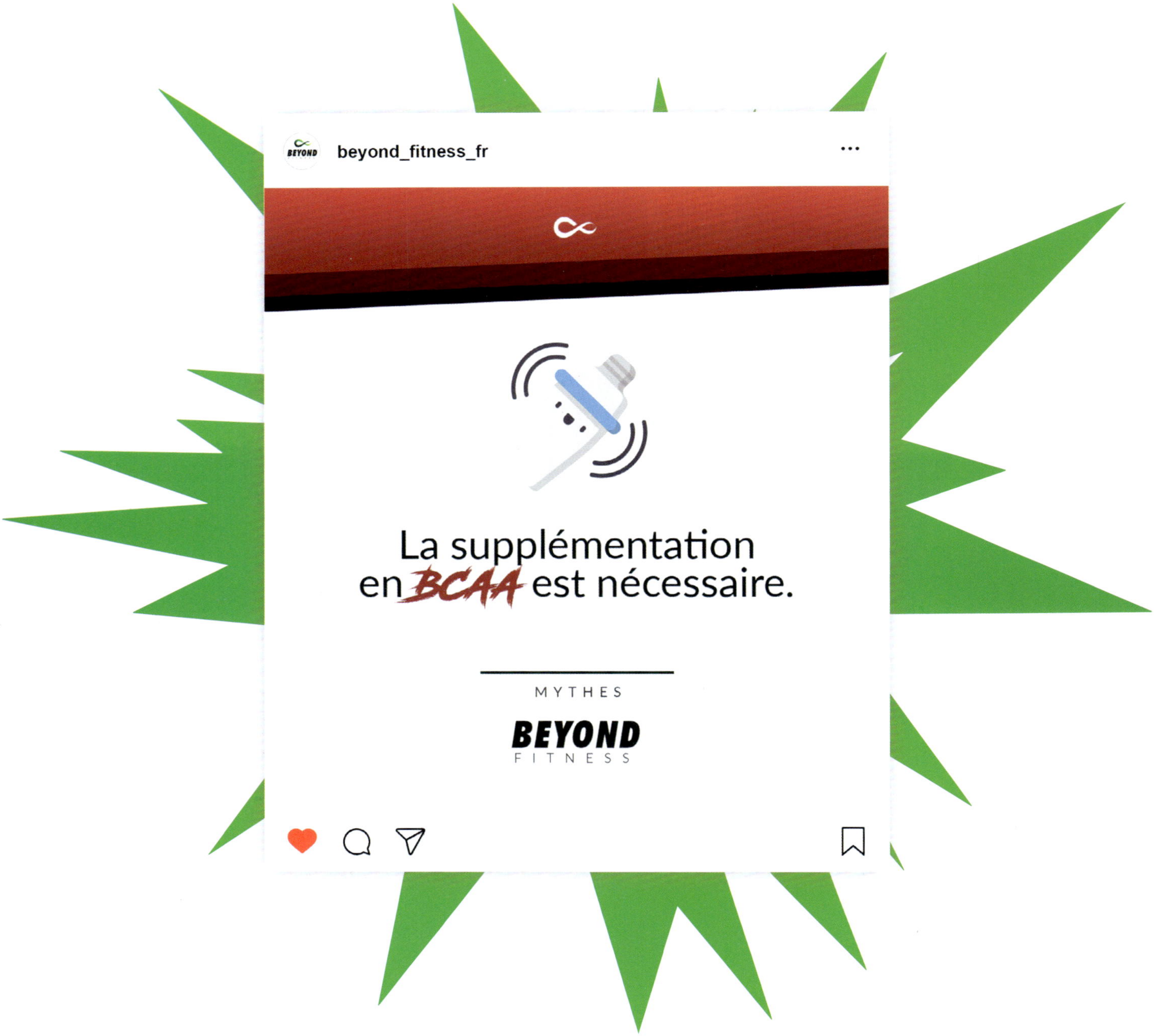
beyond_fitness_fr
La supplémentation
en BCAA est nécessaire.
MYTHES
BEYOND
FITNESS

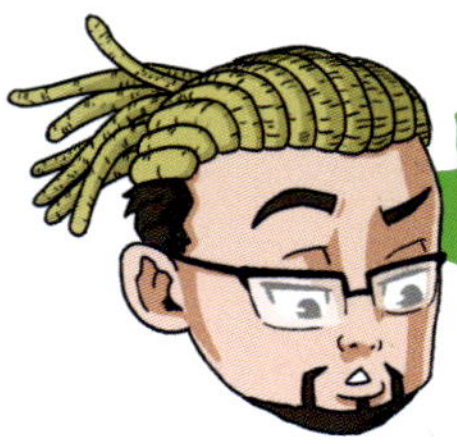

DÉTAILS PHYSIOLOGIQUES

BCAA, QU'EST-CE DONC ?

Le nom "BCAA" vient de l'anglais "*Branched-Chain Amino Acids*", qui signifie "acides aminés branchés" ! Ça a de la gueule comme ça, non ?
Bon, ils ne sont peut-être pas aussi cool que ça, mais ils ont assurément une "branche" dans leur configuration qui possède donc un lien avec au moins trois atomes de carbone.

On parle de trois acides aminés (AA) essentiels :
- la leucine
- l'isoleucine
- la valine

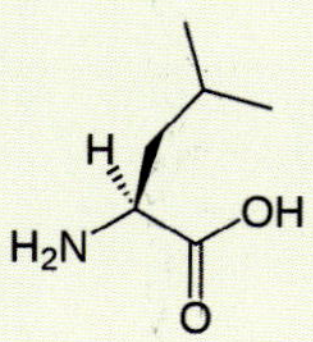

Leucine

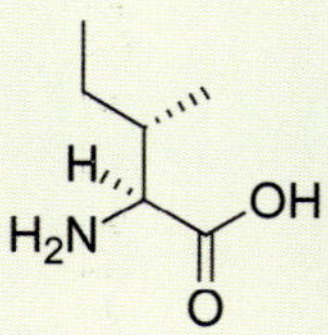

Isoleucine

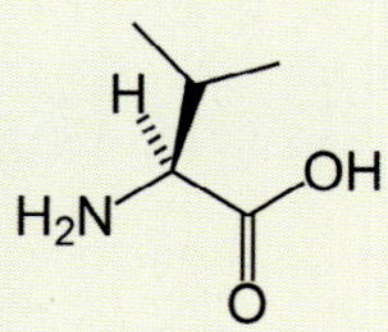

Valine

Ils sont déjà présents dans l'alimentation dans des quantités variables et ne peuvent être synthétisés par l'organisme, d'où leur appellation d'AA "essentiels".
Les BCAAs sont aussi vendus sous forme de suppléments, principalement pour les sportifs (qui ont de l'argent à urin... dépenser pardon).

SONT-ILS UTILES ?

Dans la croyance populaire, OUI !
Ce sont des acides aminés sans lesquels il ne sera pas possible de construire du muscle, particulièrement pour la leucine.
Donc, dans un mode de pensée réductionniste où l'on cherche à retrouver "l'élément isolé le plus important", il est normal que l'on cherche à trouver "CE TRUC" à la mode qui te permettra de prendre du muscle. Dans le monde de l'"*evidence based*", c'est une autre histoire.

« BCAA : cet aliment magique que les médecins détestent qui te rendra plus [blablabla] »
Bref, tu devines sûrement déjà le problème derrière cette forme d'hypothèse - indice dans le titre à suivre.

NÉCESSAIRE, MAIS PAS SUFFISANT.

En fait, les BCAAs permettent effectivement aux muscles de se développer, mais ils ne sont pas pour autant "suffisants" pour que les muscles se développent. C'est un peu comme avoir les outils de chantier les plus perfectionnés (et chers, soit dit en passant) du marché, mais sans les ouvriers pour commencer la construction.
#NiceTry

LA LEUCINE EST UNE SORTE DE SIGNAL.

C'est un peu comme un feu de circulation qui permet ou non aux muscles de synthétiser davantage de protéines musculaires.
Ce phénomène de fabrication (la fameuse synthèse protéique) a cependant un coût.
Ce n'est pas le feu de circulation qui détermine qui est présent sur la route.
Nous avons besoin des autres acides aminés essentiels, ainsi que d'énergie (ATP) pour construire du muscle.

Lorsqu'on applique le contexte scientifique dans cette hypothèse de base, les BCAAs deviennent tout à coup aussi "branchées" que les handspinners en 2020.

(BF) Dans une étude comparant plusieurs groupes de lutteurs d'élite perdant du poids, une supplémentation en BCAA en plus d'un apport suffisant en protéines n'a eu AUCUN effet sur la perte de graisse, la performance aérobie et anaérobie ou la force.
AH.

Une autre étude a trouvé que, combiné à un entraînement lourd en musculation pendant huit semaines, « *une supplémentation de 9 g par jour de BCAAs 30 minutes avant et 30 minutes après l'entraînement n'a eu AUCUN effet bénéfique sur la composition corporelle ou la performance musculaire.* »
AH (BIS).

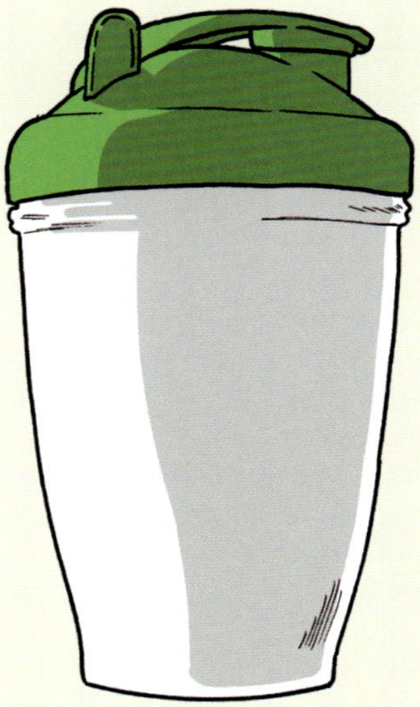

En fait une des seules "recherches" positives sur la supplémentation en BCAAs vient de l'équipe Scivation… qui vend des BCAAs.

Cette étude a notamment été critiquée par deux pionniers de la recherche scientifique anglophones, Brad Schoenfeld et Alan Aragone.
Bon… On pense que t'as compris où on veut en venir…
Petit bonus, parce qu'on aimerait quand même te donner un exemple sur l'efficacité des BCAAs.
Cette dernière étude montre que les BCAAs sont aussi efficaces que du sucre pour la récupération.
→ Tip 1 : le sucre, c'est moins cher et c'est meilleur pour toi.
→ Tip 2 : tu as du sucre dans tes fruits locaux et de saison.
→ Tip 3 : Life is **#CARBS** ♥

Jette un œil ci-contre, notre collègue Ben @ben.gib s'est permis de faire un graphique pour synthétiser le tout.

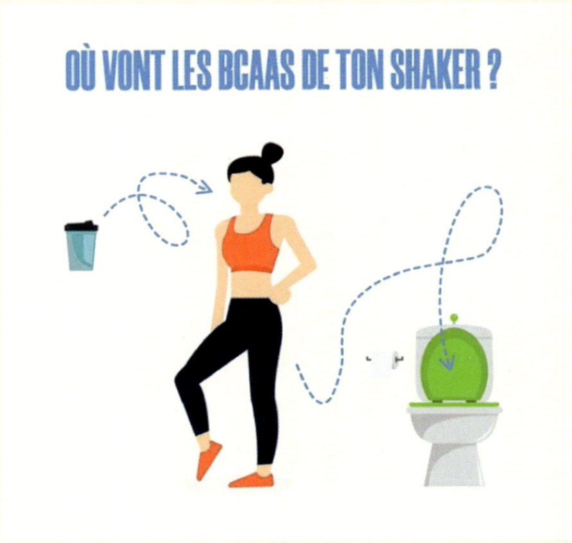

CONSEILS & APPLICATIONS PRATIQUES

ON PRIVILÉGIERA :

✅ de viser une consommation d'un peu plus de 1,5 fois ton poids en g/protéines biodisponibles par jour et d'oublier la supplémentation en BCAAs
✅ de répartir ces portions sur ta journée et autour de ton entraînement (voir mythe n°31 pour d'autres détails)
✅ de consommer des BCAAs seulement s'il est compliqué d'atteindre ton quota de protéines journalier ou si tu es vegan/végétarien
✅ de les consommer de manière non isolée (en plus d'un repas ou d'une source de protéines incomplète par exemple)
✅ d'aller voir l'agriculteur de la ferme biologique pas loin de chez toi et de choper des vrais œufs de poules élevées en plein air gorgés de BCAAs naturels avec l'argent économisé

ON ÉVITERA :

❌ de consommer des BCAAs avec une alimentation déjà riche en protéines
❌ de consommer des BCAAs à jeun

DÉTAILS PHYSIOLOGIQUES

(BF) Il existe un seuil minimal de leucine (quantité minimale) nécessaire pour déclencher le processus de synthèse protéique et de croissance cellulaire.
Sous ce seuil, le signal pour la synthèse des protéines musculaires n'est pas assez fort et rien ou quasiment rien ne se produit.
Si tu consommes un repas ou une collation qui ne contient pas suffisamment de leucine, cet apport en protéines peut être gaspillé.
Pour être tranquille, il est conseillé de maintenir son apport en protéines au-dessus du seuil minimal de leucine à chaque repas.

D'après les recherches de Stuart Phillips, qui est sans doute le leader mondial de recherche sur l'apport en protéines, cela signifie que tu devrais consommer un minimum de 0,3 g/kg de protéines à chaque repas (21 g de protéines pour un individu de 70 kg), qui devrait présenter un profil en acides aminés complet.
Pour des sources de protéines riches en leucine comme les œufs ou les produits laitiers, tu peux probablement t'en sortir avec seulement 0,24 g/kg (ce qui représente 17 g de protéines pour un individu de 70 kg).
En général, les sources de protéines végétales sont moins riches en leucine (6-8 % des protéines totales) que les sources animales (8-11 %).
De ce fait, les végétaliens pourraient trouver un intérêt à la supplémentation en BCAAs.

Le plus simple reste probablement de consommer un apport journalier en protéines total de 2,4 g/kg, en plus de s'assurer que chaque repas présente un profil complet d'acides aminés et atteint le seuil minimal de leucine.

Cependant, attention à la qualité des protéines et/ou à leur impact sur la santé. → Pose ce tofu et ce son d'avoine, et tout se passera bien.
On en parle dans les mythes 15 à 19 et dans le mythe 45 (oui, t'as de quoi faire !).

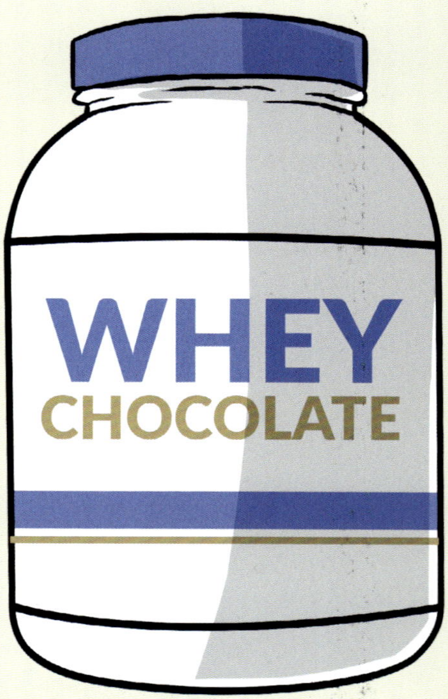

MYTHE 23 #COMPLÉMENTS #SUPPLÉMENTS #BCAA

LE POINT DE VUE DE :

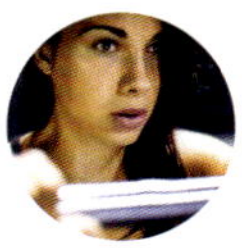

@claudiapersonaltrainer

Aussi utile que le H de Hawaï…

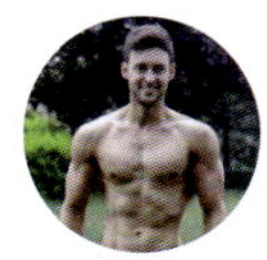

@nevingl

Prendre des BCAAs en plus d'un apport suffisant en protéines, c'est un peu comme faire un sandwich de pain, sur son lit de pain, avec supplément pain !

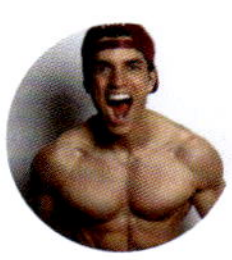

@antoine_fombonne

BCAA ? Comme ce que l'on trouve dans toutes les protéines de notre alimentation, vous voulez dire ?

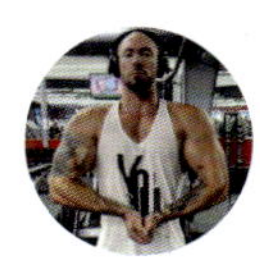

@aiki_sharefitness

Rien n'est nécessaire … on ne fait que le répéter. Pour ma part, j'en consomme juste durant le training, car c'est précurseur de glutamine. Maintenant, on voit des ratios 8.1.1, voire 16.1.1 débarquer... C'est tout simplement marketing. Inutile.

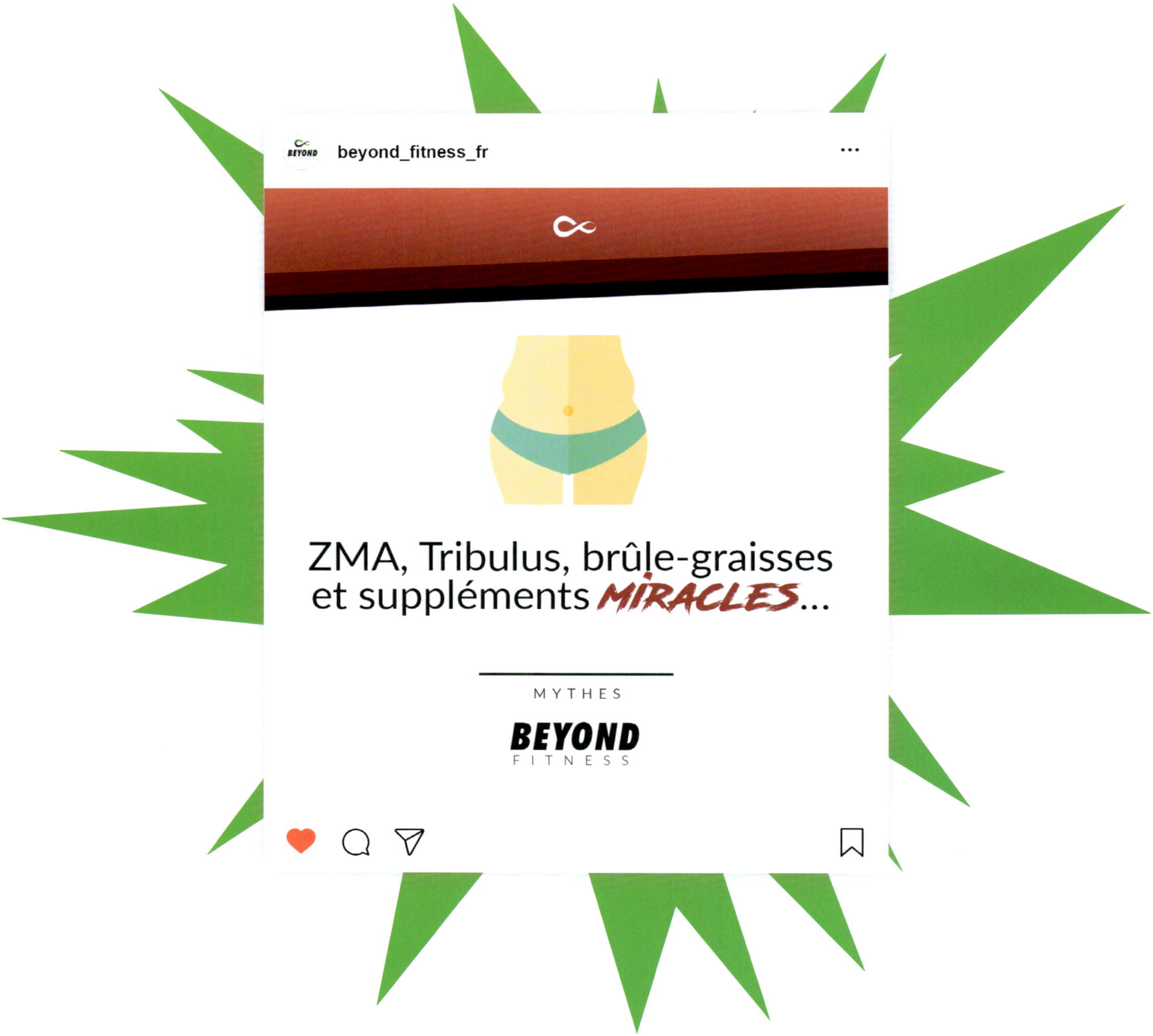
beyond_fitness_fr
ZMA, Tribulus, brûle-graisses
et suppléments MIRACLES...
MYTHES
BEYOND
FITNESS

MYTHE 24 #COMPLÉMENTS ET #AUTRESCONNERIES

BOOSTERS DE TESTOSTÉRONE
Le ZMA est une formule très connue qui contient :
• 30 mg de zinc monométhionine aspartate
• 450 mg de magnésium aspartate
• 10,5 mg de pyridoxine hydrochloride (B6)
Connu sous le nom "Zinc Magnesium Aspartate" ou ZMA.

Un des fameux "suppléments de base" pour le "gym bro" typique.

On commence par la controverse : si le site est toujours accessible à l'heure où tu consultes ce livre, on te conseille l'article de Conor Heffernan intitulé « *The controversial history of ZMA* » (« *L'histoire controversée du ZMA* »).
Voici les résultats de l'étude mise en avant pour le ZMA en 2000 :
• Augmentation de la testostérone ;
• Augmentation d'IGF-1 (une hormone peptidique ressemblant à l'insuline).

Mais il se trouve que Victor Compte (créateur du fameux ZMA) est "co-investigateur" de l'étude.
Tant que des preuves supplémentaires ne viennent pas appuyer ces résultats, le principe de précaution prévaut : on attend de voir !

DU COUP, QU'EST-CE QU'ON EN DIT, EN VRAI ?
Quatre ans plus tard, une étude dans le *Journal de la Société internationale de nutrition* indique qu'il n'y a... Pas d'effets significatifs pour la musculation.
Ah, dommage. On oublie ce supplément, du coup ?
Pas si vite ! Il semblerait qu'un apport en magnésium avant d'aller au lit augmente la qualité du sommeil. Particulièrement si ton niveau de magnésium est faible !

→ Si tu es carencé par une alimentation non optimale, ça pourrait être intéressant.
Pour le zinc – selon le site *examine.com* –, il n'y a pas de raison qu'il augmente la testostérone chez des hommes en bonne santé (s'il n'y a pas de déficience en zinc).
→ Encore une fois, si tu n'es pas carencé, tu n'es pas censé en avoir besoin.
Tu préfères optimiser ta nutrition et réduire tes carences sans suppléments ou rester carencé et compenser ce manque d'équilibre au niveau des minéraux par un complément ?
À toi de voir...

Bon, OK pour le ZMA. *Next* ?

CONCERNANT LE TRIBULUS TERRESTRIS et tous ces pseudos "boosters de testostérone naturels"...
Comment dire... Le tribulus n'est pas inutile, mais il n'est pas utile pour optimiser ce que l'on croit que cette plante optimisera.
• Il apparaît effectivement intéressant dans un rôle préventif de protection contre les dégâts oxydatifs face au foie et aux reins.
• Le tribulus semble exercer un rôle anti-stress.
• Ce qui fait que cette plante mérite le terme "adaptogène" (qui permet de prévenir certains dégâts occasionnés par certaines formes de stress).
• Il semblerait que le tribulus augmente effectivement la libido, mais ne modifierait pas les performances sportives ou le niveau de la testostérone.
→ Utile pour madame, mais pas pour casser des barres. 🤷‍♀️

L'ACIDE ASPARTIQUE (D) fonctionnerait éventuellement sur une courte période pour augmenter légèrement la production de testostérone (une semaine et quelques jours, tout au plus). Mais le degré de précision des évidences scientifiques sur l'acide D aspartique est plutôt peu concluant.

Tu veux dépenser ton argent ailleurs ?
Fais-toi plaisir, tu viens de faire des économies.

Pssst... La **#REDLIGHTTHERAPY** tu connais ?

Tripler naturellement son taux de testostérone et rester jeune à vie, ça t'intéresse ? 🤓
→ On en parle dans le mythe n°49.

Brûle-graisses et Cie

Imaginons que le "brûle-graisses" en question soit aussi efficace qu'une séance entière de cardio à jeun (sans le bonus "éclatage de ton système immunitaire"). Quel est son impact sur une personne qui reste en surplus calorique ?

- Perte de graisse ?
- Augmentation de la chaleur corporelle ?
- Augmentation de sa dépense calorique ?
- Augmentation de son envie spontanée de bouger ?

#NEAT

Appel à un ami et 50/50 non autorisés.

L'effet est utile uniquement dans le cas où tu vas améliorer ta capacité à tenir un déficit calorique. Le café est probablement le "supplément" le plus intéressant pour accompagner un déficit calorique, mais il n'est en rien exceptionnel, du moins dans des doses faibles.

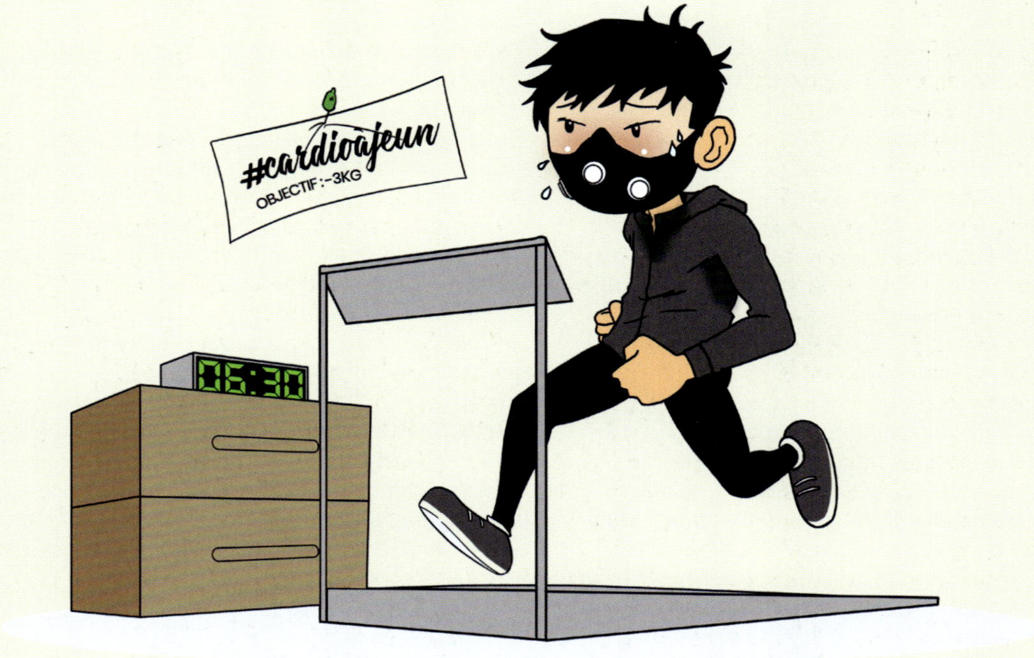

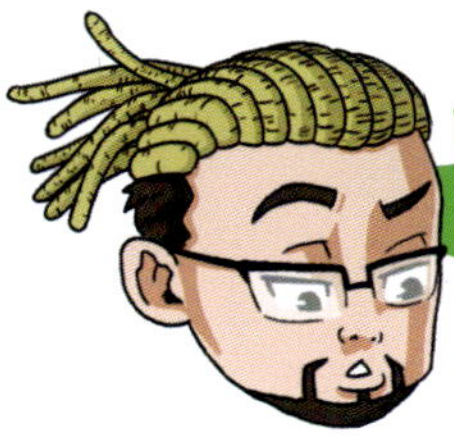

DÉTAILS PHYSIOLOGIQUES

La caféine a longtemps été sur la liste des produits dopants de l'Agence mondiale antidopage, avant d'être retirée en 2004.
- Aucun problème pour quelques expressos !
- Les doses importantes peuvent être intéressantes pour les sports de force, comme on le trouve dans une revue par Helms et ses collègues (2014).

Cependant, une dose qui augmente la performance reviendrait à prendre 5 ou 6 mg de caféine par kg de poids de corps. Ce type de dose n'est pas forcément idéal pour une perte de graisses. Le rôle lié à une "perte" de graisses semble corrélé avec une hausse de l'adrénaline. Une réaction de stress (adrénaline) est bien sûr utile lorsque c'est approprié, il ne faudrait cependant pas trop compter dessus pour perdre du poids sur la durée de manière saine.
- Disons que ce qui est "légal" ne fonctionne pas pour perdre spontanément de la graisse. Les substances qui fonctionnent vraiment sont généralement interdites et souvent dangereuses.

Doses mortelles/toxiques/ergogéniques
Par contre, deux cuillères à café de poudre de caféine peuvent déjà se rapprocher d'une dose potentiellement mortelle (150 mg/kg)...
Attention notamment à toutes les personnes qui en consomment sous forme de poudre !
10 mg/kg est considéré comme toxique et les doses pour l'augmentation des performances ("ergogénique") se situent aux alentours de 4 à 6 mg/kg.

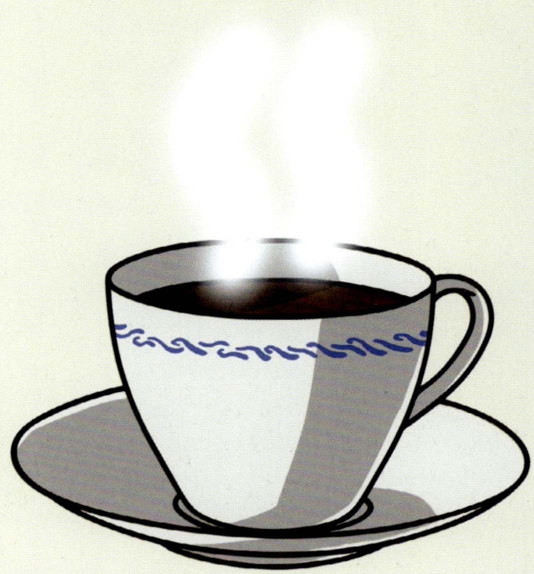

CONSEILS & APPLICATIONS PRATIQUES

Essaie simplement, sur quelques jours, de rentrer tes journées alimentaires sur un site comme **CRONOMETER** qui te permettra de voir de manière globale ce qu'il y a en excès ou ce qu'il manque dans ton apport journalier en minéraux et vitamines.
Il est relativement facile d'atteindre ses macros avec un peu d'expérience. Concernant les micros, c'est une toute autre histoire !

POUR LE MAGNÉSIUM

- Fleur de sel, non iodée, non fluorée (424 mg/100 g)
- Noix du Brésil (367 mg/100 g)
- Légumes à feuilles vertes cuits à la vapeur (~50 mg/100 g).

Note : c'est peu calorique, parfait pour un déficit calorique SANS déficit de nutriments ! Si tu les fais bouillir, garde l'eau de la cuisson : elle sera riche en magnésium !

POUR LE ZINC

Mange des huîtres de temps en temps (22,5 mg/100 g). Sinon, du jarret de bœuf peut aussi faire l'affaire (11 mg/100 g). Certains fromages sont riches en zinc, le vacherin par exemple (8 mg/100 g).

POUR PERDRE DE LA GRAISSE

Ne cherche pas à "acheter ce super supplément miracle", concentre-toi sur ce qui forge la base de ta santé et de ton physique : ce que tu mets dans ton corps.
À toi de jouer, tu as ce qu'il faut entre les mains pour faire des **GAINZ** comme jamais !

POUR MIEUX DORMIR ET AUGMENTER SA TESTOSTÉRONE NATURELLEMENT

Va surtout lire la partie "Mode de vie", c'est cadeau !

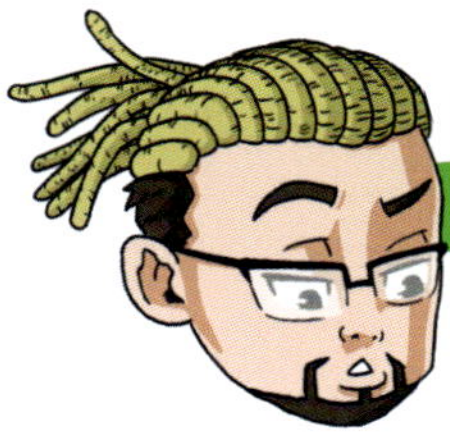

DÉTAILS PHYSIOLOGIQUES

ZINC, MAGNÉSIUM, VITAMINE B6 = UTILE ?
Bien sûr !

1. NOUS AVONS BESOIN DE ZINC, mais l'idéal reste de l'obtenir dans de la nourriture qui ne contient pas / le moins possible d'acide phytique.
Par exemple, pour chaque gramme d'huître, tu obtiens 1 mg de zinc au sein d'une matrice alimentaire stable et naturelle !

2. NOUS AVONS ÉGALEMENT BESOIN DE MAGNÉSIUM !
Encore une fois, c'est un élément essentiel, mais il n'est pas nécessaire de l'avoir en quantité exagérée : 6 mg/kg/jour semble suffire.
Tu peux ajouter 20 % si tu t'entraînes de manière régulière suite aux besoins de la réparation musculaire, et de l'augmentation de ton taux de transpiration et d'urine, soit env. 400 mg par jour quelqu'un de 70 kg.
Quelques noix du Brésil par jour + des légumes à feuilles vertes cuits et le tour est joué (367 mg/100 g) !
Note : le citrate de magnésium semble être la forme la plus assimilée par notre organisme. Vient en second le chlorure, puis le lactate, le gluconate et ensuite l'aspartate de magnésium.
Enfin, on se retrouve quand même entre 20 et 40 % de biodisponibilité, ce qui n'est clairement pas fou. L'oxyde de magnésium n'est quant à lui pratiquement pas absorbé.
Et pourtant, même avec ces "obstacles", obtenir la bonne quantité de magnésium n'est probablement pas une épreuve aussi difficile que d'atteindre ses besoins en potassium, par exemple.

Il ne fait aucun doute que nous avons besoin de pyridoxine (vitamine B6), mais il n'est vraisemblablement pas nécessaire de penser à la supplémentation spécifique pour cette vitamine dans le cadre d'une nutrition saine.

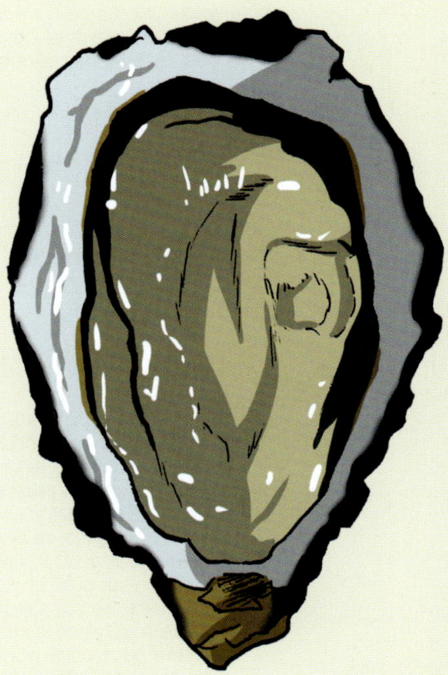

LE POINT DE VUE DE :

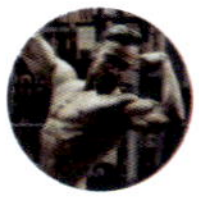

@jordanbjoly

Simple expérience personnelle. Je n'ai jamais observé une quelconque différence (flagrante) à la suite d'une utilisation régulière d'un complément de ce type.
Depuis plus de 2 ans maintenant, je n'en utilise plus, et la progression est au rendez-vous malgré cela. Il est difficile d'évaluer la pertinence d'un complément mais, une chose est sûre, ils ne sont en aucun cas essentiels à la progression, loin de là.

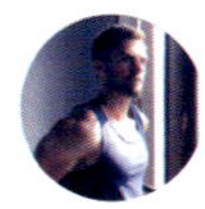

@ben.gib

À noter pour le ZMA en plus de ces points négatifs cités précédemment, il y a en plus une concurrence dans l'assimilation du zinc et du magnésium. Ça veut dire que ton corps les assimile moins bien s'il reçoit les deux en même temps...
Donc, même si tu l'absorbais bien, ce ne serait quand même pas optimal de prendre ces deux minéraux ensemble.

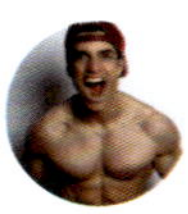

@antoine_fombonne

BCAA ? Comme ce que l'on trouve dans toutes les protéines de notre alimentation, vous voulez dire ?

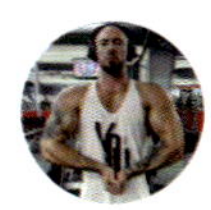

@aiki_sharefitness

Sujet déjà abordé dans un de nos podcasts. 🙂
Les suppléments "brûleurs de graisses" sont clairement des mini boosters. Je le prends comme tel. En effet, il n'y a rien de magique. Ça permet un regain d'énergie, et dans une phase de régime, c'est intéressant.
Alors, si en plus ce booster puise un peu dans mes réserves notamment avec la thermogenèse, pour fournir de l'énergie, c'est un tout petit plus. Et rien de plus.
Les marques ont tendance à faire croire que vous aurez un ventre plat grâce à ces produits… Mais cela sert surtout de régime pour votre porte-monnaie.
Concernant l'effet du tribulus sur la testostérone, les effets par analyses sanguines ne sont pas démontrés. Certaines marques y ajoutent des substances parfois non légales et donc potentiellement dangereuses afin de vous donner un semblant d'effet.
Piste de réflexion : mon endocrinologue me parle cependant d'un effet de maintien sur la testo libre...

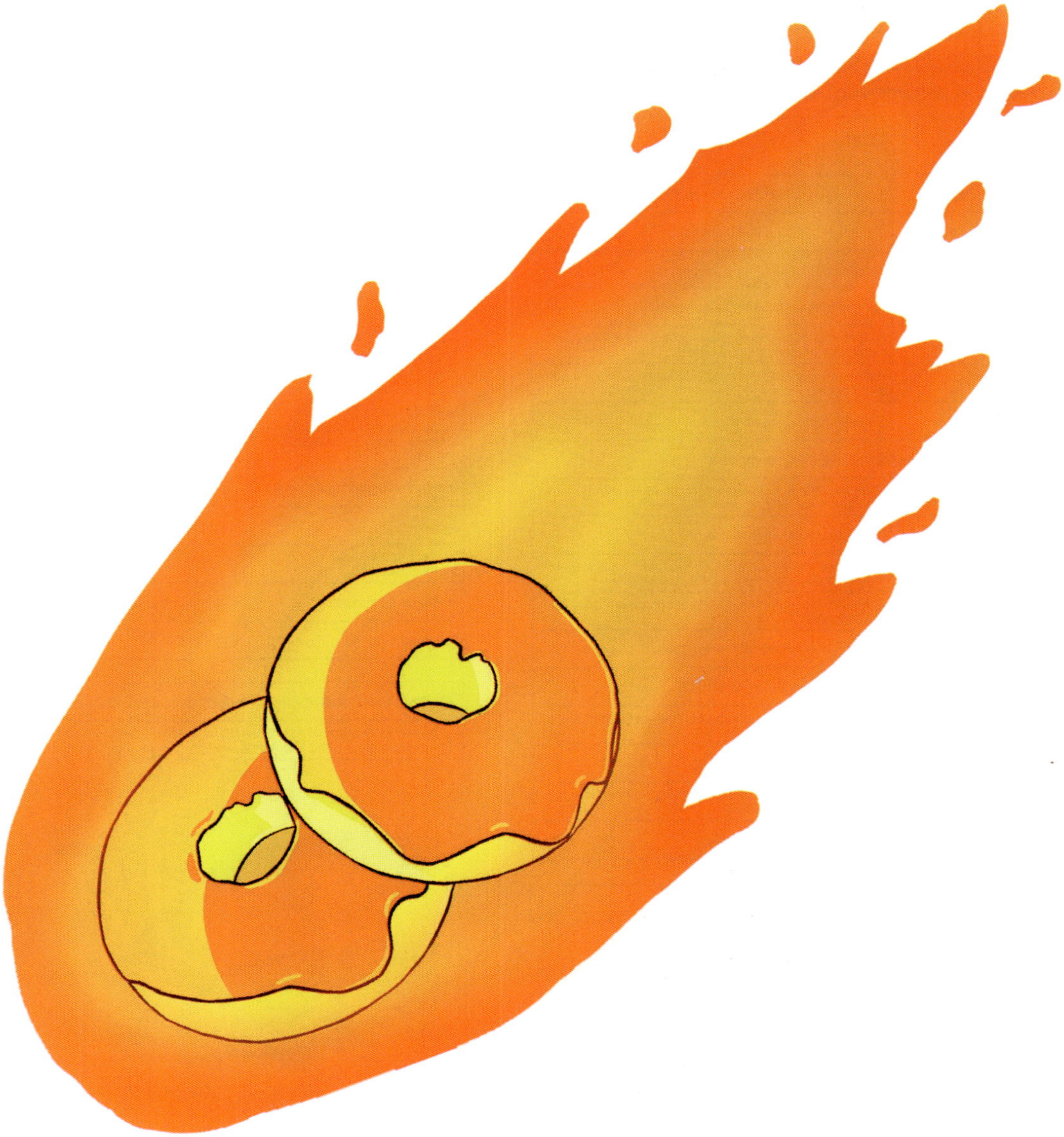

SOURCES D'ALIMENTS RECOMMANDÉS PAR CATÉGORIE, PAR BEYOND FITNESS EN COLLABORATION AVEC VASSILIS ILIOPOULOS

PROTÉINES (PROT)	minimum 80 g
Fonction métabolique normale	1.2 - 2 g/kg
ALIMENTS	**Explications**
Poisson blanc, mais *! Provenance !*	Par exemple, éviter le tilapia / pangasus
Tranche de viande "complète"	Bio AVEC la partie gélatineuse - Idéalement viande de ruminants (graisse plus qualitative)
Yaourt grec	Retirer le liquide permet d'éviter le lactosérum (riche en tryptophane)
Mozzarella	Riche en graisse, source mixte
Parmesan	Riche en graisse, source mixte
Oeufs fermiers AVEC le jaune	Vitamine A/D/K + cholestérol. Riche en leucine, à équilibrer avec suffisamment de glucides
Fromage bio	De lait bio idéalement pour le zinc
Cottage cheese / Skyr	Pratique et protéine complète ! Ratio calcium/phosphore peu optimal (compléter par d'autres produits)
Séré (quark)	Retirer le liquide permet d'éviter le lactosérum (riche en tryptophane)
Huîtres	Zinc et cuivre = top (existent en conserve)
Champignons cuits	Attention à la cuisson (bouillir 1h)
Protéines en poudre ?	Gélatine ou collagène en poudre, éventuellement une caséine micellaire
Crevettes	Attention à la source (*Élevage !*)
Foie de boeuf/veau/agneau	Excellent ratio vitamine : A/D/K + Zinc/cuivre/fer (foie ruminant > volaille)
Lait BIO	Pasteurisé, ok. Cru, c'est mieux

Il faudrait manger *TOUT l'animal*, pas juste la partie *musculaire

SOURCES DE PROTÉINES INTERMÉDIAIRES	
Lentilles	*! PRÉPARATION !* Pré-tremper une journée et bien cuire

SOURCES DE PROTÉINES À ÉVITER DE PRÉFÉRENCE	
Éviter les protéines PREMIER PRIX en supermarché sans label	
Soja	Potentiellement problématique pour la thyroïde / œstrogénique / riche en oméga-6
Haricots blancs / rouges	Lectines, phytohemagglutinine et d'autres anti-nutriments
Jambon / dinde en tranche 1er prix	Viandes non bio (*processed meat*), riche en AGPIs
Viande hautement transformée	Phosphates et nitrites en excès
Seitan	Peu efficace pour stimuler la synthèse protéique
Levure nutritionnelle (nutritional ycast)	Œstrogénique
Protéines de chanvre	Riche en oméga-6
Palourde	Trop riche en fer

INDICATIONS SUPPLÉMENTAIRES SUR LES PROTÉINES
Compléter la viande musculaire* avec de la gélatine, ou du collagène *Ex : poitrine de poulet / bavette de boeuf = viande musculaire (sans le reste)

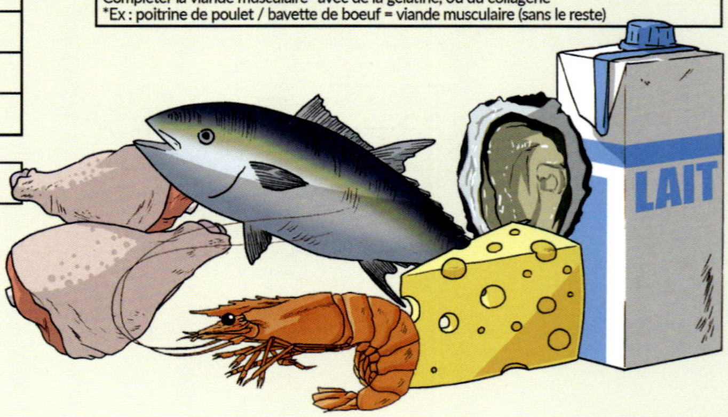

SOURCES D'ALIMENTS RECOMMANDÉS PAR CATÉGORIE, PAR BEYOND FITNESS EN COLLABORATION AVEC VASSILIS ILIOPOULOS

GLUCIDES (CHO)	minimum 100 g
Substrat énergétique préférentiel	Deux ou trois fois plus de glucides que de protéines
ALIMENTS	**Explications**
Orange à goût sucré (non amer)	Utiliser la peau de l'orange est intéressant pour son apport en naringinine
Cherimoya/goyave/melon/ raisin (sans pépins)	Peu d'anti-nutriments et relativement digestes
Pamplemousse	Sans excès, car il peut interférer sur certaines enzymes
Fruits mûrs en général	Plus digestes sans la peau
Épinards	Teneur en vitamine K et en magnésium intéressante
Patates douces	Épluchées - bien cuites. Attention aux excès bêta-carotène (il existe des variétés "blanches" sans bêta-carotène)
Pommes de terre	Épluchées - bien cuites
Riz BLANC bien cuit	= OK *si assez de micronutriments*
Jus : orange/raisin/cerise	Pressé (*non* issu de concentré)
Légumes verts	La cuisson réduit le taux d'anti-nutriments
Carottes	Rapées / coupées en longueur
Sirop d'érable bio	Riche en manganèse
Sucre de table bio	= OK *si assez de micronutriments*
Lait ~1% MG bio	Idéal pour la perte de poids
Bambou (ou carotte 1x/jour)	Moins d'endotoxines et diminution de la réabsorption des œstrogènes
Miel bio (attention à la production)	= OK *si assez de micronutriments*
Fruits cuits (plus digeste)	Possible de cuire si dur à digérer à un instant T (ou pas assez mûr)
Masa Harina	Farine de maïs nixtamilisée (voir article : http://bit.ly/2kwr6TR)

SOURCES DE GLUCIDES INTERMÉDIAIRES	
Farine de patate douce	Variété blanche (sans bêta-carotène)
Pain blanc au levain	Le levain améliore la digestion du gluten et des autres aliments
Riz blanc	Pas idéal, mais ok si assez de micronutriments sont consommés

SOURCES DE GLUCIDES À ÉVITER DE PRÉFÉRENCE	
Pain & riz complet : pâtes complètes	Anti-nutriments, ratio risques / bénéfices défavorable
Haricots blancs / rouges	Lectines, phytohemagglutinine et d'autres anti-nutriments
Chou-fleur, brocoli cru, etc.	Les crucifères sont goitrogènes
Manioc (Cassava); millet	Goitrogènes
Seaweed (macroalgae)	Goitrogènes

INDICATIONS SUPPLÉMENTAIRES SUR LES GLUCIDES
Les glucides permettent un fonctionnement normal de la thyroïde
Les glucides aident à maintenir un bon taux de dioxyde de carbone

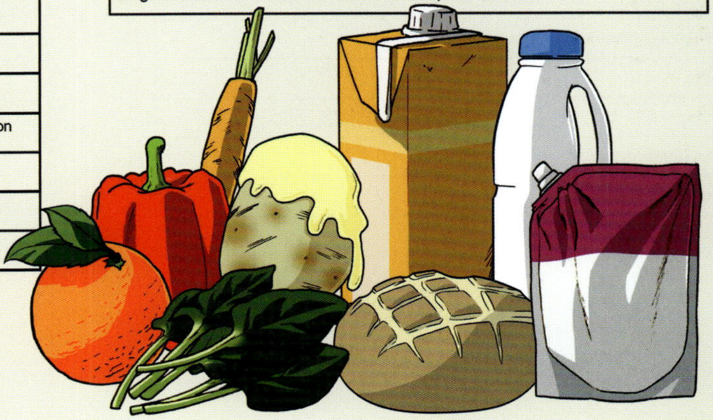

SOURCES D'ALIMENTS RECOMMANDÉS PAR CATÉGORIE, PAR BEYOND FITNESS EN COLLABORATION AVEC VASSILIS ILIOPOULOS

GRAISSES (LIP)	0.4 - 1.5 g/kg
Fonction métabolique normale	Saturées > Insaturées
ALIMENTS	**Explications**
Fromage	Source mixte (pourcentage des calories élevé pour les graisses)
Œufs bio (jaunes liquides)	1 à 4 œufs par jour
Beurre, crème, ghee, suif	Graisses de lait BIO
Huile de coco raffinée	Parfaite pour la cuisson
Beurre clarifié	Parfait pour la cuisson
Glace (bio)	Saveur "simple" Ex : vanille (éviter gomme de guar, carraghénane). Idéal en pré-dodo
Graisse d'animal ruminant	Coupe de viande complète (avec graisse)
Huile d'olive à froid et olives bio	Intéressantes pour le sélénium, mais faire attention à la variété
1-2 noix du Brésil	Top pour le sélénium, mais pas 100% sûr (% de variété et sol)
Lait entier bio	Rappel : riche en graisse (pourcentage de calories élevé)

SOURCES DE GRAISSES À ÉVITER DE PRÉFÉRENCE	
Huiles végétales industrielles !	Hors huile de coco
Huile de :	Soja / Tournesol / Colza / Carthame / Lin / Pépins de raisins / Coton
Oléagineux	Sauf noix du Brésil / macadamia, car elles sont principalement composées de graisses mono-insaturées
Graisses TRANS ! -> minimiser	Cancérigènes
Pignons et babassu	Goitrogènes
Margarine	Graisse trans

INDICATIONS SUPPLÉMENTAIRES SUR LES LIPIDES
Les graisses saturées induisent moins de stress oxydatif et sont plus stables
Les graisses polyinsaturées s'accumulent avec l'âge.
Les graisses améliorent l'assimilation des vitamines liposolubles
Les graisses peuvent ralentir la vitesse à laquelle les glucides sont absorbés

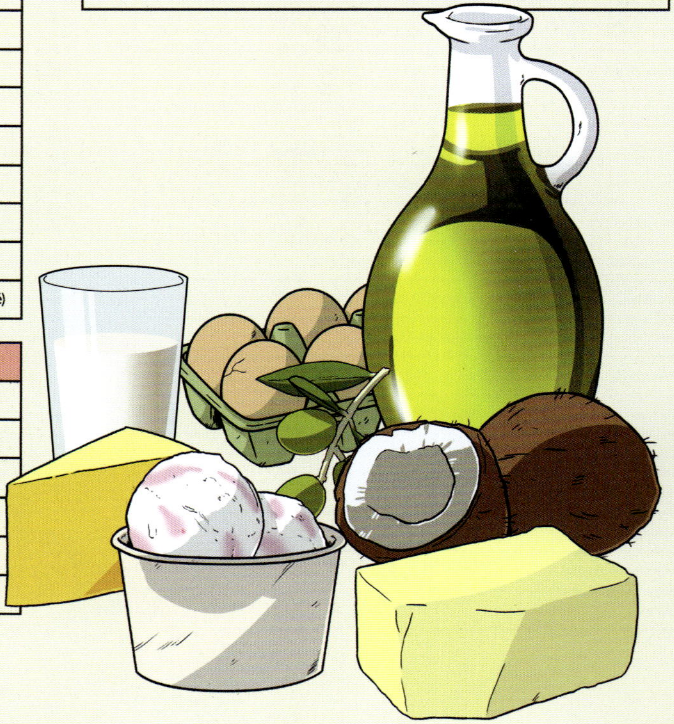

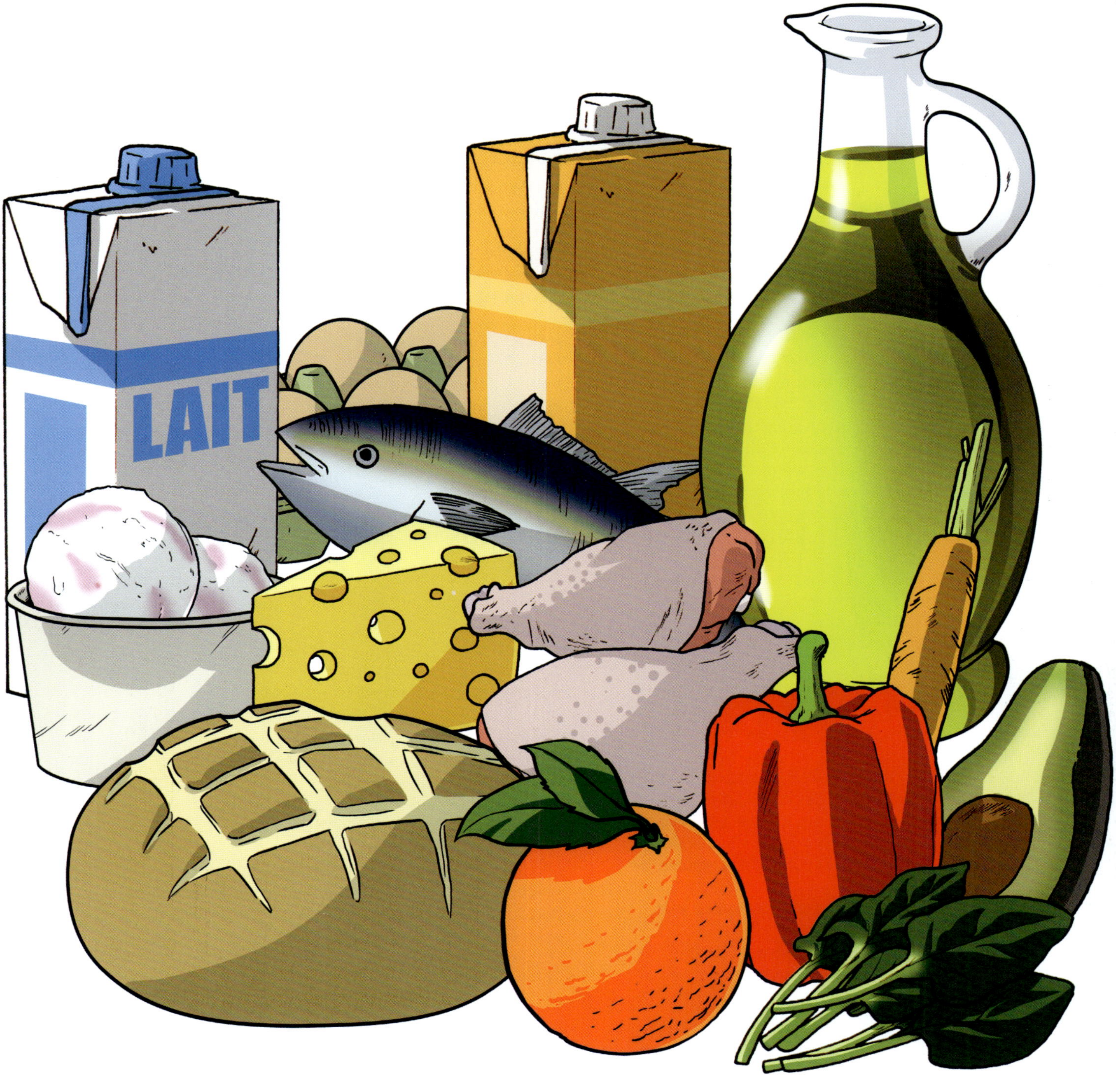
LAIT

**DEUX SEMAINES POUR CHANGER TA VIE.
SI SI, VRAIMENT.**

Comme toujours, il vaut mieux expérimenter cela soi-même Les « vrais » aliments devraient toujours être ta source d'alimentation première.

De plus, avant de modifier ton alimentation ou d'utiliser n'importe quels suppléments, on te recommanderait de réaliser au moins une prise de sang pour savoir où tu te situes.

NOS « SUPPLÉMENTS » PRÉFÉRÉS :

- **LE SEL** est un aliment important pour élever le taux métabolique, réduire les inflammations et les crampes. → Il aide l'absorption du magnésium, lutte contre la constipation, améliore la qualité du sommeil, réduit l'impact du stress et parfois même la pression sanguine.
- **LE CAFÉ** est un puissant aliment thermogène qu'il est préférable de consommer avec une source de sucre pour réduire l'effet hypoglycémiant qu'il aurait si consommé seul.
Il protège le foie des drogues et de l'alcool, en plus d'aider en cas de constipation.

Les buveurs de café ont moins de risques d'être touchés par des problèmes de diabète, de thyroïde ou de maladies tels qu'Alzheimer ou Parkinson.

- **« EGGSHELL CALCIUM »** est le calcium biodisponible qui peut être fait à partir des coquilles d'œufs.
Cette supplémentation a montré des effets significatifs d'amélioration de l'ostéoporose, de la pression sanguine, de la gestion du poids, de la mobilité et de la santé articulaire.
EFFICACE ET PAS CHER, C'EST L'EGGSHELL QUE JE PRÉFÈRE.
- **LUMIÈRE ROUGE** → La fameuse **#REDLIGHTTHERAPY** ! → (voir mythe n°46). 😍
- **CRÉATINE MONOHYDRATE 100 %**
La créatine est une molécule organique naturellement produite chez les vertébrés qui contient de l'azote et aide à recycler l'ATP en prolongeant la durée au cours de laquelle les muscles peuvent générer de la force.
On privilégiera la supplémentation sous forme de poudre (meilleure assimilation), si possible labélisée Créapure (considérée comme la plus pure du marché).
- **GLYCINE** ou **COLLAGÈNE** :
On ne les présente plus !
Voir les détails physiologiques du mythe n°7.
- **PROTÉINE BIODISPONIBLE** :
Rien d'obligatoire là-dedans.
- **VITAMINE E** sous les différentes formes de « tocophérol » → quand tu manges dans un buffet à volonté (huile de cuisson = AGPIs).
→ Tu peux en trouver sur le site *Health Natura*.
- **"AUTRES"** → Pour la cuisson :
beurre clarifié (ghee), graisse de ruminants (suif), huile de coco : http://tidd.ly/740cab52
- **LES MEILLEURS "ALIMENTS"**
Ok, ce ne sont pas des compléments, mais c'est une bonne nouvelle, ils proviennent de vrais aliments.
Surtout si tu trouves une bonne source d'approvisionnement : • Foie de ruminants • Jaune d'œuf • Huîtres • Bouillon avec "ce qu'il reste de l'animal" (hors viande musculaire)

« ES-TU VRAIMENT EN BONNE SANTÉ ? »

Nos questions	*Vos réponses*
Température au réveil ? Mains, pieds et nez plutôt froids, tièdes ou chauds ?	
Fréquence cardiaque ?	
Qualité de la peau, des ongles et des cheveux ? Temps de pousse plutôt rapide, modéré ou lent ?	
Énergie pendant la journée ? Continue ou coups de barre réguliers ?	
Performances en salle : progression ? stagnation ? régression	
Qualité de sommeil : sommeil interrompu ? réparateur ? difficulté à se lever ?	
Combien de cacas par jour ? Constipation ? Gaz ? Diarrhée ?	
Combien de pipis par jour ? As-tu souvent soif ?	
Niveau hormonal : pourrais-tu te passer de sexe sans difficulté ? Libido basse ? Moyenne ? Élevée ?	
Règles régulières pour mesdames ? Érections régulières pour messieurs ?	
Quel est le sentiment qui occupe la plus grande partie de ta journée ? À fleur de peau ? La joie ? La tristesse ? L'anxiété ? La dépression ?	
Es-tu souvent malade ?	
Prends-tu du poids facilement ou difficilement ? Est-il facile pour toi d'en perdre ?	

Voilà quelques signes d'une bonne santé métabolique :

- Autour de 36.6°C au réveil - 37°C en journée
- Entre 75 et 90 bpm
- Pieds, mains et nez "chauds"
- 1 à 3 gros passages aux toilettes / jour 💩
- 4 ou 5 petits passages aux toilettes / jour 💦
- Signe d'une bonne fonction hormonale : *Healthy sex drive* dans l'ensemble
- Pas de syndrome prémenstruels (PMS) ou de dérèglement menstruel pour les femmes
- Marqueur de libido comme le "barreau du matin" pour les hommes

C'est pour cette raison que l'on te suggère de tester le "challenge" suivant :

- Essaie pendant quelques jours de manger seulement les aliments qui sont à "modérer" (en rouge, pages 198/200) et constate la façon dont cela affecte ta peau, ton humeur, tes performances et ton énergie globale.
- Même chose pour la suite, mais avec les aliments que l'on te recommande de prioriser et constate la façon dont cela affecte ta peau, ton humeur, tes perfs et ton énergie globale.

#ThankUsLater

PARTIE II

ACTIVITÉ PHYSIQUE

SOMMAIRE

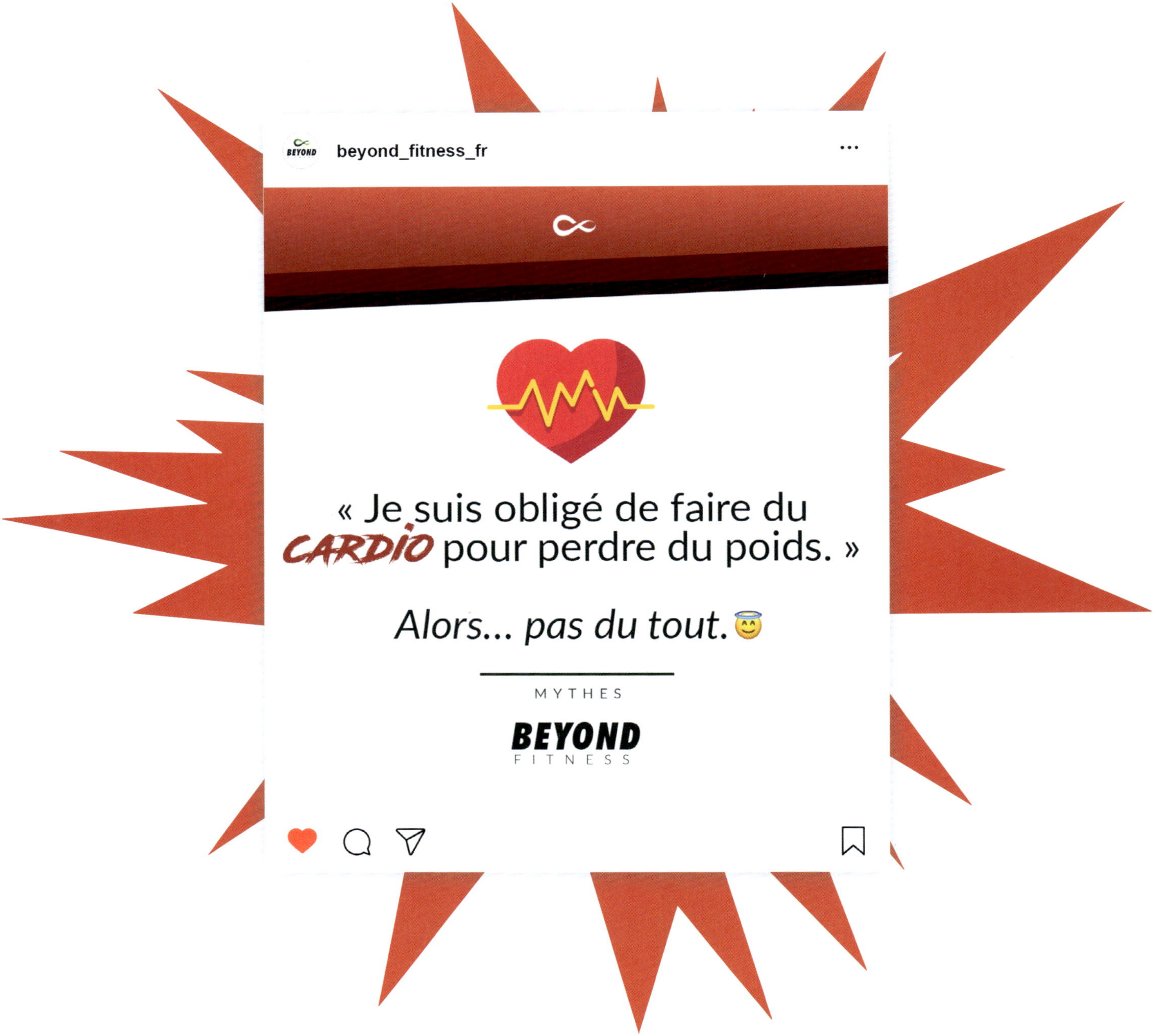
beyond_fitness_fr
« Je suis obligé de faire du CARDIO pour perdre du poids. »
Alors... pas du tout.
MYTHES
BEYOND
FITNESS

MYTHE 25 #CARDIO #HIIT #PERTEDEPOIDS

TU N'ES ABSOLUMENT PAS OBLIGÉ DE FAIRE DU CARDIO POUR PERDRE DU POIDS.
Spoil : c'est même presque l'inverse.

Mais ne panique pas si tu fais partie des rares qui aiment ça, le cardio, c'est cool aussi. On t'explique !
Ce qui est vraiment dommage en termes d'efficacité, c'est que la plupart des gens qui vont s'enfermer en salle par beau temps pour courir 45 minutes sur un tapis (déjà un peu ironique, non ?) ne veulent ni gagner des marathons, ni courir plus vite, ni augmenter leur VO_2 Max. Ils veulent vraisemblablement juste "brûler des graisses"...

À tous ceux qui pensent augmenter leur dépense énergétique en transpirant sur une activité cardio, accrochez vos ceintures, ça va faire mal.

(BF) Une grosse étude comparative s'est penchée sur les effets du cardio sur la perte de poids et la conclusion est que... c'est loin d'être l'outil le plus efficace, surtout sur le long terme.

Une autre étude récente s'est penchée sur :
- l'entraînement "cardio" seul ; 🏃
- l'entraînement en musculation seul ; 🏋️
- et une combinaison des deux. 🏃🏋️

Elle a montré que le mix des deux était le meilleur remède pour les personnes en surpoids et obèses. ✅
Cette méta-analyse comportait vingt-cinq années de recherches sur la perte de poids.
La durée moyenne de l'ensemble des études était de quinze semaines et les résultats ont montré une perte de poids de :
- 10,7 kg après modification de l'alimentation seule ; 🥕
- 2,9 kg après une activité physique seule ; 🏃
- et de 11 kg après la combinaison des deux. 🏃🥕

→ On te laisse juger de l'efficacité du cardio – même couplé à la musculation – sur la perte de poids.

Donc, sans diète adéquate, faire tous les efforts du monde serait une réelle perte de temps.

POINT N°2 : à apport calorique égal, sais-tu que tu perdras AUTANT de poids si tu augmentes tes dépenses énergétiques en faisant du cardio OU si tu réduis simplement ton total calorique ?
- Pourquoi chercher à augmenter ses dépenses d'énergie alors que, dans un premier temps, tu pourrais "simplement" diminuer tes entrées de calories ?
- Ok, maintenant que tu as diminué tes entrées, quel est ton objectif en plus de perdre du poids ?

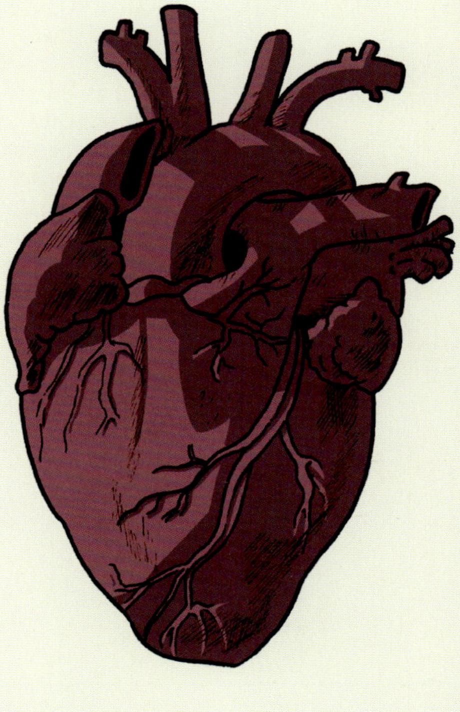

PERDRE LE PLUS DE POIDS POSSIBLE	CONSERVER VOIRE PRENDRE DE LA MASSE MUSCULAIRE ET PERDRE DE LA MASSE GRASSE SEULEMENT	AUGMENTER MON "CARDIO" ET ME CONTENTER DE MAINTENIR MA MASSE MUSCULAIRE
Ok, tu peux continuer comme ça, t'es sur la bonne voie. Tu vas perdre pas mal de masse musculaire, mais tu as l'air de vouloir perdre du poids sur la balance plus que d'améliorer ta composition corporelle.	Prendre le temps de rajouter du cardio n'est peut-être pas l'option la plus cohérente possible. L'énergie que tu investis sur ce tapis pourrait potentiellement être utilisée à faire des séries d'exercices poly-articulaires pour créer de la masse musculaire TOUT EN augmentant ta dépense énergétique. Si tu as le temps de rajouter des trainings "cardio", il serait clairement plus optimal de te concentrer sur l'augmentation de ton volume d'entraînement total par groupe musculaire plutôt que de rajouter un stress aérobique qui, en plus de ne t'apporter aucun avantage vis-à vis-du développement de ta masse musculaire, risque de l'entraver à cause de l'effet d'interférence qu'on détaille juste après.	Lors d'un déficit calorique, ton corps a naturellement tendance à aller puiser l'énergie dans ses propres ressources. Or, si en plus d'un déficit calorique prononcé, tu ajoutes un stress type cardio ou HIIT à la place d'un entraînement qui solliciterait et développerait ta masse musculaire, tu as de fortes chances d'en perdre. Eh oui, la masse musculaire, c'est aussi de l'énergie. C'est difficile à développer et à entretenir, car c'est très énergivore. Pourquoi ton corps la conserverait lors d'un déficit calorique, si tu ne lui fais pas comprendre que tu en as besoin (que tu la stimules correctement) ? Si tu souhaites faire du cardio tout en maintenant ton muscle : • Garde des entraînements de musculation au seuil du MV (voir mythe n°37) • Ne crée pas un déficit calorique trop important • Consomme suffisamment de protéines sur ta journée → Priorise-les autour de tes entraînements !

CONSEILS + APPLICATIONS PRATIQUES

ON PRIVILÉGIERA :

✅ la diminution de tes entrées / ce que tu manges / ton total calorique AVANT l'augmentation de tes sorties (NEAT et trainings supplémentaires)

✅ l'augmentation de ton volume d'entraînement à la place des séances de cardio que tu avais prévues : on sait, de rien

✅ l'augmentation de ta dépense calorique hors "salle de sport" : marche, escaliers, bureau debout, téléphoner en marchant, etc. **#NEAT**

✅ l'amélioration de ta qualité ET quantité de sommeil

✅ l'augmentation de ta consommation de fruits et de légumes à faible teneur en FODMAPs

ON ÉVITERA :

❌ les séances de cardio pour "brûler du gras" c'est intéressant si tu souhaites développer ta condition physique, pas si tu souhaites optimiser ta sèche

❌ de rajouter des circuit trainings, des joggings ou des activités métaboliquement "stressantes"

❌ de partir en "low carbs" et de couper les sources de saccharose comme les fruits, les jus de fruits, le miel, le sirop d'agave et d'érable... pour ralentir son métabolisme

TRISTAN : « Pendant ma sèche, j'ai perdu plus de 5 kg en douze semaines sans rajouter UNE seule minute de mon précieux temps sur une activité "cardio" HIIT ou LISS. J'ai investi dans un mannequin de frappe dans mon jardin, je bosse mon cardio en lui disant bonjour quand l'envie me prend au cours de la journée, tout en augmentant ma dépense énergétique spontanée, et je marche le plus possible au lieu d'utiliser la voiture : ça suffit amplement pour augmenter ma NEAT.
Tout en réduisant mes apports caloriques selon le programme de nutrition personnalisé de notre programme (inspiré du protocole indiqué dans **LES SECRETS DE LA SÈCHE**), ça a vraiment été un jeu d'enfant.
Aucune privation, aucune frustration, un objectif clair, une méthode adaptée et le tour est joué ! »

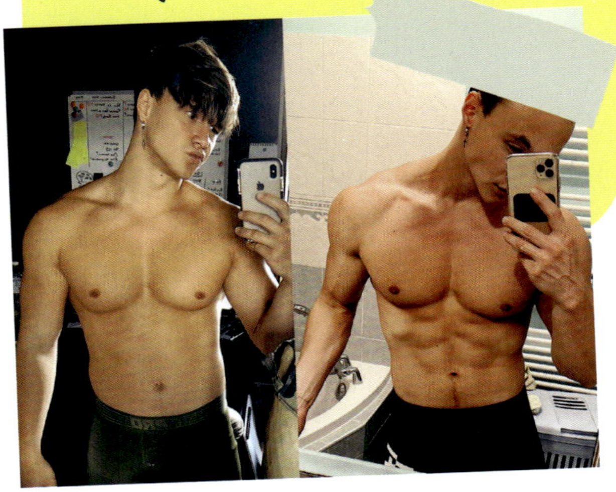

PS : ci-joint une photo d'un de nos amis culturistes NATURELS qui ne fait pas de cardio pour sécher. On peut descendre vraiment bas en pourcentage de masse grasse sans cardio. C'est probablement plus facile pour ne pas perdre de masse musculaire.
La marche pour augmenter ton nombre de pas par jour, par contre, c'est cool, accessible à TOUT LE MONDE et très peu stressant ! **#NEATLIFE**

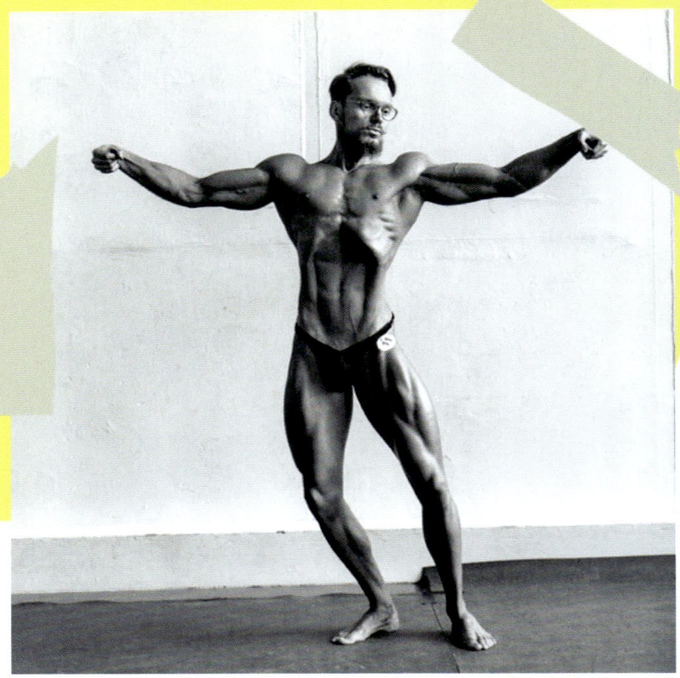

PS : On a fait une vidéo ensemble sur le posing, si ça t'intéresse, c'est juste-là !

Et pour découvrir son approche de sèche détaillée dans un podcast avec Will, c'est par ici :

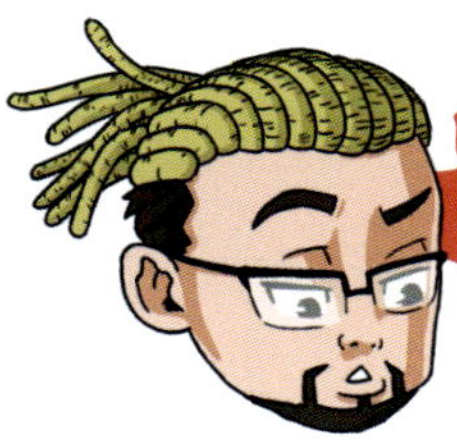

DÉTAILS PHYSIOLOGIQUES

MÊME EN DÉFICIT CALORIQUE EXTRÊME, LE SUCRE PERMET DE NORMALISER LE TAUX MÉTABOLIQUE.

Remember : on parle de vrai sucre, donc de saccharose ! Pas des donuts et des cookies de ton imagination débordante pleine de *bliss point* (le mélange de graisses / glucides / sodium abordé dans les premiers points).

→ Avoir peur du sucre en sèche, c'est littéralement avoir peur de garder un bon métabolisme.
→ Des fruits en sèche sont le meilleur soutien métabolique possible !

On rappelle que, dans l'étude de Hendler et al. (1986), les sujets voyaient leur métabolisme diminuer après une alimentation à 800 kcal sans glucides. On parle d'adaptation métabolique : leur système immunitaire s'est affaibli. Ces personnes ont pu restaurer leur métabolisme au niveau initial malgré un déficit calorique extrême quand elles ont consommé 200 g de sucre (soit 800 kcal) à la place de l'alimentation sans glucides (même apport calorique)
→ Pour le même apport calorique, leur métabolisme s'est amélioré lorsqu'ils ont substitué leurs apports par du sucre.

LE POINT DE VUE DE :

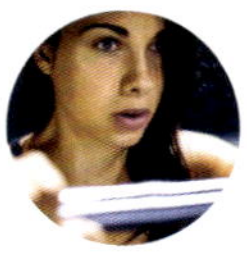

@claudiapersonaltrainer

Respecte-toi, ne te fais pas ce mal là…

@jordanbjoly

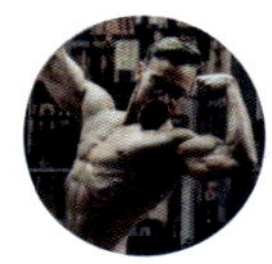

J'ai eu la chance de faire plusieurs podiums en compétition de culturisme sans pratiquer une séance de cardio, étrange, non ?
Le cardio peut-il être inclus ? Bien sûr. Est-il obligatoire à une définition de qualité ? Je peux vous assurer que non.

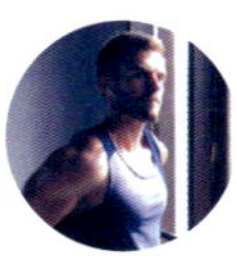

@ben.gib

Petit dégraissage de cette année. Moins 5 kg en 3 mois avec zéro stress et surtout zéro cardio.
Est-ce que ça veut dire que j'étais avachi dans mon canap' toute la journée ? Pas vraiment (ok, parfois, ça arrive), mais un peu de marche et quelques sessions de travail debout en plus de mes séances étaient amplement suffisant pour augmenter mes dépenses sans trop réduire mes apports en nourriture.
PS : les créateurs de ce genre de protocole de recherche (la dernière étude) ont un siège réservé au purgatoire, non ? 😂

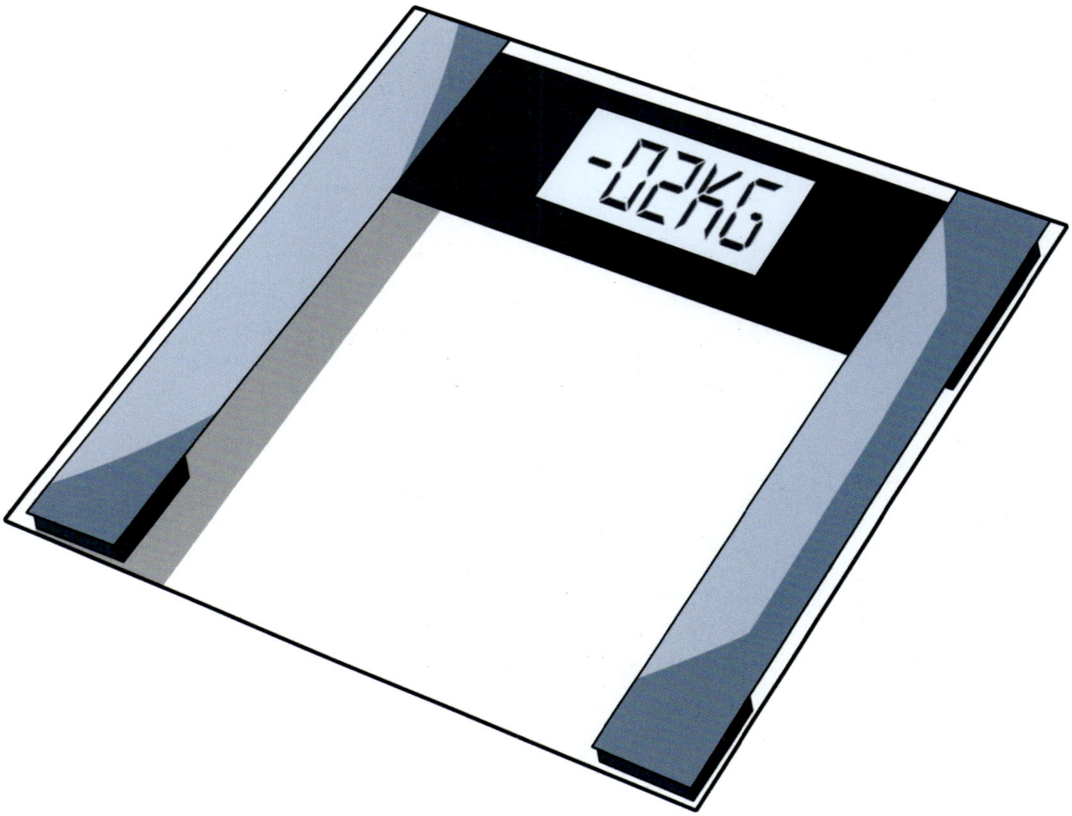
-02KG

beyond_fitness_fr

« J'aimerais perdre de la **GRAISSE** dans les cuisses, les hanches, les joues et les dents, mais pas dans les seins ni dans les fesses. »

Ah, la ***LIPOLYSE*** *localisée… La fameuse ! 🙌*

MYTHES

BEYOND
FITNESS

Lipolyse signifie à peu de choses près "casser de la graisse".

Ça pourrait faire un bon slogan de programme HIIT *bullshit*. "Local"-isée ne veut pas dire que ça vient de la ferme d'à côté...
Certaines personnes pensent qu'en faisant des séries d'abdos, tu peux "sécher localement" au niveau de la sangle abdominale qui travaille...

« Ça brûle, donc ça brûle des graisses ? » 🔥
Mauvaise nouvelle : tu ne peux PAS perdre du poids où tu veux. Enfin, pas comme tu le penses.
Bien que certaines études commencent à aller dans ce sens, la perte de masse grasse de manière localisée n'existe vraisemblablement pas dans des proportions significativement intéressantes.

- Oui, même si ça "brûle".
- Oui, même en faisant 40 séries de crunch sans temps de repos.
- Oui, même si tu transpires de cette zone ET que tu as investi dans une ceinture de sudation ET que tu es à jeun ET que tu t'es injecté un complexe "brûle-graisses" en intraveineuse en pré-training. 💉

« Mais j'ai entendu dire que travailler les abdos faisait "brûler" plus de graisses autour de cette zone ? »
Oui, c'est vrai ! Il semble y avoir un effet selon lequel le travail d'un muscle donné a un impact sur le métabolisme local des cellules graisseuses, donc la lipolyse localisée existe... Mais l'effet concret n'est absolument pas pertinent quantitativement parlant.
On ne trouve généralement pas de différence significative dans la littérature scientifique.
La quantité de graisse mobilisée en raison de l'augmentation de certaines hormones ou de la circulation sanguine est littéralement insignifiante dans le monde réel.

Rappel : il n'y a pas qu'un facteur à prendre en compte pour prendre ou perdre du poids.
→ La nutrition, le sommeil et la gestion du stress importent toujours autant !

De plus, par rapport aux "gros" mouvements poly-articulaires, les activités locales d'un seul groupe de muscles brûlent logiquement de plus petites quantités de calories.

Petit calcul
En se basant sur les changements mesurés dans le flux sanguin par la lipolyse, les chercheurs estiment qu'en 30 minutes d'exercice local (comme du "crunch" – flexion de buste allongé – pour les abdos), un apport de 0,6 à 2,1 mg par 100 mg de graisse – qui se trouve autour des muscles contractés – est mobilisé.

Remettons les choses dans le contexte... 😎
Imaginons que tu as 5 kg de surcharge pondérale à perdre au niveau de la zone abdominale.

Si l'exercice local peut mobiliser 0,6 à 2,1 milligrammes de gras pour 100 grammes de masse grasse, selon les calculs de Lyle McDonald :
0,6 à 2,1 mg/100 grammes x 1 000 grammes/kg x 5 kg = 30 à 105 milligrammes de gras.
Ou 0,03 à 0,1 gramme de graisse supplémentaire mobilisée en 30 minutes d'activité.

30 minutes d'exercices d'isolation mobilisent au maximum 0,1 gramme de graisse (en prenant la fourchette haute).
On t'épargne le produit en croix Nickel, il te faudra "seulement" plus de cinq ans d'exercice localisé (sans arrêt, bien sûr) pour perdre ces 5 kilos de gras au niveau du ventre.

Bon, tu as compris, on retiendra que c'est cool d'avoir essayé, mais que c'est clairement moins intéressant qu'un bon gros exercice poly-articulaire à 80 % de notre 1 RM pour brûler des calories tout en augmentant ta masse musculaire. 😅

D'ailleurs, le but du sport n'est pas de "dépenser pour dépenser", mais bien de dépenser pour créer un déficit calorique, toujours lié à l'apport en nourriture.
→ C'est plus simple de ne pas manger ton Kinder Bueno (575 kcal pour 100 g) plutôt que d'essayer de le "brûler" à l'effort.

Il y a aussi un lien à noter entre l'intensité des entraînements et la quantité de graisses viscérales perdues. Que ce soit dans une bonne séance de musculation ou dans un exercice d'interval training, il se peut que l'on parle effectivement dans ce cas d'un avantage pour "perdre du ventre" !
Tu verras dans le point suivant que le HIIT n'est malgré tout pas forcément la seule manière de PERDRE de la graisse efficacement.
Le but n'est pas de "juste brûler de la graisse à l'effort", mais bien de voir comment tu peux en perdre de manière globale sur le long terme.
SPOIL : ça passe par le déficit calorique AVANT TOUT.

« DU COUP, ÇA NE MARCHE VRAIMENT PAS DU TOUT ? »

Il est rare d'être à 100 % tranché sur un sujet aussi complexe que celui-ci.
Personnellement, on n'est pas fan, mais selon Menno Henselmans, il serait possible de bénéficier d'une perte de graisse plus ou moins "localisée" en suivant ces trois points :
• Il faudrait entraîner la zone musculaire ciblée à haute intensité pour favoriser une augmentation suffisante de la température de cette partie du corps, de sa circulation sanguine ainsi que de sa sécrétion hormonale.
→ Privilégier les séries supérieures à 70 % de la RM.

• Avoir une forte dépense d'énergie à la suite de la stimulation de la zone musculaire pour réellement "brûler" les acides gras mobilisés.
→ Dans l'optique d'une perte de graisse au niveau de la ceinture abdominale, on pourrait commencer par un travail "lourd" de crunch à la poulie haute, par exemple, avant d'enchaîner sur un travail plus global, comme sa séance de full body.

• Être en déficit calorique, bien sûr.
→ LE pilier de la perte de poids.
Libre à toi d'essayer si tu as envie de voir ce qu'il se passe sur toi !

Après, comme tu peux le voir, même si on a du mal avec la théorie derrière ce rationnel, on reste relativement sur la même finalité lorsqu'on parle de perdre du gras (de manière localisée ou non) : s'entraîner à intensité suffisante pour stimuler le muscle, avec un déficit calorique et pourquoi pas une sélection d'exercices poly-articulaires pour augmenter la dépense énergétique.

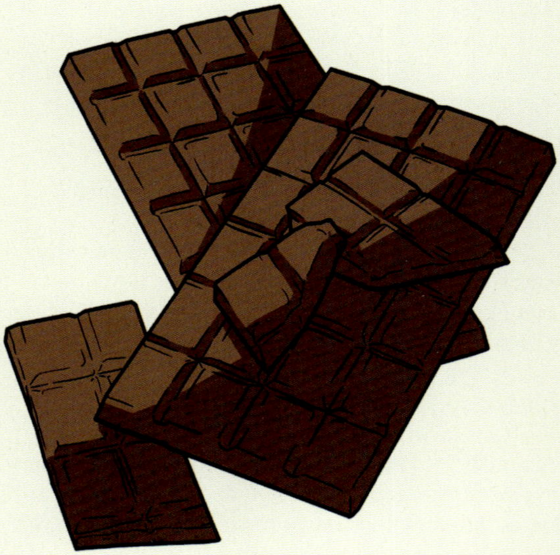

CONSEILS & APPLICATIONS PRATIQUES

ON PRIVILÉGIERA :

✅ de favoriser le déficit calorique progressif avec phase de maintien régulière avant toute autre "technique" pour perdre du poids

✅ les exercices poly-articulaires qui sollicitent et développent plus de masse musculaire tout en augmentant la dépense énergétique

✅ les exercices localisés pour cibler le DÉVELOPPEMENT musculaire d'une zone

✅ un programme intelligemment construit qui met plus l'accent sur le développement des performances et des exercices poly-articulaires que les petits « circuits training abdos qui brûlent »

ON ÉVITERA :

❌ de faire des séries de crunch pour "brûler" du gras du niveau de la ceinture abdominale

❌ d'utiliser des crèmes minceur, des ceintures de sudation ou encore des capsules "brûle-graisses" ("brûle-tune" surtout)
→ go voir le mythe n°24 sur le ZMA et toute sa clique pour comprendre

❌ d'écouter ces "super méthodes, techniques et astuces de grand-mère" pour perdre de manière ciblée

LE POINT DE VUE DE :

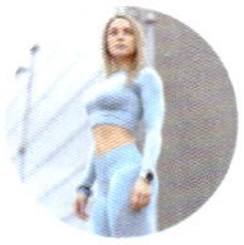

@kimy_fit

Ahhh… Je crois qu'on ne le dit jamais assez...
Il est malheureusement IMPOSSIBLE de choisir une zone pour une perte de graisse !
Non, ce n'est pas en faisant des abdos que vous perdrez du ventre. Ce serait bien trop facile ! 😅

@auxane_micheneau

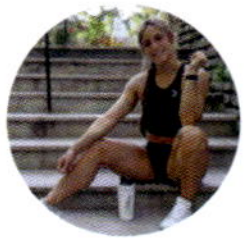

Et moi, j'aimerais manger une énorme pêche toute ronde et qu'elle aille directement se loger sur mon fessier. Et sans être digérée, svp, pour que ça garde la même forme bien ronde OF COURSE. 🍑

MYTHE 26 #CARDIO #HIIT #PERTEDEPOIDS

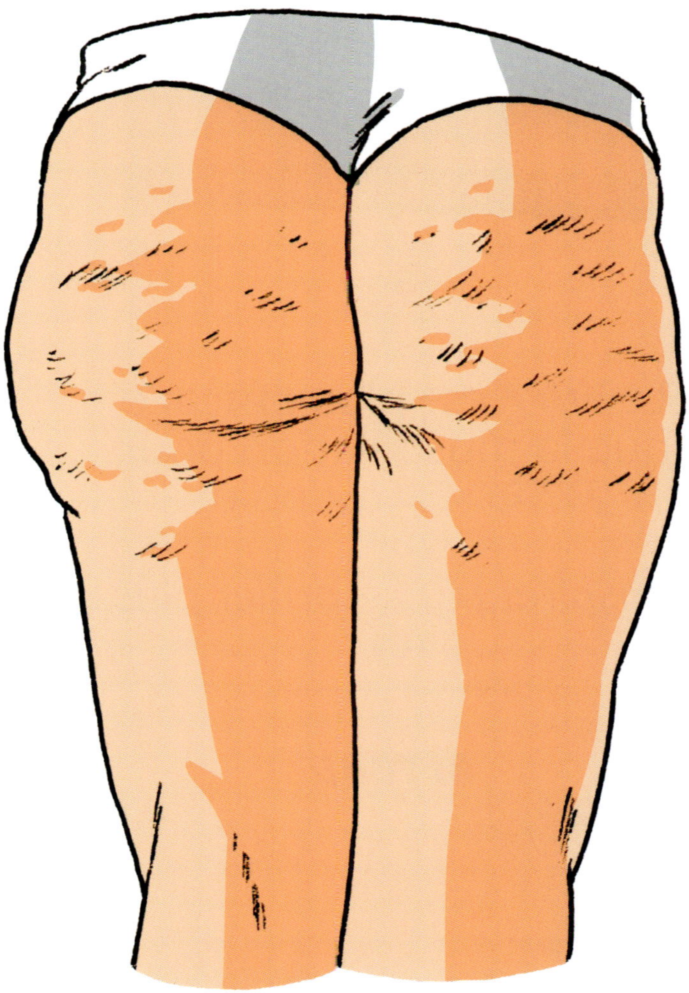

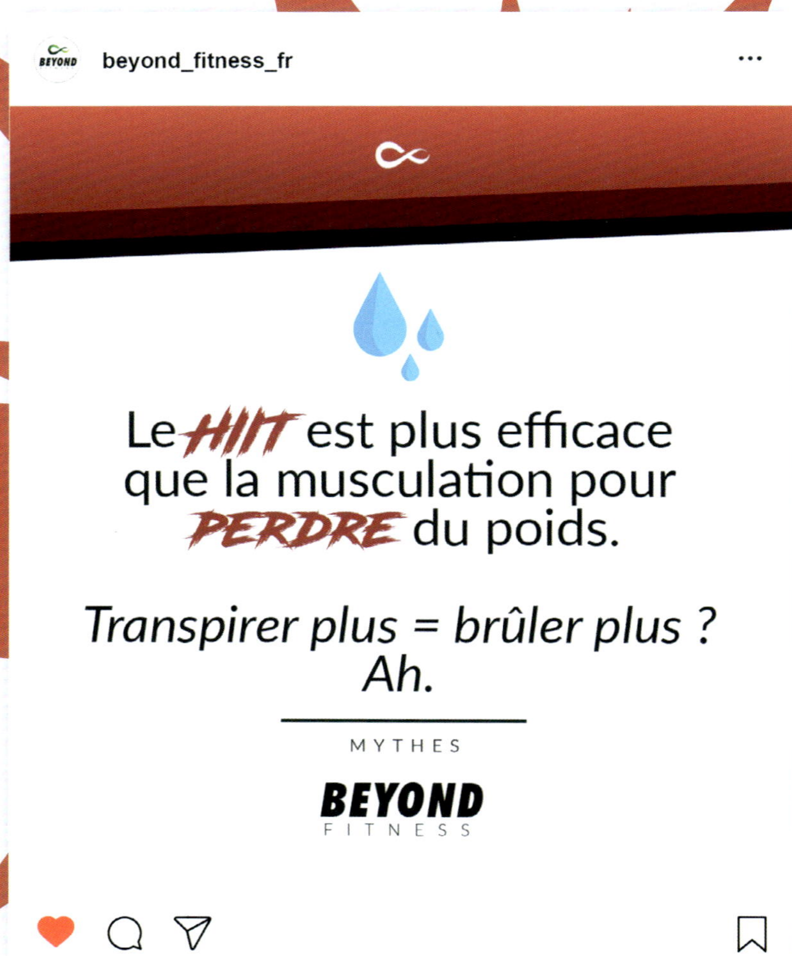
beyond_fitness_fr
Le HIIT est plus efficace que la musculation pour PERDRE du poids.
Transpirer plus = brûler plus ? Ah.
MYTHES
BEYOND
FITNESS

MYTHE 27 #CARDIO #HIIT #PERTEDEPOIDS

« Pour sécher, faire du HIIT, ça marche mieux que la muscu ! »
→ On sait que tu as déjà entendu cette phrase…
Ta fitness girl préférée te garantit de perdre du gras grâce à l'"*after burn effect*" de sa séance HIIT, censée continuer de brûler des calories même après la séance ? 😱 Comparons ce qui est comparable… 🤓

Transpirer vs. perdre du gras
Pour perdre du poids intelligemment, le but est de perdre de la graisse tout en minimisant le stress sur l'organisme. Il faut donc :
• créer un déficit calorique
→ soit se retrouver en négatif par rapport à ce qui rentre et sort de ton organisme ; tes entrées et tes dépenses, ton total calorique et ta dépense calorique journalière.
• veiller à conserver sa masse musculaire 💪
→ on veut perdre du gras, mais on cherche aussi à garder le muscle !

« Ok, du coup, comment perd-on de la graisse tout en gardant du muscle ? »
Garder du muscle est clairement plus difficile lorsqu'on manque d'énergie.
Rappel : une calorie est l'abréviation d'une unité de mesure de la valeur énergétique des aliments. Du coup, par définition, lors d'un déficit calorique, tu manques de calories… et donc d'énergie.

• Pour t'assurer que tu perds du poids : maîtrise d'abord ce que tu manges.
C'est plus facile d'esquiver l'appel du donut industriel que de faire 30 minutes de sport pour «brûler" 200 kcal (surtout pour les réingurgiter après parce que l'exercice t'auras donné faim). **#Logique**
C'est aussi largement plus sain vis-à-vis de ta santé psychologique et métabolique.
• Trouve de quoi garder le muscle.
Surprise, la musculation est par définition LE stimulus le plus adéquat pour garder/stimuler le muscle ! 😱

• SI tu ne fais PAS de muscu, tu peux ajouter du HIIT ou un sport qui te fait bosser musculairement parlant pour avoir un peu d'intensité et ce sera optimal pour toi.
• Si tu fais déjà de la muscu, il faudra juste éviter d'empiéter sur la musculation avec ta séance de HIIT (ou même de cardio LISS, cf. mythe n°28) → l'effet d'interférence n'est pas ton meilleur ami.

« Et augmenter sa dépense calorique avec le HIIT, non ? » 🏃
Dois-tu augmenter ta dépense calorique pour perdre du poids ? Si tu as bien suivi jusqu'à présent, tu sais que non !
→ Tu PEUX augmenter ta dépense calorique, mais ce n'est pas obligatoire, et peut-être même pas optimal. C'est bien le déficit calorique sur la durée qui compte.
Règle n°1 : tu n'as pas besoin de faire six séances de cardio (même sous forme de HIIT) SI tu gères ton alimentation.

On récapitule, pour perdre du gras de manière efficace :
• Gère ton déficit calorique de manière planifiée et intelligente. → On te conseille d'alterner entre des phases de maintien calorique et des phases de diminution progressive de l'apport journalier.
• Stimule ton muscle ! MPS > MPB = *Muscle Protein Synthesis / Muscle Protein Breakdown*
→ En gros, ta synthèse de protéines (anabolisme) doit être supérieure à ta dégradation des protéines (catabolisme). → Stimule un minimum ta masse musculaire si tu ne veux pas le perdre.
• Réduis tes sources de stress et augmente la qualité de ton sommeil → C'est souvent deux paramètres sous-estimés, mais qui peuvent anéantir QUASIMENT TOUTES les adaptations positives d'une bonne diète et d'un entraînement optimal… (Voir le mythe n°44)
• Et, enfin, regarde en fonction de tes objectifs si une séance de musculation, de HIIT, ou de cardio EN PLUS peut t'aider… après ces trois premiers points !

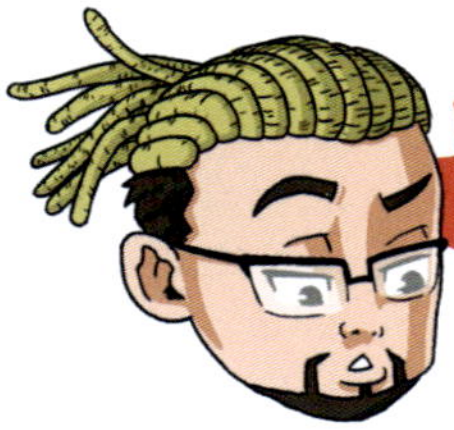

DÉTAILS PHYSIOLOGIQUES

Il convient de noter que l'éventuelle utilité du HIIT dans la perte de graisses (et non dans la dépense calorique en dehors de tout contexte) doit s'intégrer dans le rôle qu'il a à jouer, c'est-à-dire à augmenter les dépenses sans pour autant empiéter sur :

• le déficit calorique,
• la gestion optimale du stress musculaire, sans ajouter de stress "inutile".

AFTER BURN EFFECT ? LOL

Brûler des calories 48 heures après ta séance ?
Ah oui, c'est vrai. On a failli oublier cette connerie. 🤦‍♀️

Voici ce qui se dit dans *Les Secrets de la sèche* à propos du HIIT : *« Si vous ne faites pas de musculation et que vous ne comptez pas non plus en faire à l'avenir, c'est une stratégie intéressante et valable pour optimiser votre composition corporelle ! »*
[Cela dit, attention à ta technique. Tout le monde n'est pas capable de progresser de manière sûre avec des sprints répétés, des jumping jacks, des burpees et des squat jumps.]

• Le ratio risques / bénéfices doit toujours être pris en considération par rapport au reste de ton programme. La musculation est vraisemblablement plus adaptée en ce sens.
• Le HIIT peut t'aider à dépenser une plus grande quantité d'énergie en peu de temps. Cependant, si tu acceptes de fournir un effort plus long à intensité modérée, il ne sera pas vraiment plus efficace qu'une marche ou un tour à vélo pour favoriser la perte de graisses.

En effet, dans le contexte du déficit calorique, il faut se baser sur une dépense calorique identique lors de l'effort. Si on regarde le nombre de calories dépensées par unité de temps en dehors de tout contexte, l'interval training l'emporte, MAIS la partie "*fat burn*" post-effort (EPOC) est largement surestimée dans sa contribution pour la perte de masse grasse, spécialement si on s'entraîne déjà en musculation. L'augmentation du métabolisme après l'entraînement appelé EPOC (surconsommation d'oxygène après l'effort), même pour des protocoles de cardio extrêmes, dure de 3 à 24 heures, et ne représente que 6 à 15 % du coût total net en oxygène de la séance.

En d'autres termes, pour 400 kcal brûlées lors d'une séance LISS (cardio à faible intensité), le super méga "*after burn effect*" est de… 30 kcal.

« AH OUAIS ÇA FAIT PAS ÉNORMÉMENT EN FAIT… MAIS LE HIIT EST CONNU POUR ÇA, DONC ÇA DEVRAIT ÊTRE SUPÉRIEUR, TKT ! 😁 »

Pour une "SÉANCE HIIT BRÛLE-GRAISSE DE LA MORT" qui brûle 250 kcal, la post-combustion est de… *roulement de tambour FAIL*… 35 kcal.
Nickel, t'as gagné les calories d'UN Kinder Schko-bon. Vraiment. En comparaison, même des séances de musculation contenant de 50 à 60 séries (bonne chance pour ne pas mourir) n'engendrent pas un EPOC supérieur (jusqu'à 114 calories).
Toujours mieux que l'*after burn effect* du cardio ou du HIIT, mais pas aussi incroyable que ce qu'on espérait.

→ Cher "*after burn effect*", tu passeras le bonjour à la ceinture de sudation, les wraps minceur et les pilules "brûle-graisses" pour perdre du poids. 👋

RIDEAU.

LE POINT DE VUE DE :

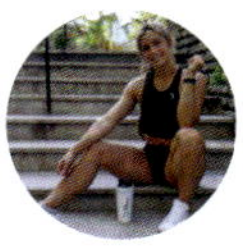

@auxane.micheneau

T'es au courant que plus t'as de masse musculaire, plus ton corps dépense de calories au repos quand tu *chilles* sur ton canap' devant Netflix ? 😉

@antoine_fombonne

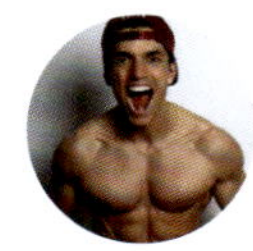

Sinon les effets d'interférence, ça parle à quelqu'un ?
Anyone ? 🙋

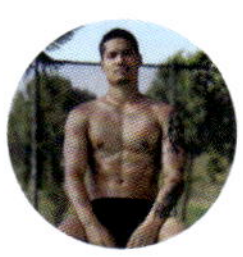

@aziatomik

Le HIIT est surtout la meilleure méthode d'entraînement aérobique quand on a envie d'améliorer ses capacités cardio-vasculaires tout en maintenant sa masse musculaire avec des exercices au poids de corps adaptés.
Je dirais plutôt « Le HIIT est plus pratique que la musculation pour perdre du gras » ; un bon moyen de se dépenser efficacement quand il est difficile de trouver le temps de s'entraîner. Je l'ajoute à mes entraînement une fois par semaine en dehors des cinq entraînements à la salle.
Je déconseille personnellement de faire du HIIT et des entraînements avec des poids lourds dans la même journée, c'est contre-productif vis-à-vis des gains musculaires souhaités. ✌

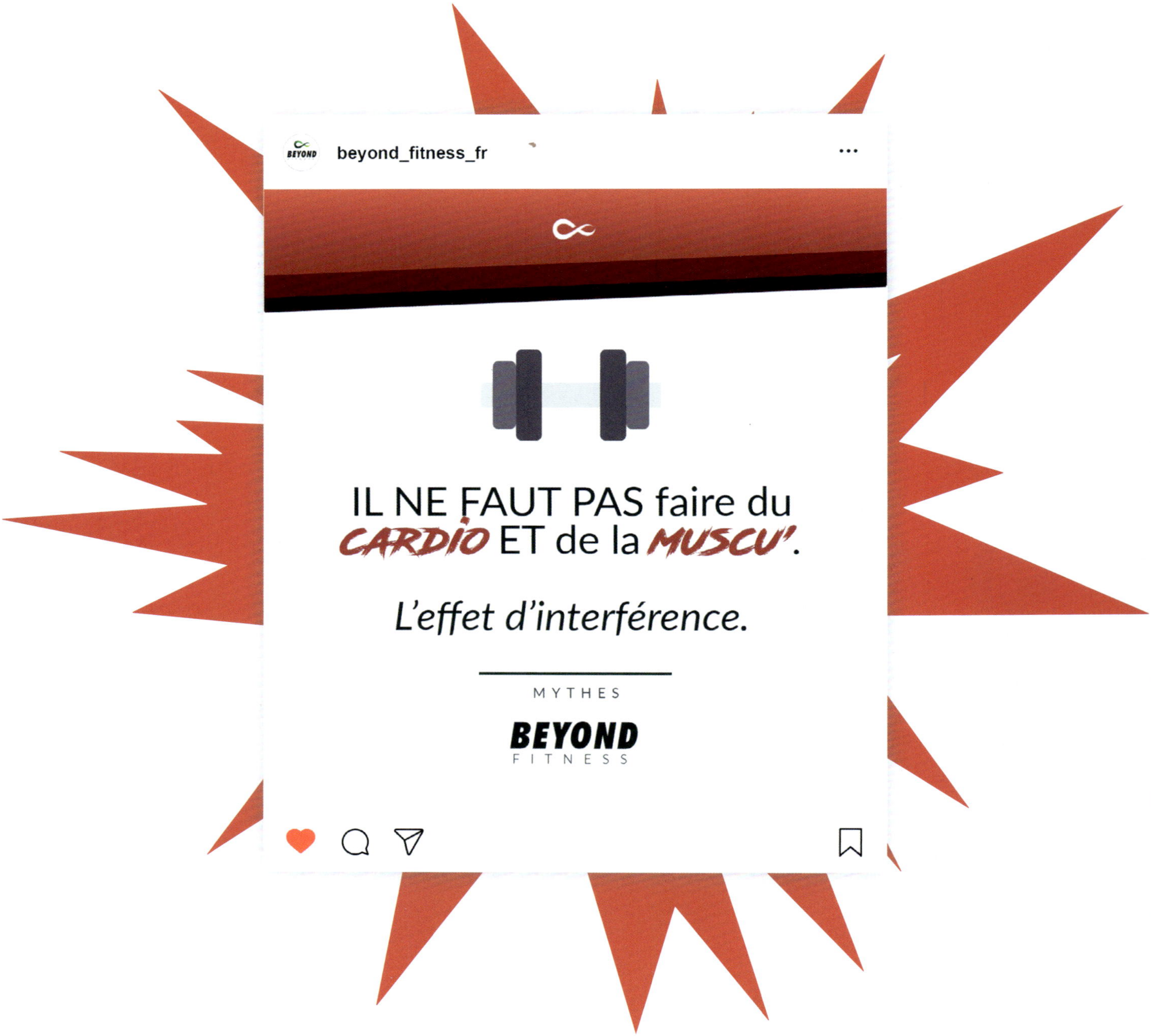
beyond_fitness_fr
IL NE FAUT PAS faire du CARDIO ET de la MUSCU'.
L'effet d'interférence.
MYTHES
BEYOND
FITNESS

MYTHE 28 #CARDIO #HIIT #PERTEDEPOIDS

Il est totalement possible de mixer cardio et musculation ! Cela dit, si c'est correctement planifié en fonction de TES objectifs, c'est mieux. ✅

OÙ EST-CE QUE TU TE SITUES ?

• Comme nous, tu veux devenir l'égal de Sangoku et développer ta masse musculaire de la manière la plus optimale possible pour un jour détrôner Larry Wheels niveau force absolue.

• Tu veux devenir un athlète d'endurance incroyable et pouvoir battre le record du monde du marathon qui est actuellement (en 2019) détenu par le Kényan Eliud Kipchoge avec le temps de 2:01:39.

• Tu ne sais pas vraiment, mais c'est clair pour toi que ces deux extrêmes ne t'attirent pas ! Tu veux développer ta polyvalence, avoir suffisamment de masse musculaire et ne pas être essoufflé(e) après cinq marches d'escalier.

La réponse dépendra de ton objectif et c'est la beauté de l'approche : apprendre comment faire au mieux en fonction de ton objectif.
Il n'y a PAS de règles universelles. ❌

COMPRENDRE COMMENT PARLER À TES MUSCLES

(BF) Lorsque tu appliques un stress à ton corps, le corps réagit à celui-ci.
→ L'adaptation qui en découle est spécifique aux demandes qui lui sont imposées.
Tu veux devenir meilleur en maths ? Tu ne progresseras pas si tu passes des heures à étudier la géographie. C'est la même chose.
L'entraînement en musculation et le cardio à faible intensité se trouvent en réalité aux deux extrémités opposées du continuum force-endurance.
C'est un peu comme chercher à construire une Formule 1 (force) qui ne consommerait que 3 litres au 100 km (endurance).
Les adaptations du corps à ces deux types d'entraînement sont donc très différentes.

Du point de vue de l'ingénierie, il est logique qu'il soit difficile de rendre un tissu à la fois :

• adapté à produire une faible quantité de force sur le long terme ;

• et une importante quantité de force sur un laps de temps très court

… en même temps !

« MAIS COMMENT JE FAIS SI J'AIME LE CARDIO ET QUE JE VEUX QUAND MÊME DU MUSCLE ? »

Mauvaise nouvelle : l'effet d'interférence existe réellement bien et est à considérer sérieusement si tu n'es plus débutant. 😕

Bon, maintenant, ne t'en fais pas, le phénomène est principalement local, enfin… apparemment.
Dans l'étude de Jones et al. de 2016, on note des effets potentiellement négatifs sur du cardio pratiqué juste après la séance de musculation :

• perception d'une plus grande difficulté des séances de musculation (par échelle RPE) ;

• réduction significative de la force du bas du corps par rapport au groupe qui n'avait pas fait de cardio (course sur tapis, dans le cas précis).

« BON, ÇA VA… C'EST JUSTE UN PHÉNOMÈNE LOCAL. »

Pas si vite !
Dans l'étude de Kikuchi et al. (2016), des intervalles de sprint pratiqués sur vélo le même jour, avant une séance d'entraînement des bras, a altéré la croissance des biceps de 35 % et le développement de la force de 31 % chez des hommes s'entraînant en musculation.

« AH… BON, BAH, ON FAIT QUOI, DU COUP ? »

Il y a probablement une concurrence entre les ressources utilisées pour la récupération et les effets hormonaux conflictuels.
D'un point de vue pragmatique, tu as probablement moins de chances de te blesser en salle sur un sol stable qu'en allant faire du jogging dans la nature. 🌳

• Les racines des arbres lors de jogging en forêt, c'est traître.

• c'est toujours sympa d'éviter la forme de cardio avec l'effet d'interférence le plus hardcore du game.

L'effet "d'interférence" pragmatique devrait donc aussi simplement considérer les risques de blessures. La course à pied n'est pas dangereuse en soit, mais elle n'est de loin pas sans risque !

TU PEUX ALLER VOIR LE MYTHE N°39, « LA MUSCU, C'EST DANGEREUX ».
On parle de tout ce qui peut interférer avec ton objectif.

En ce sens, le vélo (ergomètre), le stair-master, le vélo elliptique, le ski erg et le rameur semblent de bonnes options.

Deux conseils simples pour parvenir à rester en dessous du seuil d'intensité optimal pour éviter l'effet d'interférence :
• tu dois toujours être capable de respirer par le nez ;
• tu dois être capable de maintenir le même rythme indéfiniment.

Si tu as une approche plutôt "composition corporelle", la conclusion de Bayesian France est pour toi :
« [...] Le cardio à faible intensité présente un plus grand potentiel de dépense énergétique, est généralement mieux toléré psychologiquement sur le long terme, et peut minimiser l'effet d'interférence.
Le HIIT entraînera généralement un effet d'interférence significatif. Il vaut donc mieux remplacer vos séances de HIIT par davantage de séances de musculation ou de cardio à faible intensité.
L'effet d'interférence du cardio à faible intensité peut être minimisé en maintenant vos séances de cardio sous le seuil de la fatigue.
Pour brûler une bonne quantité d'énergie tout en minimisant l'effet d'interférence, choisissez une forme de cardio de type concentrique, à faible impact, qui sollicite des muscles relativement peu importants et planifiez un minimum de cardio à faible intensité aussi loin que possible de vos séances de musculation. »

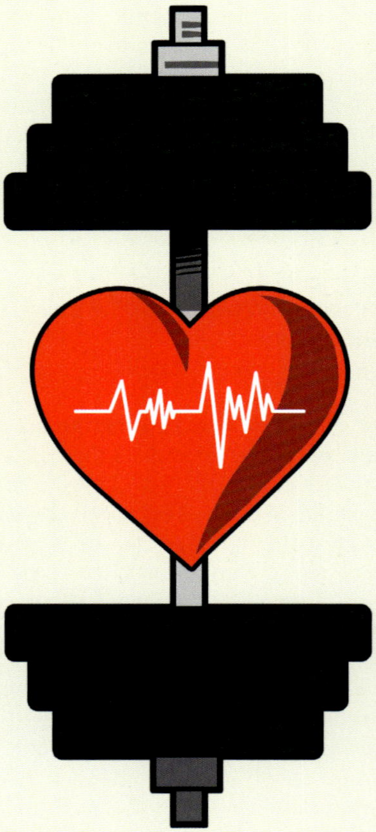

CONSEILS + APPLICATIONS PRATIQUES

ON PRIVILÉGIERA :

✅ une planification bien pensée en fonction de TES objectifs
✅ un effort cardio qui n'empiète pas sur le bon déroulement de tes séances de musculation dans le cas n°1 et 3
✅ un travail musculaire bien planifié pour améliorer le déroulement de tes séances de cardio dans le cas n°2 (rappel : la priorité ici est aux progrès cardiovasculaires)
✅ un espacement d'au moins 6 heures entre les séances de cardio et de musculation
✅ de favoriser les efforts cardio de type concentrique comme le vélo ou le stair-master

ON ÉVITERA :

❌ de ne pas considérer l'effet d'interférence comme étant bel et bien réel
❌ de faire du cardio pour "augmenter sa dépense énergétique" avant ou après sa séance de musculation (si le but est de maximiser la synthèse protéique musculaire)
❌ de penser que le jogging est supérieur à la musculation pour « dépenser des calories », sachant que le rôle de la dépense calorique via le sport est moins important que celui des apports caloriques (nutrition)
❌ de se dépenser plus que nécessaire sur son rameur, son tapis ou son vélo si notre objectif principal n'est pas de performer dans un sport d'endurance.

EXCEPTION : si ça te plaît, dans ce cas, fais-toi plaisir !

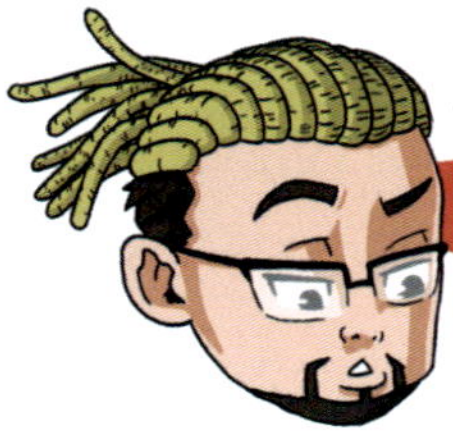

DÉTAILS PHYSIOLOGIQUES

Pour illustrer l'effet d'interférence du HIIT avec la musculation, De Souza et al. ont comparé les effets d'un entraînement en musculation deux fois par semaine avec l'ajout de sprints sous forme de HIIT.
→ Le groupe ne pratiquant que la musculation a gagné plus de 17 % de volume sur ses principaux types de fibres musculaires.
→ Cependant, dans le groupe pratiquant également du HIIT, il n'y a eu AUCUNE augmentation significative de la masse musculaire.

Les chercheurs ont également examiné un groupe qui ne faisait que du HIIT et, encore une fois, il ne s'est produit aucune augmentation de la masse musculaire.

L'aspect le plus frappant de cette étude est le fait que les participants étaient des hommes non entraînés et en bonne santé. On aurait donc pu s'attendre à ce qu'ils prennent du muscle, quel que soit le protocole.

Pour être complet, il convient de citer le résumé de l'étude de Murach (2016), qui mentionne une série d'études qui montrent un gain sur les signaux anaboliques malgré "l'effet d'interférence".

Tout n'est pas noir ou blanc, mais tout est toujours plus clair quand on sait ce que l'on veut : mets une priorité sur ce qui importe le plus pour toi ! Ensuite, choisis le reste en fonction de tes propres priorités.

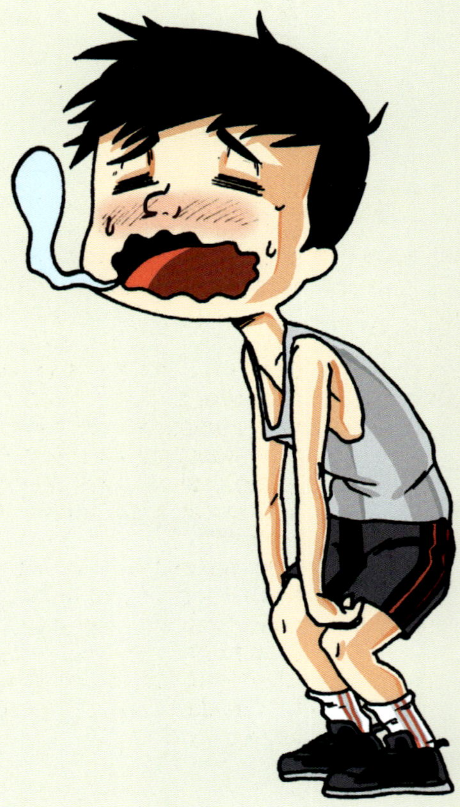

LE POINT DE VUE DE :

geeknfit

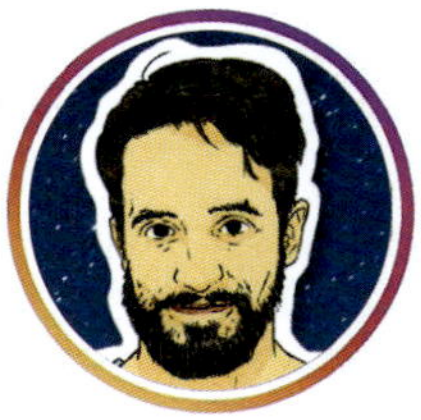

GHAÏS
Communauté

@geeknfit : On ne va pas le nier. Des effets d'interférence entre la prise de muscles et le cardio, ça existe. Déjà, si on s'entraîne en cardio avant la muscu, ben on est fatigués et on stimule moins les fibres musculaires, ce qui résulte en moins d'hypertrophie à long terme.
Si on fait du cardio juste après la muscu, ben c'est aussi pas top… Ton corps va avoir le choix entre deux choses : restaurer ses niveaux de glycogène (de l'énergie, utile pour faire n'importe quoi, notamment combattre ou fuir un prédateur) ou bien construire du muscle (utile pour le long terme… si on survit au combat avec le prédateur).
Il n'est pas fou : il choisit la survie à court terme. Tout espoir est perdu ?
Non, selon l'étude de Robineau et al. (2016), séparer ses sessions cardio et muscu d'au moins 6 heures, et encore mieux les faire des jours différents, permet de limiter grandement ces interférences.
Si tu as un doute, regarde les rugbymen, ils font des tonnes de cardio et ne sont pour la plupart pas si minces que ça.

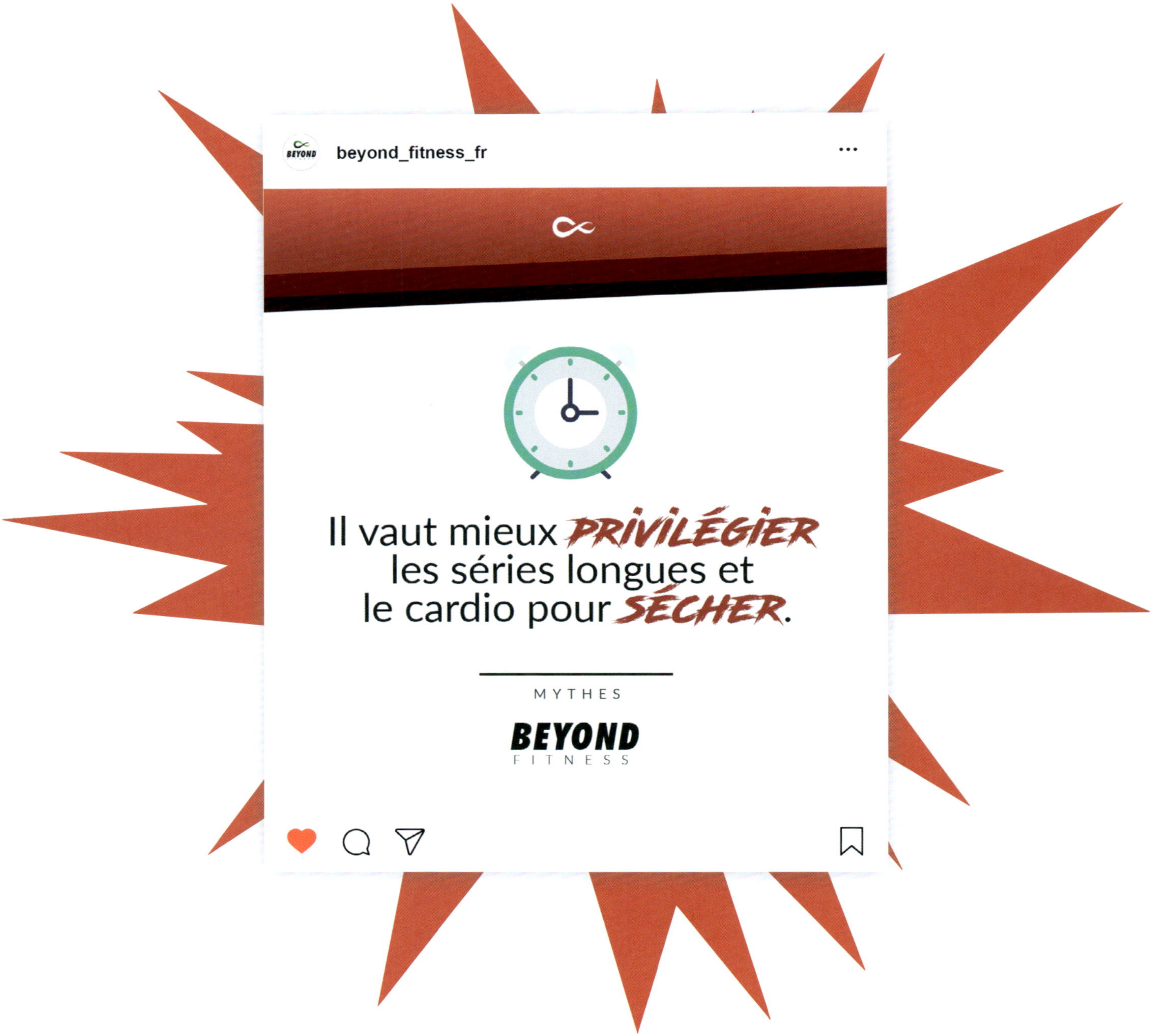
beyond_fitness_fr
Il vaut mieux PRIVILÉGIER
les séries longues et
le cardio pour SÉCHER.
MYTHES
BEYOND
FITNESS

MYTHE 29 #CARDIO #HIIT #PERTEDEPOIDS

Le mythe des séries "longues" *aka* "plus de répétitions pour perdre plus de graisse" est un conseil classique en musculation. Effectivement, les séries longues impliquent plus de mouvements. Le postulat suggère que cela se traduit par une meilleure perte de poids *via* une augmentation de la dépense énergétique. Sur le principe, ça pourrait être juste, mais... non.

Dans *La Bible de la préparation physique*, Didier Reiss et le docteur Pascal Prévost ont mis en avant une étude de Burd et coll. qui montre que, contrairement à la croyance populaire qui hante les salles de sport à l'heure actuelle, les séries longues peuvent être plus intéressantes que le fameux 6 à 10 reps dans un travail d'hypertrophie si elles sont amenées à l'échec musculaire pur. 😱

Lasevicius et ses collègues (2018) ont aussi montré que des séries avec beaucoup de répétitions (40 % et 60 % du 1RM) étaient aussi efficaces que la traditionnelle fourchette de 80 % du 1RM utilisée en bodybuilding pour créer du muscle ; 20 % du 1RM n'étant cependant pas suffisant pour provoquer des changements équivalents au niveau de l'hypertrophie musculaire → Faut pas pousser mémé dans les orties bio non plus.

Plus on avance dans le temps, plus il sera intéressant de mettre en place un entraînement avec des principes d'augmentation progressive de la difficulté.

D'où l'intérêt de travailler avec des RiR (*Repetitions in Reserve*) et un échantillon de répétitions suffisamment variées pour stimuler tous les facteurs de croissance musculaire.Lorsque les tranches de répétitions (intensité) varient au jour le jour, de semaines en semaines, voire au sein d'une même séance, on parle de périodisation ondulatoire.

Si l'évolution des répétitions est plus "linéaire", on parle justement de périodisation linéaire.

Les deux méthodes semblent bien fonctionner pour prendre du muscle, la périodisation ondulatoire permettant simplement une meilleure progression pour les personnes non débutantes !

VOICI UN EXEMPLE DE PLANIFICATION AVEC UNE MOYENNE DE 15 SÉRIES PAR ENTRAÎNEMENT

Planification	*Entraînement 1*	*Entraînement 2*	*Entraînement 3*
Périodisation ***linéaire***	5x12 - Snatch Grip Deadlift 4x12 - Développé-couché 4x12 - Tractions pronation 4x12 - Élévations latérales **(total 17 séries)**	5x10 - SGD 4x10 - DC 3x10 - Tractions 3x10 - EL **(total 15 séries)**	5x8 - SGD 4x8 - DC 2x8 - Tractions 2x8 - EL **(total 13 séries)**
Périodisation ***ondulatoire***	6x6 - Snatch Grip Deadlift 3x6 - Développé-couché 4x10 - Tractions pronation 2x20 - Élévations latérales **(total 15 séries)**	5x8 - SGD 4x10 - DC 3x12 - Tractions 3x15 - EL **(total 15 séries)**	4x10 - SGD 5x12 - DC 3x7 - Tractions 4x8 - EL **(total 15 séries)**

Concernant l'augmentation de la dépense énergétique en vue d'optimiser la sèche avec des séries longues, voilà pourquoi nous ne sommes pas fans de cette théorie lorsqu'elle est mal utilisée…

- Il est important de conserver un entraînement suffisamment "stimulant" (physiologiquement parlant) lors d'un déficit calorique pour ne pas augmenter les risques de perdre une partie de notre précieuse masse musculaire.
- Même s'il existe toute une panoplie d'intensités pour stimuler le muscle, il est important de considérer le critère le plus fortement associé avec la synthèse protéique musculaire : le volume effectué par les groupes musculaires considérés lors d'une certaine période – souvent compté en "nombre de séries / muscle/semaine".

QUE SE PASSE-T-IL QUAND ON PERD DE LA GRAISSE ?

On se retrouve en déficit calorique.
On va donc, par définition, manquer d'énergie.
→ En gros, tu vas avoir faim, tu peux être moins motivé(e) et certaines personnes deviennent même carrément de mauvaise humeur. D'où le désormais fameux hashtag **#HANGRY** (mix de "*hungry*" – affamé – et "*angry*" – en colère). 😡

QU'EST-CE QU'ON A TENDANCE À FAIRE QUAND ON EST MANQUE D'ÉNERGIE ?

Garder la même intensité à l'entraînement ou y aller au *feeling* parce qu'on se sent moins motivé(e) ?
Le "problème" avec les séries longues est qu'il est vraiment rare d'aller chercher ces dernières reps qui causent l'échec musculaire PUR et non l'échec du mental. Tu sais, ce moment où tu n'en peux VRAIMENT plus de la sensation de brûlure dans ton biceps / *booty* tout pumpé après vingt-trois répétitions !
Tu vois où on veut en venir ?
→ Même si les séries plus longues (à plus faible intensité relative) peuvent vraisemblablement stimuler ta masse musculaire tout aussi bien que des séries lourdes, une intensité plus élevée (donc des séries plus courtes) sera sûrement plus simple pour t'aider à garder le cap que des séries en mode **#PUMPINGPRINCESS** qui finiront par te faire t'arrêter à dix-huit reps, alors que tu pouvais musculairement parlant en mettre vingt-cinq.

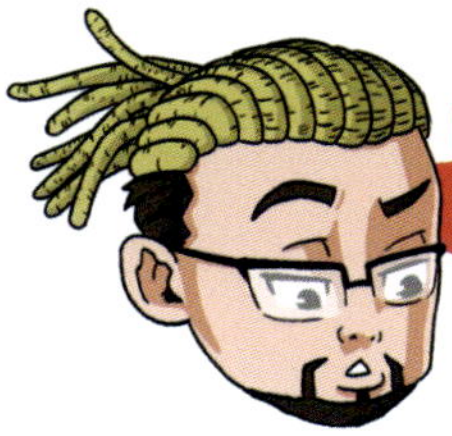

DÉTAILS PHYSIOLOGIQUES

(BF) Il est rare de tomber sur des études qui contrôlent correctement les facteurs qui influencent fortement les données.

Bonne nouvelle, en 2015, Magine et al. (2015) ont confirmé que des individus entraînés en musculation développaient plus de force et de masse musculaire en faisant quatre séries à 90 % au lieu de 70 % au cours d'une étude de deux mois et demi.

- Cette étude était unique dans le sens où l'alimentation des sujets était suivie.
- Une phase de préparation à l'entraînement a été implémentée pour éviter les facteurs de confusion issus du précédent programme.
- La masse musculaire a été mesurée à la fois par DXA et par ultrasonographie à différents endroits du corps ET…
- les sujets étaient pour une fois des pratiquants de niveau intermédiaire avec, en moyenne, des max au développé couché avant l'étude de 107 kg à 90 kg de poids de corps.

#LightWeightBaby

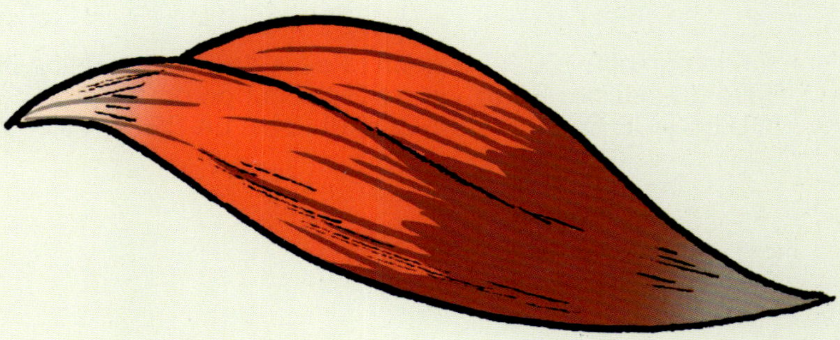

LE POINT DE VUE DE :

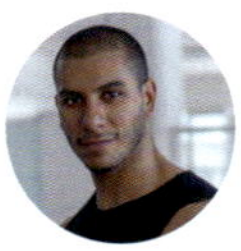

@nassbridges

C'est très rarement une bonne idée de s'entraîner pour perdre du gras. En tout cas, si votre objectif est d'optimiser votre composition corporelle (plus de muscle, moins de gras), il est plus judicieux de s'entraîner pour prendre du muscle, que vous soyez en déficit, en maintien ou en surplus calorique. Donc, à la question, « Est-il mieux de faire des séries longues ou courtes pour sécher ? », la réponse est OUI ! 😉

@beyond_fitness_fr

On te rejoint à 100 %, Nassim ! Faites de la musculation pour faire du muscle. Gérez votre déficit pour perdre du gras. QU'EST-CE QU'IL Y A DE COMPLIQUÉ LÀ-DEDANS ?! 🤯

MYTHE 29 #CARDIO #HIIT #PERTEDEPOIDS

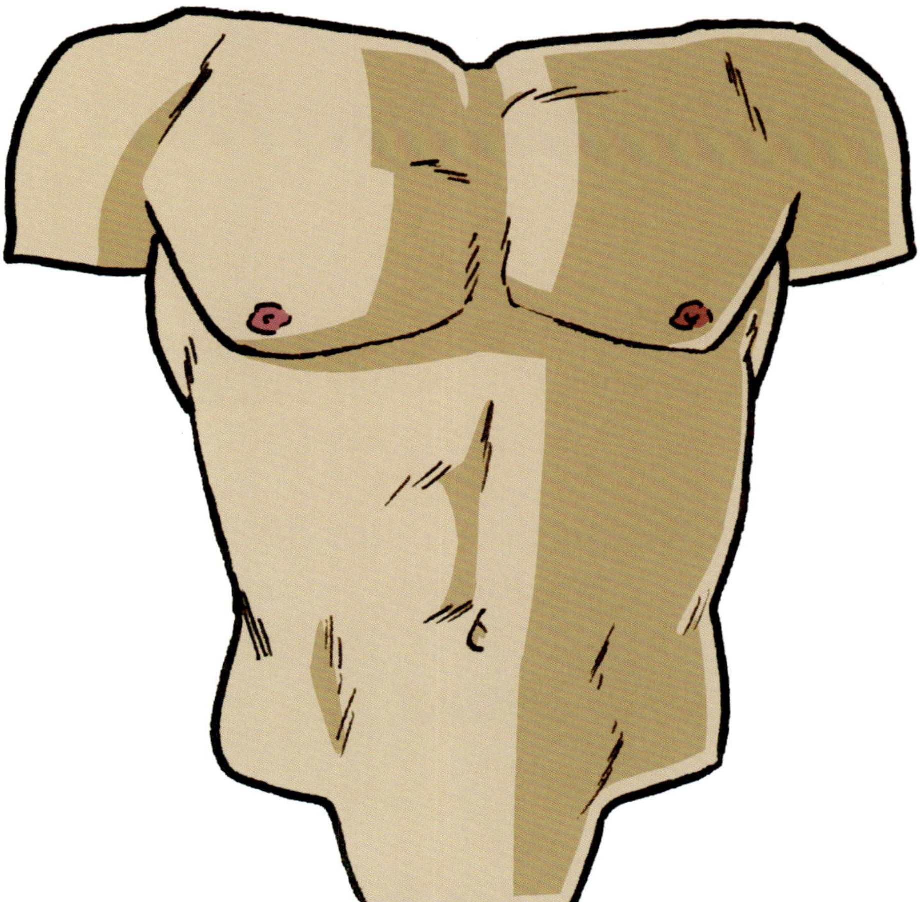

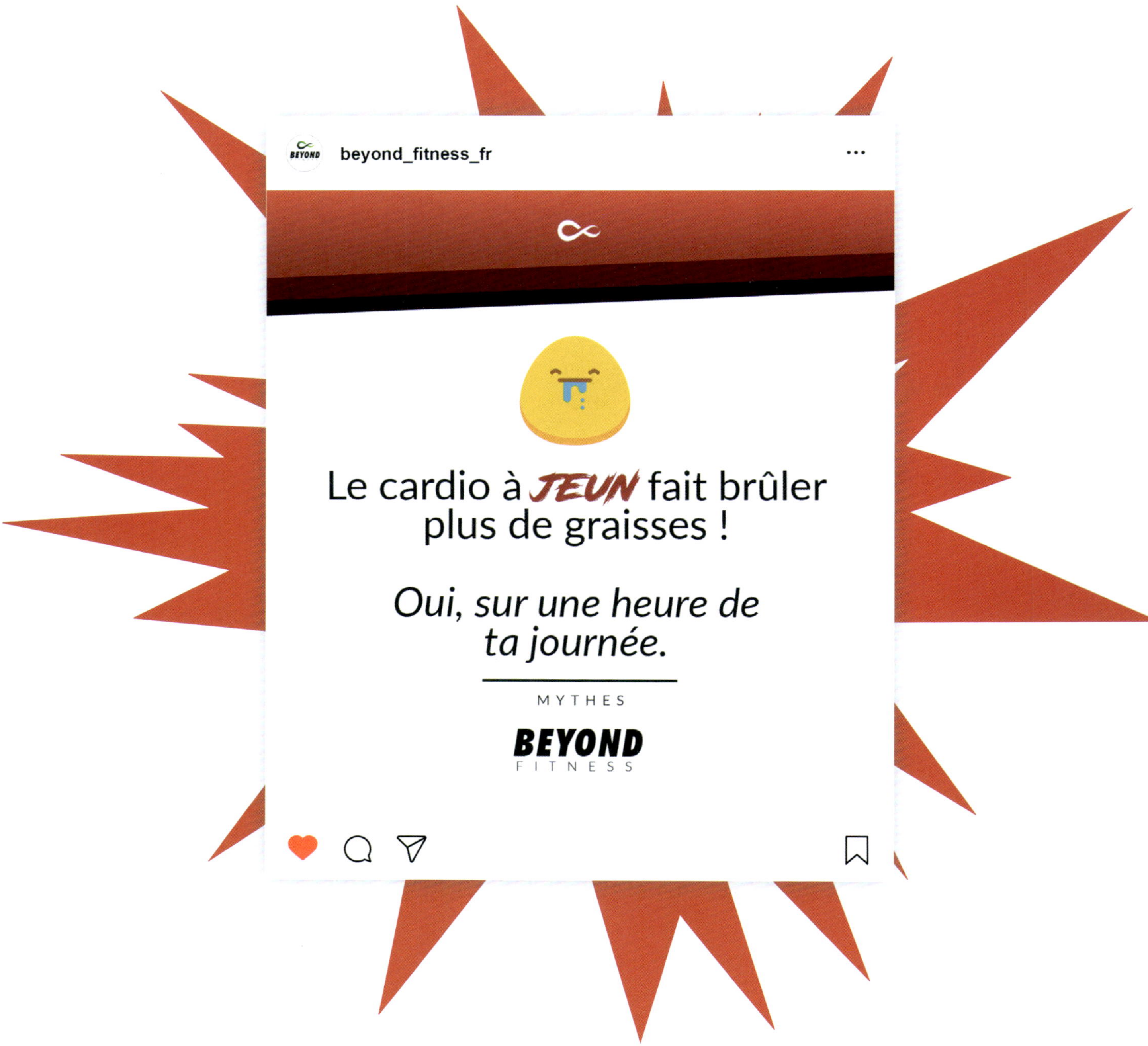
beyond_fitness_fr
Le cardio à JEUN fait brûler plus de graisses !
Oui, sur une heure de ta journée.
MYTHES
BEYOND
FITNESS

MYTHE 30 #CARDIOÀJEUN #FASTING #PERTEDEPOIDS

Attends d'avoir fini la lecture de ce mythe avant de mettre ton réveil une heure plus tôt pour aller courir à l'aube comme Rocky.
Le paysage est tout aussi beau quand tu as un truc dans le ventre. Par contre, sans la cétose, ton haleine et ton organisme te remercieront. 😌

- Si tu es un athlète d'endurance, patience, on parle de ton entraînement ci-après.
- Si tu cherches à perdre le plus de graisse possible sur un TRÈS court laps de temps, que tu cherches à endommager ton système immunitaire et que tu es ok avec une éventuelle perte de connaissance, fais-toi plaisir avec le petit cardio à jeun que tu as découvert dans le journal gratuit de ta région ou à la télé.
- Sinon, tu peux aussi poursuivre la lecture, déchausser tes baskets et aller te mettre un truc dans le ventre avant ta séance de sport matinale.

Perdre de la graisse vs. brûler de la graisse

Oui, c'est vrai : tu oxydes plus de graisse lorsque tu pratiques du sport à jeun.
Maintenant ... est-ce une bonne chose ?
Par définition, "cardio à jeun" signifie que tu vas dépenser de l'énergie pendant un certain temps (cardio) alors que tes propres ressources énergétiques sont limitées. Et, en plus de ne rien avoir mangé depuis un moment, niveau haleine... ce n'est pas la folie (faute à la cétose).

Stress sans "distress"

→ Résultats ? Tu mobilises de l'énergie à partir de réserves. On dit que tu dois « faire face au stress » (le cardio) sans réserve.

Comment comprendre ce que tu fais avec ton corps ?

→ C'est un peu la même chose que d'être à 130 km/h en troisième et en réserve sur l'autoroute sous prétexte qu'il n'y a ni besoin de passer la vitesse supérieure, ni de mettre de l'essence car "ça roule encore".
→ C'est ce que tu fais avec ton corps quand tu n'as plus de réserves. Il fait "ce qu'il peut avec ce qu'il a" (C'EST-À-DIRE pas grand-chose).

En physiologie, on augmente la "mise à disposition d'énergie" (quand l'énergie fait défaut).
- Le cortisol décolle.

Et ça tombe "bien", il était déjà au max, vu que tu n'as pas mangé depuis longtemps.
→ On augmente donc la contribution du "catabolisme protéique".
En français : tes muscles (et d'autres tissus) deviennent du fuel. Du carburant.
Pas que tes muscles d'ailleurs... La présence d'acides gras libres (spécialement s'ils sont insaturés) dans le sang rend certains tissus plus sensibles au cortisol. La glande thymus tend à facilement involuer à cause de ce phénomène. **Génial.**

CONSEILS & APPLICATIONS PRATIQUES

ON PRIVILÉGIERA :

✅ une disponibilité suffisante en glucides autour, voire pendant l'entraînement

✅ un petit jus de fruits pressés (ou de la meilleure qualité possible) avant/pendant/après une séance, c'est rapide et efficient

ON ÉVITERA :

❌ de croire que la graisse utilisée par le corps pendant une heure est significative alors qu'il reste 23 heures avant la fin de la journée

❌ de croire qu'on ne risque rien musculairement parlant en faisant du cardio à jeun quand on n'est pas un athlète sous produits dopants (oui, eux ne perdront pas grand-chose à part de la graisse)

❌ de penser que le fait de "brûler de la graisse" dépense plus de calories

Oxyder plus de graisse veut aussi dire utiliser MOINS de glucides (cycle de Randle)

Ne pas confondre "perte" de graisse et "utilisation ponctuellement augmentée" de la graisse.

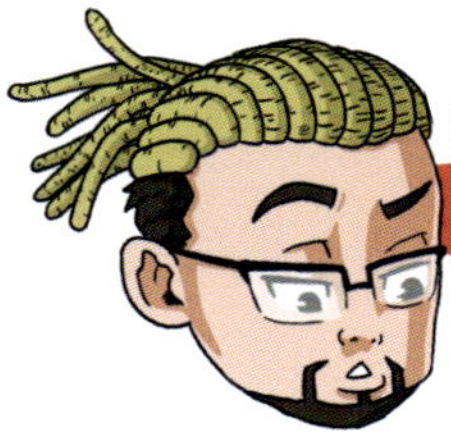

DÉTAILS PHYSIOLOGIQUES

CHEZ LES ATHLÈTES D'ENDURANCE, il existe tout un domaine de recherche sur l'entraînement cardio-vasculaire avec peu de glycogène disponible ("*train low*").
→ Si tu cherches à améliorer tes performances d'endurance avec ce type de planification, va simplement solliciter un nutritionniste compétent pour te suivre dans ton objectif.

Ton but est surtout de perdre de la graisse ?
Dans ce cas, le corps possède un substrat préférentiel qui est, sans surprise, le glucose. **#TEAMCARBS**
C'est d'ailleurs le saccharose (sucre) qui semble être le signal le plus puissant pour limiter les adaptations métaboliques qui suivent un déficit calorique important (c'est-à-dire quand le métabolisme diminue progressivement parce que tu ne manges pas assez).
→ Il vaut mieux apporter à ton corps un aliment nutritif digeste pour lui dire qu'il n'a pas besoin de s'auto-consommer pour te permettre de mettre un pied devant l'autre.
C'est aussi mieux pour ta santé en règle générale et, parfois, c'est cool d'y penser aussi, peut-être avant ta *shape* et ton *6-pack* !
De manière générale, quand tu oxydes un maximum de graisse, tu diminues l'oxydation des glucides selon le cycle de Randle).
Chaque fois que tu empiètes sur le métabolisme du glucose – ce qui arrive lorsque beaucoup d'acides gras libres sont présents dans le sang, tu prends potentiellement des risques pour ta santé.
Merci Rocky, mais tu repasseras (du moins tu iras avaler un petit-déjeuner avant ton training) !

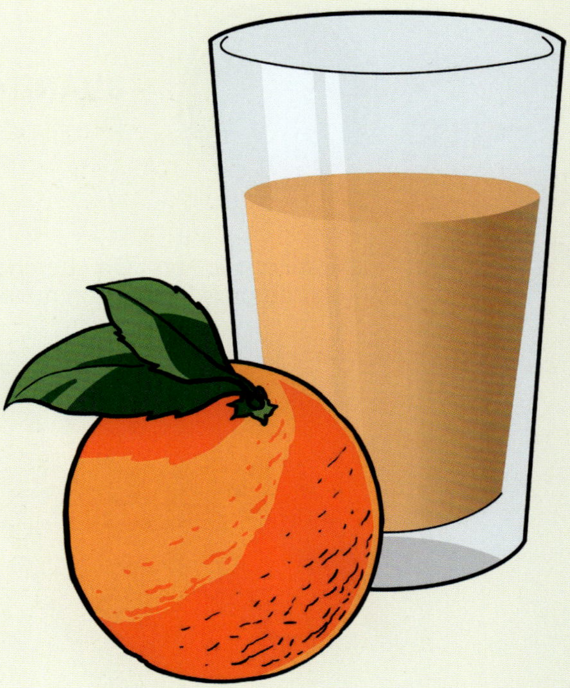

LE POINT DE VUE DE :

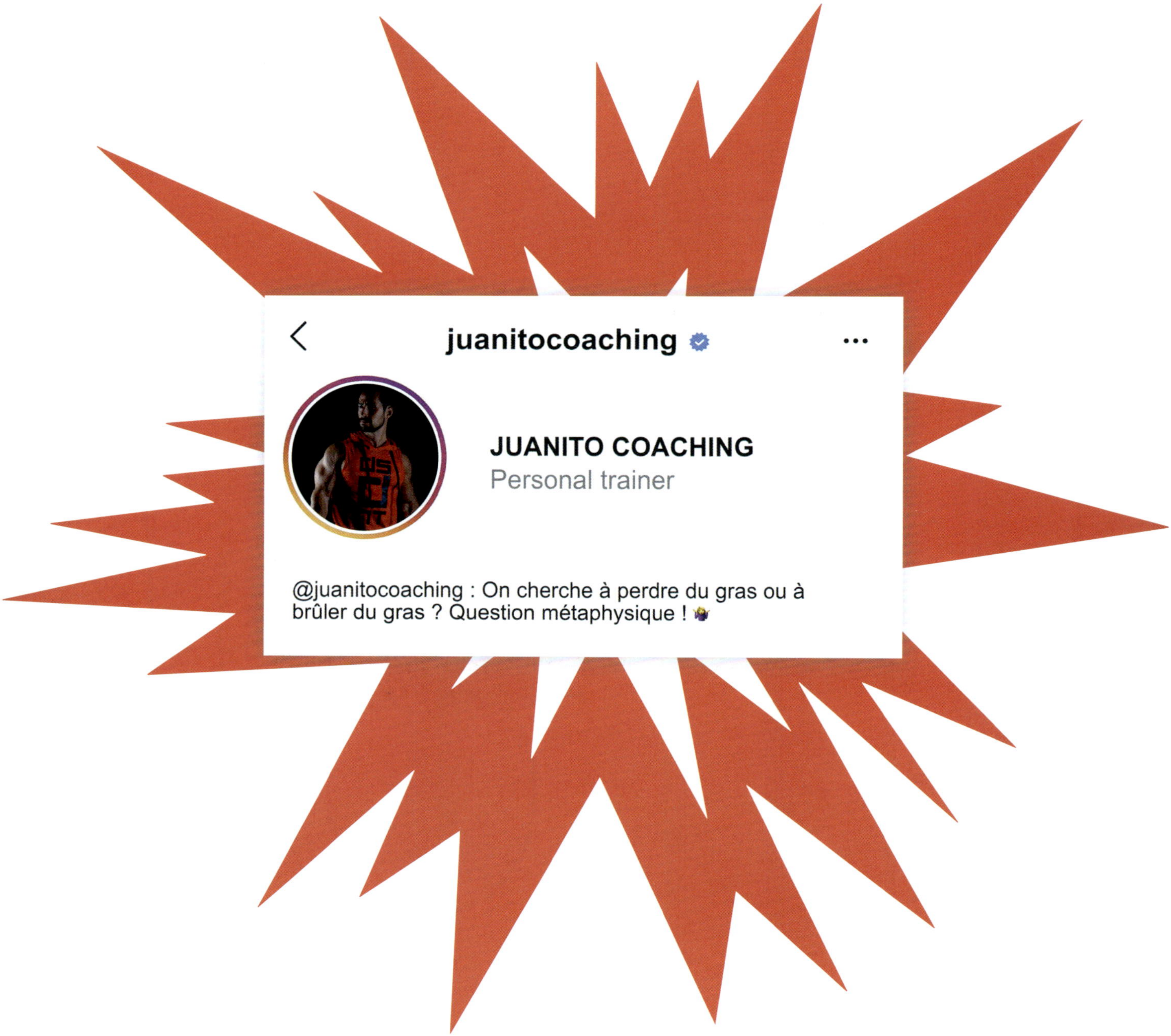

MYTHE 30 #CARDIOÀJEUN #FASTING #PERTEDEPOIDS

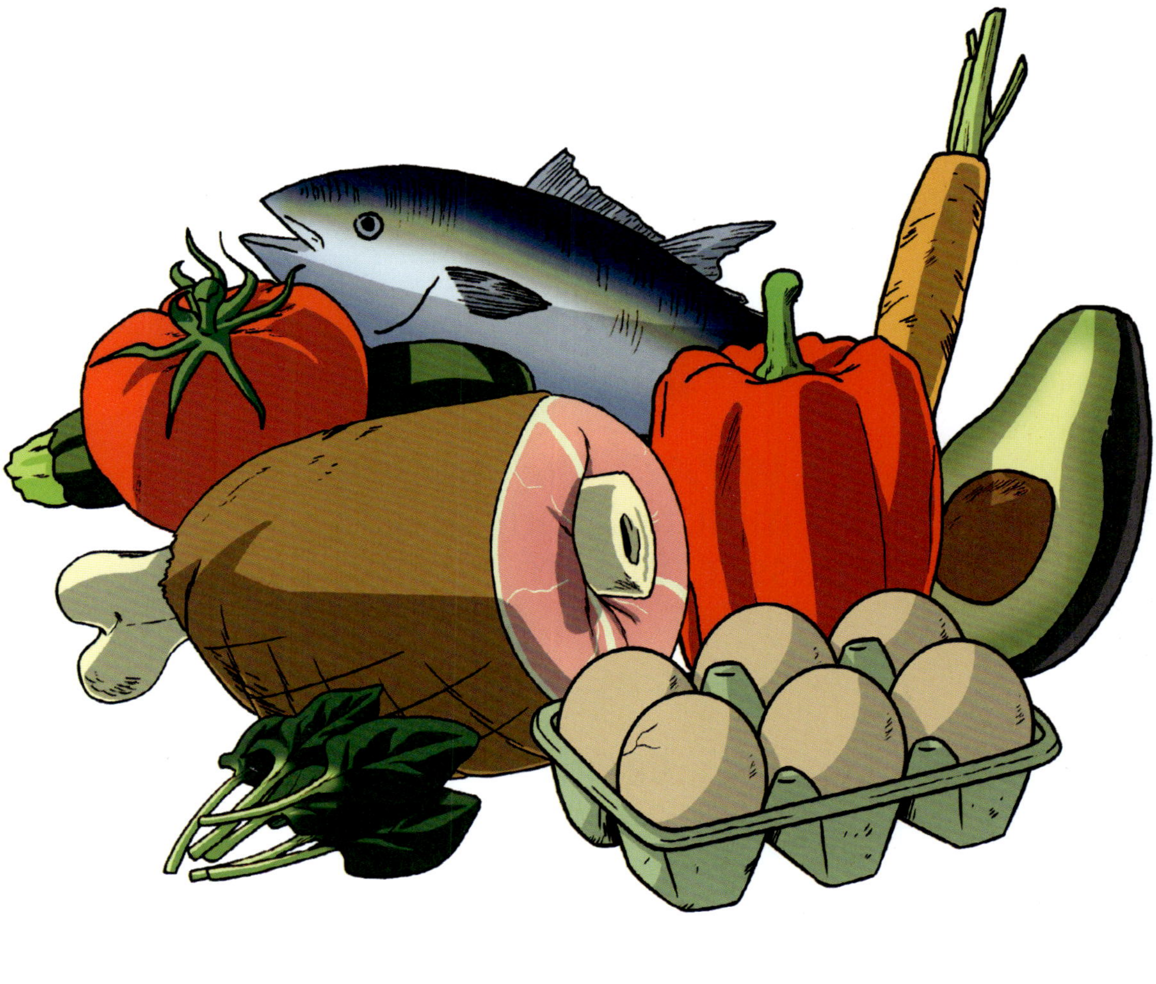

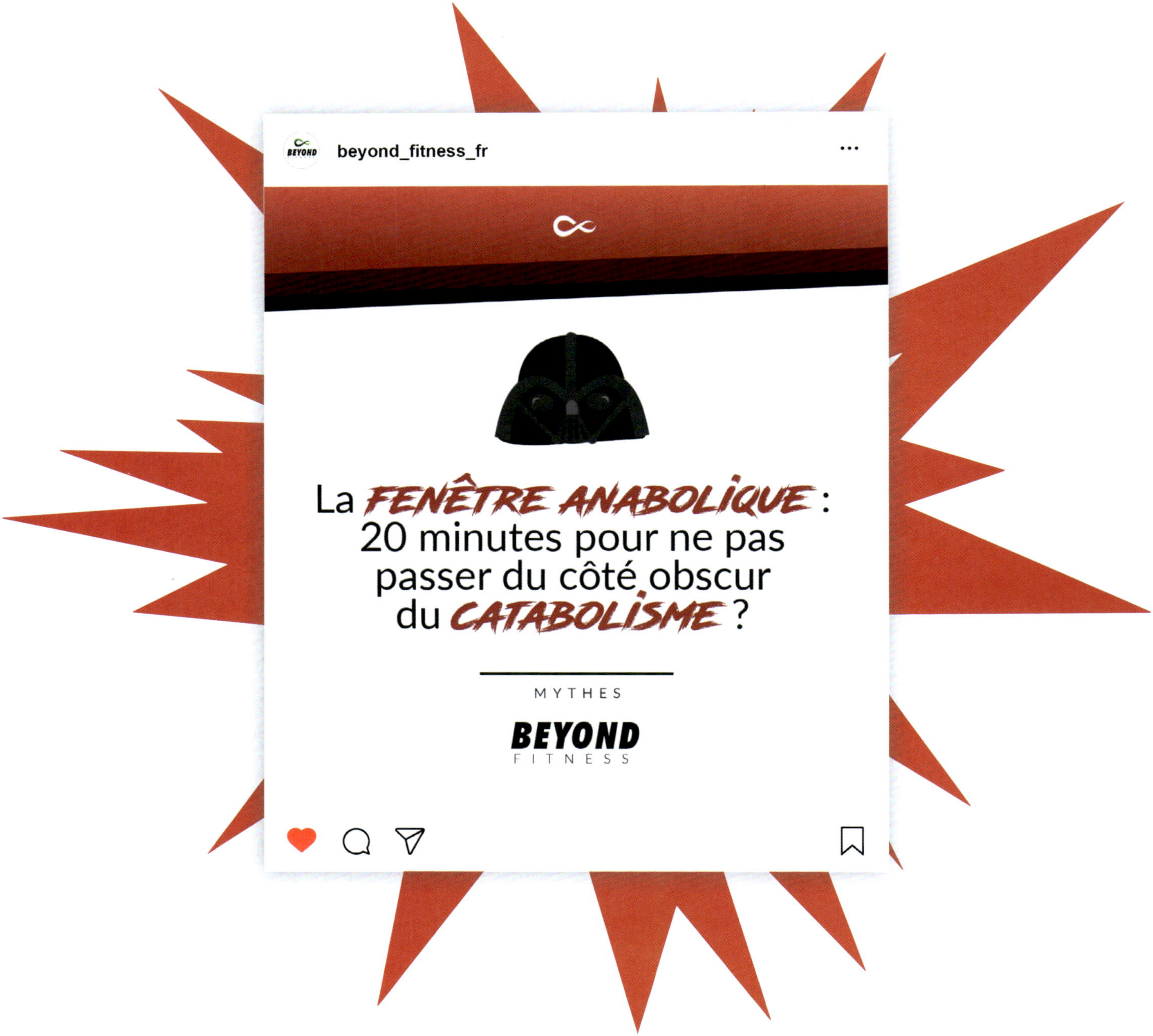
beyond_fitness_fr
La FENÊTRE ANABOLIQUE :
20 minutes pour ne pas
passer du côté obscur
du CATABOLISME ?
MYTHES
BEYOND
FITNESS

MYTHE 31 #FENÊTREANABOLIQUE #ANABOLICWINDOW #SHAKER

Pour optimiser l'anabolisme musculaire (la synthèse protéique musculaire), tu sais désormais qu'il faut avant tout optimiser ton entraînement.
Même si tu gères toute ta nutrition parfaitement, sans t'entraîner, il ne se passera pas grand-chose. Les carottes ne sont pas encore aussi anabolisantes que les stéroïdes… (Voir le mythe n°64 sur les produits dopants pour comprendre.)

Maintenant que c'est dit, tu peux totalement optimiser tes Gainz en améliorant ton approche de la nutrition.
→ Pense aux "3 T" : *Total / Type / Timing*

Dans les *Muscle & Strength Pyramids*, il est recommandé de porter une importance tout à fait particulière à la quantité (*total*) et à la qualité (*type*) des nutriments que tu ingères. On serait presque tenté de dire que le moment où l'on mange (*timing*) importe peu.

FENÊTRE ANABOLIQUE : QU'EN EST-IL ?

Aucune importance ? Manger 10 minutes ou 5 heures après l'entraînement, c'est pareil ?
Si tu t'entraînes bien, que tu manges suffisamment d'aliments de qualité et que tu répartis tes repas le long de la journée, tu es déjà presque certain d'être dans une approche optimale !
Si tu souhaites la jouer en mode **#OPTIMISATION** et que tu ne veux laisser aucun détail au hasard au niveau de la nutrition pré/post-training, tu peux viser un "sandwich métabolique" plutôt qu'une "fenêtre anabolique".

LE SANDWICH MÉTABOLIQUE 🥪

L'idée est que l'on souhaite "baigner" le corps dans un environnement favorable à la construction musculaire.

- Il ne s'agit pas que du pré-workout (repas pré-entraînement) ;
- Il ne s'agit pas que du post-workout (repas post-entraînement).

C'est la proximité de ces DEUX repas avec ton entraînement qui importe.

> Le repas le plus rapidement disponible pour tes muscles n'est pas une prise de "whey la plus rapidement assimilée du monde 34 secondes après ta dernière série", mais bien les nutriments du repas que tu as mangé AVANT ton entraînement, disponibles au bon moment pour ton organisme.
> En pratique : essaie de séparer ton repas PRÉ et ton repas POST de maximum 4 ou 5 heures.

Voici un exemple, si tu t'entraînes à 17h pour une session d'1 heure :
15H30 "PRE"
17H–18H WORKOUT (1H30 POUR DIGÉRER LE PRÉ)
20H "POST" (4H30 PLUS TARD QUE LE PRÉ) → TOP
Tu as parfaitement mis en "sandwich métabolique" ton entraînement ! Pas besoin de stresser après ta séance pour manger à 18h02 tapantes.

Si tu t'entraînes à 18h pour une session d'1 heure :
13H "PRE" (FIN DU REPAS DE MIDI)
17H WORKOUT
20H "POST" (7 HEURES PLUS TARD) → PAS IDÉAL !
→ Il vaudrait mieux manger rapidement avant ou après ton entraînement, parce que tu n'as rien mangé depuis un bon moment !
Suggestion pour ce cas spécifique :
18H "POST" = DIRECTEMENT APRÈS
(5 HEURES PLUS TARD) → TOP
Pour conclure, la fenêtre anabolique associée à la période post-entraînement semble surtout pertinente pour les glucides et le potentiel accru de resynthèse du glycogène. Cette fenêtre peut être intéressante lors de répétitions d'efforts lors d'une même journée, par exemple lors d'une journée de tournoi de badminton ou d'un autre sport qui implique plusieurs matchs / entraînements sur une même journée.

CONSEILS & APPLICATIONS PRATIQUES

QUELLES CONSIGNES POUR OPTIMISER ?

ON PRIVILÉGIERA :

✅ de manger suffisamment et de s'entraîner intelligemment
✅ de choisir des aliments de bonne qualité, surtout pour les protéines (pas des tranches de poulet ou de dinde recomposées premier prix)
✅ de viser deux portions significatives de protéines avant et après. Cette optimisation concerne davantage les pratiquants avancés de musculation que les débutants !
✅ d'optimiser cet apport avec suffisamment de glucides est une bonne stratégie pour éviter toute perturbation physiologique non nécessaire de la glycémie à cause des protéines
✅ il vaut mieux éviter tout inconfort digestif. Tester différents repas et différents moments pour optimiser ce qui te convient (la méga dose de fibres et de graisses 20 minutes avant le workout n'est pas forcément la stratégie du champion)

ON ÉVITERA :

❌ d'absolument se précipiter sur son shaker après sa séance, surtout si on a pu manger avant l'entraînement
❌ de trop manger juste avant : pas pratique de faire des squats avec la ceinture qui pousse sur le ventre en pleine digestion

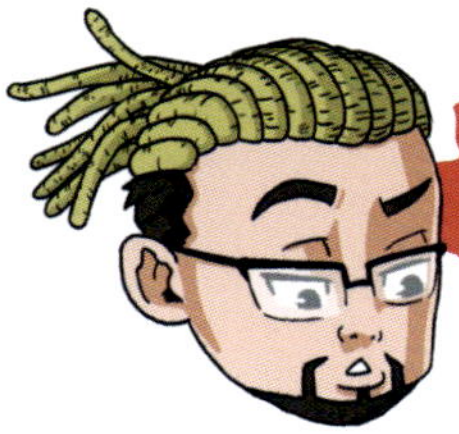

DÉTAILS PHYSIOLOGIQUES

Viser au moins assez de calories pour pouvoir bien t'entraîner en salle de musculation.
RAPPEL : CETERIS PARIBUS, BIEN S'ENTRAÎNER RESTE NOTRE MEILLEUR OUTIL POUR CONSERVER LE MUSCLE/POUR LE DÉVELOPPER.

Perdre plus d'1,5 % de ton poids par semaine n'est pas optimal ! Tu dépasseras largement ton quota critique d'énergie disponible. Lors d'un déficit, perdre entre 0,5 et 1,5 % de ton poids par semaine semble plus approprié. 0,5 % pour les personnes déjà peu grasses et jusqu'à 1,5 % pour les personnes avec beaucoup de graisse à perdre.

Il s'agit d'un quota à ne pas dépasser plutôt qu'un objectif à viser. Perdre du poids trop vite n'est pas "sain en soi". Même si on ne perd que de la graisse, on ne peut éviter un relâchement important d'acides gras dans la circulation sanguine. Ces acides gras empiètent sur l'oxydation des glucides par compétition via le cycle de Randle. On parle d'un relais hormonal important (adrénaline et cortisol) pour compenser le manque de glucose disponible. Tenter de perdre du poids tout en conservant le plus de sources saines de sucre semble largement plus approprié pour éviter toute adaptation métabolique.

• Les protéines de source biologique avec un aminogramme intéressant sont à préférer aux sources de piètre qualité.

Par exemple, le cottage cheese, le yaourt grec et le séré (quark) sont des sources particulièrement intéressantes pour tes muscles ET ta santé. Les œufs avec le jaune sont également excellents.

Même si on trouve dans la littérature que la "whey say zénial", cela reste avant tout un recyclage de déchets de l'industrie fromagère (lactosérum). 💰
Rappel : l'industrie mondiale des suppléments dépasse probablement les 100 milliards de dollars.
Tu peux toujours "aller serrer la main de la personne qui te nourrit" si ça te parle. Plus de proximité = plus de responsabilité. Simple comme bonjour.

• Il est possible de viser deux portions généreuses de protéines autour de l'entraînement.
Prenons l'exemple d'une personne qui mange 1,6 g de protéines par kg [g/prot/kg], tout en mangeant suffisamment de calories pour stabiliser son poids. Cette personne peut très bien manger quatre repas avec 0,4 [g/prot/kg] par portion et simplement placer son entraînement entre deux de ces portions !
Prenons un bodybuilder naturel pro qui souhaite maintenir son muscle lors d'un déficit calorique prolongé en vue d'une compétition. Cet athlète peut très bien manger deux repas avec 0,4 [g/prot/kg] et manger deux repas avec 0,6 [g/prot/kg] avant et après son entraînement (portions PRE/POST séparées au maximum 5 heures). Pour une personne de 70 kg, cela ferait deux portions de 28 g et deux portions de 42 g

autour de l'entraînement pour un total de 140 g [2 g/prot/kg].

• Viser au moins deux fois plus de glucides que de protéines semble être une stratégie efficace pour limiter les perturbations sur la glycémie occasionnée par l'apport de protéines de bonne qualité.
Ceci n'est en rien "obligatoire" pour maximiser les gains musculaires à court terme, mais plutôt pour éviter de compter trop régulièrement sur nos hormones de relais pour stabiliser la glycémie. Autant apporter directement du glucose, plutôt que de le construire *via* d'autres voies moins efficientes (néoglucogénèse).

• Il vaut probablement mieux manger 2 ou 3 heures avant la séance pour une question de confort digestif. N'oublie pas de tester différents repas ! Tu trouveras ce qui te convient le mieux.

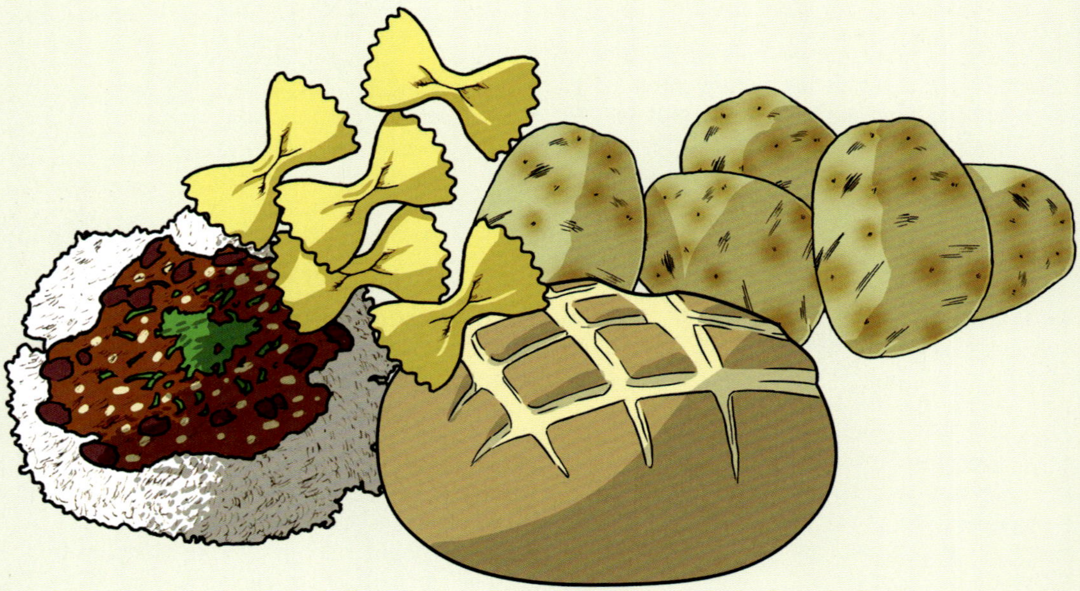

MYTHE 31 #FENÊTREANABOLIQUE #ANABOLICWINDOW #SHAKER

@espacecorpsespritforme

Vrai ET faux.
Partiellement vrai, puisque votre corps a besoin de calories après l'entraînement, mais partiellement faux car vous ne pouvez pas épuiser vos réserves d'énergie, aussi intenses que soient vos exercices. Faux puisque votre balance azotée se doit d'être plus souvent positive que négative sur 24, 48 ou 72 heures et faux puisque le catabolisme est inévitable, fort heureusement ! #CortisolMonAmi

@jordanbjoly

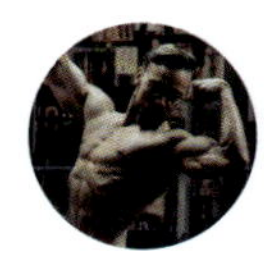

De plus, rappelons qu'à la fin d'un entraînement, le système digestif n'est pas dans une condition optimale d'assimilation. Prenez le temps de mettre votre corps au repos. Quand l'appétit vient, mangez quelque chose qui se digère facilement.

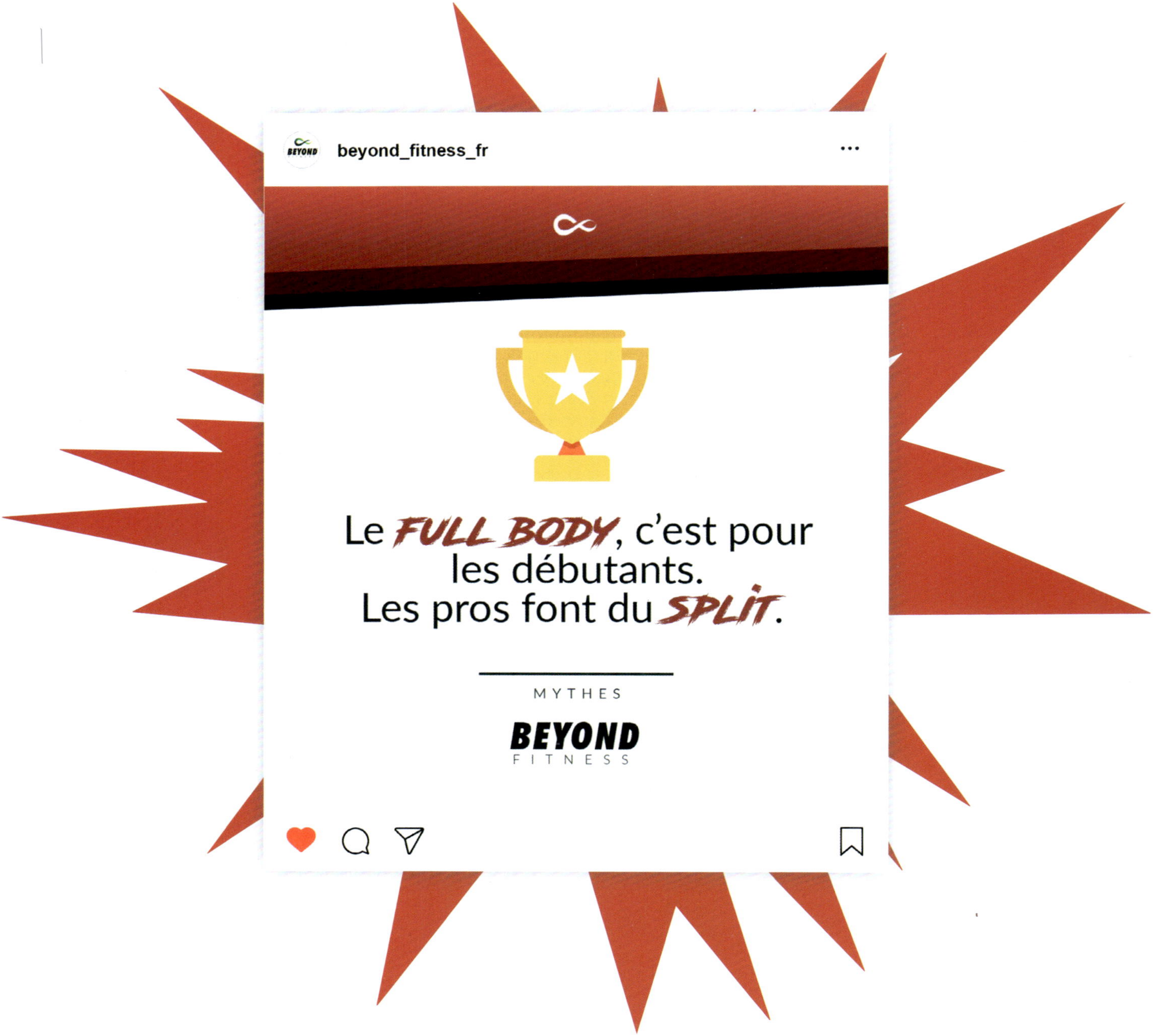
beyond_fitness_fr
Le FULL BODY, c'est pour les débutants.
Les pros font du SPLIT.
MYTHES
BEYOND FITNESS

CE SUJET N'A PAS FINI D'ANIMER LES DÉBATS DES FOUS DE L'OPTIMISATION ! 😅

On va tenter de rester objectifs, parce que tu sais probablement déjà qu'on apprécie quelques types d'entraînement en particulier plus que les autres. Cependant, ce qui compte, ce n'est pas NOS préférences, mais ce qui fonctionnera pour TOI → on commence directement par la science !

LES DONNÉES SCIENTIFIQUES

Il semble que, pour un volume d'entraînement égal (même charge d'entraînement), entraîner un groupe musculaire deux fois par semaine plutôt qu'une fois permettrait une meilleure croissance musculaire globale. On peut relever que les auteurs évoquent la limite de la conclusion de leur étude en mentionnant la taille de l'échantillon. → Pas assez de monde pour en tirer une conclusion objective. C'est aussi ce que suggère Bayesian France, en indiquant que la grande majorité des études scientifiques soutient le fait que l'augmentation de la fréquence d'entraînement est plus intéressante pour le développement de la masse musculaire. En 2018, Greg Knuckols sort un article regroupant la totalité des données disponibles à ce jour sur la fréquence d'entraînement sur l'hypertrophie musculaire.

Comme tout bon scientifique, il ne donne pas de recommandations générales très "tranchées", mais recommande tout simplement l'augmentation de la fréquence d'entraînement dans le but :

- d'augmenter le volume d'un groupe musculaire qui ne serait pas assez important,
- de rattraper le retard d'un muscle considéré comme un point faible.

En juin 2019, Schoenfeld et ses collègues suggèrent cette fois-ci (en regroupant les données disponibles à ce jour) que l'effet entre les différentes fréquences d'entraînement est moins incroyable que l'on pouvait le penser.

Les recommandations diffèrent légèrement :

- tant que le volume reste le même, la fréquence semble secondaire et plutôt liée à une question de préférence personnelle,
- l'augmentation de la fréquence, selon les cas, peut être une excellente manière d'augmenter le volume.

Prenons un exemple, pour des sujets débutants qui n'effectuent que six séries d'entraînement par semaine :
→ Séparer les six séries en trois entraînements de deux séries était plus bénéfique que le fait de compléter les six séries en une seule séance d'entraînement. La fatigue semblait également bien mieux gérée.

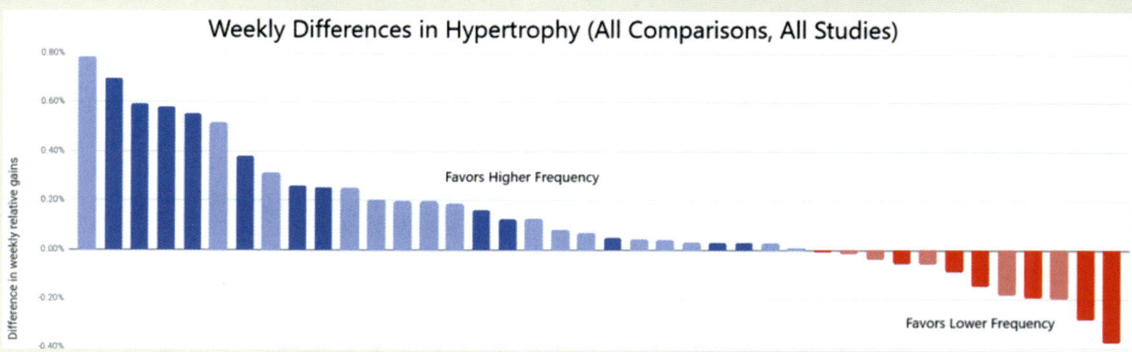

"Différences sur la prise de masse hebdomadaire à haute et à basse fréquences. Les valeurs positives (colonnes bleues) indiquent une prise de masse plus importante à haute fréquence, tandis que les valeurs négatives (colonnes rouges) représentent une prise de masse plus importante à fréquence plus basse. Les colonnes de couleurs plus claires correspondent aux mesures indirectes de l'hypertrophie, tandis que les plus foncées correspondent aux mesures directes de l'hypertrophie."

On peut donc penser que l'augmentation de la fréquence est pertinente pour des sujets peu entraînés. Ok pour les débutant(e)s. ✅ → Beaucoup de "bros" critiquent l'avantage des méthodes d'entraînement à haute fréquence, comme le full body, car ils sont habitués au dogme du split traditionnel et du fameux "*chest day*" le lundi.Des méthodes d'entraînement à haute fréquence, comme le full body, car ils sont habitués au dogme du split traditionnel et du fameux "*chest day*" le lundi.Pourtant, selon Menno Henselmans, le plus grand avantage non négociable d'une fréquence d'entraînement plus élevée est la possibilité d'accumuler plus facilement un volume d'entraînement de qualité sur le long terme. **POUR RAPPEL :** les piliers de la construction musculaire sont la tension mécanique ET le volume d'entraînement. Bien sûr, il y a d'autres critères qui entrent en jeu (le type d'entraînement, la technique, l'amplitude, le choix des exercices selon la morphologie, etc.), mais effectuer l'exercice "parfait sur tous ces plans" une fois par mois ne te fera clairement pas prendre du muscle (à moins que tu ne sois "stéromorphe, voir le mythe n°51 sur les "morphologies") → Il faut toujours considérer le volume d'entraînement effectué, ainsi que la tension mécanique.

DEUX FOIS PAR SEMAINE : JAMAIS PLUS ? ET CHEZ LES AVANCÉS ?

(BF) Chez les individus entraînés, il y a une tendance vers une plus grande croissance musculaire ou un plus grand développement de la force au sein des groupes ayant la fréquence d'entraînement la plus élevée dans la plupart des études, avec d'autres avantages comme l'activation musculaire, la perte de graisse et l'amélioration des marqueurs de santé. Sans compter le fait qu'en plus de ces avantages-là, toutes les études contrôlent principalement le volume d'entraînement (soit le nombre total de reps x séries x charge) ! Ce qui signifie que le principal avantage d'une fréquence d'entraînement plus élevée, à savoir le fait de pouvoir effectuer PLUS de travail par semaine parce que tes muscles sont MOINS fatigués, n'est PAS pris en compte. Encore plus intéressant n'est-ce pas ? 😋 Bon à savoir aussi, concernant cette fois-ci le volume d'entraînement parfait, plus ton niveau est confirmé, plus ton volume d'entraînement optimal est élevé.Donc, plus tu avances, plus tu as besoin d'augmenter ton volume ET ton intensité d'entraînement. C'est fini les **#NEWBIEGAINZ..** Maintenant, c'est l'heure de vraiment commencer. 😈 Tristan : « *Ça me rappelle exactement le processus de grades dans les arts martiaux. Lorsque j'ai validé ma ceinture noire et que mon grand-père nous a dit : "Félicitations pour votre passage de grade, mais si vous pensiez que la ceinture noire était une finalité, c'est raté. L'échauffement est terminé à présent. C'est maintenant que ça commence réellement."* » 😨 Pareil ici, les pratiquants avancés sont plus résistants aux dommages musculaires, à la fatigue neuromusculaire et présentent également une réponse hormonale et anabolique moindre à un volume d'entraînement donné.En conséquence, un stress d'entraînement plus élevé est nécessaire pour stimuler davantage d'adaptations. Un faible volume d'entraînement marche généralement bien pour des débutants, mais de nombreuses études montrent qu'une seule série, même si elle est poussée jusqu'à l'échec complet, entraîne une croissance musculaire très faible, voire nulle chez des individus plus avancés. Chez des débutants, une croissance musculaire maximale semble être atteinte pour une majorité de personnes avec seulement neuf séries par semaine. Pour des pratiquants plus avancés, cependant, il est clair que le volume optimal est bien supérieur. Dans l'ensemble de la littérature, on constate des bienfaits significatifs pour la croissance musculaire jusqu'à au moins dix séries par semaine par groupe musculaire.

CE QUE CES DONNÉES SCIENTIFIQUES IMPLIQUENT :

- si tu augmentes la fréquence d'entraînement et que tu y trouves une meilleure manière de répartir ton volume d'entraînement hebdomadaire, c'est bénéfique pour toi ;
- si tu peux augmenter l'intensité par séance, car tu as plus d'énergie pour chaque groupe musculaire, ce sera bénéfique ;
- si tu remarques que ton choix de fréquence d'entraînement te permet une surcharge progressive plus simple à mettre en place, *go for it* ! ;
- il est fort probable qu'à partir d'un certain niveau, la répartition vers une plus haute fréquence t'aide à améliorer les bases solides d'un bon entraînement : une tension mécanique suffisante pour un volume d'entraînement suffisant !

CONSEILS & APPLICATIONS PRATIQUES

Si tu progresses déjà bien avec un programme qui sollicite une fois par semaine les mêmes groupes musculaires comme celui ci-dessous, c'est une bonne nouvelle ; lorsque tu optimiseras ta fréquence d'entraînement, ça ira potentiellement encore plus vite !

Si tu es déjà de niveau confirmé et que tu en as fini avec les "**NEWBIE GAINZ**", tu devrais probablement essayer de stimuler AU MOINS deux fois par semaine chaque groupe musculaire majeur.

PLANIFICATION CINQ FOIS	FRÉQUENCE UNE FOIS PAR SEMAINE
Lundi	Pectoraux
Mardi	Jambes
Mercredi	Dos
Jeudi	Pause
Vendredi	Épaules
Samedi	Bras/Mollets
Dimanche	Pause

TESTER UNE NOUVELLE MÉTHODE SUR SOI EST TOUJOURS INTÉRESSANT.
Commence déjà simplement par redistribuer ton volume d'entraînement sur plusieurs jours, car il est nécessaire de voir comment tu réagis face à cette nouvelle fréquence de training, avant de chercher à l'augmenter.
Exemple :

- au lieu de faire un chest day de dix séries de bench press et de dips lundi, puis dix séries de tractions et de rowing mardi, fais un mix des deux ;
- essaie de mettre cinq séries de bench press, puis cinq séries de tractions lundi, puis cinq séries de dips et cinq séries de rowing mardi.

Tu peux même optimiser ton temps passé en salle, car tu peux alterner ton temps de repos au sein de la même séance en travaillant d'abord le muscle agoniste, puis le muscle antagoniste. On parle de muscles agonistes et antagonistes pour expliquer qu'ils s'opposent au niveau du mouvement. Si le biceps est agoniste du coude (flexion du coude), le triceps est antagoniste (extension du coude).

AU NIVEAU DE L'INTENSITÉ, tu accumules aussi moins de fatigue "métabolique" locale sur le même muscle. Ton muscle vient de faire deux fois moins de séries qu'habituellement alors, logiquement, tu devrais pouvoir augmenter l'intensité et ce qui te permet de mettre plus d'intensité ET de volume AU FINAL est plus optimal. Point barre.

Cette indication fonctionne dans les deux sens, mais c'est quand même moins probable que tu améliores l'intensité en travaillant TOUT ton volume hebdomadaire le même jour.
→ Pense à ta 22e et la 23e série de pecs. On est comment niveau intensité ?
Spoil : ça ne casse pas trois pattes à un poulet élevé en plein air.

MYTHE 32 #MUSCU #FULLBODY #HALFBODY #PUSHPULLLEGS

Si ton but est surtout de gagner du muscle par l'augmentation de la fréquence, pense à alterner pour chaque groupe musculaire un exercice "difficile" avec un exercice moins taxant pour ton corps.

Par exemple :

- Répartition intra-séance **À ÉVITER** :

❌ squat, deadlift sumo, bench press, tractions lestées, développé militaire à la barre

- Répartition intra-séance **À PRIVILÉGIER** :

✅ Squat, leg curl couché en unilatéral, meadows rows unilatéraux, élévations latérales

- Répartition hebdomadaire sur 5 jours **À ÉVITER** :

❌ Lundi : Squat
Mardi : Romanian deadlift
Mercredi : Front Squat
Jeudi : Leg curl
Vendredi : Leg extension

- Répartition hebdomadaire sur 5 jours **À PRIVILÉGIER** :

✅ Lundi : Squat
Mardi : Leg curl
Mercredi : Romanian deadlift
Jeudi : Leg extension
Vendredi : Front Squat

TIPS : généralement, essayer d'augmenter la fréquence est une bonne idée, mais certaines personnes (en fonction des facteurs évoqués sur le mythe précédent) ont des capacités de récupération très différentes pour certains exercices.
À toi de voir jusqu'à quelle fréquence tu peux pratiquer chaque exercice. N'oublie juste pas de TESTER sur toi.
Et pour être encore plus clair que de l'eau de coco :

@ben.gib

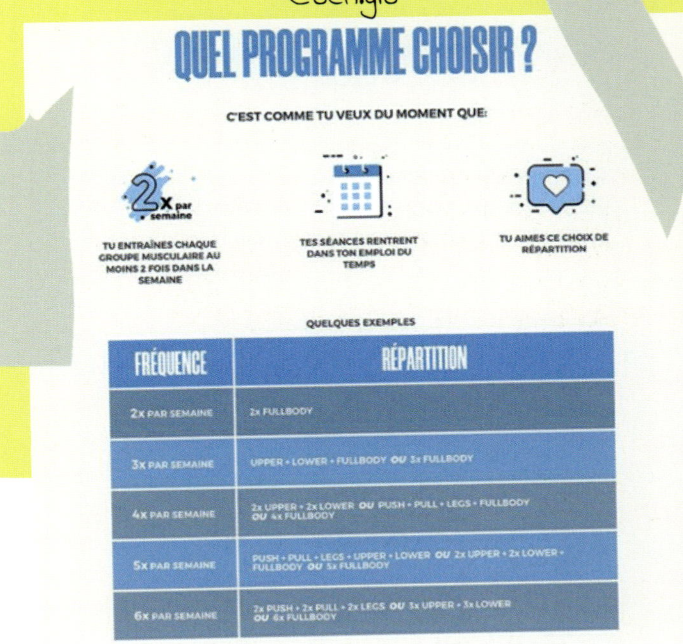

FRÉQUENCE	RÉPARTITION
2x PAR SEMAINE	2x FULLBODY
3x PAR SEMAINE	UPPER + LOWER + FULLBODY OU 3x FULLBODY
4x PAR SEMAINE	2x UPPER + 2x LOWER OU PUSH + PULL + LEGS + FULLBODY OU 4x FULLBODY
5x PAR SEMAINE	PUSH + PULL + LEGS + UPPER + LOWER OU 2x UPPER + 2x LOWER + FULLBODY OU 5x FULLBODY
6x PAR SEMAINE	2x PUSH + 2x PULL + 2x LEGS OU 3x UPPER + 3x LOWER OU 6x FULLBODY

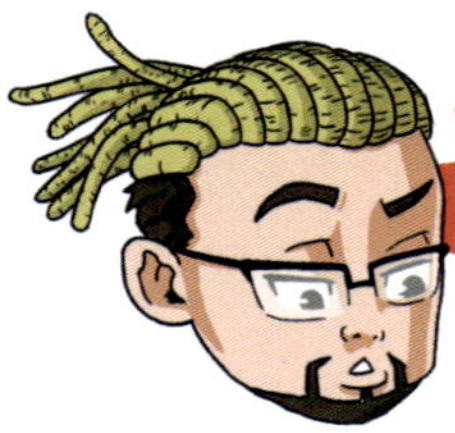

DÉTAILS PHYSIOLOGIQUES

(BF) En 2012, Wernbom et al. ont publié leur fameuse étude transversale *« L'influence de la fréquence, de l'intensité, du volume et du type d'entraînement de musculation sur l'ensemble des sections transversales musculaires du corps chez l'homme »*.

Quelle était la fréquence d'entraînement de l'étude qui a généré le taux le plus élevé de croissance musculaire dans toute la littérature sur la science de l'entraînement ? Douze séances par semaine sous KAATSU, une méthode d'occlusion vasculaire qui consiste à "faire un garrot" au muscle travaillé pour y limiter l'apport de sang.

Cette étude sert simplement à montrer que lorsqu'elle est correctement mise en œuvre, une fréquence d'entraînement élevée peut être extrêmement efficace.

si une discussion sur le full body lors d'un podcast avec Michael Gundill, Le Doc (Paul-Mathieu Ciaroni), Aiki de la chaîne ShareFitness et Will t'intéresse, c'est par là :

« MAIS, ATTENDS, COMMENT ON PLANIFIE ÇA, DU COUP ? »
Tu as ici une heure de podcast spécifique sur la répartition en entraînement avec @the.fitness.way et Will, **ENJOY** :

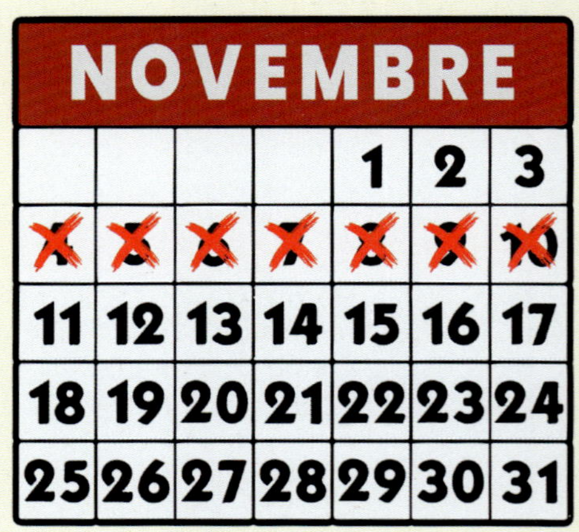

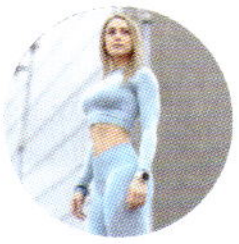

@kimy_fit

Ce qui est bien dans la muscu et le fitness, c'est que, selon moi, il existe tellement de manières de s'entraîner qu'il y en a pour tous les goûts !
Une méthode entraînement ne va peut-être pas vous convenir bien qu'elle soit pratiquée par les meilleurs. Votre périodisation d'entraînement (full body, half ou split) doit être choisie selon vos objectifs, mais aussi ET SURTOUT selon vos possibilités. Tout le monde n'a pas forcément un objectif de compétition, là où le split ne sera peut-être pas obligatoire pour vous selon moi.
À titre personnel, j'ai pu tester toutes ces formes d'entraînements et je peux vous dire qu'aujourd'hui j'ai enfin trouvé celle qui me convient à 200 % ! J'ai besoin de variété et, outre la musculation, je pratique encore la natation et l'équitation régulièrement ainsi que divers autres sports de temps à autre. Autant vous dire que des entraînements en split ne me conviennent plus du tout, sinon je passerai des semaines entières sans aucun repos. Là où les full body et les half me permettent maintenant de travailler l'intégralité des muscles de manière plus fonctionnelle sans pour autant délaisser mes autres activités.
À vous de vous poser les bonnes questions et de définir votre but. 😉

@tristandefeuilletvang

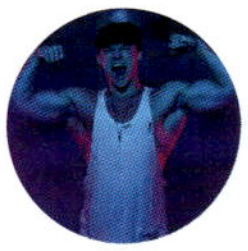

Personnellement, après avoir essayé toutes les différentes répartitions de training (cf. mes vlogs sur Youtube), je confirme que j'ai trouvé la méthode qui ME convient le plus pour l'instant. #FullBodyLIFE
Plus simple de compter son volume d'entraînement hebdomadaire, pousser plus lourd par groupe musculaire par séance, mettre en place une surcharge progressive, bosser l'ensemble de son corps de manière efficiente sans avoir à se rappeler de ce qu'on a bossé à la dernière séance ou ce qu'on va faire à la prochaine…
Bref, un truc pour ceux qui ne veulent pas perdre de temps, un truc de fainéant perfectionniste, un truc pour moi. 😂

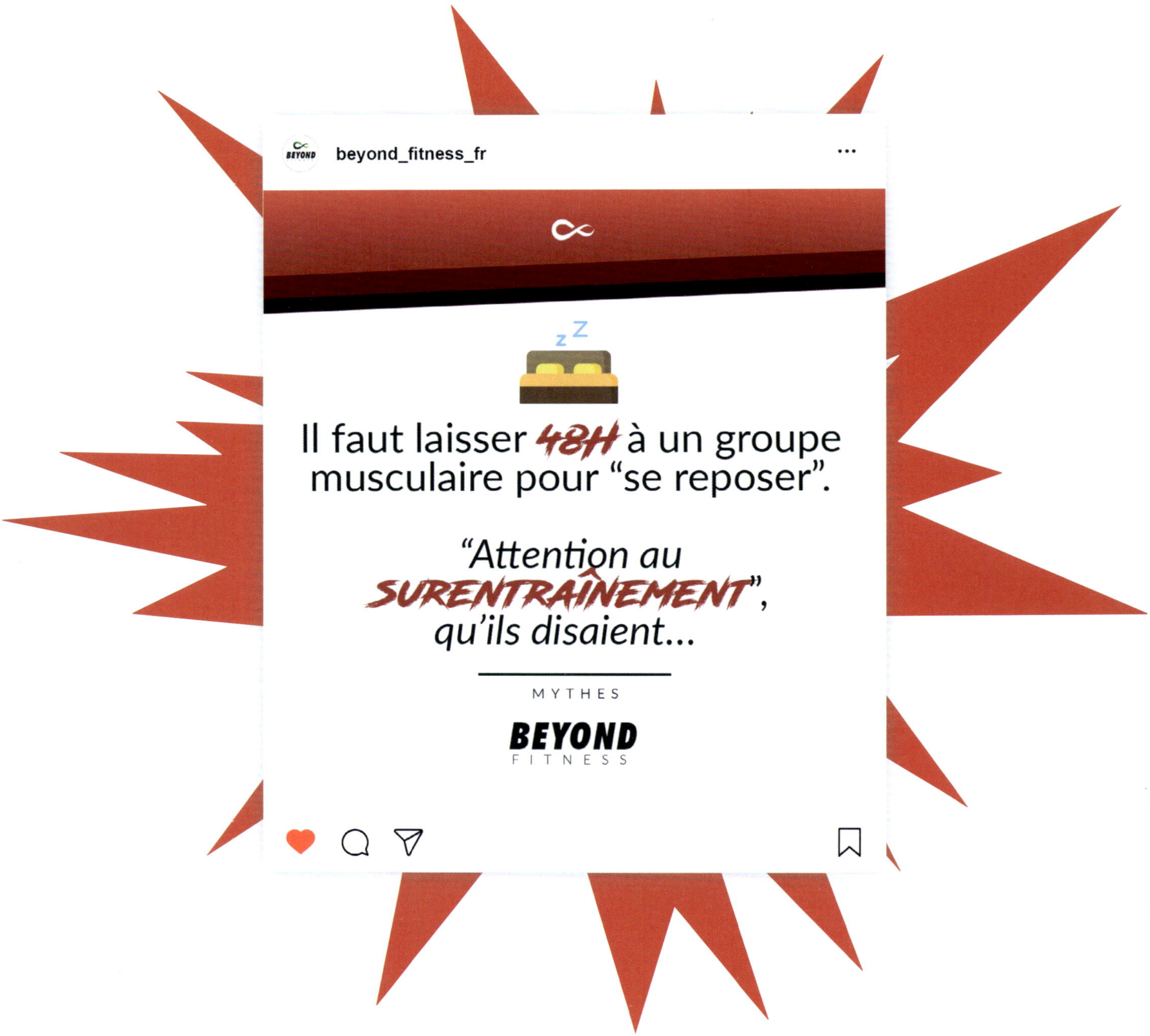
beyond_fitness_fr
Il faut laisser 48H à un groupe musculaire pour “se reposer”.
“Attention au SURENTRAÎNEMENT”, qu’ils disaient…
MYTHES
BEYOND
FITNESS

MYTHE 33 #REPOS #SURENTRAÎNEMENT #BULLSHIT

« IL FAUDRAIT ATTENDRE 48 HEURES AVANT DE RETRAVAILLER SUR UN GROUPE MUSCULAIRE. »

→ On a tous déjà entendu cette phrase, *right* ?
Ce serait valable pour tout le monde ? Quel que soit le niveau, le contexte, le mode de vie ? **RATÉ.**

Qu'est-ce qui change ton temps de récupération ?
→ Les événements stressants dans ta vie plus que ton volume d'entraînement.
Oui, les périodes de stress peuvent directement **« KILL TES GAINZ »**. C'est largement incorrect de placer des règles immuables comme « la récupération dure 48 heures ». Il existe énormément de paramètres personnels qui définissent le temps de récupération optimal entre deux séances :

- Ton niveau ?
Débutant, intermédiaire, avancé, non naturel ?
Oui, Hulk et Hulkette ont un avantage sur toi.
- À quelle phase te trouves-tu dans le cadre de ton programme ?
Tu es dans ta première semaine d'entraînement ou c'est la dernière semaine d'accumulation de volume à tenir dans ton programme avant une phase de dissipation de la fatigue ? **#DELOAD**
- Ton type de séance ?
Plutôt full body, split, push-pull-legs ? Plutôt un travail nerveusement stressant comme la course au PR sur trois / quatre / cinq reps ? Ou plutôt une séance de bras **#CHILL** où l'on favorise les séries **#PUMP** avec des répétitions de réserve suffisantes pour ne pas se fatiguer ?
- Ton objectif ?
Devenir la/le plus musclé(e) possible ? Être fort(e) ?
Développer ton endurance musculaire ?
- Ton environnement ?
Ton travail est stressant et tu dors peu ? Tu fais des nuits de 9 heures, tu médites et tu ne connais pas la définition du stress ?
- Ta diète ?
Tu es en maintien calorique ? En surplus ? En sèche ?
- Quel type de nutrition ?
Monodiète de concombre ? Vertical Diet ? IIFYM ?
Régime "Dukon" (sic) ?

On peut parfaitement planifier du tennis, du football et de la marche tous les jours.
De la même manière, on peut aussi entraîner les mêmes groupes musculaires tous les jours.
Il faut juste savoir comment gérer intensité et volume ! ✅

À QUOI SE FIER ALORS ?
Généralement, il faut bien sûr se concentrer sur les points suivants :
- suffisamment de nutriments (macros ET micros) ;
- suffisamment de sommeil ;
- suffisamment de stimulation par rapport au niveau d'entraînement ;
- ET DIMINUER TOUT CE QUI TE STRESSE INUTILEMENT (belle-mère et patron relou compris, voir mythe n°44 sur le stress).

> De plus en plus d'athlètes avancés s'entraînent en full body tous les jours. On peut notamment citer Menno Henselmans, Mike Israetel, Eric Helms, Ryan Terry, Jeff Nippard, Dexter Jackson…

(BF) Le risque de surentraînement est extrêmement surestimé à cause de mauvaises interprétations de la littérature et de la réticence des gens à travailler dur. Un entraînement à haute fréquence améliore votre capacité de récupération en vous rendant plus résistant à la fatigue grâce à l'effet de répétition, en améliorant la qualité du sommeil et en améliorant la qualité de vos séances parce que vous passez moins de temps à vous entraîner dans un état de fatigue.

Toujours peur de faire tes pecs deux jours de suite par crainte du "surentraînement" ?

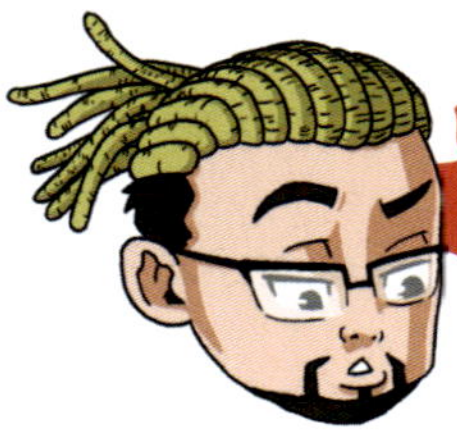

DÉTAILS PHYSIOLOGIQUES

On ne récupère pas "24, 48 ou 72 heures", quelle que soit la situation. C'est un non-sens. Il faut prendre en compte l'intensité ET le volume d'entraînement dans le calcul global. Effectuer une série de squats avec 50 % de son 1RM ne demandera pas 48 heures de récupération. On espère que ça ne te surprendra pas. Sans même parler d'intensité, certains exercices possèdent un ratio [stimulus/fatigue] totalement différent. Ce ratio provient de données empiriques du Dr Mike Israetel.
Cette représentation nous rappelle que tous les exercices ne sont pas équivalents pour stimuler un muscle, notamment parce que certains engendrent une accumulation de fatigue plus importante.

Si on ne s'entraîne que deux fois par semaine, il peut être intéressant de placer un soulevé de terre avec départ surélevé en chargeant une "grosse" barre (rack pull deadlift). → C'est un exercice fatiguant, mais avec deux séances par semaine, la récupération ne devrait pas poser de problème. ✅

Si on s'entraîne six fois par semaine, le ratio de cet exercice impactera négativement nos gains musculaires, car il empiète sur la possibilité d'entraîner d'autres groupes musculaires les autres jours. On pourrait choisir deux exercices à la place, par exemple des shrugs à la poulie et un soulevé de terre roumain avec élastiques. Le **#NoPainNoGain** a ses limites.
En tout cas, quand tu considères que tu comptes t'entraîner à nouveau le lendemain. Et le surlendemain… et probablement même encore quelques jours d'affilée ! Il s'agit donc d'intégrer des exercices adéquats pour anticiper la proximité, la nature et l'intensité des prochains exercices lors de l'entraînement à venir !

Annihiler un muscle lundi le rend – en toute logique – indisponible pour les entraînements à venir. Là, ce n'est pas 48 heures de pause qu'il te faut, c'est une semaine pour récupérer de ta petite blessure.
Oui, oui, physiologiquement, c'est une petite blessure qui a besoin d'être réparée.
Tout ce temps perdu à ne pas pouvoir t'entraîner ne fait pas de toi un *king*. Désolé pour la nouvelle.
#SorryNotSorry

Si boiter pendant trois jours après ton **#LegDay** équivaut pour toi à la médaille d'honneur, fais donc. Si c'est l'évolution de ton physique qui compte, tu peux continuer la lecture. 🤓
La récupération globale sur ta semaine est supérieure à ta récupération entre deux trainings.
Contre intuitivement, s'entraîner plus souvent est une manière d'améliorer la récupération. Il y a plus de "petites périodes de récupération" accumulées.
Chaque jour, on récupère face à un stimulus moins important à un instant T.
→ Ce qui permet, le plus souvent d'accumuler un volume qualitatif plus important d'ici à la fin de la semaine et/ou du mois.

SPOILER ALERT
C'est ce qui devrait nous permettre d'appliquer le principe individualisé du volume d'entraînement adéquat. Mike Israetel parle de MV/MEV/MAV/MRV.

« C'EST QUOI, TOUS CES MVMEVMAVMRV ?! »
Si tu as réussi à tout prononcer d'un coup, tu as une sacrée élocution !
→ Ne t'en fais pas, on aborde ces points en détails dans le mythe n°37 !

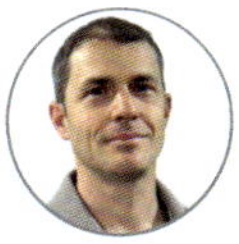

@didierreiss

C'est tellement dépendant de vos entraînements... 😑
Il y a eu une époque pas si lointaine où les études (en France) n'étaient pas trop consultées.
Donc, c'étaient les mêmes qui tournaient en rond.
Il y a effectivement eu des études sur la récupération de la force maximale après du travail spécifique concentrique ou excentrique.
Des chiffres sont ensuite apparus concernant CES publics spécifiques et la récupération de leurs performances en 24 heures, 48 heures, etc.
La magie de la désinformation et des #fakenews a opéré à merveille, et maintenant, cette phrase circule... partout.
La réalité est – vous vous en doutez – différente. Vous vous sentez capable de refaire une séance ? Pas de douleur, pas de fatigue, pas de baisse de performance ? Alors vous pourriez même faire du biquotidien (s'entraîner deux fois par jour) sur un même groupe musculaire.

@auxane.micheneau

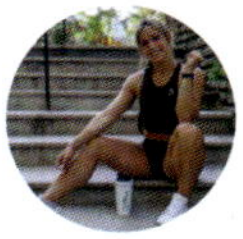

Sinon, les gars, vous avez pas fini de trouver n'importe quelle excuse pour éviter de faire plus d'un leg day par semaine ? 😂
WTF, quoi, c'est sûr que si tu traites ton corps comme un méga FRAGILE, tu ne risques pas de devenir plus fort, hein (autant physiquement que mentalement d'ailleurs) ?! 😜
Sorry not sorry, fallait que ça sorte !

@beyond_fitness_fr

MAYDAY MAYDAY, les gars !
Auxane a déjoué notre stratagème... 😆

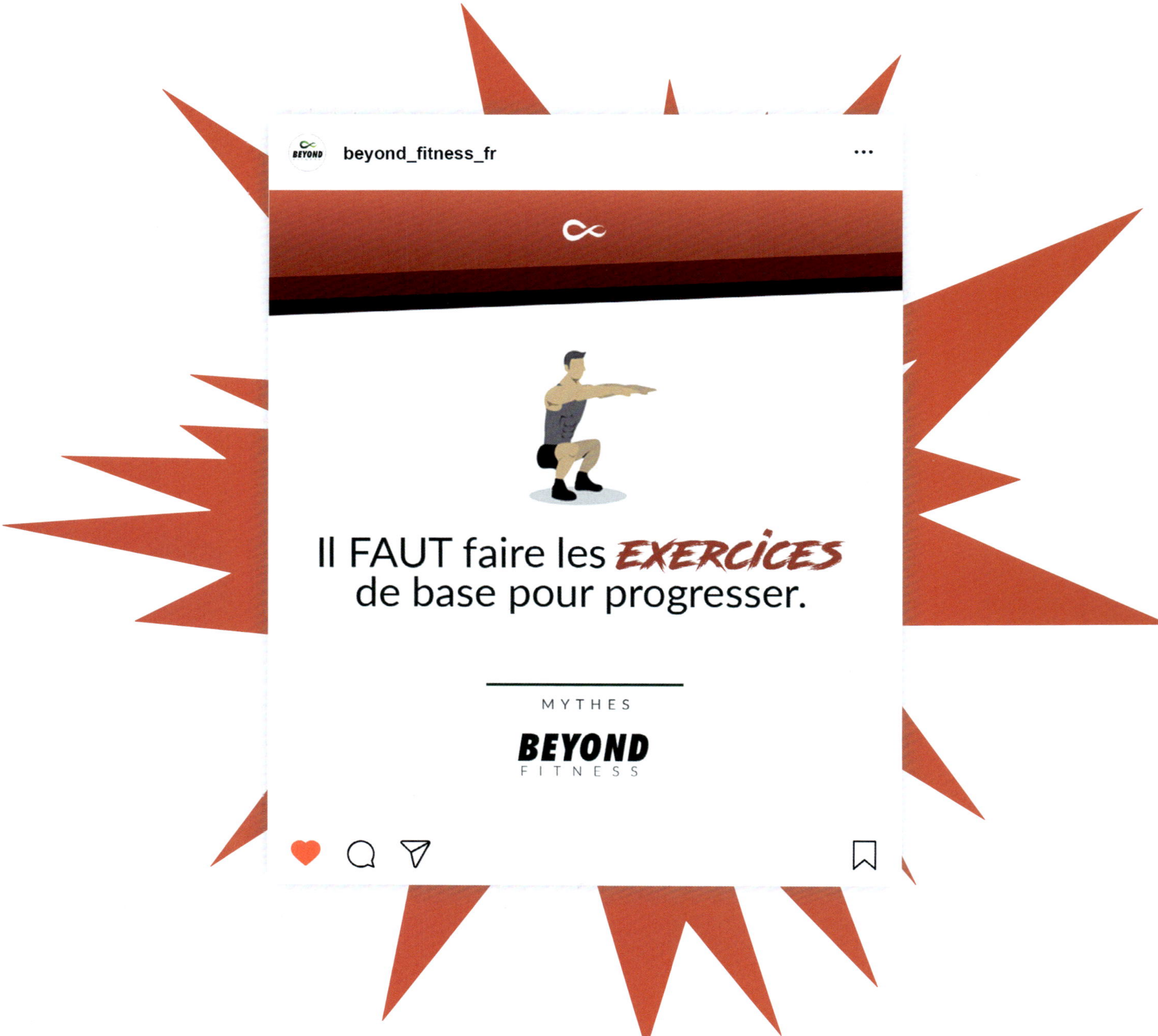
beyond_fitness_fr
Il FAUT faire les EXERCICES
de base pour progresser.
MYTHES
BEYOND
FITNESS

MYTHE 34 #SQUAT #DEADLIFT #BENCH

« ADAPTE LES EXERCICES À TON CORPS, PLUTÔT QUE TON CORPS AUX EXERCICES. » NICK TUMMINELO

On le sait, certains exercices font *bad ass* !
- Un beau squat "*ass to grass*", ça inspire le respect !
- Les 1RM au bench, ça fait vraiment homme alpha 2.0 !
- Avoir une barre qui se plie sur un deadlift, c'est vraiment VIRIL !
- Avoir l'impression d'être Bane de Batman quand tu fais des dips / tractions avec des chaînes autour du cou, c'est cool, on sait.

OK, MAINTENANT EST-CE QUE CES EXERCICES SONT BONS POUR TOI ?

Déjà, tout le monde n'est déjà pas capable de passer une traction !
→ Et ça tombe bien, car aucun exercice ne peut être considéré comme "nécessaire". Les exercices sont des outils. C'est exactement comme les aliments, il y en a de très intéressants, mais il n'y a pas d'aliments obligatoires (ou interdits).
On peut uniquement "conseiller" la consommation d'un aliment selon un ratio risques / bénéfices plus ou moins favorable pour une personne à un instant T.

On peut utiliser la machine à traction assistée, c'est clair. Cela dit, ce mouvement n'est pas nécessairement optimal pour toi. Il existe toute une panoplie d'exercices de "tirage" qui peuvent se substituer *a priori* sans douleur articulaire à cet exercice, voire qui te permettrait de mieux stimuler la zone musculaire que tu cherches à travailler.

- Tu as déjà essayé le Pull-down unilatéral au câble ?

Ces exercices souvent dits "de base" sont clairement intéressants quand ils sont effectués avec une bonne technique, car ils sollicitent un bon paquet de masse musculaire. Si tu ne devais en faire que quatre (bien exécutés), aucun doute que ce serait déjà bien rentable pour ton développement musculaire !
Maintenant, qu'est-ce qui se passe si tu ne te sens pas vraiment à l'aise avec ces exos ?
- Il faut déjà essayer d'améliorer ta technique avant de jeter définitivement un exercice à la poubelle !
- Si malgré de réels efforts, tu ne parviens pas à apprécier ces exercices ou que tu sens que ça te fait mal → pas besoin de s'acharner ! Il en existe d'autres. BEAUCOUP D'AUTRES.

TON BUT À L'ENTRAÎNEMENT

En fonction de ta contrainte de temps, le but est de solliciter le mieux possible les muscles que tu veux faire évoluer.
- En gros, si tu t'entraînes 2 x 25 minutes sur une semaine, tu n'as pas vraiment d'autres choix que des "gros exercices" → Tu n'as pas de temps à perdre.
- Si tu fais 6 entraînements de 90 minutes par semaine, tu peux faire plusieurs exercices plusieurs fois par semaine pour optimiser un développement musculaire.

ALTERNATIVES AU SQUAT :

Dans ce cas, tu n'es pas absolument pas obligé de passer par la case "back squats". Tu peux cumuler un exercice de "gobelet squats" avec des fentes bulgares surélevées, par exemple. Si tu doutes de leur efficacité, reviens vers nous après avoir essayé ! 🤓

Back Squat | *Gobelet Squat* | *Split Squat Bulgare*

ALTERNATIVES AU DEADLIFT ?
Si tu as du temps, tu peux faire une combinaison d'exercices avec une flexion de jambes (plus complète que lors du deadlift d'ailleurs) et une extension de hanches (pareil, tu peux faire mieux aussi).
Ce n'est pas pour dire que le deadlift n'est pas bon. C'est juste que, si tu as du temps, tu peux probablement optimiser davantage ! Le deadlift reste une référence, si tu as la mobilité et la maîtrise technique requises.

Alternatives au deadlift :

- Flexion de jambes :
step up amplitude complète

- Extension de hanches :
Romanian Deadlift Kettlebell avec ÉLASTIQUE

ALTERNATIVES AU BENCH PRESS ?
Parlons aussi du "bench". Le développé-couché barre est un peu l'exercice-clé des bros qui viennent à la salle le lundi. **#INTERNATIONALCHESTDAY**
D'où les files d'attente le lundi pour un banc…

« Yo, t'as encore combien de séries, bro ?
- Je vais bientôt finir pour cet exo, il m'en reste encore douze, mais après je fais un superset dropset dégressifs avec des écartés-couchés sur le même banc. Du coup, tu peux revenir dans une heure ? »

Même s'il est très convoité, ce n'est pas forcément le meilleur exercice du monde pour le développement des pectoraux saillants à la Arnold.
Tu peux penser à une combinaison de mouvements de presse convergente avec un exercice fournissant une meilleure amplitude, par exemple.

- Mouvement de presse avec bonne amplitude :
développé-couché haltères 15°

- Mouvement avec amplitude :
Bayesian Cable Fly

ET MÊME AVEC LE POIDS DU CORPS, ON PEUT VRAIMENT BIEN TRAVAILLER !

- Pompes avec une optimisation de la difficulté :

- Pompes surélevées :

MYTHE 34 #SQUAT #DEADLIFT #BENCH

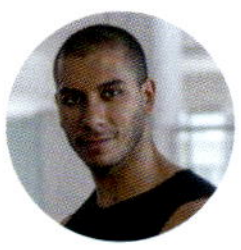

@nassbridges

Ayant commencé la muscu en 2006, j'ai débuté en étant persuadé que le squat, le deadlift et le bench étaient les exercices les plus importants.
Pourquoi je me suis mis ça en tête ? Grâce (ou plutôt à cause) des vidéos de Ronnie Coleman et des articles Muscle & Fitness de l'époque. On est d'accord, pas vraiment les meilleures références pour s'entraîner "intelligemment"!
J'étais à peu près certain de pouvoir développer des cuisses exceptionnelles juste avec du squat. En réalité, j'ai juste réussi à avoir des grosses fesses ! Comme j'imaginais être un guerrier, hors de question de passer sur du squat guidé ou du hack squat, parce que les machines c'est pour les faibles… Depuis (heureusement), je me suis séparé de tout attachement émotionnel envers quelque exercice que ce soit.
Maintenant, le mot d'ordre est STIMULATION ! Et si un squat est moins stimulant pour les quadriceps qu'une variante "moins virile" sur machine, vous pouvez être certains de me retrouver sur la machine. 😉

@karoline.ro

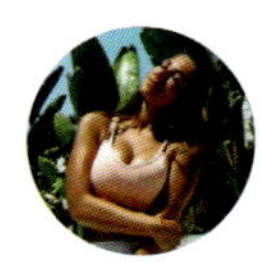

Aussi vrai qu'il faut faire des crunch pour les abdos.
Puis du développé pour les pecs, du squat pour les fessiers, bah, au final, un exercice suffirait à chaque fois, c'est bien ça ? C'est cool.

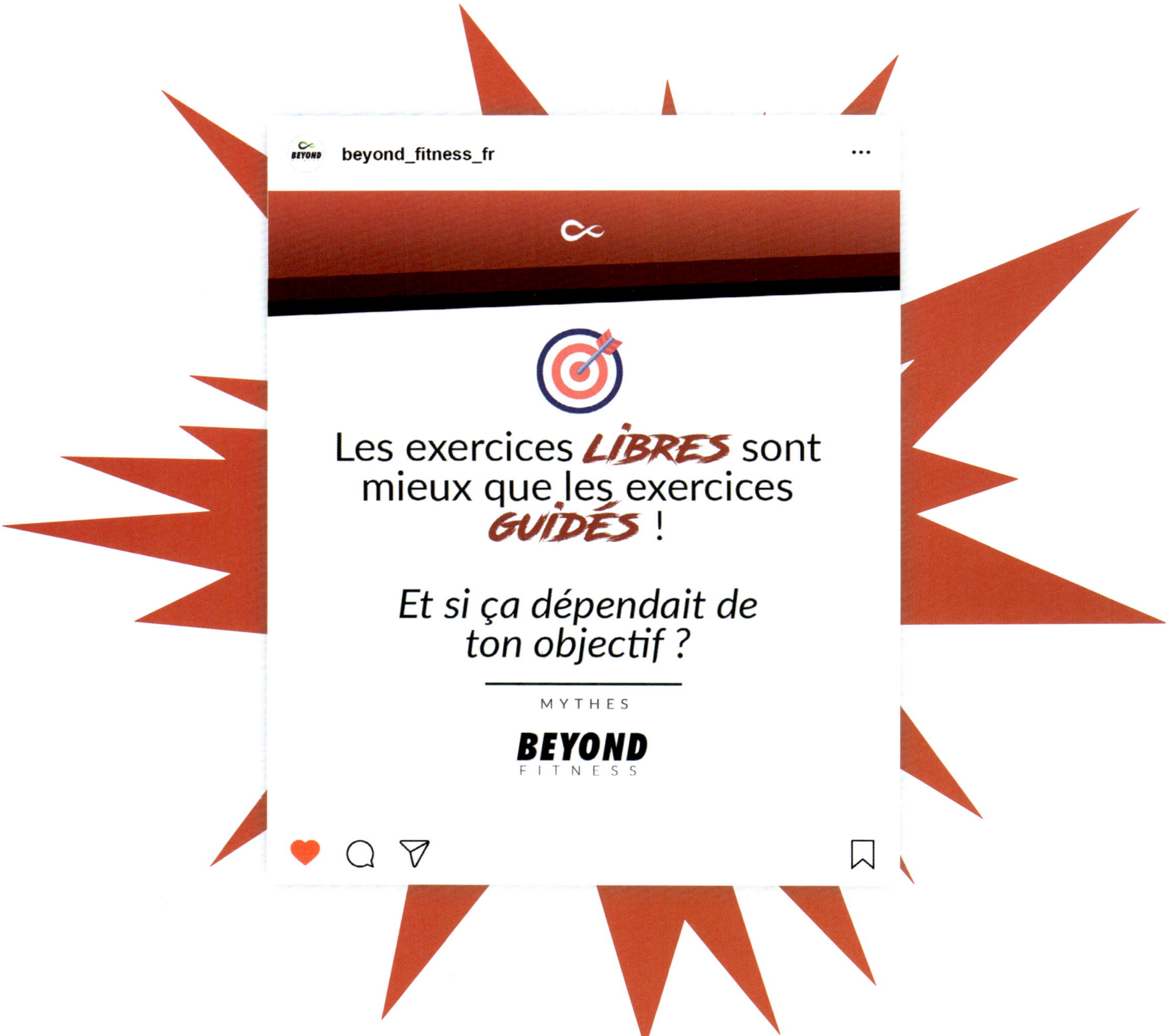
beyond_fitness_fr
Les exercices LIBRES sont mieux que les exercices GUIDÉS !
Et si ça dépendait de ton objectif ?
MYTHES
BEYOND
FITNESS

ICI, ON PARLE SURTOUT DE DÉVELOPPEMENT MUSCULAIRE – ou de maintien de masse musculaire pendant une perte de poids. 🏃

Comment savoir si un exercice permet de développer / maintenir le muscle en question ?
YOU GOT IT! Il faut savoir si on le stimule correctement !

POIDS "LIBRES" : C'EST-À-DIRE ?

Les exercices avec poids libres sont-ils si "libres" que cela ?

• Quelle est la seule direction possible de la résistance des "poids libres" ?
Verticale (le poids se dirige uniquement vers le sol)

• Quelle est la seule accélération possible de ces "poids libres" ?
Il n'y a que la gravité qui peut accélérer ou ralentir ton poids.
→ À moins que, comme Goku, tu aies la possibilité de t'entraîner dans la salle du temps (dans le Palais de Dendé pour les incultes).

• Est-ce que les exercices "libres" sont systématiquement supérieurs à toutes les possibilités envisageables sur des machines, même les plus perfectionnées ? Idem pour les exercices avec câble ?
Non. Limiter le nombre d'outils disponibles pour progresser n'augmente pas les résultats par défaut. C'est un non-sens.

• Devrait-on prendre en compte l'objectif de la personne avant de dire que les poids libres sont les seuls valables ? 🤔
À l'évidence, l'objectif de la personne est toujours prioritaire ! Une personne au grade III d'obésité n'a pas "besoin" de faire des exercices libres face à son poids du corps pour progresser.
La première chose à retenir, c'est que la physique se fiche des préjugés des "experts" lorsqu'ils expriment leur avis sur les "exercices les plus optimaux".
Les exercices représentent différents outils.
Ils permettent d'optimiser le travail d'une personne à un moment donné.
Cette personne n'a pas forcément le même objectif ou le même niveau technique que cet "expert un peu trop bruyant" – qui manque vraisemblablement d'ouverture d'esprit et / ou de connaissances. **#OUPS**

IMPORTANCE DE CHAQUE RÉPÉTITION

Avant même de parler d'exercices que l'on va répéter tant de fois avec tant de charge, parlons de l'importance de chaque répétition. Comment faire en sorte que chaque répétition aide bien à stimuler le muscle que l'on travaille ?
→ On peut utiliser cet aide-mémoire pour les "répétitions en quatre phases" ou "4 Step Rep".

4 STEP REP

Il s'agit d'une technique pour renforcer le contrôle de la contraction sur les quatre phases d'une répétition. Les "4 Step Rep" (quatre phases de répétition) ont été proposées par Tom Purvis dans le milieu des années 1980 comme outil pour que chaque individu puisse décortiquer plus facilement le but de chaque phase de chaque répétition.

SPORTS DE FORCE ET BODYBUILDING

Si le but est "simplement" de soulever une certaine charge, l'idée est essentiellement de trouver comment la soulever le plus efficacement possible, sans pour autant risquer de se blesser.

Si le but est d'optimiser la prise de masse musculaire, on souhaite maximiser le stimulus musculaire et la charge externe n'est qu'un outil (très utile, mais c'est secondaire).

• On cherche une "réponse interne spécifique" (muscle = interne | charge = externe), c'est pour cette raison que l'on cherche à accumuler des répétitions qualitatives.

• La vitesse de l'exécution importe et la durée de contraction aussi. Les contraintes au niveau neurophysiologique ne seront pas les mêmes si la vitesse change.

CONTRÔLE > TEMPO

Les recommandations de "tempo" sont souvent considérées "idéales" pour tel ou tel objectif, ce indépendamment de la qualité d'exécution. Or, c'est la qualité qui devrait être centrale. La vitesse est un moyen et non une fin en soi. On peut donc aller aussi vite que le permettra notre contrôle de l'exercice ! Suggérer qu'"il faut deux secondes de contraction concentrique et quatre secondes de contraction excentrique pour prendre du muscle" n'est donc pas forcément bon pour tout le monde.

CONTRÔLE = QUALITÉ

Nous arrivons enfin à notre objectif : le contrôle permet la qualité !
Voici ce les "4 Step Rep" mettent en lumière :

- Qu'est-ce qui initie ou accélère le mouvement de la charge ?
- Qu'est-ce qui maintient le mouvement de la charge ?
- Qu'est-ce qui ralentit ou stoppe la charge ?
- Y a-t-il un effort ou un repos en début et fin de mouvement ?
- Quelle intensité d'effort peut être appliquée (progressivement et adéquatement) ?

Ce sont les capacités actuelles de l'individu et son objectif qui permettront de répondre à ces questions.
→ Tout ce qui implique le mouvement d'une charge doit être stratégique, intentionnel et défini par l'objectif. *"Un curl biceps n'est pas initié par les lombaires, les hanches et les chevilles"*
→ Déplacer plus de poids en recrutant des articulations supplémentaires ne se traduit pas par une meilleure stimulation des fléchisseurs de coude.
→ Quand tes jambes déplacent une partie du poids, c'est une charge que les bras éviteront (enfin, pas tes articulations) !

« COMMENT FAIRE UNE BELLE RÉPÉTITION ? »

Voici les indications que l'on peut proposer lorsqu'on souhaite effectuer chaque phase de répétition de manière optimale pour le stimulus musculaire...

Exercice qui commence par la phase concentrique → traction/deadlift

- Isométrique : mise sous tension des muscles ciblés avant de bouger la première rep.
- Concentrique : engager le mouvement par les muscles ciblés.
Contracter lors de toute la phase de montée.
Diriger le mouvement par les muscles moteurs.
Ne pas laisser les poids altérer la forme de l'exercice.
Si le mouvement est engagé par d'autres muscles que ceux ciblés, arrêter l'exercice, réduire la charge et recommencer.
- Isométrique : contracter volontairement le muscle ciblé en fin de phase concentrique.
- Excentrique : contrôler la descente comme si c'était extrêmement lourd.
Être capable de s'arrêter instantanément n'importe quand avec très peu d'efforts supplémentaires.
Contracter volontairement dans la descente.
Ne pas perdre un seul centimètre de mouvement.

#REPEAT

C'est intense, n'est-ce pas ? Et pourtant, ce n'était qu'une seule rép ! Autant te dire que ceux qui écrivent un message sur leur téléphone pendant les séries n'ont littéralement aucune chance de bien s'entraîner.

Exercice qui commence par la phase excentrique → bench press/squat

- Isométrique : mise sous tension des muscles ciblés avant de bouger la première rep.
- Excentrique : contrôler la descente comme si c'était extrêmement lourd.
Être capable de s'arrêter instantanément n'importe quand avec très peu d'efforts supplémentaires.
Contracter volontairement dans la descente.
Ne pas perdre un seul centimètre de mouvement.
- Isométrique : contracter le muscle ciblé au sommet.
- Concentrique : engager le mouvement par les muscles ciblés.
Contracter lors de toute la phase de montée.
Diriger le mouvement par les muscles moteurs.
Ne pas laisser les poids altérer la forme de l'exercice.

Si le mouvement est engagé par d'autres muscles que ceux ciblés, arrêter l'exercice, réduire la charge et recommencer. **#REPEAT**
Il faut garder en tête que ces consignes devraient grandement augmenter l'intensité de ton exercice et le stress imposé à tes groupes musculaires.
La progression doit se faire comme tout le reste, par palier. Commence avec une charge adaptée à cette qualité technique !

ERREUR TYPIQUE
Un bon niveau de contrôle n'implique pas nécessairement un ralentissement exagéré → pas besoin de retenir ta barre de couché pendant sept secondes non plus pour montrer que tu la maîtrises.
Peu importe l'objectif, on ne peut se déplacer qu'à une vitesse à laquelle nous sommes capables de contrôler. Dit autrement, on ne devrait pas accélérer au détriment du niveau de contrôle.

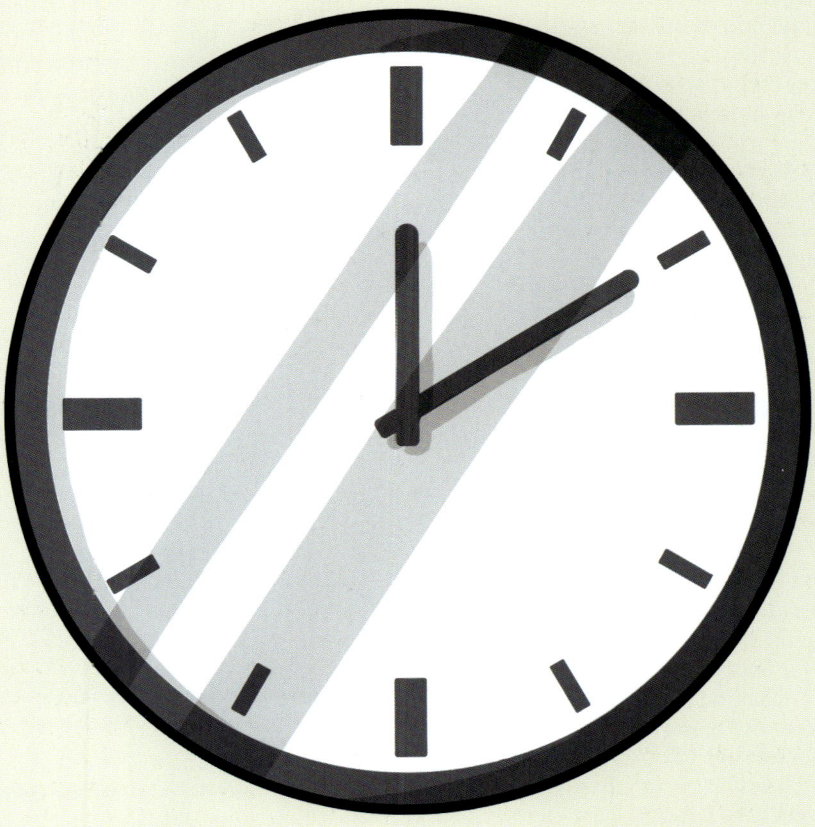

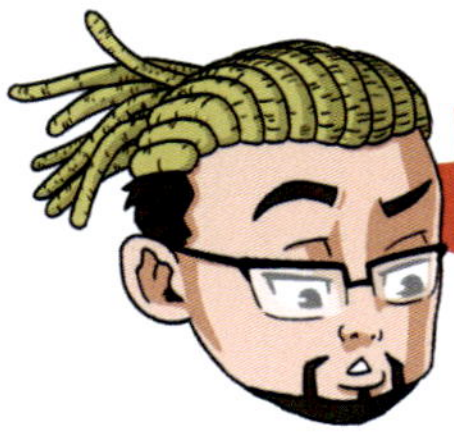

DÉTAILS PHYSIOLOGIQUES

TOP 10 DES POINTS À PRENDRE EN COMPTE POUR LA SÉLECTION DE TES EXERCICES

1. LE MUSCLE CIBLÉ EST LE FACTEUR LIMITANT

Cet aspect qualitatif rejoint totalement le premier critère évoqué par Bayesian France pour la prise de masse musculaire : il faut que le muscle que l'on travaille soit le facteur limitant de l'exercice !

→ Si tu veux développer tes jambes avec du squat, c'est mieux si tu n'es pas contraint(e) d'arrêter l'exercice parce que c'est ton dos qui prend cher. Les muscles de tes jambes sont censés te stopper (pas tes abdos, un de tes coudes ou poignets ou tes lombaires) !

→ Il se peut donc parfaitement qu'un exercice guidé puisse optimiser davantage la croissance musculaire des jambes que le squat libre pour cette personne au moment où les squats lui font mal au dos.

2. POLYARTICULAIRES VS MONO-ARTICULAIRES

Si tu n'as que peu de temps, les exercices polyarticulaires te permettront de stimuler davantage de masse musculaire sur une semaine.

C'est généralement un gain de temps pour obtenir de bons résultats. Dans ce cas, tu fais toujours un exercice "à la place d'un autre" → tu peux mettre de côté le curl biceps unilatéral quand tu n'as que deux séances de 25 minutes de prévues dans ta semaine.

Cela dit, si tu as la possibilité de placer au moins un exercice spécifique par groupe musculaire au fil de ta semaine, aucune étude scientifique de type "EMG" (électromyographie) ne pourra te suggérer que ce n'est pas avantageux d'utiliser un exercice "d'isolation" optimal.

Si on se focalise sur le grand fessier, par exemple :

- Le hip thrust est un exercice polyarticulaire avec une barre libre et une focalisation principale sur les fessiers.
- L'amplitude pour le travail des fessiers est intéressante.
- La direction de la résistance change par rapport au deadlift roumain, ce qui le rend complémentaire avec d'autres exercices.
- Les fessiers contribuent fortement au mouvement.
- Cela dit, une "multi-hip machine" (voir photo) sera largement supérieure pour stimuler le grand fessier. Cette machine gagne face au hip thrust : au niveau de l'amplitude et au niveau de la qualité de la contrainte physique (courbe de résistance par rapport à la courbe de force),
- on retire également de l'équation les quadriceps.

Le seul facteur limitant sera donc le grand fessier (sauf si cette personne cambre son bas du dos tel Kim K.),

- La direction de la résistance est optimale, le point de rotation de la machine se situant au niveau des hanches.

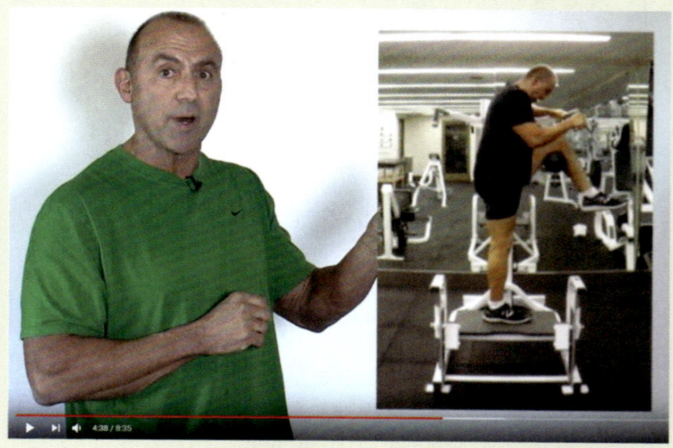

Crédits : BRIGNOLE Muscle Mechanics «The Best Way to Train Glutes»

3. AMPLITUDE COMPLÈTE VS AMPLITUDE PARTIELLE

(BF) Pour l'amplitude, il existe des données dans la littérature qui suggèrent que, dans la plupart des cas,

une amplitude complète est plus avantageuse qu'une partielle, notamment pour les curls au pupitre Larry Scott et pour les squats complets en comparaison aux squats partiels.
Les répétitions partielles ne semblent pas présenter d'avantages sur les répétitions complètes pour stimuler la croissance musculaire.
Les répétitions complètes stimulent l'activité musculaire sur toute la longueur du muscle et étirent également le muscle sous haute tension, contrairement aux répétitions partielles.

4. Répartition du stress dans les tissus musculaires vs conjonctifs

En toute logique, si l'on souhaite développer le muscle, plus le stress d'un exercice est appliqué aux muscles, moins le stress est appliqué aux tissus conjonctifs, meilleur est l'exercice, en négligeant les autres critères. La contrainte sur les tendons est bien évidemment nécessaire. Sans contrainte sur le tendon, il n'y aurait tout simplement pas de mouvement (un tendon relie l'os au muscle).
Cependant, la contrainte ne devrait pas être plus importante que ce que tes muscles te permettent de contrôler. Il faut garantir une stimulation musculaire maximale avec un risque de blessure minimal.

5. Contraction dynamique

(BF) Les exercices contenant une phase concentrique et excentrique sont supérieurs aux exercices purement isométriques, concentriques ou excentriques, en négligeant les autres critères. Un mouvement de type squat avec une phase excentrique, puis isométrique, puis concentrique sera musculairement parlant plus intéressant qu'un mouvement avec "prowlers/chariots" qui consistent à pousser un "chariot" qui glisse à la force des jambes, donc sans phase excentrique. [Cela dit : la nature mécanique du mouvement est différente (direction de la résistance par rapport aux segments) et la poussée de ces chariots reste tout à fait intéressante pour développer les jambes !]

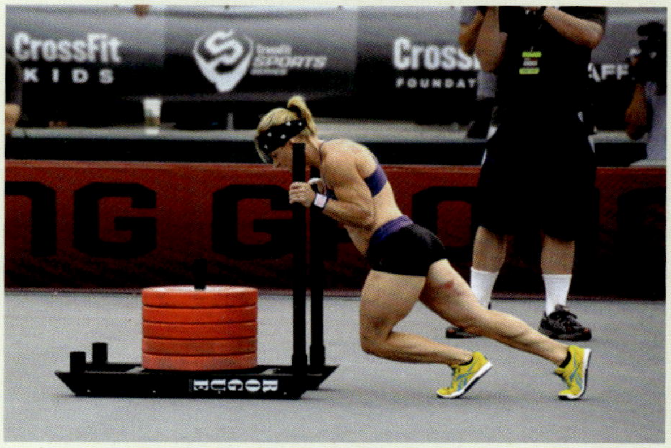

Crédits : Dr John Rusin

6. Courbe de résistance

(BF) Plus la courbe de résistance d'un exercice se rapproche de ta courbe de force, meilleur est l'exercice, en négligeant les autres critères.
→ Ce qui signifie que lorsque l'exercice devient "plus difficile pour toi à un certain moment du mouvement" (courbe de force), il faudrait que la résistance soit également adaptée à ce moment du mouvement (courbe de résistance).
Tu as compris : si l'exercice devient plus dur là où tu as justement le moins de force, c'est loin d'être optimal !
Le "Meadows Row" est l'exemple d'exercice qui respecte ce critère : il sera plus facile en fin du mouvement, là où ton muscle sera le plus faible.

7. Micro-incrémentation

(BF) Plus la résistance d'un exercice peut être déterminée et augmentée avec précision, meilleur est l'exercice, en négligeant les autres critères.

- Augmenter de 2,5 kg sa barre de back squat, ça va.

→ On parle de 2,5 % d'augmentation pour une barre de 100 kg qui passe à 102,5 kg.

- Ajouter 2 kg sur ses élévations latérales ou ses reverse fly, c'est une autre histoire !

→ On parle de 20 % d'augmentation pour une série avec des haltères de 10 kg et une avec une paire de 12 kg.

8. Unilatéral vs bilatéral

(BF) Unilatéral > bilatéral. Toutes choses égales par ailleurs, les exercices impliquant un seul membre sont meilleurs que les exercices impliquant deux membres. Quasiment toutes les activités naturelles sont unilatérales, ou au moins asymétriques : courir, manger, ramasser, grimper, etc.
Dans la plupart des cas, on augmente plus facilement ses charges lors d'exercices en unilatéral, ce qui pourra se traduire à terme par une augmentation de la force. Pour une question de stabilité et/ou de recrutement musculaire, le travail unilatéral ne sera pas systématiquement supérieur pour autant. Pour les "haussements d'épaules" (shrugs) au câble, ce sera vraisemblablement plus intéressant de travailler les deux côtés en même temps pour une question de positionnement !

9. Constance de la position finale

(BF) Les exercices ayant une position finale déterminée sont préférables à ceux ayant une position finale variable, en négligeant les autres critères.
→ En bref, on commence des pompes fesses alignées avec les chevilles et les hanches, on finit exactement comme ça (et pas les hanches au sol parce que c'est devenu dur sur la fin).

10. Love it ♥

Pour conclure, sur les dix points importants, le plus concret est bien celui-ci.
Si tu n'apprécies pas l'exercice le plus parfait du monde, il est vraisemblablement plus optimal pour ta progression à long terme que tu te concentres sur un exercice moins "parfait" sur ces points, mais que tu aimes vraiment du plus profond de ton pec.

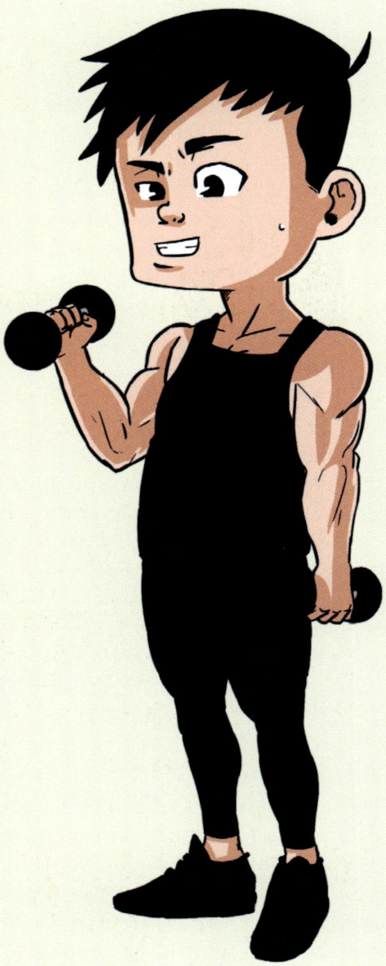

LE POINT DE VUE DE :

tristandefeuilletvang

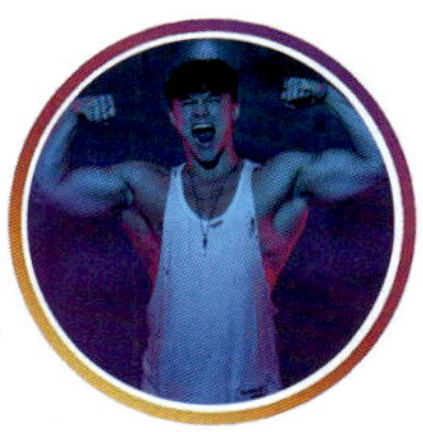

TRISTAN DEFEUILLET-VANG

Personal trainer

@tristandefeuilletvang : il y a certains exercices que je DÉTESTE, alors que je sais qu'ils sont optimaux bio-mécaniquement parlant, comme le Split Squat Bulgare surélevé, le Hip Thrust ou le Meadows Rows.
Dans ce cas, je préfère vraiment me concentrer sur ceux qui me font vraiment kiffer chaque rep' (Low-bar Back Squat / RDL avec élastiques / Pull-ups lestées), car je sais pertinemment que ma motivation à long terme ne sera pas la même si je place ces exercices dans ma planification.

Do what you love fam' !

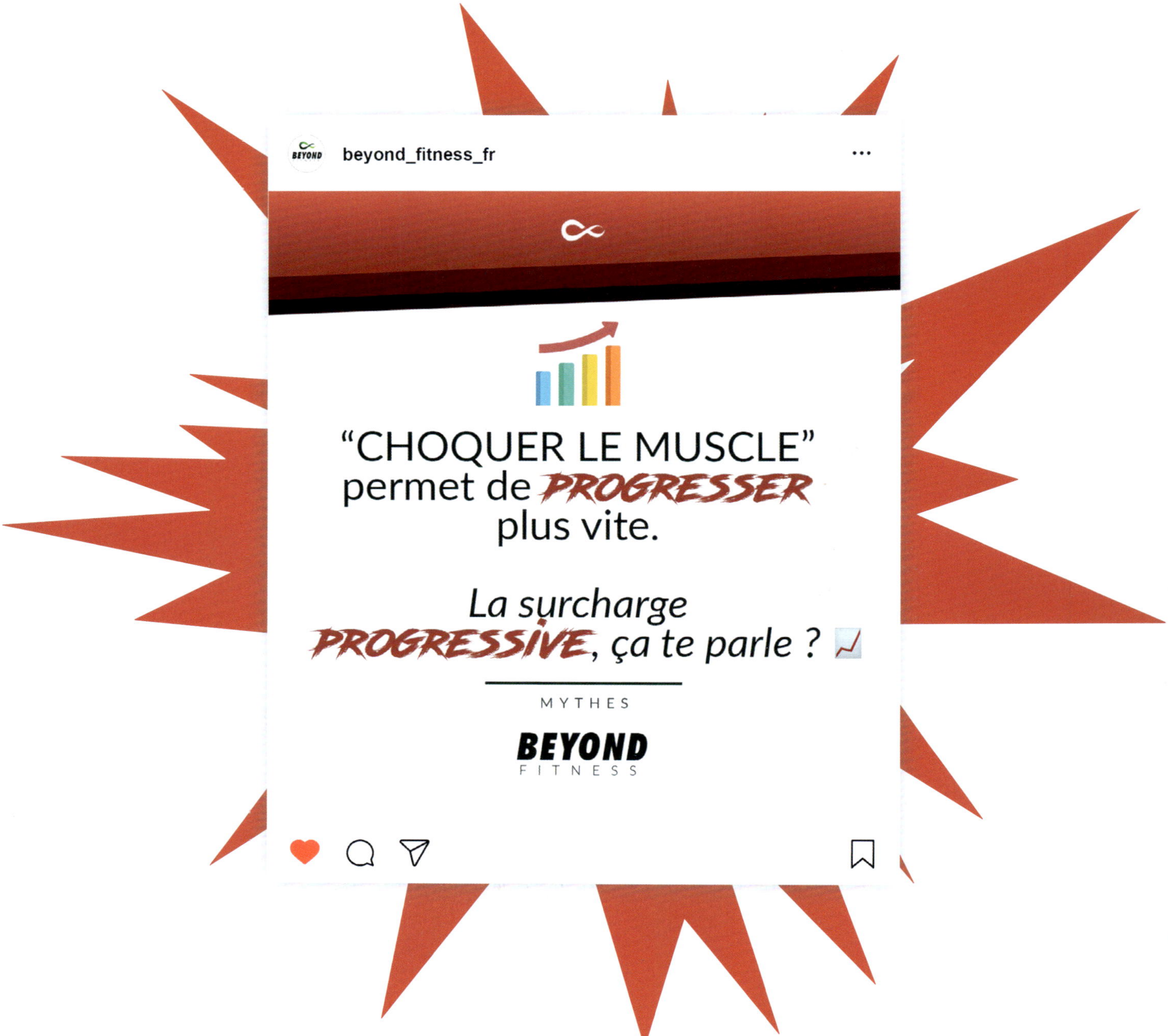
beyond_fitness_fr
"CHOQUER LE MUSCLE"
permet de PROGRESSER
plus vite.
La surcharge
PROGRESSIVE, ça te parle ?
MYTHES
BEYOND
FITNESS

MYTHE 36 #PROGRESSION #PROGRESSIVEOVERLOAD #GAINZ

« LE BUT DE L'ENTRAÎNEMENT EST DE STIMULER, PAS D'ANNIHILER » Lee Haney, huit fois Mister Olympia

Changer régulièrement de programme peut être très intéressant pour un coach si…
• tu reprends une nouvelle prestation à chaque changement de planif' ;
• tu achètes chaque nouveauté ;
• tu penses que, parce que c'est nouveau, c'est mieux (ce qui marche aussi bien que pour les séries Netflix).

Sinon, est-ce que c'est utile de changer de programme régulièrement ? Assurément pas si tu cherches à développer ta masse musculaire.
En fait, c'est sûrement intéressant de changer de programmes SI :
• tu en as marre de ton entraînement et que tu as envie de découvrir de nouveaux exercices : maintenir l'envie de t'entraîner prime sur tout le reste. Dans ce cas, changer d'entraînement est même une excellente idée ;
• tu cherches à trouver de nouveaux exercices que tu pourrais préférer et que les progrès musculaires ne t'importent pas vraiment pour le moment ;
• tu ressens une gêne ou des douleurs au niveau articulaire avec tes exercices actuels : trouver des alternatives appropriées est une bonne raison d'apporter des modifications à ton programme.

Augmenter progressivement la difficulté de l'exercice que tu MAÎTRISES est la meilleure manière de le "perturber".
Tu comprends pourquoi l'idée de "surprendre" le muscle est intéressante, mais l'application est mal implémentée avec un changement d'exercices permanent.
Pour être clair, augmenter progressivement la charge est plus important et intéressant que d'augmenter le nombre d'exercices que tu as pu tester jusqu'alors.
On parle de surcharge progressive ou de *progressive overload* dans les programmes bien construits.

Il y a plusieurs manières de progresser en musculation :
• Tu peux augmenter la tension mécanique / l'intensité → simplement, tu peux juste charger plus.
• Tu peux augmenter le volume de travail par série avec la même tension mécanique → faire plus de répétitions au même poids.
• Tu peux améliorer la technique et le contrôle de ton mouvement → un développé-couché à 100 kg avec rebond sur la poitrine n'équivaut pas à une répétition à la même charge maîtrisée "à la claque" (= temps de pause sur la poitrine).
• Tu peux réduire le temps de repos entre tes séries effectives → réussir à faire 3 x 10 reps x 100 kg avec 1 minute de repos fait définitivement de toi quelqu'un de plus fort que le même toi qui a besoin de 3 minutes entre chaque série.

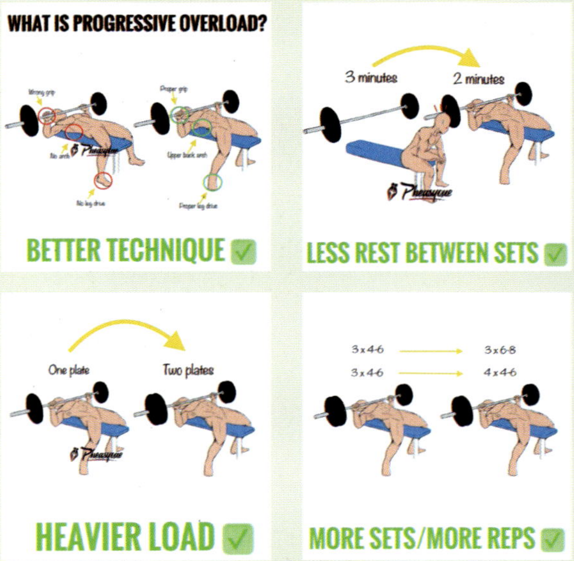

@PHEASYQUE

CONSEILS & APPLICATIONS PRATIQUES

ON PRIVILÉGIERA UN CHANGEMENT DE PROGRAMME

ON PRIVILÉGIERA :

✅ si tu ne progresses plus depuis looooongtemps

✅ si tu as tendance à te blesser avec ton programme actuel (tendinopathies, autres)

✅ si tu en as marre de ta routine et que ça met en péril ta discipline et/ ou ta motivation

ON ÉVITERA :

❌ à chaque fois que tu maîtrises enfin la technique d'un nouvel exercice

❌ parce tu penses avoir trouvé une manière de rendre ton muscle plus confus que tu ne l'es toi-même avec cette théorie

❌ parce que tu as "bien ressenti" cette méthode d'intensification et que tu as envie d'essayer sur un cycle complet pour "voir ce que ça fait".

SPOIL : ça te fait juste perdre du temps.

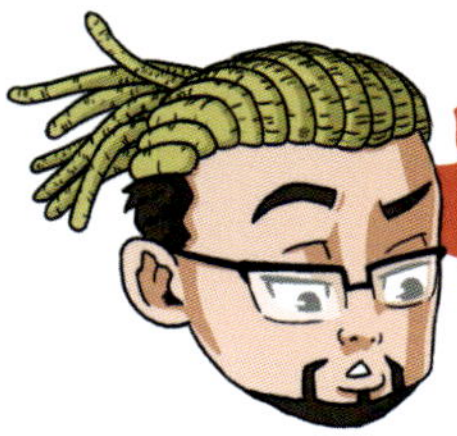

DÉTAILS PHYSIOLOGIQUES

De nombreux bodybuilders changent constamment de programmes d'entraînement, à tel point qu'ils entament un nouvel entraînement à chaque fois qu'ils recommencent à stimuler un muscle.

L'idée qui se cache derrière ces modifications constantes est que le muscle sera toujours "surpris" / "confus" par ces nouveaux exercices. Il ne pourra donc jamais s'arrêter de grossir parce qu'il ne pourra pas s'adapter ! Quelque part, c'est mignon. On veut surprendre son muscle. Il est censé "comprendre" quelque chose.

À la CT Fletcher et son célèbre "*I command you to grow mothaf*cker*", tu peux aussi lui demander de grossir tant qu'à faire.

Mais… le problème avec ce rationnel c'est qu'on SOUHAITE JUSTEMENT avoir des adaptations !
Des adaptations comme des gains de masse musculaire après un stimulus adéquat (tension mécanique) pendant suffisamment de temps (volume suffisant). Damas et ses collègues ont étudié ce même sujet en 2019.

BODYBUILDER utilise CHANGEMENT D'ENTRAÎNEMENT !

MUSCLE est confus.
Ce n'est pas très efficace.

LE POINT DE VUE DE :

ben.gib

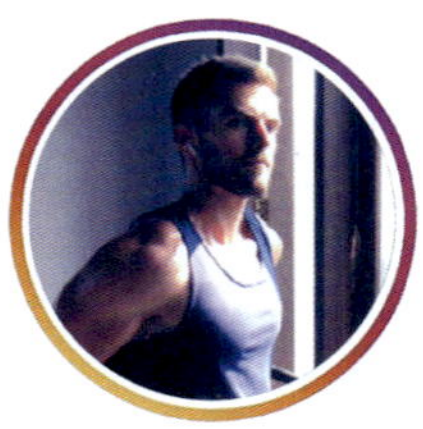

BEN GIB
Personal trainer

D'après les recherches de Brad Schoenfeld, les améliorations rapides de force que l'on observe quand on change de programme/exercice sont principalement attribuées aux améliorations neuronales. Donc, en changeant souvent de routine, on améliore beaucoup plus ses capacités neuronales que sa masse musculaire. C'est cool aussi, mais c'est bien moins visible dans le miroir... 🤷‍♀️

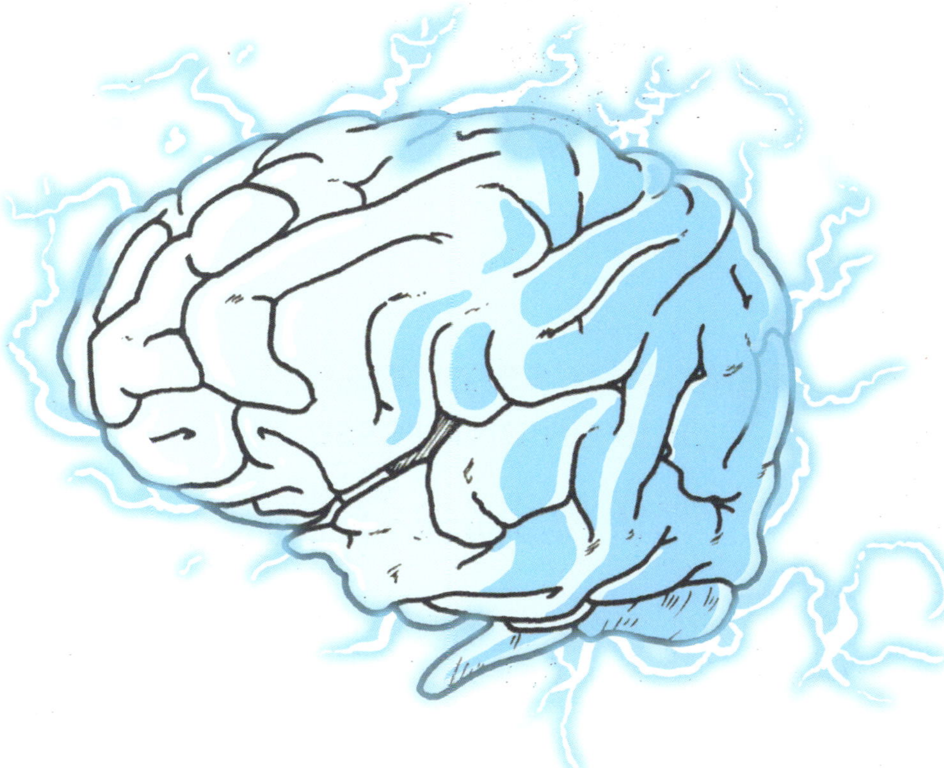

beyond_fitness_fr

Plus on **S'ENTRAÎNE**,
plus on progresse !

Alors... presque !

MYTHES

BEYOND
FITNESS

Petite nuance : plus on parvient à récupérer face à un nombre important d'entraînements pertinents, plus on progresse. 🤓

→ En français, ça veut dire que s'entraîner plus, c'est cool seulement si tu parviens à :

- récupérer de tes entraînements,
- augmenter ton potentiel d'adaptation grâce à ces entraînements supplémentaires.

Le volume et la tension mécanique importent TOUS LES DEUX pour ce qui est de la croissance musculaire, pour autant que tu puisses récupérer et si possible t'adapter pour progresser !

Volume : roi... jusqu'à un certain stade

(BF) « Plus ne veut pas forcément dire mieux. »

On constate des bienfaits décroissants au volume d'entraînement.

Au-dessus d'un certain volume d'entraînement, ce ne sera malheureusement pas « Travailler plus pour gagner plus ». Non, ça ne marche pas comme ça ici. Intuitivement, ça doit te sembler logique.

Un entraînement de plus n'est pas pareil pour tous les pratiquants de musculation :

- (0 à 1) Au début, passer de “rien” à une séance par semaine, c'est une ÉNORME augmentation.
- (1 à 2) Passer d'une séance à deux séances, c'est une augmentation de 100 %, également un changement colossal.
- (5 à 6) Passer de cinq à six entraînements, c'est cool, mais absolument incomparable au niveau des bénéfices ajoutés par “cette séance supplémentaire”.

On peut expliquer cette logique de bénéfices décroissants du volume d'entraînement de deux manières :

- le corps a une capacité d'adaptation limitée
→ Voir les détails physiologiques en utilisant le principe des “*volume landmarks*” du Dr Mike Israetel ;
- la fatigue peut dégrader la qualité des entraînements à venir → plus précisément, les dommages musculaires limitent la capacité du corps à activer davantage de tissus musculaires.

Stimuler "juste assez, mais pas trop"

Ce qui devrait être clair à présent, c'est qu'il faut s'entraîner avec :

- une bonne exécution technique ;
- suffisamment intensément ;
- un volume d'entraînement suffisant pour la personne en question.

Intensité

Pour ce qui est de l'intensité, tu peux utiliser plusieurs façons pour te retrouver dans une bonne “tranche” de travail → accumuler un volume d'entraînement avec des charges entre 60 et 80 % de tes 1RM semble un excellent départ.

→ Tu peux aussi viser entre 8 et 20 répétitions quasiment à l'échec (1 ou 2 RiR) pour tomber sur une bonne tranche d'intensité.

→ Tu peux aussi utiliser le TST/TUT (temps sous tension / “*time under tension*”) si tu n'es pas fan du principe de répétitions.

Remarque importante : Cependant, une série de 50 répétitions ne va pas accumuler autant de “temps pertinent pour la croissance musculaire” que 5 séries de 10 répétitions. Pour ne pas s'y perdre, compter les séries avec une certaine proximité face à l'échec technique est une bonne manière de prendre en compte l'intensité. On parle de RIR (*Reps In Reserve*) : répétitions de réserve.

Les RIR recommandés pour favoriser la prise de masse musculaire se situent typiquement entre 1 et 4 RIR.

- 1-2 RIR serait surtout pour la tranche “beaucoup de répétitions” : le poids n'est pas assez lourd pour induire une tension mécanique sans fatiguer progressivement les muscles. Il est donc intéressant de se rapprocher davantage de l'échec technique.
- 3-4 RIR serait surtout pour la tranche “haute intensité” → le poids est déjà assez lourd pour induire une tension mécanique suffisante sans pour autant avoir besoin de fatiguer progressivement les muscles.

VOLUME
Comment savoir si on en fait assez, sans pour autant en faire trop ?
→ On peut utiliser les "*volume landmarks*" (points de repère de volume) qui se réfèrent au nombre de séries effectives complétées dans la semaine pour un groupe musculaire.
Il convient de préciser : il faut compter une "série" pour le groupe musculaire lorsque les muscles en questions sont les muscles principalement sollicités ET que l'intensité est suffisante.
→ Non, les séries d'échauffement, par exemple avec 3 ou 4 répétitions en utilisant une charge avoisinant 20 à 25 % de son 1RM, ne comptent pas pour des "séries effectives". Petit(e) malin(e).

Dès que l'on dépasse certains seuils, différentes choses peuvent se passer.
Voici les fameux "seuils" ou "points de repère", tout d'abord sous forme de définition :
MV = *Maintenance Volume* : volume pour maintenir le muscle
MEV = *Minimum Effective Volume* : volume minimal pour gagner du muscle
MAV = *Maximum Adaptive Volume* : volume maximal pour gagner du muscle
MRV = *Maximum Recoverable Volume* : volume maximal face auquel on peut récupérer

ILLUSTRATION
- Dès que l'on s'entraîne juste assez pour ne pas régresser, on peut "maintenir" sa masse musculaire. On ne peut cependant pas progresser → **MV**
- Dès le moment que l'on s'entraîne "juste assez", le processus d'adaptation est enclenché. On a dépassé le seuil minimal de progression → **MEV**
- À partir de ce volume d'entraînement, on peut dire que l'on commence à progresser et, d'une certaine manière, en faire davantage amènera plus d'adaptations → **MAV**
- Cela dit, "au-delà d'un certain point" tu dépasseras la capacité de ton corps à s'adapter davantage au stress, et un stress supplémentaire peut même être préjudiciable → **MRV**

Ces seuils ne sont JAMAIS figés ! Ils évoluent avec toi. 👫

Les seuils peuvent varier particulièrement rapidement en fonction de ton mode de vie. Si tu passes d'une période peu stressante au niveau du travail / de ton mode de vie à une période extrêmement stressante, tu ne vas pas récupérer de la même manière !

SEUILS MODIFIÉS
- Tu ne dors plus assez.
- Ton environnement est stressant.
- Tu manges mal qualitativement parlant : tu consommes ce qu'on essaie d'éviter dans la liste des aliments recommandés.
- Tu manges mal quantitativement parlant tu n'arrives pas à manger en quantité à cause du stress.

SEUILS STABLES
- Tu dors bien et assez.
- Ton environnement est peu stressant (bienveillant et stimulant).
- Tu manges en mode **#BEYONDFITNESS** (qualitativement).
- Tu arrives à manger en quantité suffisante.

POINTS QUI EN DÉCOULENT :
- Que se passe-t-il au-dessus du "MRV" ?

On se rapproche petit à petit de la blessure, car les efforts surpassent la capacité de récupération → les tendons et le système nerveux ne sont pas contents.

- Que se passe-t-il en dessous du "MV" ?

On va vraisemblablement perdre petit à petit de la masse musculaire. 👋

PRÉCISIONS SUR LE MV
Une fois que l'on a gagné du muscle, on aura besoin d'un volume plus important pour ne pas le perdre.
- Bonne nouvelle : tu as plus de muscles qu'avant.
- Mauvaise nouvelle : tu dois continuer de bosser pour conserver ce niveau supérieur de masse musculaire.

→ Travailler plus pour gagner… pareil.
Au tout début, le MV et le MEV peuvent être similaires. C'est ce qui amène parfois certaines personnes à dire "peu importe le type d'activité physique qu'un débutant pratiquera, tant qu'il fait quelque chose, il progresse".
→ Tu débutes ? Tu gagneras sûrement plus rapidement du muscle, profites-en pour apprendre les bonnes techniques d'exécution.

PRÉCISIONS SUR LE MEV

En devenant "meilleur", tu as logiquement déjà bénéficié d'adaptations (si on est devenu meilleur, on s'est forcément adapté).
→ Cette adaptation implique un décalage du seuil minimal de volume effectif pour progresser.
Autrement dit, on ne peut progresser qu'à partir d'un certain temps passé à s'entraîner. Les "**NEWBIE GAINZ**" sont loin. Ceci n'est PAS un souci.
En fait, ça veut simplement dire qu'il faut absolument t'entraîner intelligemment à présent (si ce n'était pas encore le cas) !

PRÉCISIONS SUR LE MAV

Le volume maximal durant lequel tu peux maximiser tes progrès est en réalité un éventail. Ce ne sera pas 14 ou 20 séries pour tel groupe par semaine.
Ce sera probablement plutôt "entre 14 et 20" pour tel groupe musculaire à tel moment, dans tel contexte.
Pour une planification optimale et réfléchie, un peu comme sur nos programmes, on pourrait par exemple commencer par 12 séries, puis monter progressivement vers 20 séries, pour enfin proposer une phase de dissipation de la fatigue en fonction du ressenti :
Semaine 1 : 12 séries / Semaine 2 : 14 séries /
Semaine 3 : 16 séries / Semaine 4 : 18 séries /
Semaine 5 : 20 séries / Semaine 6 : 6 séries ("*deload*").

DÉTAILS SUR LA PLANIFICATION

Entre la semaine 2 et la semaine 5, on se situe probablement dans cet "éventail" des gains maximaux que la personne en question peut obtenir. Si ton seuil de tolérance est supérieur, rien ne t'empêche de rajouter plusieurs paliers entre ta semaine 5 et la dernière semaine.
→ En bref, si tu sens que tu as encore l'énergie d'envoyer une, deux ou trois semaines à la même intensité (entre ta semaine 5 et 6), **JUST DO IT !**

Si tu y parviens "trop facilement", mais que tu progresses, c'est parfait. Si tu y parviens "trop facilement", mais que tu ne progresses pas : tu devrais revoir l'intensité globale de ton entraînement pour ton prochain cycle.

TRISTAN : « Dans le programme construit avec Will, il y a une montée progressive du volume d'entraînement qui s'installe sur cinq semaines, la sixième étant une phase de deload comme expliqué ci-dessus.
Personnellement, lorsque je suis en condition optimale niveau training, il m'arrive de rester plusieurs semaines sur la semaine 4 ou 5 du programme (qui sont celles avec le plus de volume et d'intensité de toute la planification), tout simplement parce que je me sens capable de tolérer cette charge d'entraînement. »

PRÉCISIONS SUR LE MRV

L'hypothèse de ce volume est qu'il existe une limite face à laquelle on peut récupérer. Une fois cette limite dépassée, ce n'est pas un "excès de masse musculaire" qui va arriver, mais une sorte de surcharge de ton système.
L'activité physique est l'un des différents facteurs du stress métabolique.
Pour qu'il soit bénéfique, il faut savoir "doser" correctement à la fois tes entraînements et ton mode de vie. Il n'est pas nécessaire de chercher son MRV le plus rapidement possible. En fait, c'est sûrement plus intéressant de monter progressivement jusqu'à lui.

DÉTAILS PHYSIOLOGIQUES

PRATIQUANTS AVANCÉS : VOLUME SIMILAIRE ?
(BF) Les recherches sur le métabolisme des protéines, sur la récupération après la musculation et les études qui ont comparé les progrès en force et en masse musculaire entre des groupes ayant des fréquences d'entraînement différentes convergent toutes vers la même conclusion : plus notre niveau est avancé, plus notre fréquence d'entraînement optimale par groupe musculaire sera élevée.
À mesure que l'on progresse, il est clair que la qualité de la planification (nutrition, entraînement et récupération) importera de plus en plus. À ce propos, il y a moins de dégradation des protéines pendant l'entraînement et on devient plus résistant aux dommages musculaires et à la fatigue neuromusculaire.
Cela signifie que l'on peut tolérer un entraînement plus important et plus fréquent. Augmenter sa fréquence d'entraînement est un moyen idéal d'atteindre les deux en même temps, tout en améliorant simultanément notre capacité de récupération pour récupérer du stress plus important généré par l'entraînement.
Il est tout à fait possible d'imaginer que le fait de relancer un stimulus régulièrement permette de maximiser les signaux anaboliques. S'entraîner "tous les jours" (tout en répartissant le volume, bien évidemment) maximiserait les signaux toutes les 24 heures, ce qui pourrait, vraisemblablement montrer des avantages chez les pratiquants avancés. C'est ce que suggère Greg Nuckols dans son analyse.

À CE PROPOS, même pour des athlètes de force de niveau avancé, il semble particulièrement intéressant d'augmenter la fréquence en passant, pour l'exemple de l'étude, de trois à six entraînements par semaine (volume identique). Dans cette étude que l'on appelle souvent le "*Norvegian Frequency Project*", il y a eu des gains musculaires et des gains de force plus importants avec la répartition sur six entraînements par semaine plutôt que trois. Ce, même en "prenant en compte" les quelques personnes qui semblent sortir du lot.

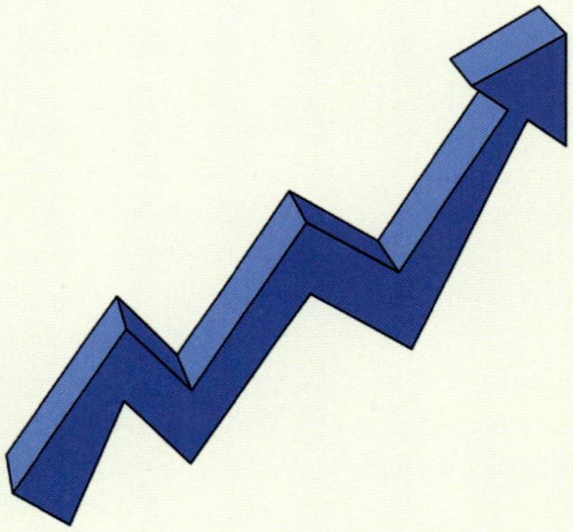

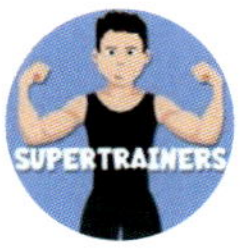

@supertrainers

Le surplus d'entraînement peut devenir contre-productif quand l'organisme n'a plus les ressources suffisantes pour lui permettre de récupérer et de s'adapter.
On peut facilement faire le parallèle avec une plante qu'on arrose. L'eau correspond au volume d'entraînement et la plante à notre organisme. Pour que la plante se développe, on va devoir l'arroser suffisamment et régulièrement.
Par contre, si on l'arrose trop, elle ne pourra pas réussir à absorber toute l'eau, les racines pourriront et la plante risquera de mourir.

Pour l'entraînement, c'est pareil. On soumet une certaine quantité d'entraînement à l'organisme, il doit pouvoir l'encaisser avant d'en recevoir un autre !

@antoine_fombonne

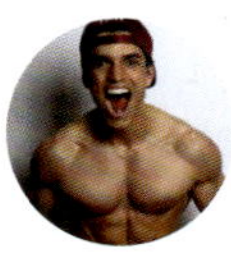

Quoi ? Une nouvelle option de mutation du génome humain qui nous permettrait des courbes de progression infinies sans rendement progressivement décroissant ? Mais c'est génial ! Combien coûte la puce intradermique ?! Vous avez celle qui permet de devenir de plus en plus musclé en s'entraînant de moins en moins aussi ?

beyond_fitness_fr

Il faut *CHRONOMÉTRER* ses temps de repos.

*“1 min pour l’endurance.
2 min pour la masse.
3 min pour la force”*

MYTHES

BEYOND FITNESS

MYTHE 38 #PROGRESSION #PROGRESSIVEOVERLOAD #GAINZ

PRENDRE UNE PAUSE PLUS COURTE ENTRE DEUX SÉRIES, ÇA FATIGUE PLUS VITE.
Jusque-là, pas besoin de te faire un dessin.
Maintenant, on pourrait se dire que c'est une bonne manière de prendre moins de temps de repos pour « compacter du volume d'entraînement en peu de temps » et que ça permet de « garder de l'intensité dans la séance », de ne pas trop « se refroidir »..
Ou encore on peut être tenté de prendre des temps de repos courts pour ne pas perdre le fameux "*pump*"
→ Tu sais, cette congestion qui rend nos petits muscles si Instagramables.

Si on n'avait pas de données sur le sujet, on pourrait favoriser la minute de pause parce que 60 secondes = 1 minute ; 1 minute, c'est facile à dire, ça sonne bien et ça aurait pu être une bonne unité de mesure. Nickel. Sauf que... voilà ce qu'il se passe quand on garde tous les paramètres identiques, mais qu'on change uniquement les temps de pause...

ÉTUDE N°1 : Schoenfeld et ses collègues ont étudié spécifiquement ce sujet en 2016.
Prendre une pause de 60 secondes comparée à une pause de 180 secondes empiète :
- sur les gains en hypertrophie musculaire,
- sur les gains en force.

IMPORTANT
La séance a bien évidemment duré PLUS DE TEMPS dans le groupe qui a passé davantage de temps en pause.

ÉTUDE N°2 : se reposer seulement 1 minute au lieu de 5 minutes entre des séries de leg extension brouille le signal anabolique et la synthèse protéique myofibrillaire momentanée dans les cellules musculaires.

ÉTUDE N°3 : un temps de repos de seulement 30 secondes avec des séries de 20RM est aussi efficace pour la croissance musculaire que des temps de repos de 3 minutes avec des charges plus lourdes de 8RM.
→ Ceci peut s'expliquer par le stress métabolique local impliqué par un training à faible intensité combiné à un faible temps de repos.

À NOTER : On ne parle QUE d'hypertrophie ici.
Pas de gains de force dans cette étude.
→ Si tu es limité par le temps, il faut donc considérer les autres variables, comme, par exemple, combien arrives-tu à cumuler de volume d'entraînement à une intensité correcte avec le temps que tu as ?

Si tu es pressé(e) et que tu n'as pas tout le temps nécessaire devant toi pour compléter ta séance, il se peut que le fait de réduire le temps de pause soit bénéfique.
Non pas parce que tu "intensifies" ta séance, mais parce que tu augmentes simplement ton volume en faisant plus dans le temps que tu t'autorises à l'entraînement.
Dans les autres cas, favorise des temps de pause suffisamment longs.

EN RÉALITÉ, suggérer 3 minutes de pause reste "arbitraire", car ce temps peut être plus ou moins optimal selon les exercices et l'intensité correspondant au schéma d'entraînement.
Tu te vois récupérer de la même manière entre deux séries de 15 répétitions de deadlift/squat comparées à 8 répétitions d'élévations latérales en unilatéral ?
INDICE : NON.

→ Le temps de repos optimal est le repos autogéré qui te permet simplement de récupérer le rythme respiratoire que tu avais avant d'attaquer ta série précédente, tout en gardant la même intensité que sur ta dernière série.

CONSEILS & APPLICATIONS PRATIQUES

ON PRIVILÉGIERA UN CHANGEMENT DE PROGRAMME

TU N'AS PAS LE TEMPS ?
Pense à optimiser tes temps de pause pour essayer de ne pas empiéter sur les performances.
→ Tu peux, par exemple, changer le type de sollicitation musculaire. Enchaîner un exercice de mollets avec un exercice d'épaules ne devrait pas trop empiéter sur la qualité de tes séries.

TU AS LE TEMPS ?
Favorise une récupération "autosuggérée" qui te permet de "ne pas empiéter inutilement sur la performance de ta série à venir.

Veille simplement à avoir récupéré 100 % de ton souffle et te sentir à même de mettre au moins la même intensité avant de réattaquer la série suivante.

RÉDUIRE LE TEMPS DE PAUSE peut être une méthode pour rendre une séance plus difficile, certes, mais est-ce que ça va la rendre plus productive pour autant ? Tu as désormais les outils en main pour répondre à cette question.

LE POINT DE VUE DE :

twinsb_fit

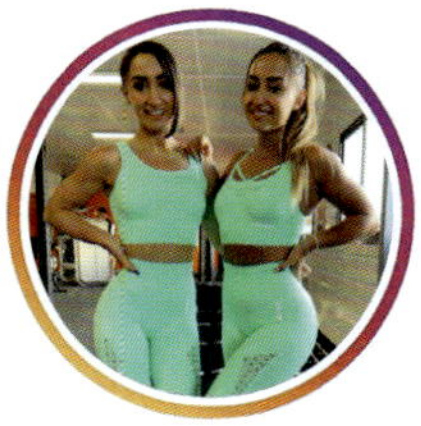

CLARA & LAURIE
Personnalité publique

LAURIE :
L'avantage d'avoir sa sœur comme #trainingpartner, c'est qu'il n'y a pas de chichi avec le temps de repos, il reste égal et régulier. En ce qui nous concerne, le fait d'être toujours deux à l'entraînement nous aide à garder le même temps de repos et la même intensité ! 💯

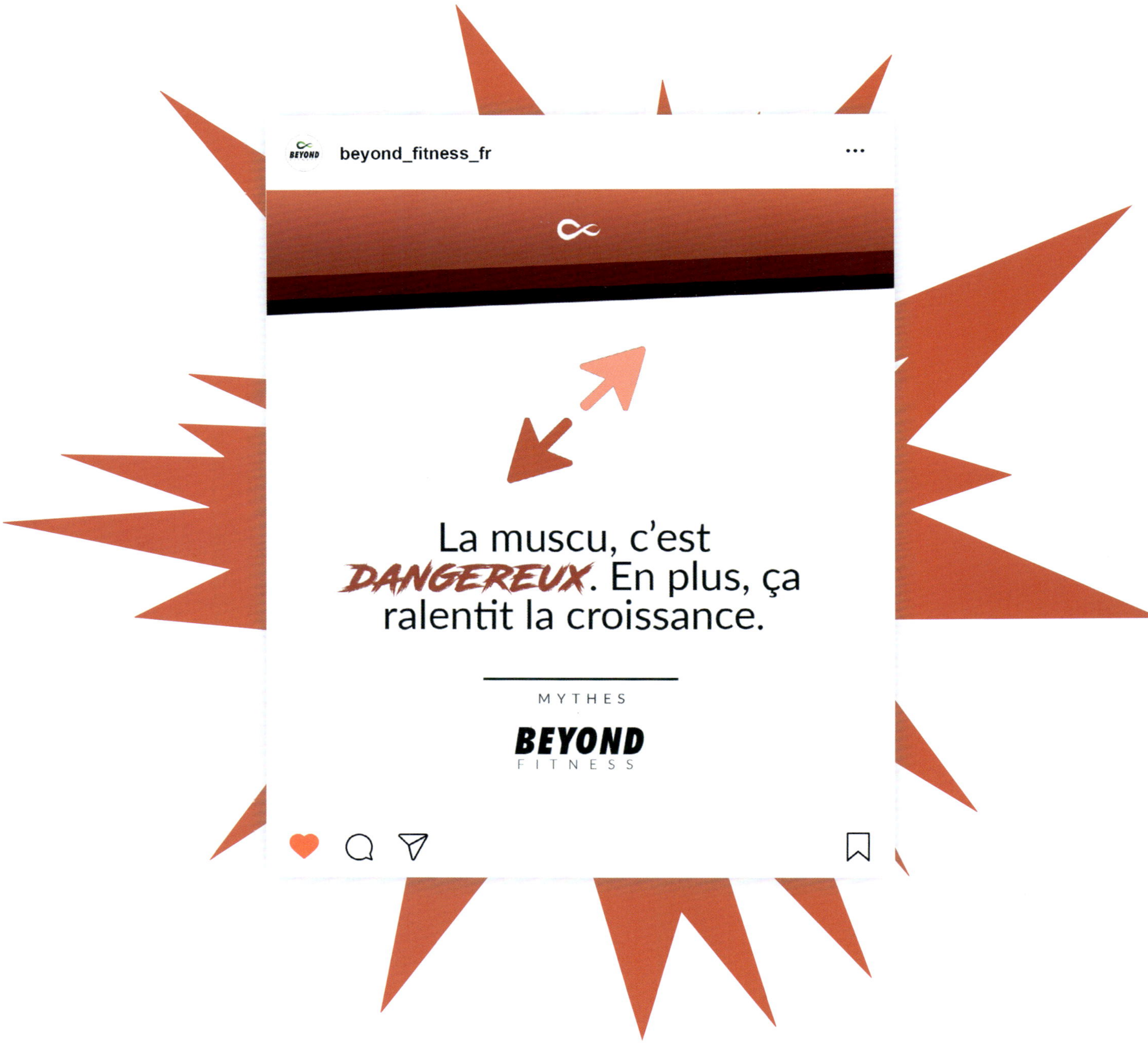
beyond_fitness_fr
La muscu, c'est DANGEREUX. En plus, ça ralentit la croissance.
MYTHES
BEYOND
FITNESS

OUI, ON SAIT.
On s'est tous déjà pris une remarque du style :
• « Fais gaffe, la muscu, ça va te tasser ! »
• « En plus, tu vas perdre de la vitesse, les muscles, c'est lourd. » (… surtout si tu fais des arts martiaux.)
• « Va faire du basket plutôt, ça va t'aider à grandir. »
• « Si si, quand tu mets du poids sur ta colonne, c'est logique, ça la comprime. Les squats, c'est dangereux ! »
• « Les exercices au poids du corps, c'est bien pour les enfants, mais les haltères… c'est vraiment trop risqué. »

Tu as déjà pratiqué quelques mouvements de musculation avec une barre "chargée" sur le dos ? On t'a très probablement déjà fait une ou plusieurs de ces remarques (**NULLES**).

« OUI, MAIS TOUS LES JOUEURS DE BASKET ET DE HANDBALL SONT GRANDS. »
Ou comment confondre cause et effet.
Oui, les meilleurs bodybuilders et haltérophiles ne sont pas les plus grands, autant que les meilleurs basketteurs ne sont pas les plus petits.
De la même manière que certaines génétiques sont plus avantageuses que d'autres d'un point de vue biomécanique :
• un torse épais et des bras courts t'aideront si tu veux passer des grosses barres au développé-couché ;
• un torse court, des hanches larges et des jambes courtes te donneront un avantage au squat.

Certaines génétiques influencent donc plus ou moins positivement les résultats sportifs.
Cependant, le problème est ailleurs, on mélange la cause et l'effet :
• Tu ne vas pas devenir plus grand parce que tu fais du basket, mais tu risques d'être meilleur au basket CAR tu es avantagé par ta taille.
• Tu ne vas pas devenir plus petit en faisant de l'haltérophilie, mais tu risques d'être plus avantagé CAR tu es petit, donc tes leviers t'aideront à soulever de grosses barres.

AUCUNE étude ne montre que la musculation réduit ou empêche la croissance, si elle est pratiquée correctement.
AUCUNE étude ne montre que les sports qui nous font sauter nous "étirent" (et donc nous font grandir) comme la croyance populaire le pense.
→ Sinon, on n'aurait qu'à faire du trampoline pendant notre adolescence et on ferait tous 15 cm de plus. 🤷

Selon l'article « *Strength Training in Children and Adolescents* », les seuls moyens d'arrêter sa croissance sont :
1. Les blessures graves aux métaphyses (aussi appelée cartilage de croissance).
→ Cette partie de l'os produit en permanence de nouvelles cellules (les chondrocytes) qui s'ossifient par la suite pour devenir partie intégrante de l'os long.
Note : le football, le basketball, le skateboard, le rugby et le cyclisme sont les cinq activités pour lesquelles il y a le plus de fractures de ce type. Méchante et vilaine musculation dangereuse, où es-tu ? 🤔
2. La mauvaise utilisation du matériel.
3. Un poids inapproprié.
4. Une mauvaise technique.
5. Une absence de supervision d'adultes qualifiés.

(BF) La *National Strength and Conditioning Association* (États-Unis) a, à ce propos, publié un rapport extrêmement intéressant concernant l'entraînement des adolescents, dont voici la conclusion :
« Malgré les préoccupations passées concernant la sécurité ou l'efficacité de l'entraînement en musculation chez les jeunes, les preuves scientifiques et les résultats cliniques indiquent que la musculation chez les jeunes peut offrir des bienfaits observables en termes de santé et de condition physique chez les enfants et adolescents, à condition que des directives d'entraînement appropriées soient suivies.
En plus des avantages liés à la performance, les effets de la musculation sur les indicateurs de santé, comme la densité minérale osseuse, la composition corporelle et la réduction des blessures, devraient être reconnus

par les enseignants, les entraîneurs, les parents et les professionnels du corps médical.
Ces bienfaits pour la santé peuvent être obtenus en toute sécurité par la plupart des enfants et adolescents lorsqu'ils reçoivent des directives d'entraînement appropriées à leur âge.
Nous disposons maintenant des informations nécessaires pour appuyer l'intégration d'un entraînement en musculation dans le cadre d'une approche de santé axée sur une activité physique tout au long de la vie. »

FIN DU GAME POUR L'ARRÊT DE LA CROISSANCE. 😇

QU'EN EST-IL DES BLESSURES ?
À titre indicatif, voici un petit classement des blessures pour 1 000 heures d'entraînement.
- Bodybuilding : 0,24 à 3,3
- Powerlifting : 1,0 à 4,4
- Rugby : 3
- CrossFit :3,1
- Gymnastique : 3,1
- Haltérophilie olympique : 3,3
- Compétitions de football masculin et féminin : 4,22 à 5,21
- Course à pied : 2,5 à 12,1
- Hockey sur glace : 78,4
- Football américain : 140

Ce que met en évidence ce tableau, c'est qu'il y a vraisemblablement plus de chances de se blesser dans tous ces sports plutôt qu'en musculation traditionnelle. Maintenant, ça ne veut pas dire que faire de la musculation est sans danger, mais ça souligne le fait qu'il faut voir les choses dans leur contexte et laisser ses préjugés de côté.
Un programme de renforcement musculaire bien construit et bien supervisé peut – en plus d'augmenter leur force – avoir les effets suivants chez les enfants et les jeunes adolescents :
- meilleure densité osseuse,
- amélioration de l'équilibre,
- meilleur profil lipidique,
- plus de masse maigre,
- amélioration de la confiance en soi.

TRISTAN : « Ayant grandi dans le milieu des arts martiaux, j'ai vraiment pu observer des exercices très TRÈS borderline, mais considérés comme ok. Ainsi, il était "normal" de :
- faire des demi-squats dos rond et genoux vers l'intérieur avec un camarade sur le dos... ;
- faire "la brouette" (une personne debout tenant les pieds d'une autre en position de pompe en la faisant avancer/reculer sur plusieurs mètres, à la force des bras) en ayant le bas du dos plus cambré qu'une Instagrameuse pro ;
- faire des séries de pompes avec les coudes à 90° (nickel pour l'acromio-claviculaire) à chaque entraînement, en oubliant totalement le développement des groupes musculaires antagonistes ;
- rajouter de la tension sur des adducteurs déjà en plein étirement en position de grand écart...

Et ça, c'était considéré normal, car c'était "au poids du corps". PAR CONTRE, à la simple vision d'une haltère, d'une barre un tant soit peu lestée ou d'un matériel de musculation, là, il fallait vraiment faire attention, car "ça pouvait être dangereux".
Didier Reiss était l'un des premiers à nous en avoir parlé, car lui aussi a évolué dans ce milieu-là et tient d'ailleurs toujours le même discours à l'heure actuelle. Bref, il est tellement plus simple de se blesser sur un exercice au poids du corps mal exécuté que sur un mouvement de musculation un tant soit peu bien encadré... Stop aux idées reçues.

POIDS DU CORPS NE VEUT PAS DIRE PLUS SAFE.
Musculation et exercices avec charge additionnelle ne veulent pas dire DANGER.

MYTHE 39 #DANGER #RISQUE #BLESSURE

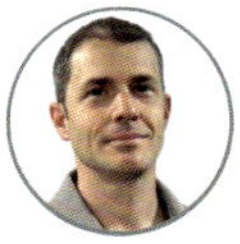

@didierreiss

La musculation a aujourd'hui des hauts niveaux de preuves sur ses bienfaits sur la santé pour être conseillée (recommandation du 31 juillet 2019) en cas de :
arthrite, arthrose, cancers, démence, dépression, diabète, faiblesse liée à la sénescence, hypertension, infarctus, insomnie, lombalgie, maladie pulmonaire, maladie vasculaire périphérique, maladie cardiovasculaire, obésité, ostéoporose, risque de chutes, trouble du mouvement (Parkinson).
En ce qui concerne le jeune, le recul est important sur l'observation scientifique de l'entraînement en musculation et des potentiels risques sur la croissance de l'enfant.
En se servant du spécialiste français en la matière (Sébastien Ratel), nous pouvons affirmer que lorsque la musculation est supervisée par des professionnels, les risques sont écartés, et les risques sont essentiellement des blessures, et non des problèmes de croissances réels.
Il n'est nécessaire de refaire une énième démonstration, nous en sommes tous convaincus. Faites faire de la musculation aux jeunes, dès 12 ans, avec une supervision.
Leur santé vous remerciera. 😉

@christophe_bonnefont

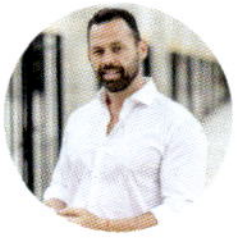

Petite info sympa… Le sprint à l'impact, c'est quatre fois le poids du corps sur les articulations…
Et si vous trouvez que la musculation est encore mauvaise pour votre enfant, faites-lui faire du basket ou du volley, car le saut c'est six à huit fois le poids du corps à la réception !
La logique malheureusement n'est pas toujours la bonne…

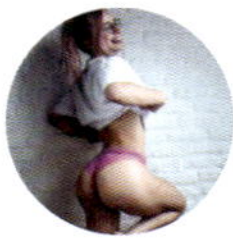

@aline_dessine

L'origine de ce mythe vient d'une étude des années 1970 qui a mis en relation la musculation et les problèmes de croissance. Le détail qui s'est perdu au fil des ans quand on rapporte les résultats de cette étude, créant ce mythe, c'est que les quelques sujets de cette étude qui avaient effectivement eu des soucis de croissance avaient tous subi des fractures au niveau des cartilages de croissance. 🙄
Ils ont donc fait des erreurs dans leurs mouvements, ou chargé plus lourd que ce qu'ils étaient capables de soulever, c'est la seule manière de se blesser à ce point en musculation. Quand on s'entraîne correctement, qu'on respecte les limites de sa force et qu'on fait des mouvements propres, on ne risque pas de fracture, et donc pas de problèmes de croissance. 👌
La musculation, et le sport en général, est même bénéfique pour la croissance et la santé, mais ça, tu le savais déjà. Un facteur qui peut néanmoins freiner la croissance, c'est un manque d'apports nutritionnels. Certains jeunes font des régimes trop drastiques ou dépensent plus de calories en s'entraînant qu'ils n'en ingèrent quotidiennement, ce qui aura un impact sur leur croissance. Pas de sèche stricte pour les ados en croissance ! Mais, de toute manière, musculation ou pas, si tu es dénutri, tu ne grandiras pas. Ça n'a aucun lien avec un quelconque sport. 🤷‍♀️

@auxane.micheneau

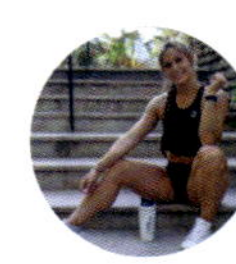

C'est clair que le rugby, la gymnastique, le judo, la boxe, le foot, le basket ou l'escalade, c'est vraiment plus sage. Wrong ! La musculation est un sport comme un autre, c'est l'excès qui peut perturber la croissance, mais tant que c'est bien encadré, il n'y a que des avantages ! 😃

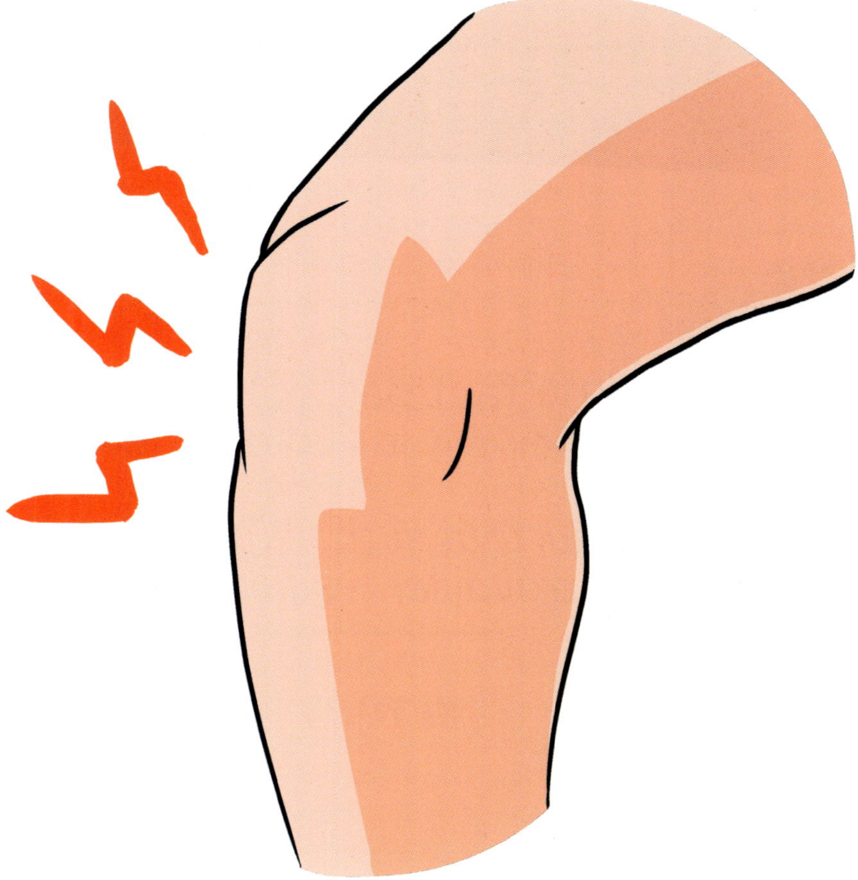

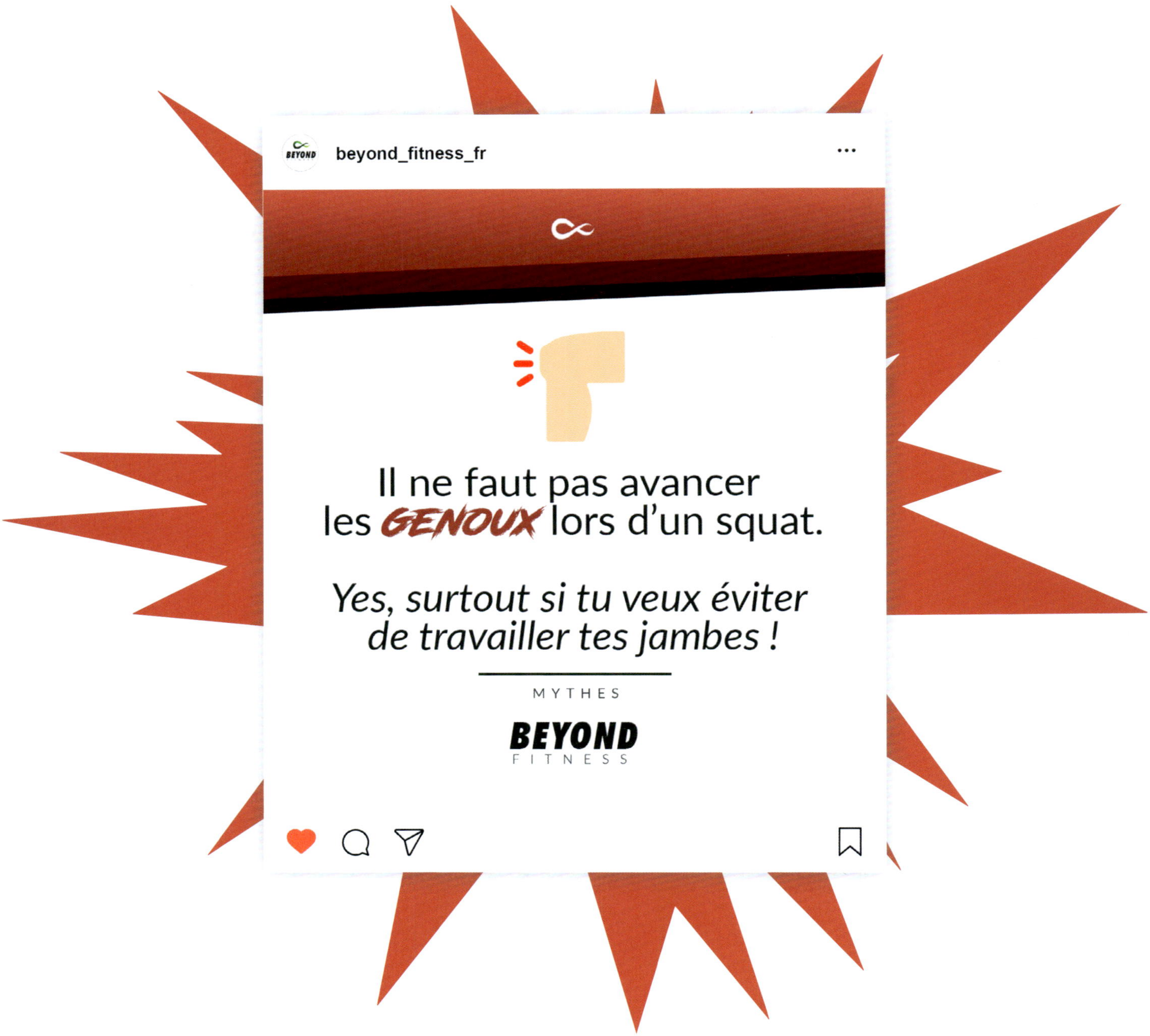
beyond_fitness_fr
Il ne faut pas avancer
les GENOUX lors d'un squat.
Yes, surtout si tu veux éviter
de travailler tes jambes !
MYTHES
BEYOND
FITNESS

ON SAIT, C'EST DUR DE VISUALISER LA TECHNIQUE PAR ÉCRIT !
Pas de panique, deux vidéos existent pour soutenir ce format écrit.
Pour les **#FITNESSBASICS**, on a eu le privilège de collaborer avec Didier Reiss. *Check* ça :

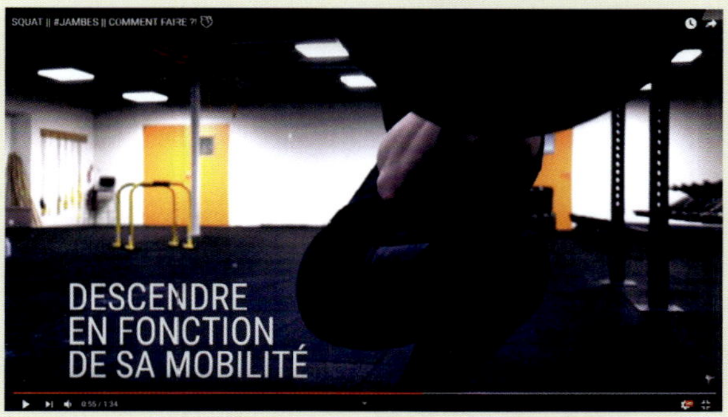

• Vidéo **#FITNESSBASICS** :

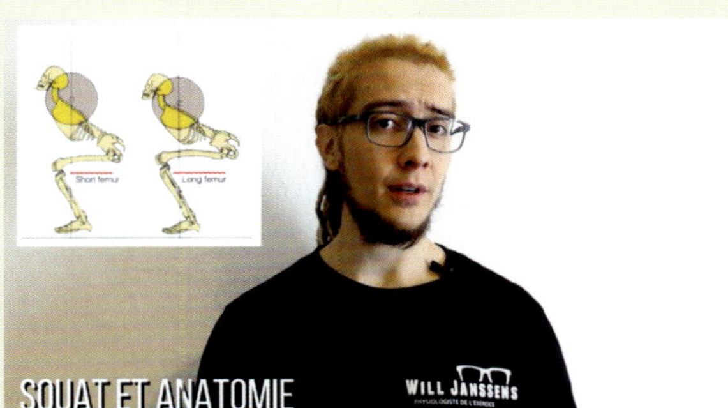

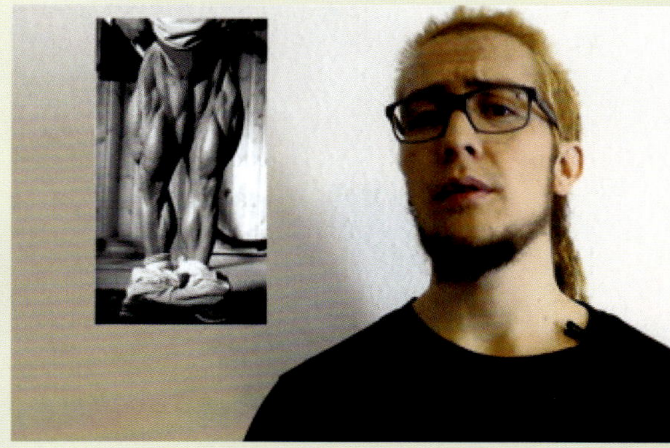

• Pour t'éviter de passer trop de temps à “lire” ce qu'on a à te dire sur le squat, tu peux aller visionner la vidéo de notre pote **@GEEKNFIT** en français avec tous les détails juste ici :

CONSEILS & APPLICATIONS PRATIQUES

ON PRIVILÉGIERA :

✅ les pointes de pieds vers l'extérieur avec les genoux qui suivent toujours l'alignement de tes pieds et qui les dépasseront dans la plupart des cas
→ ménisque médial plus safe.

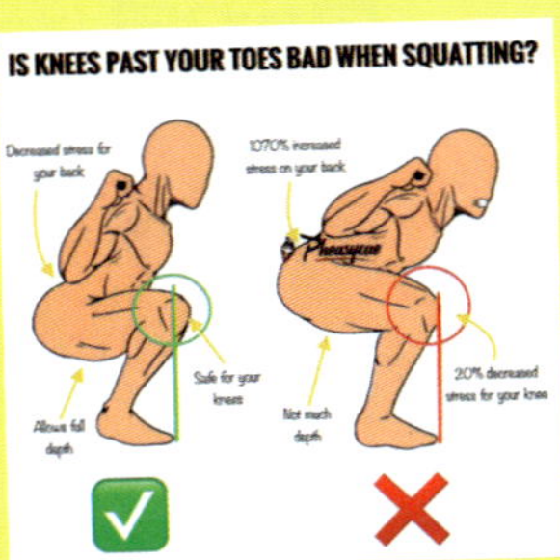

→ fessiers en position de contraction optimale.

NOTE : fessiers = extenseurs de hanches et rotateurs externes du fémur

Mets les pointes de pieds vers l'intérieur et essaie de contracter les fessiers et constate que c'est… fucked up !
Essaie l'inverse maintenant, ouvre tes pointes de pieds au maximum, contracte ton fessier et découvre la position la plus optimale pour constater tes **#BOOTYGAINZ** 🍑

→ Pour bien le solliciter sur un squat puissant, il est préférable d'ouvrir plus ou moins légèrement ses pieds à 11h05 ou 10h10

✅ un appui tripodal avec une forte pression CONTRE le sol → le poids du corps est bien réparti sous le gros doigt de pied, le petit doigt de pied et le talon.
+ le mouvement est d'abord enclenché par les hanches (visualise le squat avec deux cordons liés à la hanche et aux genoux ; pendant le mouvement, les genoux sont tirés vers l'avant, alors que les hanches sont ramenées vers l'arrière).

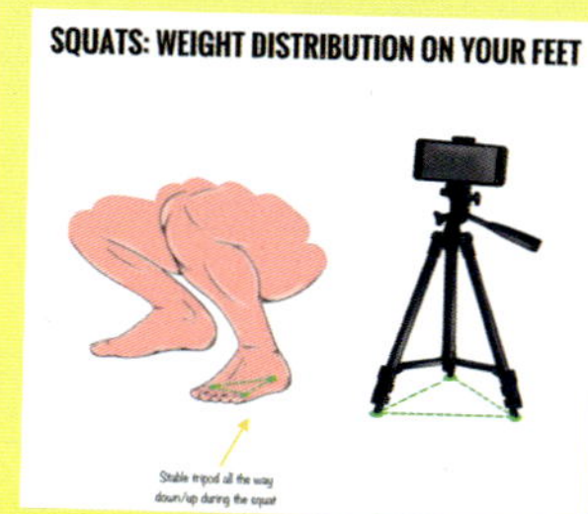

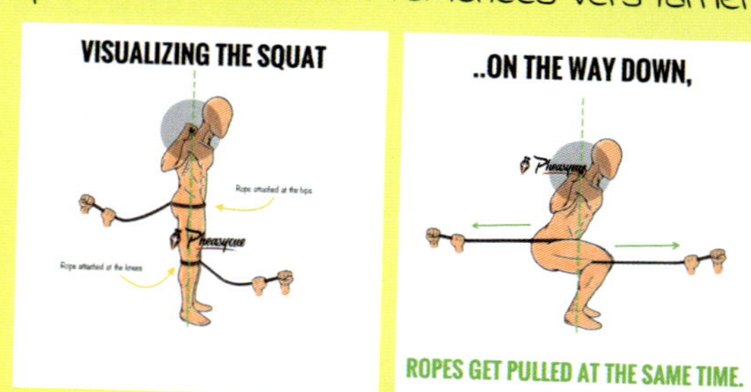

@PHEASYQUE

✅ les genoux toujours dans l'alignement des pieds (il est possible d'utiliser des bandes de genoux ou une bande élastique pour forcer la rotation externe des genoux et donc l'activation des fessiers).

ON ÉVITERA :

- ❌ de penser que le squat renforce nos jambes quand c'est la douleur du bas du dos qui nous arrête dans notre série
- ❌ de croire que toutes les personnes de ta salle doivent réaliser un squat identique
- ❌ de penser qu'on maîtrise parfaitement un mouvement : même les meilleurs perfectionnent continuellement leur technique !

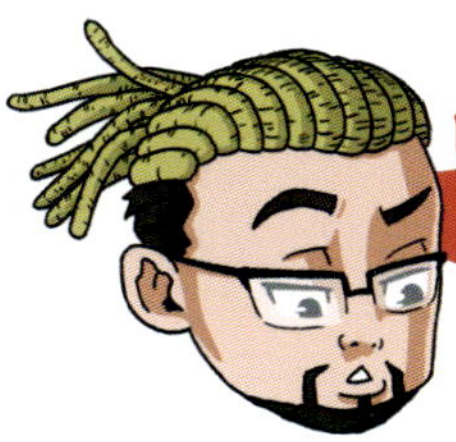

DÉTAILS PHYSIOLOGIQUES

Si on empêche délibérément le mouvement des genoux au-delà des pointes de pieds (vers l'avant), on change le mouvement du squat. Le tronc va devoir compenser.

EN BREF, tu resteras moins droit lors de l'exécution. Une personne qui se penche en avant de manière excessive en squat peut éventuellement avoir une restriction au niveau de la mobilité des chevilles.

- En ce sens, les chaussures d'haltérophilie peuvent aider à optimiser le mouvement du squat.
- Les bandes élastiques peuvent aussi améliorer le squat. L'amélioration ne se portera pas directement sur ton mouvement, mais sur la courbe de force par rapport à la courbe de résistance.

Les bandes élastiques ne sont pas difficiles à mettre en place et elles te permettront d'adapter la difficulté du mouvement en fonction de la force que tu es en mesure de produire :

> les élastiques sont détendus en bas du mouvement, ce qui est bienvenu, car c'est à ce moment que tu souhaites diminuer la difficulté.

> les élastiques se tendent à mesure que tu complètes l'extension. C'est également optimal, car tu es justement plus fort dans cette partie du mouvement.

D'ailleurs, on ne peut plus dire qu'un squat complet pratiqué avec une bonne exécution est problématique pour les genoux !

@sciencesofsport

Cette notion est souvent sujet de discorde. Ces consignes auraient pour but de minimiser les forces de cisaillement tibio-fémorales… Cette légende fit-urbaine est issue d'une étude d'Ariel, publiée en 1972. Douze squats parallèles ont été analysés en vidéo, mais seulement trois de ces analyses ont été présentées dans l'étude. La personne qui présentait les plus grandes forces de cisaillement tibio-fémorales était celle qui avançait le plus les genoux... Mais c'était également la seule à faire des demi-squats. Les deux autres participants squattaient complet.

Et lorsqu'on regarde les limites de rupture des ligaments croisés d'un genou sain, environ 4 000 Newton pour le ligament croisé postérieur et de 1 725 à 2 160 Newton pour le croisé antérieur (valeurs "théoriques" chez des sujets sains mais non entraînés), l'avancée des genoux ne pose donc aucun problème.

Escamilla (2001) a d'ailleurs quantifié la tension en squat complet à environ 2 700 Newton sur le ligament croisé postérieur. Et si ces données restent très abstraites, le cas des haltérophiles de haut niveau est encore plus parlant. Des athlètes qui soulèvent des charges bien supérieures à deux fois leur masse corporelle en squat complet et qui ont statistiquement l'un des taux de blessures les plus bas, tous sports confondus (sans parler des structures osseuses, musculaires, tendineuses et ligamentaires bien plus robustes qu'une personne non sportive).

Enfin, l'avancée des genoux par rapport aux pieds est dépendante de la longueur des os des membres inférieurs.

Et comme List et al. (2013) l'ont montré, si une personne limite l'avancée de ses genoux, c'est sur le bas du dos que les contraintes seront plus élevées. Il est donc primordial de ne pas s'occuper de l'avancée des genoux (cela dépend de la longueur de vos segments), mais de travailler sa mobilité de cheville pour un squat plus profond, de renforcer les extenseurs de la hanche et les érecteurs du rachis pour garder un dos solide et de travailler sa technique de gainage pendant l'effort.

MYTHE 40 #SQUAT #BENCH #DEADLIFT

@truefitnessknowledge

Si, en ayant une gestuelle correcte, vos genoux tendent à dépasser NATURELLEMENT vos orteils lors du squat :
IL N'Y A PAS DE MAL !
Votre taille, la longueur de vos membres (notamment du FÉMUR) et votre morphologie y sont pour quelque chose.
Les études scientifiques sur le sujet prouvent également que ce n'est ABSOLUMENT PAS DANGEREUX ! Au contraire, retenir vos genoux alors que votre corps aurait naturellement tendance à les laisser partir au-delà de vos orteils mettra plus de pression sur votre dos et vos hanches, ce qui augmente le risque de blessures !

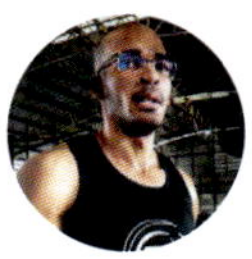

@the.fitness.way

C'est un exemple typique de l'approche réductionniste d'un problème à variables multiples. Qu'on s'entende, la modélisation est une forme de réductionnisme, pas de mal à ça intrinsèquement.
Cela étant dit, se focaliser à ce point sur une articulation lorsqu'on parle d'un mouvement qui en implique un bon paquet est trop simpliste (alors, d'accord, les genoux, les chevilles, les hanches, mais pas que… parce que… euh… tu tiens ta barre aussi).
Bref, il faut comprendre qu'on ne peut pas isoler ce paramètre et décréter une dangerosité *a priori*.
D'ailleurs, attention à cette quête de mouvements idéalisés sans contexte. D'une part parce que, dans le détail, l'exécution d'un mouvement dépend énormément de la morphologie et la mobilité du sujet. D'autre part parce que la dangerosité d'un mouvement n'est pas intemporelle : on s'approprie des schémas moteurs, on devient plus mobile, on se renforce et, soudain, ce qui était “dangereux” ne l'est plus tant que ça.

@tristandefeuilletvang

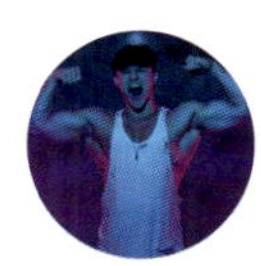

Et dire que c'est la consigne que j'ai le plus entendue pendant ma formation universitaire… 😩

beyond_fitness_fr

Garder son dos sur le banc de **DÉVELOPPÉ COUCHÉ** permet de moins mettre de tension sur son dos.

MYTHES

BEYOND FITNESS

MYTHE 41 #SQUAT #BENCH #DEADLIFT

La base du problème vient d'une incompréhension d'ordre purement physique.

Au développé-couché (indice : couché), quelle est la direction de la résistance ?
• Parallèle à la colonne ?
• Perpendiculaire à la colonne ?

A priori, un poids libre va tomber à la verticale, et toi… tu es sur un banc de développé-couché ! La charge n'est pas appliquée sur la colonne de la même manière que lors d'un squat, par exemple.
→ La direction de la gravité ne change pas.
→ Toi, par contre, tu peux être debout ou couché.

Si tu souhaites créer une base stable, c'est au niveau des omoplates que ça se passe. Ta base n'est donc pas ton bas du dos, mais tes omoplates !

Qu'est-ce que tu préfères :
• une base stable et un dos légèrement cambré ?
• une base moins stable, mais avec un dos droit parce que c'est joli ?

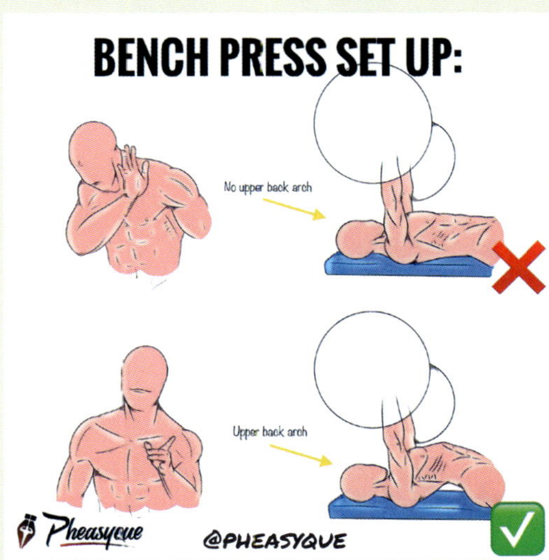

Nous n'allons pas décrire par écrit comment réaliser les mouvements de musculation.
Des livres comme le *Guide des mouvements de musculation* de Frédéric Delavier sont faits pour ça ! Cela dit, on a réalisé une série de vidéos décomposant étape par étape le mouvement des exercices utilisés sur les programmes **Beyond Fitness** :

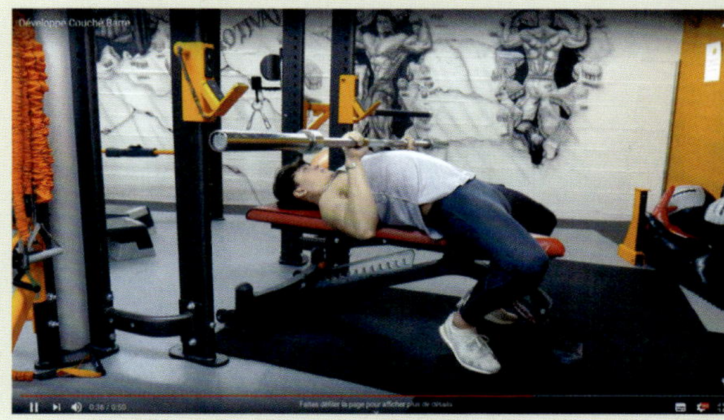

CONSEILS & APPLICATIONS PRATIQUES

On privilégiera :

✅ de rapprocher les coudes du corps lors de la descente (75°) = moins de stress sur les épaules
✅ de serrer les omoplates et d'abaisser les épaules = plus de stabilité + rotation externe
✅ de travailler son pontage pour plus de stabilité, d'équilibre et donc de force = resserrer + abaisser ses omoplates + étendre le thorax
✅ de bosser son "leg drive" pour connecter le haut et le bas du corps tout en générant une tension qui se transforme en force pour le haut du corps : on contractera les fessiers et les dorsaux tout en poussant fortement dans le sol

On évitera :

❌ de cambrer excessivement au niveau du bas du dos ou de lever les jambes pour « garder le bas du dos droit »
❌ de décoller les fesses ou les omoplates du banc pendant la série
❌ de pousser le plus fort possible sans pour autant chercher à garder les avant-bras verticaux : coudes trop vers l'extérieur pendant la poussée = bye la coiffe des rotateurs ! 👋

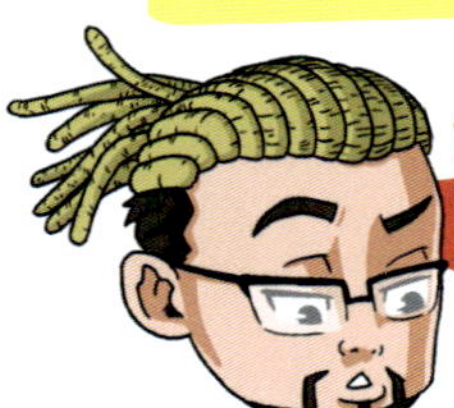

DÉTAILS PHYSIOLOGIQUES

Pour les accessoires, ce qui peut vraisemblablement être intéressant :

- des bandes élastiques pour améliorer les paramètres cinématiques ;
- rester sur une surface stable et chercher à soulever une charge adéquate pour le stimulus recherché.

Il n'est probablement pas nécessaire de chercher à soulever une charge instable, mais cela reste une option possible.

Pour les experts seulement → courbure de la barre en forme de "virgule". **Pousser** → (et **Descente** →)

LE POINT DE VUE DE :

sciencesofsport

SCI-SPORT.COM
Site web de science

@sciencesofsport : « Plaquer le bas du dos au banc » est une consigne régulièrement donnée pour éviter qu'un pratiquant ne décolle les fesses du banc lors d'un développé-couché, et ainsi empêcher un pontage excessif. Pourtant... l'intérêt semble nul, voire dangereux. 🤔
La technique de pontage, si elle est correctement réalisée, n'est pas dangereuse en soi. Au contraire, elle permet un placement optimal des épaules et une mise en tension du corps entier, permettant d'ailleurs la transmission des forces issues des membres inférieurs. Coller le bas du dos au banc implique une rétroversion du bassin et donc de lever les jambes. Non seulement cette position efface la lordose lombaire, qui a justement un rôle crucial dans le gainage du tronc et dans la transmission des forces, mais elle diminue également fortement la stabilité du mouvement. En 2019, Muyor et al. ont comparé un développé-couché avec pieds au sol et pieds relevés, avec une charge similaire (60 % du 1RM). Sans surprise, l'activité musculaire était supérieure dans la variante où les pieds étaient décollés du sol. En effet, l'instabilité provoquée par cette position implique une plus grande difficulté pour réaliser le mouvement, l'intensité ressentie de la charge était donc supérieure à celle ressentie dans la variante classique du mouvement. La stabilité sur un mouvement polyarticulaire implique la possibilité de déplacer une charge relative plus lourde, et donc un gain potentiel en hypertrophie et en force plus grand. Vouloir plaquer le bas du dos au banc nous semble donc contre-productif. Maîtrisez correctement l'aspect technique du développé-couché, laissez votre ego de côté pour choisir votre charge d'entraînement et soyez régulier dans votre pratique.

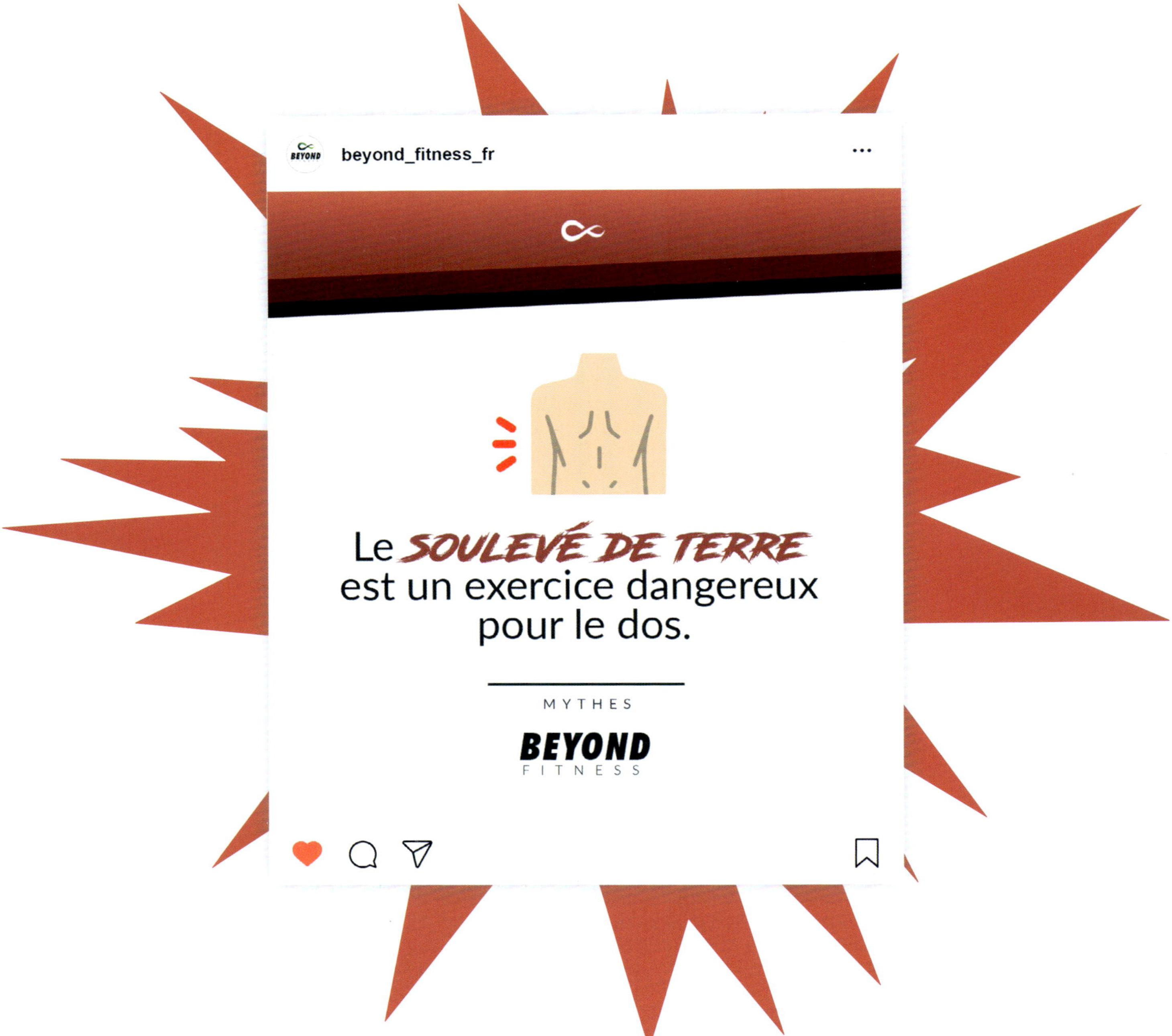
beyond_fitness_fr
Le SOULEVÉ DE TERRE
est un exercice dangereux
pour le dos.
MYTHES
BEYOND
FITNESS

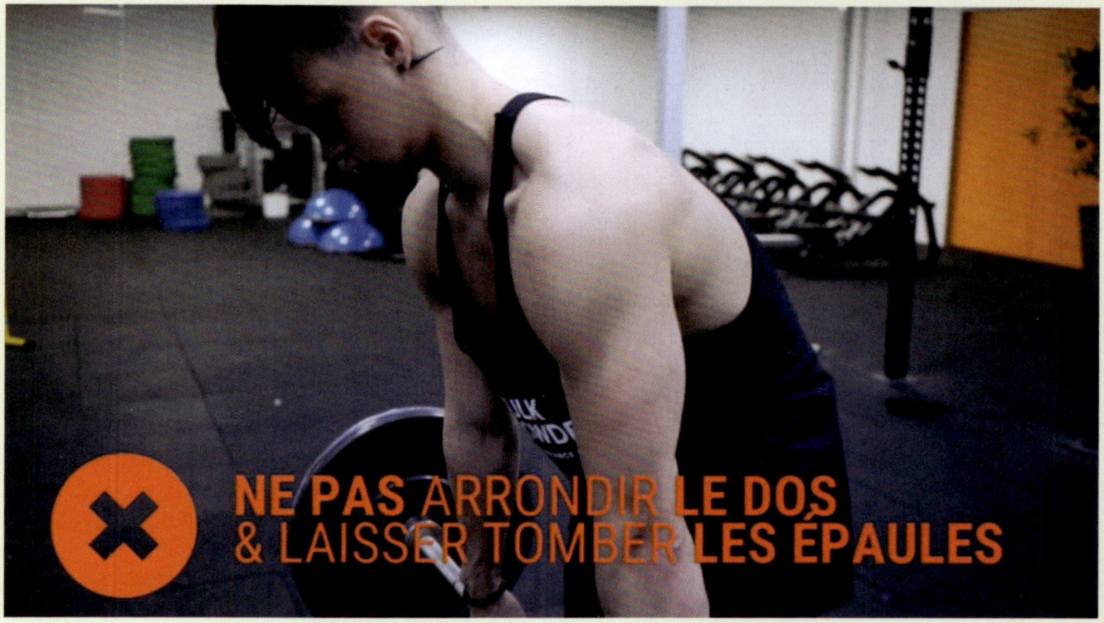

C'EST DISPONIBLE GRATUITEMENT ICI POUR LES INTÉRESSÉS :

LE DEADLIFT : UTILE POUR PRENDRE DU MUSCLE ?

Selon Bayesian France, il y a de nombreux critères qui font du deadlift un exercice finalement assez médiocre pour l'hypertrophie musculaire.

Ce n'est pas pour dire qu'il n'a pas sa place dans un programme, mais voici une liste de critères mentionnés qu'on vous recommande de garder en tête avant de l'inclure "par défaut" dans un programme :

- exercice purement concentrique (dans la plupart des cas) qui n'implique pas de contraction dynamique, ce qui est un énorme inconvénient ;
- le deadlift impose une amplitude limitée aux jambes, qui est arbitrairement déterminée par le rayon des disques standards de 20 kg → variations possibles : prise large, depuis un déficit ou avec des disques plus petits ;
- facteur limitant variable (jambes vs érecteurs vs avant-bras) → le deadlift est un excellent exercice polyvalent, mais cela fait qu'il n'excelle nulle part ;
- il nécessite une période de récupération importante ;
- même si le deadlift n'a pas une mauvaise répartition du stress dans les tissus en théorie, en pratique, c'est le cas ;
- utile pour un powerlifter, mais n'en fait pas un exercice idéal pour construire de la masse ;
- le soulevé de terre roumain, par exemple, est une meilleure alternative dans une optique de prise de masse musculaire !

CONSEILS & APPLICATIONS PRATIQUES

ON PRIVILÉGIERA :

✅ de réaliser le SDT pieds nus ou avec des chaussures à semelles plates type "Converse" : plus de stabilité, plus "naturel", des ischios légèrement plus étirés qu'avec des chaussures dans lequel le talon est surélevé

✅ de créer une première "tension" avec le haut du corps seulement

✅ la visualisation des bras comme des "crochets", ils restent tendus quoi qu'il arrive !

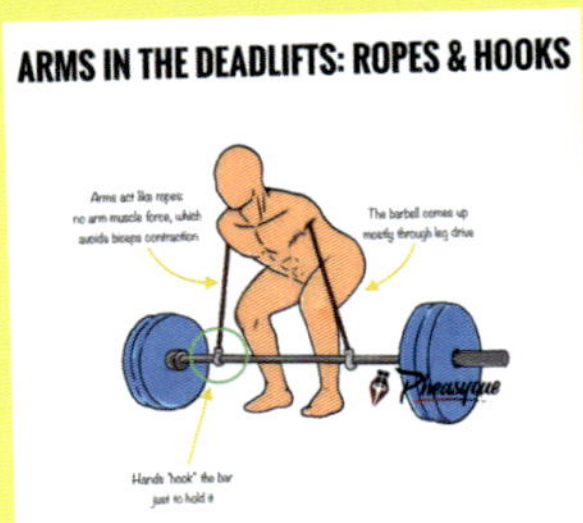

✅ d'engager le mouvement avec les hanches, sans avancer les genoux : hinge vs squat

✅ de contrôler cette phase excentrique tant détestée

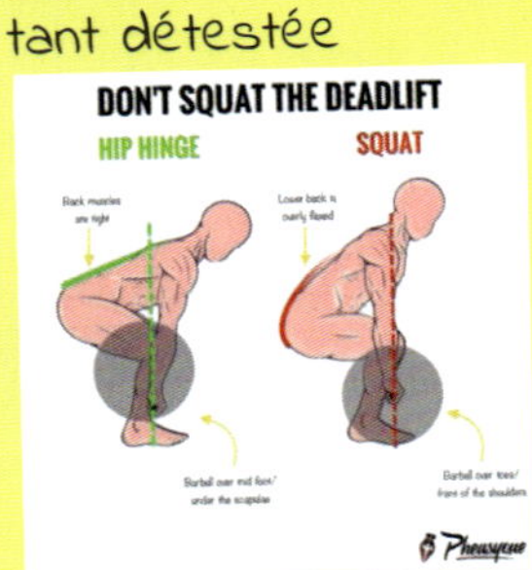

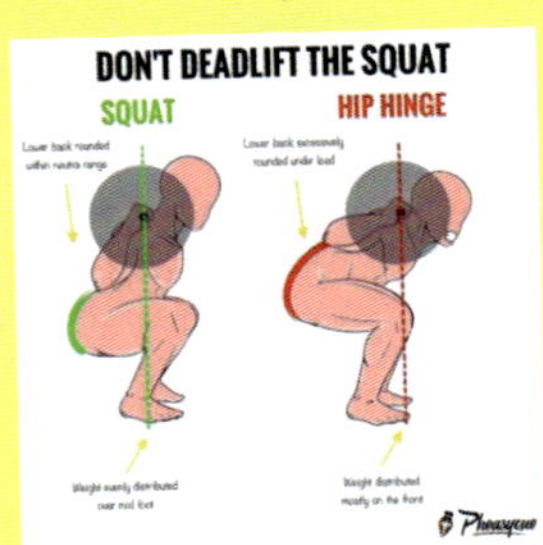

@PHEASYQUE

ON ÉVITERA :

❌ de faire un "squat" avec une barre au sol (hinge vs squat)

❌ de penser que le deadlift est toujours dangereux, même avec une bonne technique

❌ de faire une course au record perso alors qu'on ne maîtrise pas la technique

C'est l'un des exercices avec lequel tu peux soulever rapidement le plus de poids, mais ne t'emballe pas plus que ta technique ne le permet !

Il convient de préciser qu'il existe des données indiquant clairement que c'est une bonne chose de deadlifter tant que l'exécution est bonne. Il est même stipulé que ça devrait faire partie de toute stratégie de récupération d'augmenter petit à petit la contrainte.

MYTHE 42 #SQUAT #BENCH #DEADLIFT

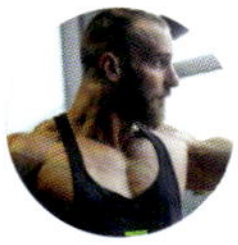

@lowikfitt

Tout comme son cousin le squat.
Ces exercices doivent être RIGOUREUSEMENT étudiés avant de vouloir mettre plus lourd. J'ai fait cette erreur au début, si je pouvais éviter des blessures à d'autres…

@sciencesofsport

Comme tout exercice, le soulevé de terre est potentiellement dangereux. Tout dépend de qui le pratique, de l'adéquation de la charge au niveau du pratiquant, de la maîtrise technique et de la technique de son gainage.
Cet exercice est d'ailleurs souvent utilisé dans des protocoles médicaux pour réduire le mal de dos chez certaines personnes qui en souffrent.
Attention, toutes les personnes souffrant de mal du bas du dos ne profitent pas forcément du soulevé de terre pour éliminer les douleurs. De nombreux critères sont à prendre en compte (l'origine du mal, le niveau de douleur, etc.).
Comme toujours en musculation, le principal problème d'un exercice est le reflet de nos propres faiblesses.
Dans le cas du soulevé de terre, les problèmes de dos surviennent généralement (mais pas seulement) du fait d'une faiblesse au niveau des muscles spinaux (dont les érecteurs du rachis font partie) et au niveau de la sangle abdominale.
Les forces de cisaillement étant très importantes dans la région lombaire pendant le mouvement, un défaut technique dû à ces faiblesses entraînera des douleurs chroniques qui pourront s'avérer dangereuses pour le dos si le problème n'est pas pris en compte.

Exercices optimaux pour chaque groupe musculaire

On sait, après tout ça, tu veux aussi une liste d'exercices optimaux pour chaque groupe musculaire. Voici une belle sélection d'exercices !

- **Fessiers :** hip thrusts et fentes arrières répétées sur la même jambe
- **Pectoraux :** écartés couchés à la poulie et bayesian cable fly
- **Triceps :** skull crusher EZ barre avec élastique à 45°
- **Biceps :** bayesian curl et curl marteau grip neutre
- **Grand dorsal :** lat pulldown à un bras et rowing allongé sur banc surélevé
- **Quadriceps :** brignole squat / zercher squat
- **Ischio-jambiers :** RDL avec élastique
- **Épaules :** élévations latérales avec câbles croisés, position couchée
- **Trapèzes :** shrug bilatéral poulies écartées position basse

Si tu veux carrément avoir **la sélection des meilleurs exercices expliqués en vidéo avec @christophebonnefont** pour "rattraper un point faible" :

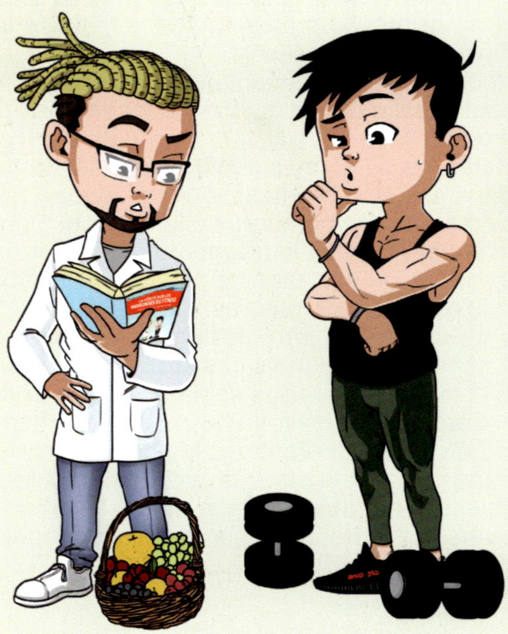

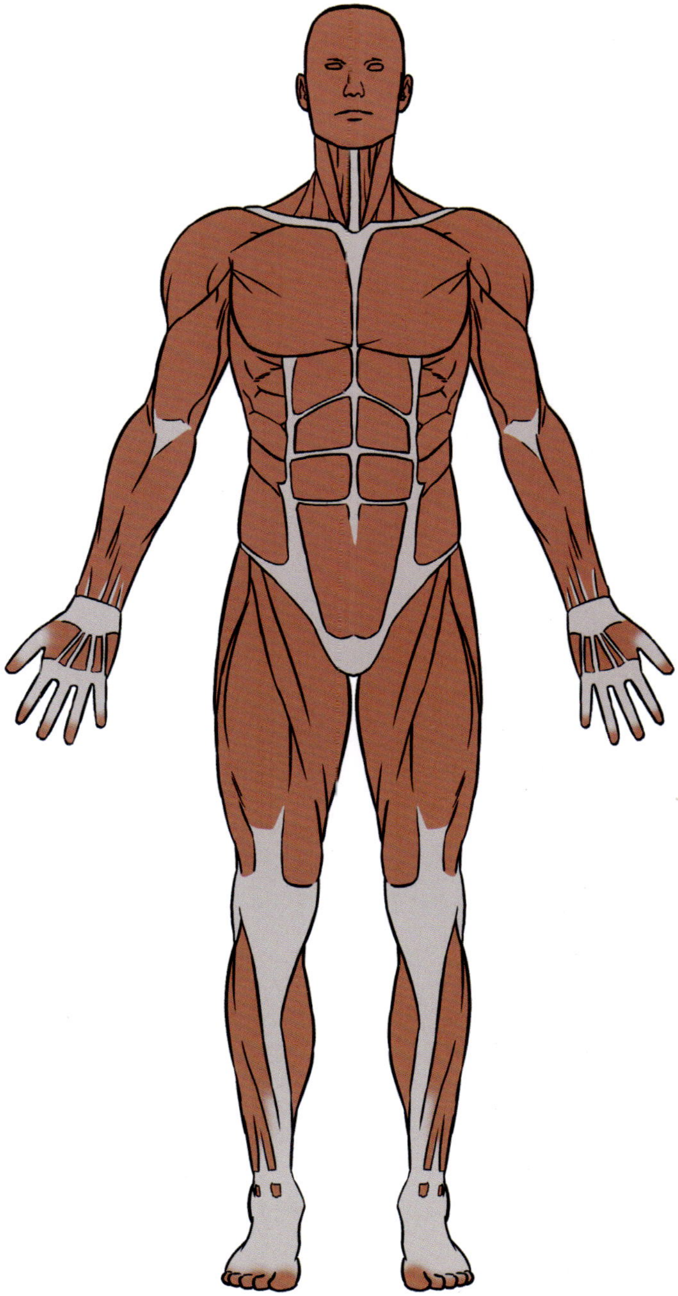

PARTIE III

MODE DE VIE

SOMMAIRE

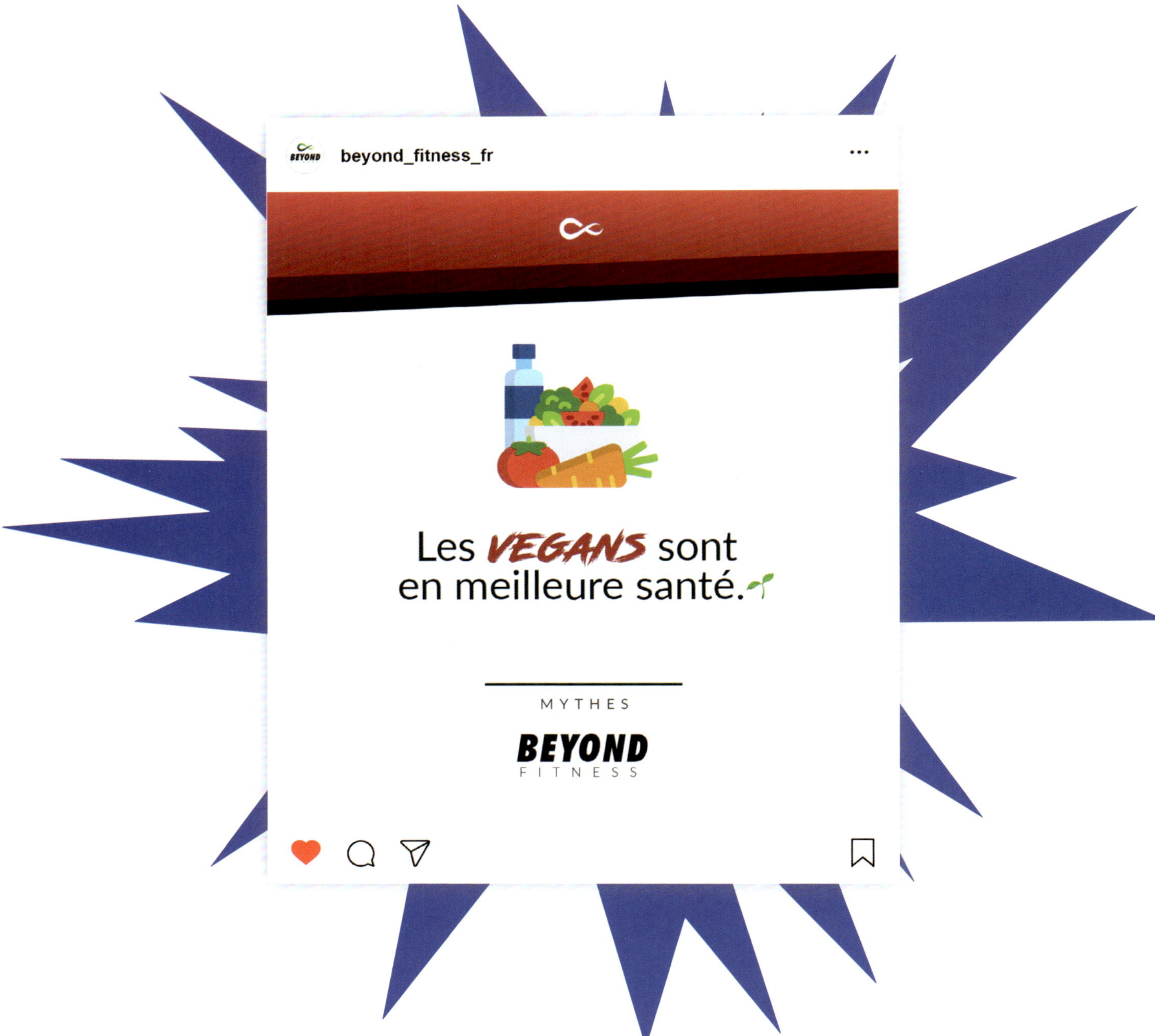
beyond_fitness_fr
Les VEGANS sont
en meilleure santé.
MYTHES
BEYOND
FITNESS

MYTHE 43 #VÉGÉTARIEN #NOMEAT #GOVEGAN

VEGAN/VÉGÉTARIEN/OMNIVORE : ÇA TE PARLE ?
On va déjà tenter de clarifier…
OMNIVORE : il n'a pas de restriction sur le "type" d'aliments comestibles.
VÉGÉTARIEN : il ne consomme pas de viande, mais certains choisissent de manger des œufs (ovo-végétariens) et/ou des produits laitiers (ovo-lacto-végétariens), du miel…
VÉGÉTALIEN OU VEGAN : une personne végétalienne ne consomme *a priori* pas de produits alimentaires issus de l'exploitation animale, ce qui inclut le fait de ne pas consommer de produits laitiers, d'œufs et de miel. Un vegan étend ce principe dans son mode de vie et de consommation en évitant d'acheter du cuir, ou en boycottant les cirques qui utilisent des animaux, par exemple.
→ Le but est d'éviter toute action qui favoriserait l'exploitation animale.

WILL : comme précisé dans le mythe n°7, je ne consomme personnellement pas de viande. Ce point peut sembler être un "détail", mais je le précise pour que tu ne te dises pas que l'on va simplement "attaquer" les végétaliens ou les végétariens.

POUR FAIRE PLAISIR À TOUT LE MONDE…
Il y a des points qui ne changent pas vraiment entre les différents choix d'alimentation :

- la réduction de la viande rouge hautement processée semble être une bonne idée pour les végétaliens/vegans, pour les végétariens ET pour les omnivores. (cf. mythes n°7 et 8) ;
- il semble intéressant de chercher à limiter la méthionine (acide aminé problématique qui se retrouve dans la viande musculaire) ;
- certaines sources de protéines végétales sont intéressantes pour les végétaliens/vegans, pour les végétariens ET pour les omnivores :
  > les pommes de terre ont un aminogramme exemplaire,
  > les champignons bien cuits sont une bonne source de protéines,
  > les lentilles pré-trempées, puis bien cuites, sont intéressantes,
  > les légumes verts bien cuits le sont également.

→ Le mythe n°19 en parle si tu souhaites plus de détails !

AVANTAGES ET INCONVÉNIENTS
Un régime végétarien se caractérise par une faible ingestion de graisses saturées et de cholestérol, due à une consommation plus importante de fruits, de légumes, de légumineuses et de céréales plus ou moins complètes.
→ Comme on l'a vu précédemment, une faible consommation d'AGS et de cholestérol ne semble pas favorable sur le long terme, encore moins si elle est accompagnée d'anti-nutriments et d'AGPIs en plus ou moins grosses quantités.

(BF) Les végétariens présentent une excellente santé dans la littérature, en particulier la littérature épidémiologique. Cependant, les végétariens ont, par définition, tendance à être plus soucieux de leur santé que le mangeur de viande moyen, en étant plus actifs tout en fumant et buvant moins que les non-végétariens.
Le mérite d'être en "meilleure santé" est-il donc dû à la non-consommation de viande en elle-même ou à d'autres facteurs de santé tout aussi importants ?
Dans de nombreuses études, le groupe végétarien a un pourcentage de masse grasse corporelle inférieure, avec un apport en fibres plus élevé, un meilleur apport en vitamines et un apport en antioxydants plus important que le groupe mangeant de la viande.

Une étude britannique sur plus de 60 000 personnes montre effectivement que les végétariens courent un moindre risque de cancer que les mangeurs de viande. Les mangeurs de poisson, quant à eux, semblent avoir aussi peu de risques de développer un cancer que les végétariens.
→ L'exclusion de la viande rouge principalement transformée industriellement (comme expliqué dans le mythe n°7) confère vraisemblablement une protection accrue contre le cancer dans un régime végétarien.

Lorsqu'on pèse le pour et le contre en examinant le taux de mortalité toutes causes confondues (qui est un bon indicateur de la santé globale), on trouve des résultats mitigés…

- Les végétariens au Royaume-Uni présentent une mortalité toutes causes confondues similaire aux mangeurs de viande.
→ Ce taux de mortalité peut même être légèrement plus faible chez les végétariens. Ces derniers semblent avoir une meilleure santé cardio-vasculaire, mais avec un risque accru de maladies non transmissibles, en particulier de troubles sanguins.
- Une deuxième étude présente également un taux de mortalité toutes causes confondues similaire chez les végétariens et les mangeurs de viande.
- D'autres études sur le végétarisme en Australie ont révélé qu'« un régime végétarien est associé à une moins bonne santé (plus de cancers, d'allergies et de troubles mentaux), à un besoin accru de soins de santé, et à une moins bonne qualité de vie » MALGRÉ le fait que les végétariens sont globalement moins gras et consomment moins d'alcool que les mangeurs de viande.
- Une autre analyse sur les seniors a révélé des taux de mortalité toutes causes confondues similaires chez les végétariens et les non-végétariens, malgré le mode de vie globalement plus sain des végétariens.

« BON, DU COUP, C'EST BIEN OU PAS ? »
Nous pouvons simplement conclure sur le fait qu'un régime équilibré qualitatif (omnivore) est globalement plus avantageux lorsqu'on considère tous les facteurs de santé : risques réduits de diabète de type II, pression artérielle plus faible, augmentation de la masse musculaire, plus grande perte de poids et santé métabolique accrue.
Nous ne sommes pas là pour trancher à ta place, mais simplement pour te permettre de te faire TON propre avis en considérant les données scientifiques actuelles.

SI TU VEUX LE NÔTRE, LE VOILÀ :
Éthiquement parlant, on rejoint totalement le côté "vegan" concernant la surconsommation de produits animaux, l'élevage intensif, la maltraitance animale, le coût écologique…

Maintenant, on lit et on entend un peu partout qu'on peut vivre "sans viande, sans produits laitiers et sans œufs" à condition de remplacer ses nutriments par des sources végétales. Sauf que, comme on l'a vu précédemment (mythes n°7, 8, 9, 12, 14, 16, 17, 18 et 19), ce n'est PAS aussi simple que ça.

C'est trop réducteur de penser qu'un gramme de protéine de soja équivaut à un gramme de protéine d'œuf. Même chose pour les minéraux. Même chose pour les vitamines.

La plupart des défenseurs du veganisme ne prennent malheureusement pas en compte l'assimilation, la biodisponibilité et la santé GÉNÉRALE du corps.

WILL : « J'ai été vegan pendant plusieurs années et je suis actuellement végétarien. J'ai recommencé à consommer des produits animaux issus de l'agriculture biologique le jour où j'ai pu moi-même travailler dans une ferme biologique sur Genève (Suisse).
Si un développement plus important de ma situation t'intéresse, va voir le point sur la viande. »

CONSEILS & APPLICATIONS PRATIQUES

CONSEILS POUR LES VÉGÉTARIENS / VEGANS

ON PRIVILÉGIERA :

✅ une réduction notable des principales sources d'anti-nutriments et d'AGPIs

✅ un suivi médical et/ou des prises de sang régulières pour anticiper au mieux les carences potentielles

✅ un suivi des différentes variables présentées dans le mythe n°49 (température, pouls, etc.)

✅ la consommation de protéines végétales bien préparées (fermentation, germination, exposition au soleil...)

ON ÉVITERA :

❌ la consommation de protéines végétales non préparées

❌ de penser que toutes les sources de nutriments se valent : remplacer 30 g de protéines d'œufs de bonne qualité par 30 g de protéines provenant de soja, même fermenté, ne se vaut pas sur le plan nutritionnel (même si sur le papier, c'est le même quota de protéines)

❌ le soja, le tofu, les haricots, le son de toutes les céréales la plupart du temps - tout particulièrement si tu ne les tolères pas bien

RAPPEL DU MYTHE N°79 :

- Le trempage permet de faire sortir de l'état de dormance (période pendant laquelle le développement est temporairement arrêté). Les inhibiteurs sont logiquement de moins en moins présents pour laisser la plante se développer. Après trempage, le stade de développement sera moins nocif pour notre propre organisme lors de la consommation.
- La germination permet d'optimiser ce qu'il se passe au niveau de la physiologie de la plante avec ce que l'on peut en tirer. On peut retenir qu'une plante qui se développe interagit différemment avec son environnement. Par exemple, la combinaison de 18 heures de trempage, suivie de 48 heures de germination avec exposition à la lumière (rien que ça) semble optimiser les valeurs nutritives du kulthi, un type de haricot consommé notamment en Inde.

En l'occurrence, on peut obtenir une diminution des oxalates et des tanins (anti-nutriments), et une augmentation de l'acide ascorbique ainsi que la quantité totale de protéines (aspect nutritif).

PARMI LES SOURCES DE PROTÉINES VÉGÉTARIENNES, ON PRIVILÉGIERA :

✅ le jus de pommes de terre

✅ les lentilles bien pré-trempées et bien cuites

✅ les champignons et les légumes verts feuillus bien cuits

✅ les sources qualitatives d'œufs et de produits laitiers pour ceux qui souhaitent en consommer (bio et local si possible)

✅ on essaiera aussi d'augmenter sa consommation de protéines : en général, les sources de protéines végétales sont moins riches en leucine (6 à 8 % des protéines totales) que les sources animales (8 à 11 %). De ce fait, les végétariens peuvent être amenés à consommer un apport journalier en protéines plus important.

BF suggère un total de 2,4 g/kg (ou la possibilité de se supplémenter en BCAAs), en plus de s'assurer que chaque repas présente un profil complet d'acides aminés et atteint le seuil minimal de leucine.

MYTHE 43 #VÉGÉTARIEN #NOMEAT #GOVEGAN

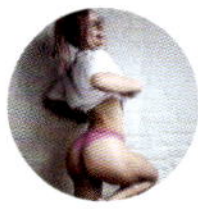

@aline_dessine

Être vegan sur le long terme sans y laisser sa santé exige de solides connaissances en nutrition. C'est compliqué, mais tout à fait possible. Les personnes souhaitant se lancer dans ce mode de vie sans les connaissances appropriées seront vite forcées de revenir à une alimentation plus classique face à d'éventuels problèmes de santé.
J'en ai fait l'expérience il y a quelques années, j'ai été vegan pendant 2 ans et j'en suis sortie avec une intolérance au fructose à force d'en consommer beaucoup trop, ainsi que de la colopathie fonctionnelle due à plusieurs erreurs nutritionnelles que j'ai faites.
Partant de ce principe, la plupart des vegans en bonne santé sont ceux qui ont su se renseigner suffisamment pour se créer une alimentation parfaitement équilibrée. Ce sont des gens soucieux et attentifs à leur santé et leurs besoins nutritionnels, ce qui n'est pas le cas de la plupart des omnivores. Les statistiques tendent donc à montrer que, proportionnellement, les vegans sont en meilleure forme, car la majorité des vegans connaissent leurs besoins et les prennent en compte pour se nourrir, ce qui n'est pas le cas de la majorité des omnivores. 🤓

@geeknfit

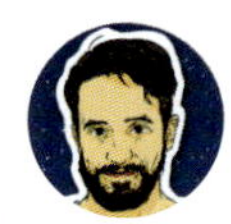

Je pense que tout ça provient d'une bonne grosse confusion. Les vegans font, de façon générale, plus attention à leur alimentation : on leur rabâche sans cesse qu'ils risquent gros sinon. Ils peuvent donc être en meilleur santé que l'omnivore moyen de ce point de vue. Ceci étant dit, beaucoup pensent qu'en se complémentant simplement en B12, hop, on couvre le seul défaut de l'alimentation végétalienne.
Or, non, on sait seulement que si on manque de B12 à moyen terme, on meurt, c'est ça la définition "d'essentiel" au sens de la médecine. Mais ça ne veut pas dire qu'on vit le mieux possible. Prenons pour exemple les études sur la créatine : quand les vegans/végétariens en prennent, ils améliorent plus leurs fonctions cognitives (Benton et Donohoe (2011) et Lukaszuk et al. (2002)) et aucun végétarien semble dans cette étude ne pas bénéficier de l'apport en créatine au niveau musculaire qui, je le rappelle, aide à avoir plus de force et d'énergie.
Autant dire que c'est une sorte de "carence non essentielle" qui aide pourtant à mieux vivre (un meilleur cerveau et de meilleurs muscles… J'appelle ça comme ça). Dire qu'une diète vegan peut combler tous les apports nécessaires à une santé optimale, ça serait sous-entendre qu'on sait avec précision ce qu'il faut pour une santé optimale…
Et la nutrition est un domaine encore en constante évolution.

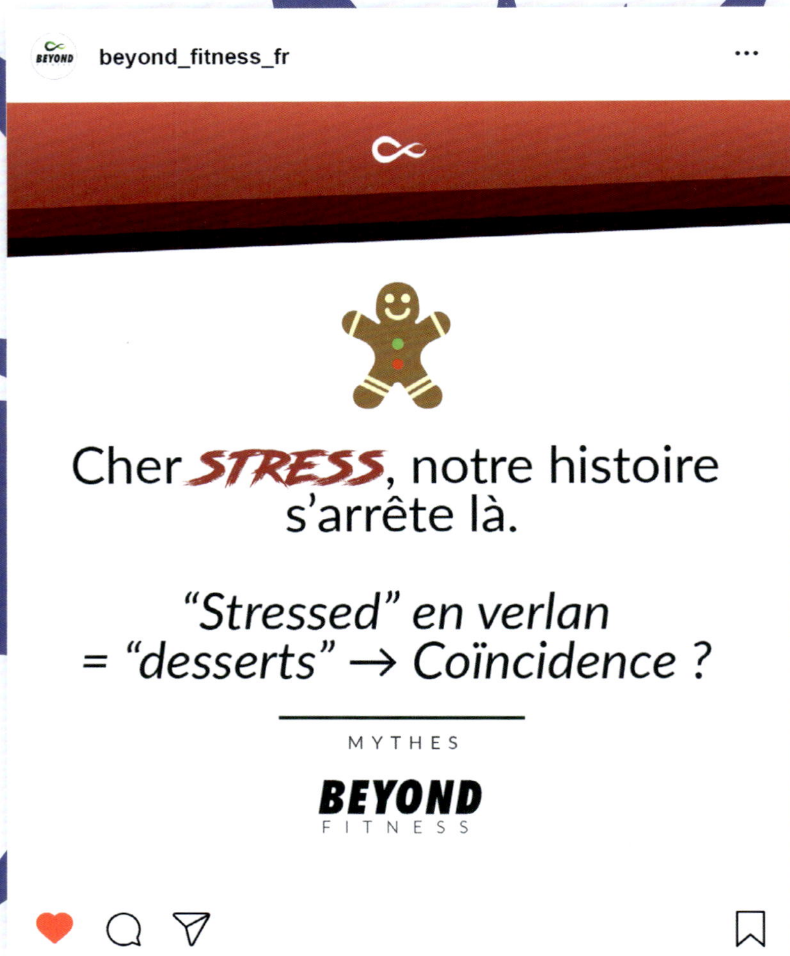
beyond_fitness_fr
Cher STRESS, notre histoire s'arrête là.
"Stressed" en verlan = "desserts" → Coïncidence ?
MYTHES
BEYOND
FITNESS

MYTHE 44 #STRESS #CORTISOL #DODO

CONSEIL : LIS CE POINT EN ÉTANT AUSSI DÉCONTRACTÉ(E) QUE POSSIBLE. INSPIIIIIRE. EXPIIIIIRE. OK, C'EST PARTI !
On entend parler du stress tous les jours, à toutes les sauces, mais saurais-tu réellement le définir ? De manière traditionnelle, le stress est une « agression de l'organisme par un agent physique, psychique, émotionnel entraînant un déséquilibre qui doit être compensé par un travail d'adaptation ».

« OK, COOL POUR LES COURS DE FRANÇAIS. SINON, ON EN DIT QUOI ? »

VERSION SIMPLIFIÉE : dans la plupart des cas, le stress démesuré est réellement néfaste pour la santé. Ses effets sont souvent sous-estimés. (BF) En version courte, le stress :

- te fait mourir prématurément,
- réduit tes capacités cognitives et santé mentale,
- diminue ta dépense énergétique et augmente ton appétit (principalement de sucres) → effet Kiss Cool inversé,
- réduit l'assimilation des glucides et des nutriments,
- réduit quasiment par deux le développement de la force ET la récupération,
- réduit la croissance musculaire tout en doublant le risque de blessures → **JACKPOT !**

« DÉMESURÉ ? C'EST-À-DIRE ? »
Si tu n'es pas capable de revenir à un certain équilibre, cela veut dire que tu t'éloignes d'un état de fonctionnement optimal pour ton organisme.
En revanche, si tu es capable de retrouver un équilibre, il se peut que ce "stress" ne soit pas problématique !
Il y a stress et stress. Tu veux comprendre la distinction entre *eustress* et *distress* ?

→ **CHECK LA VIDÉO**
"COMMENT GÉRER LE STRESS - *Eustress & Distress*"

« *Life is 10 percent what happens to you and ninety percent how you respond to it.* » (« La vie, c'est 10 % ce qui t'arrive et 90 % ce que tu en fais. ») Lou Holtz

→ Pour le stress, c'est EXACTEMENT pareil, la réalité nous imposera forcément des situations "stressantes", mais personne n'y réagira de la même manière.
Le même "stimulus" n'engendrera pas le même "stress" sur deux individus différents.

STRESS MUSCULAIRE :
→ Un bodybuilder pro fait quelques reps à 100 kg au développé-couché : aucun souci.
→ Un débutant essaie 100 kg au développé-couché parce qu'il trouvait "stylé" de bench à 100 kg : c'était sa dernière séance de l'année. Ce qu'on peut déjà retenir : pour un même stimulus (100 kg), le stress engendré sur le tissu musculaire (ou simplement sur le mec qui a laissé un pec sous la barre) ne sera pas pareil pour tous les pratiquants de musculation !
Le même stress peut avoir un effet différent sur une même personne. Question pour toi : dans quelle situation vas-tu pouvoir le mieux tolérer le facteur de stress suivant ?

- Ton boss arrive au bureau énervé. Toi, tu es arrivé(e) en retard sans avoir rien mangé, tu étais déjà sous stress et il te tombe dessus pour un truc pour lequel tu n'es même pas responsable.
- Ton boss arrive au bureau énervé. Toi, tu es arrivé(e) à l'heure et tu as pu manger tranquillement ton petit déjeuner préféré ce matin. Tu as passé une bonne nuit et tu es globalement de bonne humeur. Ton boss te tombe dessus pour un truc pour lequel tu n'es même pas responsable.Dans quel cas as-tu le plus de chance de vriller et de te faire virer parce que tu n'as pas su te retenir de l'insulter ?

PRO TIP : tu as sûrement aussi compris. Si un jour tu dois discuter d'un truc important avec quelqu'un : **MANGE QUELQUE CHOSE AVANT !** Vous serez plus calmes et plus aimables tous les deux. **#CARBSPOWER**

Ce qu'il faut retenir, pour le sport notamment, c'est que l'on ne peut pas faire face à tout type de challenge de la même manière si on ne possède pas assez de ressources.
La bonne nouvelle : on peut donc faire face au stress si on possède les bonnes ressources et en quantités suffisantes.
La mauvaise nouvelle : on peut très bien rester dans une sorte de cercle vicieux, tant qu'on n'a pas pu trouver comment restaurer son équilibre.

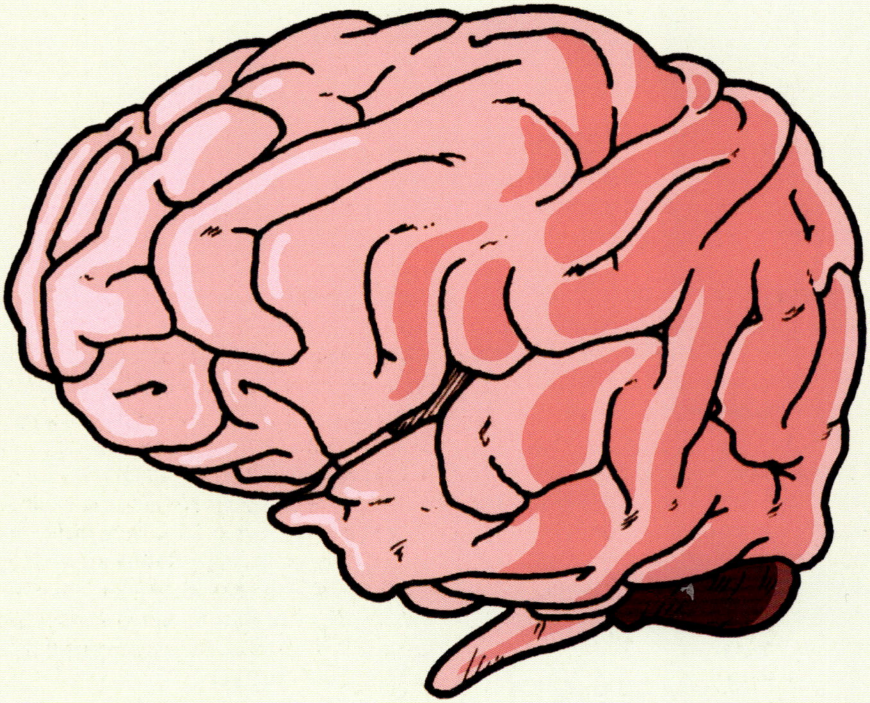

CONSEILS & APPLICATIONS PRATIQUES

WILL : dans le module 2 de la formation Nerdy Muscle Academy (NMA), on parle de ce qui te permet de sortir d'un état de stress avec mon collègue @the.fitness.way.
Voici un résumé de ce que tu peux faire pour sortir d'un état de stress chronique

ALIMENTATION 🍏
Réfère-toi déjà à la liste des aliments recommandés
- Avoir suffisamment d'énergie disponible (gestion du glycogène, notamment)
- Graisses saturées > Graisses insaturées (voir dans les détails physiologiques), manger davantage de cholestérol peut également aider !
- Aminogramme équilibré dans nos apports en protéines
- Éviter de consommer uniquement de la viande musculaire, ajouter par exemple du collagène ou de la glycine dans ce cas (voir mythe n°8)
- De manière générale, pouvoir produire tes propres hormones sexuelles stéroïdiennes (progestérone pour mesdames / testostérone pour messieurs) te permettra de contrebalancer les réactions de stress relatives aux œstrogènes et au cortisol.

SOMMEIL RÉPARATEUR zzz
- Disponibilité en énergie pour notre corps qui est actif pendant la nuit, notamment notre cerveau qui consomme 20 kcal par heure (5 g de sucre/heure) !
- Le cerveau possède aussi ses réserves de glycogène au niveau des astrocytes ! Nourris-le !

SPORT 💪
- Stimulus physique adapté (pour toi, en ce moment) Oui, on peut en faire trop !
#NoPainNoGain
- Disponibilité en énergie lors de l'effort, soit assez de nutriments "autour" de l'effort va voir le mythe n°31 sur la fenêtre anabolique si ce n'est pas déjà fait

ENVIRONNEMENT "STRESSANT" 😖
- Prévois des "snacks sains" pour les périodes de stress, pour faire face aux demandes supérieures d'énergie sans faire de mauvais choix alimentaires. Prévoir des fruits frais facilement accessibles = gestion de champion !
- Méditation/pleine conscience/respiration de yoga (type Viloma, par exemple)
- Apprendre à dire NON...
> aux supérieurs hiérarchiques quand la charge de travail/étude est déjà trop importante
> à la famille, à ton entourage, à tes potes fatigants qui veulent absolument te faire sortir en boîte/boire un shot/te faire skip le jour des jambes...
- Ne pas se surexposer à la lumière bleue, obtenir suffisamment du spectre rouge ! Tu verras dans le mythe n°46 que la lumière fait aussi partie de tes "ressources" (plus ou moins directement)

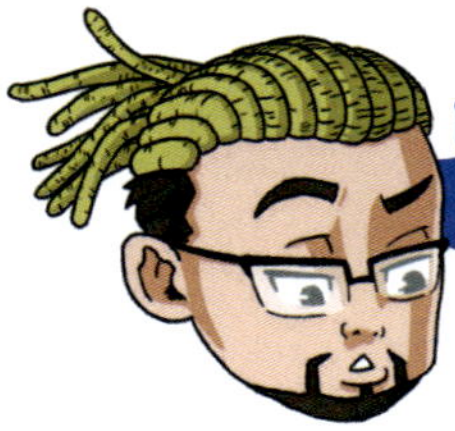

DÉTAILS PHYSIOLOGIQUES

DIFFICILE DE PARLER DE STRESS SANS MENTIONNER LE CORTISOL.

QUEL EST SON RÔLE ?

Il faut distinguer une sécrétion chronique (prolongée) d'une situation aiguë (ponctuelle) de cortisol.
→ Le cortisol est sécrété notamment lorsque l'on manque ponctuellement d'énergie OU que l'on doit mobiliser de l'énergie pour une question de survie. Dans ces deux cas, le cortisol joue parfaitement son rôle : priorité à la survie et ça fonctionne bien !
→ (BF) « Une production de cortisol chroniquement élevée peut perturber l'axe hypothalamo-hypophysaire. » D'ailleurs, on constate que le cortisol interagit avec de nombreuses autres hormones dans l'article de Menno Henselmans sur les hormones et la perte de graisse.

STRESS PSYCHOLOGIQUE

(BF) « Puisque vos hormones contrôlent et interagissent avec de nombreux systèmes différents du corps, des perturbations du système hormonal peuvent affecter le corps tout entier.

C'est particulièrement vrai dans des circonstances telles qu'un *burnout* ou un stress post-traumatique. Nous ne considérons souvent que l'aspect psychologique de ces phénomènes, alors que le corps tout entier est affecté, puisque le cortisol relie directement le corps au psychisme. »

TRISTAN : J'ai fait une super rencontre inattendue l'année dernière : mon premier burnout. Suite à un enchaînement de galères professionnelles et personnelles - moi qui ne suis quasiment jamais malade -, j'ai enchaîné :

- Bronchite
- Gastro
- Deux intoxications alimentaires coup sur coup
- Une longue fièvre qui s'est avérée être une grippe pour ensuite laisser place à la pire angine bactérienne de ma vie pour gentiment finir sur une rage de dents due à cinq caries qui sont apparues comme ça du jour au lendemain. Cinq. C-I-N-Q.

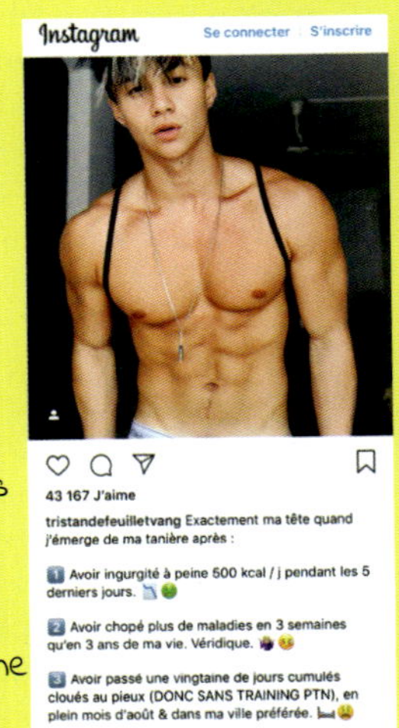
Instagram
Se connecter
S'inscrire
43 167 J'aime
tristandefeuilletvang Exactement ma tête quand j'émerge de ma tanière après :
1 Avoir ingurgité à peine 500 kcal / j pendant les 5 derniers jours.
2 Avoir chopé plus de maladies en 3 semaines qu'en 3 ans de ma vie. Véridique.
3 Avoir passé une vingtaine de jours cumulés cloués au pieux (DONC SANS TRAINING PTN), en plein mois d'août & dans ma ville préférée.

RÉSULTATS : impossibilité de m'entraîner et m'alimenter. 4 kg en moins sur un mois et les trois quarts du mois d'août passé au lit. **#CimerLeStress**
C'est dur de se faire une idée de ce qu'une bonne réaction de stress systémique peut engendrer sur notre système immunitaire général mais, crois-moi, une fois que tu as testé, tu évites de recommencer.

STRESS ET RÉCUPÉRATION

(BF) Les effets délétères du stress sur la récupération de la force après l'entraînement ont été soulignés par différentes études. L'une d'entre elles a révélé que la différence de récupération allait du simple au double.

Vie stressante ? Multiplie ton temps de récupération par deux, c'est cadeau !

Une autre étude a montré que le risque de blessures est pratiquement doublé lors de périodes de stress scolaire important chez des joueurs de football américain et que le stress scolaire peut jouer un rôle encore plus important que le stress physique causé par l'entraînement lui-même.
Cela n'a rien de surprenant, et les professionnels de la santé le savent depuis longtemps : le stress rallonge jusqu'à 40 % le temps de guérison de nombreuses pathologies, même de simples plaies.
En tant que tel, un bon programme d'entraînement devrait tenir compte du stress subi par l'individu.
Un sportif stressé aura besoin d'une fréquence ou d'un volume plus faible pour pouvoir récupérer de ses entraînements.

Stress et alimentation

(BF) Le cortisol rentre en conflit avec la testostérone, créant une diminution du rapport testostérone/cortisol.
→ Cela entraîne souvent une baisse de l'assimilation et de l'utilisation des nutriments.

Rappel : Le cortisol augmente la lipolyse dans un premier temps et, paradoxalement, va ensuite favoriser la lipogenèse abdominale (qui est plus dangereuse).
L'insuline favorise le stockage, mais aide à l'absorption du glucose dans la cellule alors que le cortisol fait l'inverse.

→ En d'autres termes, être stressé, même sur une courte période, peut :
- réduire la dépense énergétique de plusieurs centaines de calories par jour,
- tout en altérant l'oxydation des graisses,
- et en diminuant l'anabolisme.

Conclusion de l'étude

Plus de stress > plus de gras > moins de muscle. Nickel.
La différence cumulée se traduit par 435 kJ, soit environ 100 calories de différence par jour, une différence qui pourrait ajouter 5 kg par an – on extrapole, mais ça te donne une idée !

Bonus : Dans cette même étude, le groupe qui a consommé la portion de repas avec la plus grande quantité de graisses insaturées (huile de tournesol) a réagi en augmentant significativement le taux de glucose sanguin post-repas plus haut que le groupe qui a consommé des graisses saturées. 😬
→ Même si on ne peut extrapoler la réaction à un seul repas comme étant un facteur majeur de perturbation de la glycémie, tu comprendras que c'est encore un effet sympa des AGPIs. Les mythes n°10 à 13 te donneront plus de détails sur les graisses à privilégier.

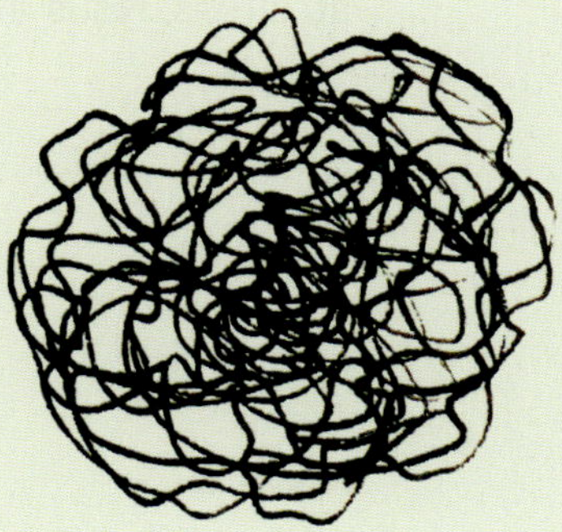

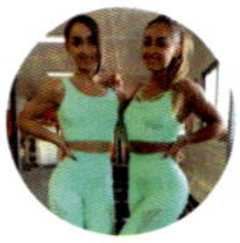

@twinsb_fit

Clara : Si tu espères perdre du poids et continuer à progresser sur la Montagne des #Gainz tout en étant stressé... Tu peux d'ores et déjà t'attendre à faire les montagnes russes...

@tristandefeuilletvang

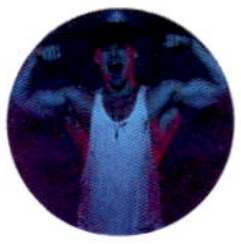

Exact ! Un bon grand huit avec plus de descentes que de montées !
Rappel, le stress n'est PAS ce qui nous arrive, mais bien notre RÉPONSE face à ce qui nous arrive. Nuance.
De la même manière qu'on peut dire non à un fast food de merde ou à un "bon" kebab, on peut aussi choisir de dire non au stress. Nous avons TOUJOURS le choix de nos réponses.

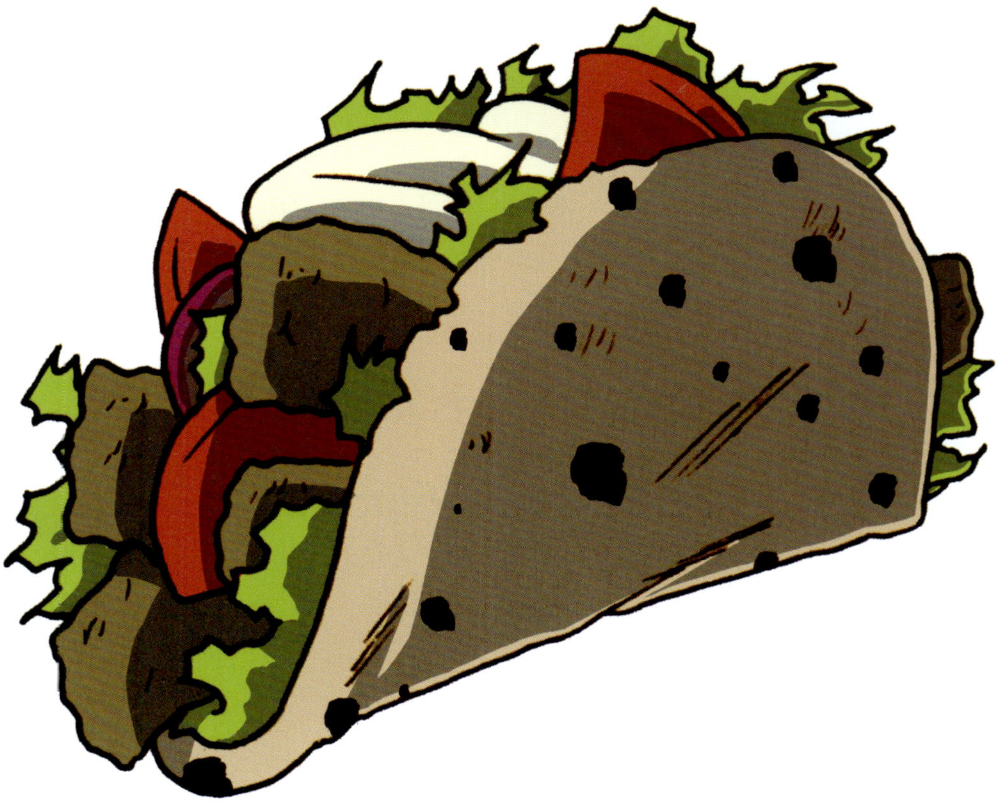

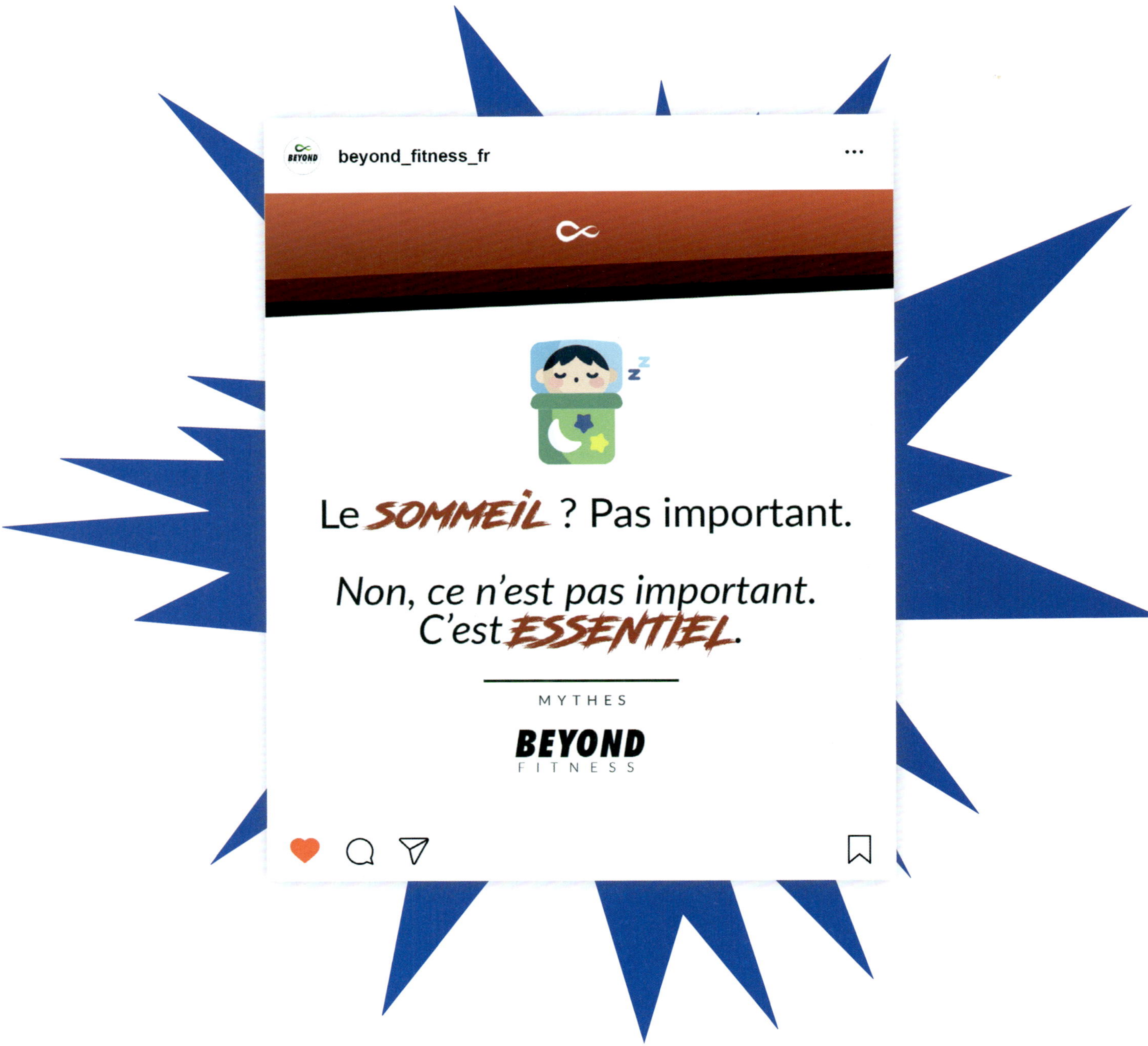
beyond_fitness_fr
Le SOMMEIL ? Pas important.
Non, ce n'est pas important.
C'est ESSENTIEL.
MYTHES
BEYOND
FITNESS

Maintenant que tu as compris pourquoi et comment le stress affectait négativement tes performances, ton métabolisme et ta santé globale, on passe un cran au-dessus !

(BF) Le manque de sommeil est sans doute encore plus néfaste pour l'entraînement et la santé que le stress chronique, parce qu'il te rend encore plus vulnérable au stress, sans compter la multitude d'effets négatifs sur l'ensemble des systèmes du corps.

On récapitule les datas scientifiques, le manque de sommeil :
- fait manger plus → dormir 6 heures au lieu de 8 augmente ta consommation de calories de 20 % ;
- diminue ton activité métabolique MALGRÉ une augmentation de ton activité physique ;
- abaisse ta production de testostérone ;
- augmente et dérègle la sécrétion de cortisol de 50 % ;
- augmente la proportion de masse grasse au détriment de la masse musculaire → détaillé ci-après ;
- augmente ta résistance à l'insuline ;
- diminue tes performances, ta sensation de bien-être et ton fonctionnement cognitif → on a besoin de te rappeler la productivité de ta dernière matinée de travail après une grosse soirée ou ça ira ?

« Ok, il faut dormir ! Mais combien de temps ? »
(BF) 8 heures de sommeil semble être une moyenne admise par la communauté scientifique de manière globale, MAIS on parle ici principalement de personnes sédentaires.

Il est très fortement possible que la quantité (et la qualité) de sommeil requises par des personnes s'entraînant régulièrement augmente en fonction de la récupération nerveuse et musculaire nécessaire.
À savoir : de manière anecdotique, on tend à avoir besoin de plus de sommeil lorsque l'on se rapproche d'un faible pourcentage de masse grasse.

Tips : on te conseille de rajouter à peu près le temps que tu passes à t'entraîner de manière effective (ne prends pas en compte le temps sur ton téléphone) à la moyenne recommandée pour optimiser.
→ Tu pousses une heure (corps de séance) par jour. Tu rajoutes une heure aux 8 heures recommandées.

Tristan : Je confirme… J'ai dormi trois fois 12 heures STRAIGHT les trois jours qui ont suivi le tournage de cette vidéo… 😂

« Ok pour la quantité ! Mais il y a aussi une notion de qualité, non ? »
Eh oui ! Dormir 8 heures d'affilée comme un bébé en compagnie de sa moitié (lorsqu'elle ne prend pas toute la couette) OU dormir 10 heures avec deux pauses pipi en plein milieu ne se valent absolument pas.
Bonne nouvelle : un des avantages considérables du fait de faire de la musculation est l'amélioration notable de la qualité du sommeil.

Tips : Lorsqu'on parle de qualité de sommeil, le but est principalement d'essayer de dormir sans interruption avec suffisamment de ressources énergétiques pour profiter du sommeil le plus réparateur possible.
En bref, le sommeil sera toujours un facteur primordial ! 🛏️

L'influence du sommeil sur la perte de poids
Pour t'aider à comprendre comment un sommeil adapté peut t'aider à devenir athlétique ("*lean*") ou même t'aider à le rester, on va quand même te donner un exemple concret.

Dans cette étude, les sujets ont mangé en déficit calorique pendant deux semaines :

- Le premier groupe dormait 8h30,
- Le second dormait 5h30.

→ Les DEUX groupes ont perdu le même poids total (2,9 kg et 3 kg), mais n'ont pas perdu le même TYPE de poids !

→ Le groupe qui n'a dormi que 5h30 a perdu au final près de 2,3 fois moins de graisse (0,6 kg vs. 1,4 kg) que le groupe qui a dormi 3 heures de plus.

Le manque de sommeil, dans ce cas, a vraiment freiné la perte de graisse. Le poids perdu a donc été puisé ailleurs, soit exactement là où on ne voulait pas en perdre !

→ Ce groupe a perdu bien plus de masse musculaire !

COMMENT ON OPTIMISE FACILEMENT SON SOMMEIL ? ON T'EXPLIQUE TOUT ÇA !

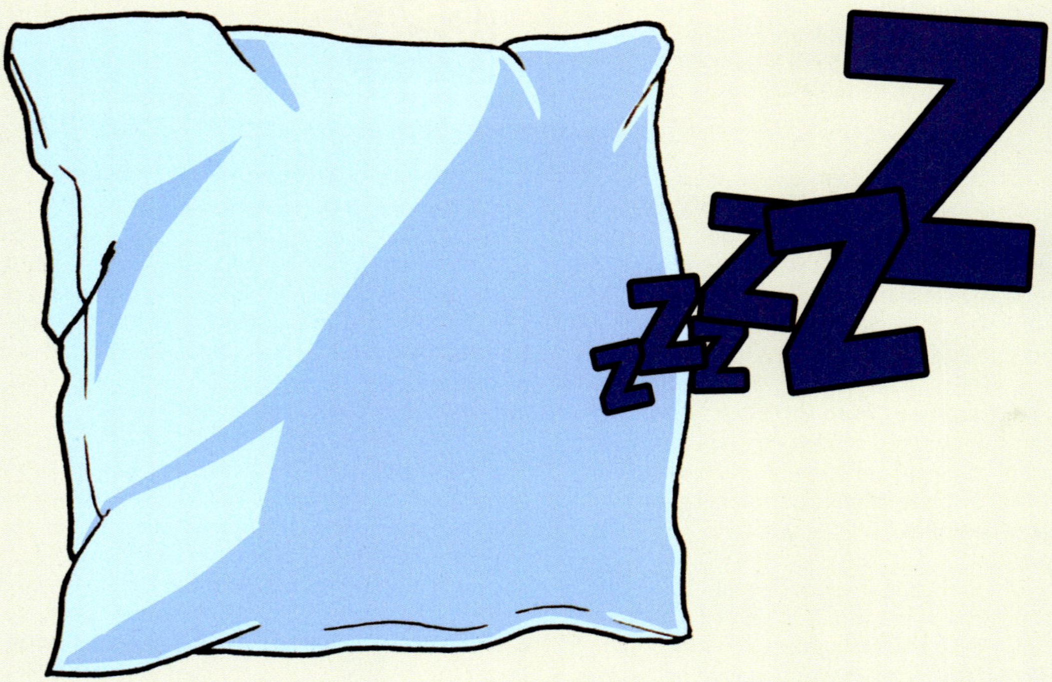

CONSEILS + APPLICATIONS PRATIQUES

CE QUI PEUT CLAIREMENT T'EMPÊCHER DE BÉNÉFICIER D'UN SOMMEIL RÉPARATEUR :

- Boire de l'alcool avant de dormir
- Te prendre une belle lumière incandescente en pleine face avant d'aller te coucher
- Avoir pris ton dernier café trop tard, surtout si tu es sensible à la caféine

PS : Si tu réussis à t'endormir avec de la caféine dans le sang, cela signifie que ta santé métabolique est généralement bonne !

- Être très, mais alors TRÈS mauvais en maths

→ Prends ton heure de réveil, retire 8 ou 9 heures, et voilà ton heure de coucher.

Si tu peux te le permettre, endors-toi approximativement à la même heure chaque jour (à 1 heure d'intervalle près), mets un réveil 9 heures plus tard et si ton corps se réveille seul avant, écoute-le !

CE QUI PEUT BOOSTER TON SOMMEIL :

- Dormir dans le noir complet sans le moindre bruit parasite
- S'exposer à la lumière du soleil dans la journée, de préférence avant midi
- Avoir une température qui te convient dans la chambre, aux alentours de 19°C est considéré comme optimal
- Investir dans une literie de qualité, matelas et oreiller compris

→ Si tu réussis à améliorer la qualité de ta literie, étant donné que tu y passeras près d'un tiers de ta vie, soit plus de 25 ans, ça peut être un bon investissement !

→ Rajoute à ça les sept ans que tu passeras à attendre Morphée en étant conscient dans ton lit, et là ça devient VRAIMENT un bon investissement !

- Être régulier dans ses heures de coucher et de réveil

→ Avoir un rythme circadien fixe est définitivement plus important que "se coucher tôt". Désolé maman, c'est la science qui le dit !

- Dormir sans interruption

→ Réduis l'absorption de liquides peu nutritifs avant d'aller te coucher

CONSEILS & APPLICATIONS PRATIQUES

ATTENTION À LA QUANTITÉ D'EAU QUE TU BOIS AVANT DE DORMIR !
Si ça t'empêche de dormir parce que tu vas trois fois aux toilettes pendant la nuit, trouve autre chose ! 🤭
Un peu de lait ou des jus de fruits de bonne qualité avec une pincée de sel, par contre, ça peut te changer la vie ! Comme toujours : teste et choisis ce qui te correspond.

MÉDITATION / RESPIRATION
La relaxation améliore significativement la qualité du sommeil. Essaie juste de vider la charge mentale présente dans ta tête au moment où tu cherches à t'endormir. Le but n'est pas de penser à "rien", mais de penser à ce qui ne provoquera pas de réponse émotionnelle intense chez toi. Pense simplement à tes inspirations et expirations, tout en essayant de chasser chaque pensée "superficielle"
et… bonne nuit !

TRISTAN : je t'explique ma méthode d'endormissement juste là si besoin.
Ça me permet de m'endormir quasiment partout en moins de 2 minutes depuis que je la pratique. Crois-moi, ça a VRAIMENT changé ma vie. 😅

UN PRÉ-DODO #BEYONDFITNESS
Mélange quelques ingrédients qui favorisent un bon sommeil comme :
- Une source de sucres, si possible saine et digeste,
- Une source de graisses saturées comme de l'huile de coco ou des graisses laitières de qualité - il est plus probable que cela diminue la réaction de stress.

→ Deux boules de glaces de qualité (avec maximum UNE ligne d'ingrédients, si possible du bio) avec un peu de fruits par exemple. Les réserves de glycogène de ton cerveau te remercieront aussi !

DÉTAILS PHYSIOLOGIQUES

Il y a une régulation dite “neuroendocrinienne” pour le sommeil.

On ne s’en rend pas forcément compte, mais la leptine peut fluctuer de manière importante si l’on dort moins de 4 heures. On se sent moins rassasié !

On peut aussi augmenter notre sensation subjective de faim si l’on ne dort pas assez. On voit les niveaux de ghréline augmenter.
CE N’EST DONC PAS "JUSTE DANS TA TÊTE".
Si tu as faim alors que tu as trop peu dormi, c’est… normal !

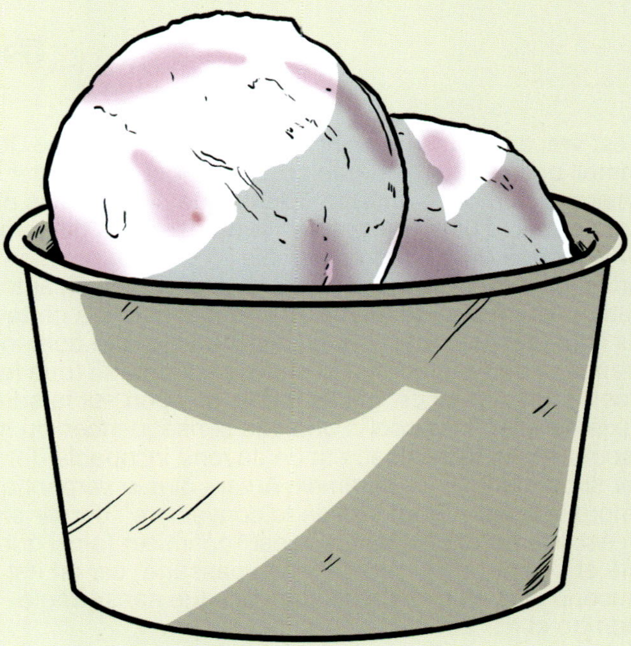

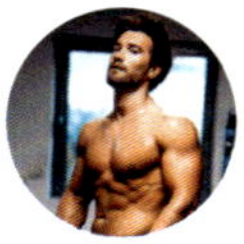

@quentinrandis

Je n'ai pas de temps à perdre, je dormirai quand je serai mort !" Yes, bah ça ne devrait pas tarder… "Dans l'étude Whitehall II, des chercheurs britanniques ont découvert que moins de cinq heures de sommeil a doublé le risque de décès par maladie cardiovasculaire – qui est la première cause de décès aux États-Unis, selon le CDC" (agence américaine chargée de la protection de la santé publique, nde).
Ouais… ça fait mal ! De plus, sans même parler de ça, moins tu dors, plus tu augmentes tes chances de tomber malade, et pire encore pour un sportif, de te blesser, mon ami ! Et autant te dire que ta progression sportive… tu peux l'oublier !

@geeknfit

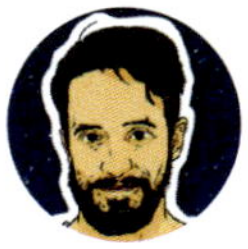

S'il est vrai que tout le monde n'a pas la même durée de sommeil optimal, tu gagneras probablement à rallonger cette dernière. Selon cette analyse scientifique de multiples études (Bonnar et al., 2018) sur le sujet, avoir des nuits de sommeil de minimum 9 ou 10 heures semble être l'idéal pour les sportifs. On pense souvent que 6 heures sont suffisantes (et uniquement pour le mental, ça peut convenir à certains), mais il ne faut pas oublier que l'activité physique demande plus de repos et de réparations qu'une vie sédentaire (que je ne te conseille pas quand on voit les effets du sport sur la santé). Deuxième effet "kiss cool" : une des conséquences du manque de sommeil sur le cerveau est de devenir incapable de juger si on manque de sommeil. Autant dire le serpent qui se mord la queue. Pour finir de te convaincre : dormir plus, ça n'est pas perdre du temps, c'est l'optimiser (ainsi que sa santé et son bonheur personnel au passage) car on est beaucoup plus efficace avec sommeil que sans (Engle-Friedman et al., 2018).

MYTHE 45 #STRESS #CORTISOL #DODO

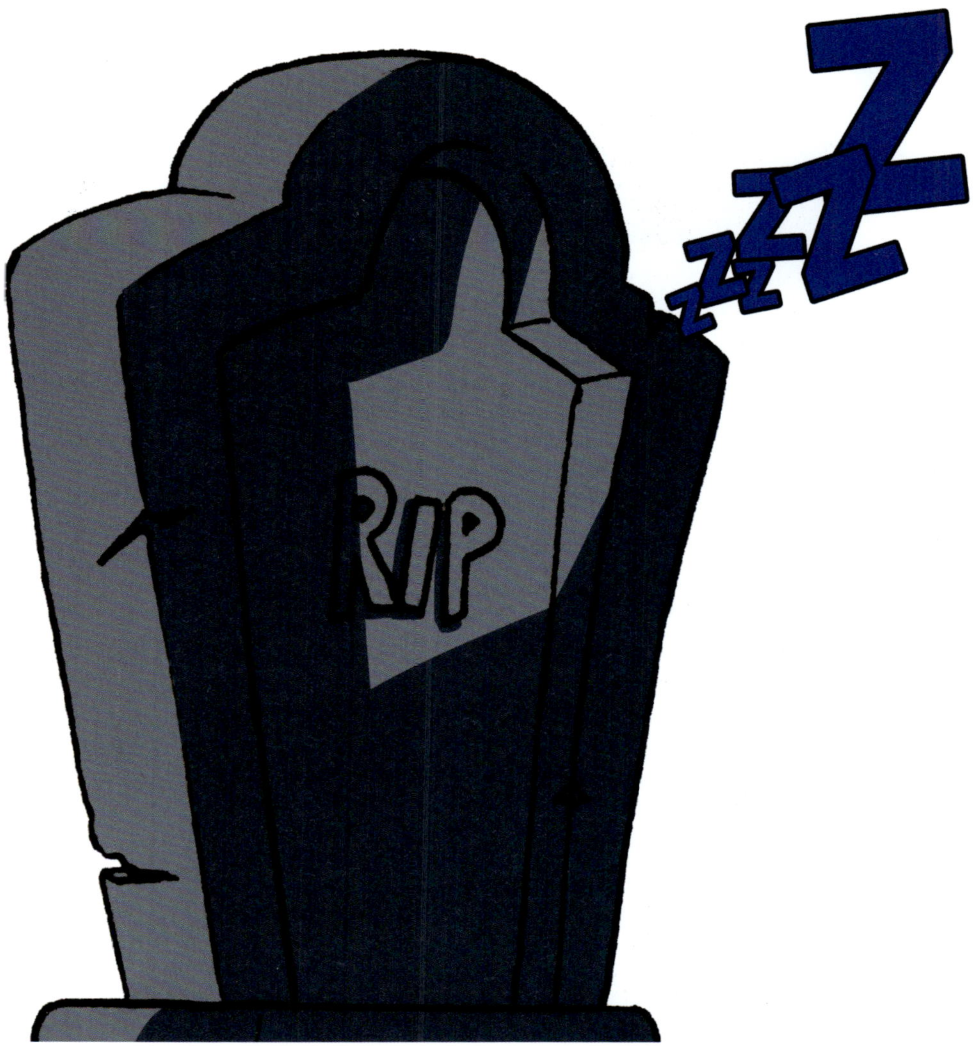

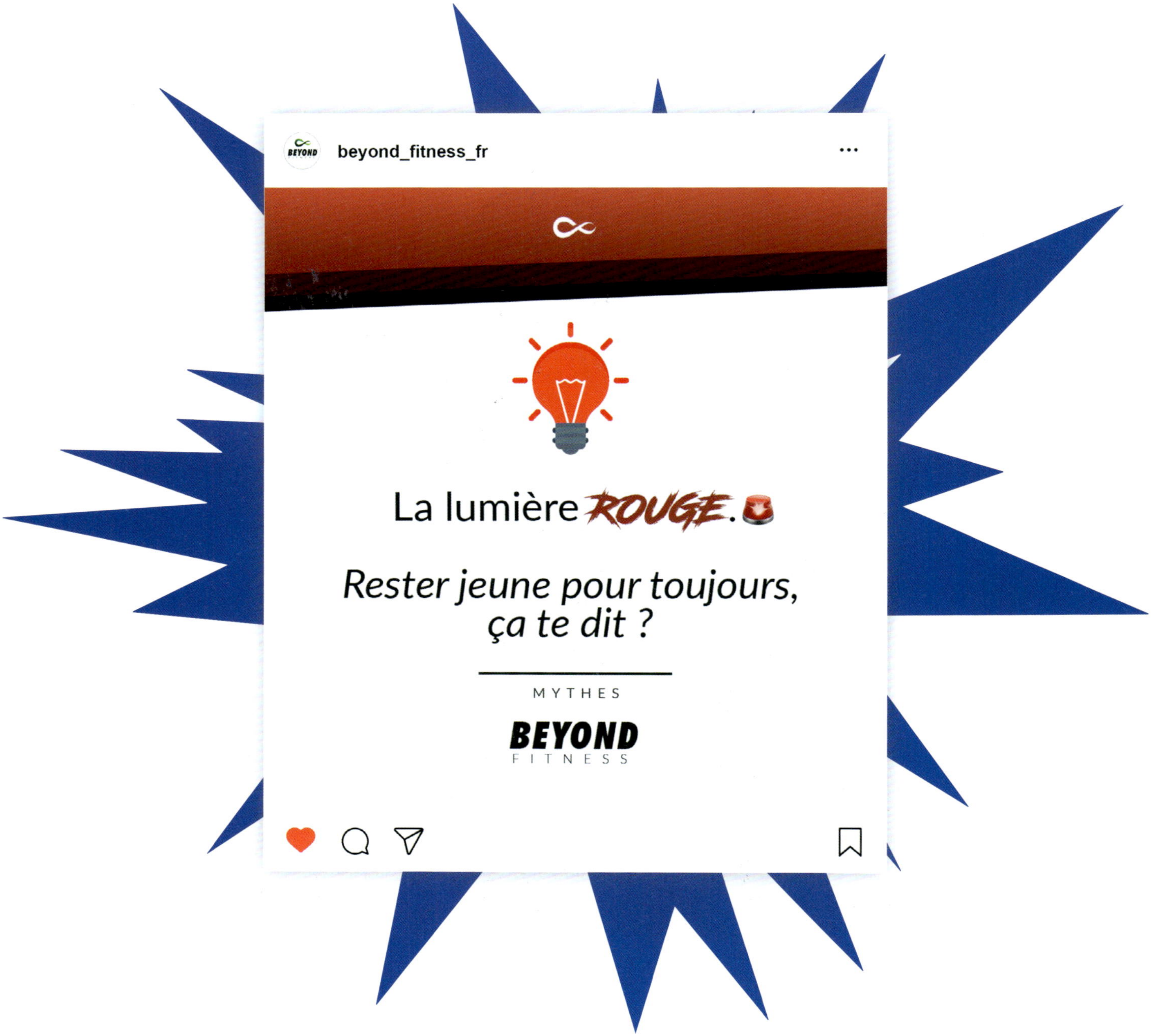
beyond_fitness_fr
La lumière ROUGE.
Rester jeune pour toujours, ça te dit ?
MYTHES
BEYOND
FITNESS

SI TU N'ES PAS ENCORE AU COURANT, LA LUMIÈRE N'EST PAS UNIQUEMENT DESTINÉE AUX PLANTES.
Par contre, comme on ne veut pas passer pour des allumés, on va tâcher d'être solides dans le *back-up* scientifique. Laisse-nous t'éclairer sur le sujet !
MERCI WILL POUR LES JEUX DE MOTS.

HISTOIRE DE LA LUMIÈRE ROUGE

Plus sérieusement, la luminothérapie existe depuis que les plantes et les animaux sont sur Terre.
Nous bénéficions tous, dans une certaine mesure, de la lumière naturelle du soleil, jusque-là, pas de surprise.
Non seulement la lumière du soleil interagit avec le cholestérol de la peau pour aider à former de la vitamine D3 (ayant ainsi un bénéfice pour tout le corps), mais la partie rouge du spectre de lumière visible (600 à 1 000 nm) interagit également avec une enzyme métabolique clé dans les mitochondries de nos cellules.
La luminothérapie contemporaine existe depuis la fin des années 1800, peu de temps après que l'électricité et l'éclairage domestique n'aient été popularisés. Niels Ryberg Finsen sera l'un des premiers à expérimenter la lumière comme traitement contre les maladies.
Finsen a ensuite remporté le prix Nobel de médecine en 1903, et a obtenu un grand succès dans le traitement de nombreuses maladies avec le pouvoir de la lumière "concentrée". Le dernier développement a été l'introduction des dispositifs LED et des lasers.
Au fur et à mesure que de plus en plus de couleurs devenaient disponibles sous forme de LED et que l'efficacité de la technologie commençait à s'améliorer, les LED sont devenues le choix le plus logique et efficace pour la luminothérapie, et sont aujourd'hui la norme dans l'industrie, avec une efficacité toujours croissante. Depuis, des dizaines de milliers d'études ont été réalisées.

ET ELLES DISENT QUOI, TOUTES CES DATAS ?

Accroche-toi, car on a collaboré avec des passionnés pour te documenter cette partie. On y vient à la fin.

VOCABULAIRE UTILISÉ

PBM (PhotoBioModulation) : la photobiomodulation est le principe de stimulation de l'activité des mitochondries (au cœur) des cellules, par l'utilisation de lumières spécifiques, à une certaine fréquence.
La PBM comprend plusieurs types de lumière, mais

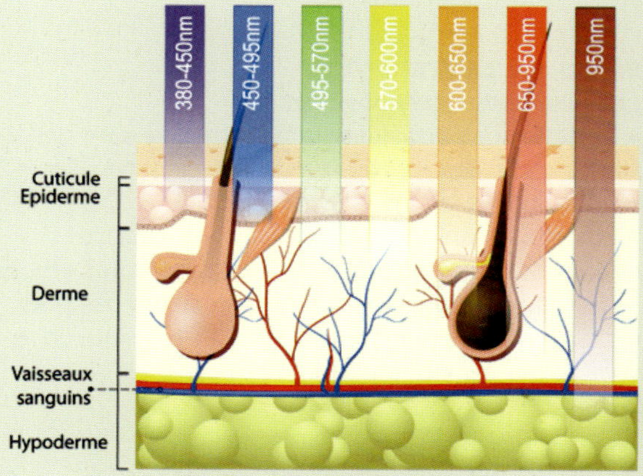

Crédits : Passion-Orchidée

RLT (*Red Light Therapy*) : une des thérapies à la lumière rouge qui fait partie du principe de PBM.
Note : on parle aussi des fois de LLLT pour décrire le même procédé, à plus faible puissance, *Low Level Laser Therapy*.

Selon les experts de la thérapie à la lumière rouge, une bonne partie des effets bénéfiques de la **#REDLIGHTTHERAPY** viendrait des effets systémiques, c'est-à-dire de l'impact sur l'ensemble du corps.
SPOIL : ces effets auraient un potentiel É-N-O-R-M-E.

#FIRSTTHINGSFIRST : les méta-analyses et revues sur la *Red Light Therapy* et la PhotoBioModulation
• Favorise un meilleur contrôle de la douleur et peut potentiellement réduire la prise d'antalgiques lors de cas cliniques.

• Efficace pour prévenir et guérir de problèmes cognitifs en réduisant les dommages neurodégénératifs subis par le vieillissement des cellules.
• Semble extrêmement prometteur pour toute une panoplie de pathologies et montre des effets bénéfiques au niveau des cellules souches (la base de la constitution de notre organisme), en complément avec la PBM.

EFFETS SUR LA FERTILITÉ ET LES HORMONES REPRODUCTIVES
• RLT efficace pour élever la testostérone sans dégâts sur les testicules, les résultats varient selon les jours et les données sur les rats.
• Efficace et sans danger dans certains spectres et dans certaines puissances, selon différentes études.
→ La lumière rouge ne semble pas dangereuse pour les testicules. La lumière NIR, elle, à très haute dose, semble problématique.

On parle souvent d'augmentation de la testostérone grâce à la lumière rouge en citant un papier qui l'augmente par un mécanisme totalement différent d'exposition ("bright light exposure", qui comprend le spectre bleu de la lumière).

Il est donc important de faire un travail correct de revue de la littérature !

EFFETS SUR LES HORMONES THYROÏDIENNES
• Sûr et efficace pour traiter l'hypothyroïdisme.
• Réduit le besoin de médicaments de remplacement pour la thyroïde.
• Régénère plusieurs éléments importants (fonction thyroïdienne, foie, diminution de marqueurs du stress oxydatif) chez les rats lorsqu'ils ont été endommagés par les rayons gamma.
• Capable de changer la structure des vaisseaux sanguins chez les rats.
NOTE : on regroupe actuellement peu de données sur l'hypothyroïdisme, ces études ont le même auteur principal et la dose utilisée est plutôt importante. Il s'agit là d'une simple piste à explorer.

EFFETS SYSTÉMIQUES
• Effets favorables sur la dépression chez des patients atteints de douleurs du bas du dos et de dépression. Traiter "autre chose" peut ainsi avoir des effets bénéfiques ailleurs.
• Bénéfices sur la régénération osseuse de la zone ciblée.
• Effets bénéfiques sur la formation de la masse osseuse de manière localisée.
• Bénéfices sur la maladie d'Alzheimer.
• Bénéfices sur le profil inflammatoire des rats avec insuffisance cardiaque.
• Favorise la récupération et la diminution de l'inflammation et les dommages musculaires de manière plus significative que la cryothérapie.
• Effets antalgiques notables sur l'inflammation périphérique des tissus, entre autres par relâchement de bêta-endorphines.
• Accélération de la récupération de plaies sur le dos par irradiation sur l'abdomen.

Une grande quantité des effets non concluants d'études sur la PBM viennent de sous-dosage.
→ Il y a vraisemblablement une différence entre la dose pour les effets systémiques (plus importantes) par rapport aux effets locaux (moins forte dose requise).

Malheureusement, il n'y a pour le moment pas de RCT sur des humains avec des doses importantes.
→ Les effets sur l'ensemble du corps peuvent être expliqués par des effets locaux transférés vers d'autres sites par la circulation sanguine, via le système lymphatique ou le système nerveux.

EFFETS SUR L'ACTIVITÉ PHYSIQUE ET LA PERFORMANCE
• Plus efficace que la cryothérapie pour la récupération musculaire → réduction de la créatine kinase,

des marqueurs d'inflammation et du lactate sanguin significativement supérieure à la cryothérapie.
• Pas d'amélioration de récupération, mais des effets anti-inflammatoires notables et préventifs face aux blessures musculaires.
• Améliore la performance de course.
• Améliore la performance à vélo et diminue la fatigue.
• Efficace avant et après l'exercice physique, mais tout particulièrement avant.
• Améliore la performance et la récupération en musculation.
• Augmente la performance et la masse musculaire → on note une réduction de l'inflammation et du stress oxydatif, en plus du développement plus rapide de la masse musculaire, observé après biopsie. Au vu des résultats, la question de l'interdiction dans les compétitions sportives se pose même en conclusion de l'étude.
• Marqueurs de dégâts musculaires réduits avec un traitement pré-training.
• Augmentation du nombre de répétitions de 14,5 % et du temps avant l'échec de 8 % comparé à un placebo, quand placé sur le biceps avant un entraînement de musculation, en plus d'améliorer la récupération → on parle d'une étude randomisé croisé contrôlée par placebo en double aveugle = c'est du très solide.
• Diminution significative des courbatures.
→ Les résultats sont (déjà) clairement prometteurs dans ce domaine.

Les doses semblent généralement plus hautes que lors de la PBM. Les doses intéressantes sont de l'ordre de 120 à 300 J pour les larges groupes musculaires et de 20 à 60 J sur les petits groupes pour améliorer la performance.

EFFETS SUR LA PEAU ET LES CHEVEUX

• PBM significativement efficace SEUL contre l'acné. Note : la quasi-totalité des études sur l'acné combine le spectre de lumière rouge avec le spectre bleu.
• PBM semble efficace pour moduler les caractéristiques cellulaires clés associées à la fibrose de la peau.
• Effet "anti-âge" sur la peau de cellules humaines prouvé.
• Production de collagène accrue après trente jours de traitement.
• Méthode définie comme viable pour réduire les dégâts provoqués par le vieillissement et l'exposition au soleil sur la peau.
• Le spectre infrarouge pourrait pré-conditionner la peau à mieux tolérer la lumière du soleil.
• PBM significativement efficace sur les cicatrices post-brûlures.
• PBM efficace pour la calvitie (un traitement faible semble plus efficace).
• PBM efficace pour lutter contre la perte de cheveux, autant chez les femmes que chez les hommes.
• Une combinaison de lumière rouge et infrarouge est encore plus efficace pour la santé capillaire.
→ Bref, comme tu as pu le constater, il y a beaucoup de données sur le rôle positif sur le vieillissement de la peau.
Selon UNE étude, la PBM serait même plus efficace que les traitements les plus répandus contre la calvitie (minoxidil et finastéride compris).

SI TU VEUX ALLER PLUS LOIN, voici le récit fun et intéressant de Ben Greenfield, rédacteur pour *Men's Health*, après avoir testé la PBM :

À PROPOS DES EXPERTS

Ces quinze dernières années, le nombre de publications scientifiques sur le domaine de la lumière rouge a fortement augmenté. Ce n'est pas pour autant facile de trouver des marques suffisamment puissantes pour obtenir des effets bénéfiques sur le plan systémique (tout le corps). Nous utilisons personnellement les lumières provenant de cette société. Si tu es sceptique et souhaite faire le test par toi-même, on te laisse te procurer une lampe juste-là : https://cytoled.com/
Voir page n°484 pour un code promo.

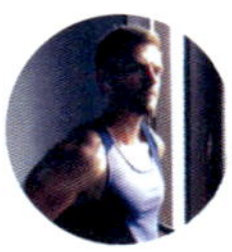

@ben.gib

Sans hésiter mon meilleur achat de 2019. Ayant pas mal de cas d'hypothyroïdie dans la famille, je pense que ça aide grandement au bon fonctionnement de ma thyroïde. Et, en bonus, ça me permet d'améliorer ma récupération et diminuer les douleurs quand j'ai un peu forcé à l'entraînement.

@beyond_fitness_fr

Une piste très, TRÈS, T-R-È-S prometteuse, à suivre de près.

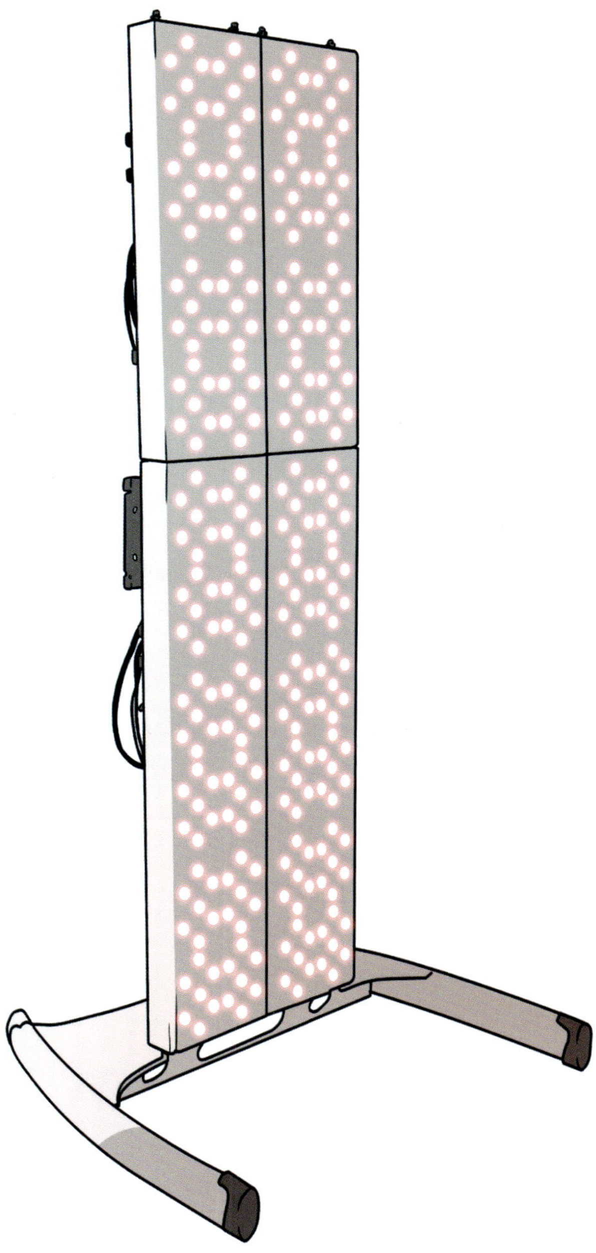

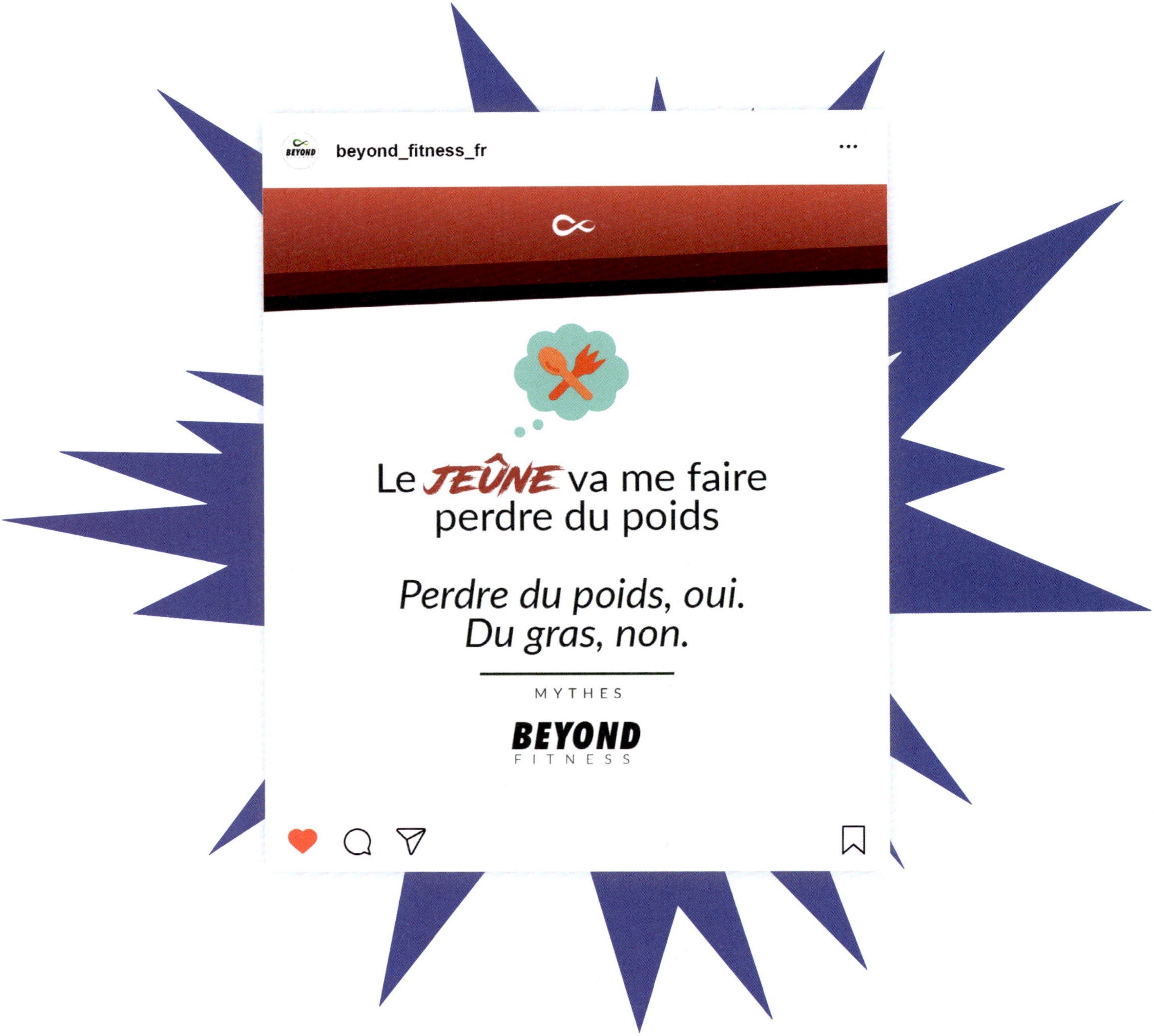
beyond_fitness_fr
Le JEÛNE va me faire perdre du poids
Perdre du poids, oui.
Du gras, non.
MYTHES
BEYOND
FITNESS

MYTHE 47 #JEÛNE #FASTING #PERTEDEPOIDS

RAPPEL : tu es un mammifère extrêmement évolué avec un cerveau (plus ou moins) développé qui consomme en moyenne 20 kcal de glucose par heure (500 kcal/jour).
Ton organisme est extrêmement complexe et se débrouille pour alimenter à chaque instant une quantité inimaginable de fonctions pour que la magnifique personne que tu es puisse expérimenter une vie en pleine possession de son corps.
SELON LES LOIS DU BILAN ÉNERGÉTIQUE (qui découlent de la thermodynamique) :

- consomme plus de calories que tu en dépenses et tu stockeras de l'énergie, donc du poids * ;
- consomme moins de calories que tu en dépenses et tu perdras de l'énergie, donc du poids * ;
- consomme autant de calories que tu en dépenses et tu seras stable vis-à-vis de tes entrées et tes sorties d'énergies, donc de ton poids * aussi.

Du coup, dans l'éventualité où tu ne manges RIEN, tu peux deviner par toi-même ce qu'il va se passer.

---

*Pour les plus pointilleux : ceci exclut le cas de grands changements de composition corporelle, car 1 kg de graisse contient PLUS de calories qu'1 kg de muscle. Dit autrement, une pratiquante qui débute un programme de musculation, tout en ayant une nutrition adaptée, peut parfaitement prendre du muscle et perdre de la graisse (en même temps), alors qu'elle se trouve en déficit énergétique global (une part de l'énergie est utilisée pour la construction du muscle, qui pèse aussi du poids !).

« BAH, NICKEL, ÇA VA ME FAIRE PERDRE DU POIDS ! »
Du poids, oui.
Devine quel est le tissu le plus énergivore du corps, celui qui part donc en premier lors d'un gros déficit calorique ? Tu as compris. C'est ta masse maigre qui prend cher. Dans ta masse maigre, il y a notamment ton tissu musculaire !

Ton corps étant bien fait, il a bien évidemment conçu de nombreux plans de secours, t'inquiète. Ce n'est pas un ordinateur qui *shut down* quand il n'a plus de batterie.
Tu vas survivre, même si tu arrêtes de manger pendant 127 heures, tu tourneras simplement sur tes systèmes de réserve. La question est…

« QUE VA-T-IL SE PASSER APRÈS TON JEÛNE ? »
Voici deux cas de figure. Un qui n'est pas super positif et un… carrément génial :

- tu recommences à manger comme avant avec le nouveau *skill*, "Survivre en cas de famine de cinq jours", débloqué. ✅

→ Tu aurais aussi juste pu le lire dans un bouquin, mais c'est cool, t'as voulu expérimenter et on respecte !
En option avec ton nouveau "*skill*", tu as aussi compris que ton haleine au-delà de 8 heures en phase de cétose, c'était pas vraiment une récompense pour ton entourage.

- Tu obtiens une révélation pendant ton jeûne, tu décides de prendre soin de ta santé, de t'entraîner 6 jours sur 7 et de nourrir ton corps uniquement avec des aliments locaux de qualité.

Dans une suite logique et un peu idyllique, tu décides d'aller rencontrer directement la personne qui te nourrit, de compter tes calories sur une petite période tout en faisant des prises de sang régulières – pour enfin savoir d'où tu pars et où tu vas –, d'investir dans une lumière rouge et tu commences à te faire ton propre avis sur ce qui fonctionne sur toi ou non, tout en continuant de te documenter en confrontant les différentes théories existantes sur la santé.
→ Dans ce cas, le jeûne c'était vraiment une bonne idée ! 👏 On sait, on a un peu embelli le truc.

Dans le premier cas, tu as perdu :

- ton temps,
- ta masse musculaire,
- ta santé métabolique.

Mais, de l'autre côté, tu as aussi gagné :
• des carences en minéraux et vitamines (tu n'as rien mangé, donc bon…),
• une bonne dose de stress systémique,
• un potentiel dérèglement hormonal avec un lot gratuit d'hormones de stress,
• une rupture amoureuse liée à ta nouvelle haleine.
Conclusion : faire tourner ton corps sur "sa réserve" t'a assurément permis de te "purifier" de toute masse musculaire superflue.

« Ok pour le jeûne, mais j'ai entendu parler du jeûne intermittent, qu'en est-il réellement ? »
Il existe des jeûnes plus "brefs", comme l'approche intermittente qui consiste à réduire la période de temps pendant laquelle on s'alimente.
On fait généralement simplement sauter le petit-déjeuner et/ou le dernier repas de la journée. On se retrouve avec une jeûne plus ou moins prolongé en fonction du dernier repas ingurgité… et on est content.

Exemple de jeûne intermittent :
• lever à 8 h, pas de repas jusqu'à midi ;
• possibilité de manger de midi à 20/22 h en fonction des différents protocoles ;
• plus de nourriture "autorisée" après l'heure définie en amont
→ si tu arrêtes de manger à 20 h, il y aura donc 16 heures de "jeûne" entre 20 h et le lendemain midi.

Dans ce type de jeûne, la "réponse de stress" (relais hormonal pour mettre de l'énergie à disposition quand l'énergie préférentielle fait défaut) n'est pas aussi prolongée que lors d'une jeûne plus important.

La conclusion de la formation BF résume merveilleusement bien les centaines d'études réalisées sur ce sujet très **#TRENDY** :

« Si le jeûne intermittent vous a fait sortir de votre mode de vie de bro où vous mangiez six fois par jour, emportiez des Tupperware et de la protéine en poudre partout où vous alliez, le jeûne intermittent vous paraîtra le Saint Graal du régime facile à suivre.
Cependant, pour des gens habitués à manger trois fois par jour, il peut être difficile de s'adapter au jeûne intermittent.
Objectivement, les réponses physiologiques du jeûne intermittent du matin (ou en prenant un petit-déjeuner) n'ont pas un impact énorme.
Il n'y a pas de différence métabolique intrinsèque pour des périodes de jeûne de moins de 20 heures, bien qu'à ce stade la croissance musculaire peut être affectée.
Le jeûne intermittent peut être :
• légèrement préjudiciable pour la sensibilité à l'insuline,
• limiter le degré d'activité physique spontanée et le niveau d'énergie mentale.
Les niveaux de faim ne sont généralement pas affectés, mais le respect du régime est plus difficile chez la plupart des gens, en particulier les femmes et les personnes présentant une faible tolérance aux glucides. »

Si ça colle à ton mode de vie et que ça t'arrange car :
• tu n'as pas faim le matin,
• tu n'as pas le temps de manger,
• tu veux (aller) bosser directement dès le réveil sans passer par la case cuisine…

Just do it ! Teste, analyse, apprends, avise !

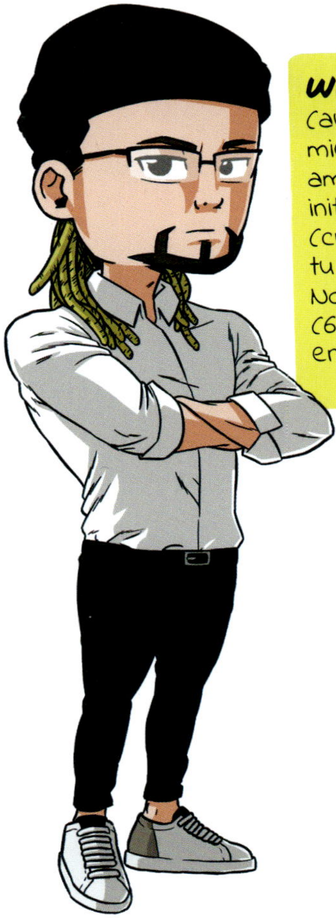

WILL : si tu évites un "repas de m*rde" (autant être clair), et que tu te sens mieux, c'est peut-être simplement une amélioration par rapport à tes habitudes initiales. Tu sautes ton petit-déjeuner (croissant ou pain au chocolat industriel), tu vas mieux et tu perds du poids. Surprise. Note : un croissant au chocolat standard (60 g environ) équivaut à 235 kcal en moyenne.

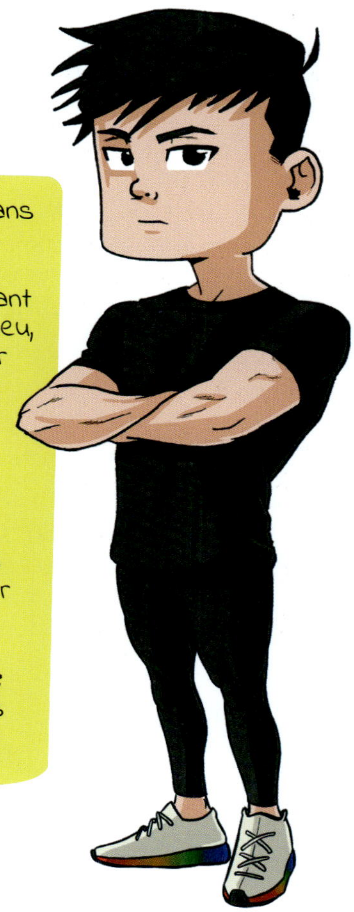

TRISTAN : personnellement, ça m'arrive dans des phases de productivité de l'extrême de pratiquer le jeûne intermittent à "ma manière". En version simple *tout en restant dans mon lit* : je me réveille, respire un peu, mets ma musique, attrape mon ordinateur et bosse jusqu'à ce que la faim m'appelle. Les joies de bosser de chez soi, haha ! **#AutoEntrepreneurVie**

Je ne définis pas d'horaires de début ou de fin de "jeûne", j'apprends simplement à écouter mon corps, à manger lorsqu'il en a réellement besoin et à ne pas me forcer si je vois que je peux faire sans.

NOTE DE MOI-MÊME, POUR MOI-MÊME : ça tourne quand même plus vite là-dedans avec un café au lait sucré ou un jus de fruits pressés dans le sang.

CONSEILS & APPLICATIONS PRATIQUES

À RETENIR :

- Il n'est pas nécessaire de "se faire du mal"... sauf si tu aimes avoir faim
- Le jeûne n'a pas d'avantage supplémentaire pour la perte de poids comparé à une restriction calorique "continue"
- Le jeûne ne booste PAS la testostérone et ne fait pas prendre du muscle par magie avec la montée de l'hormone de croissance (qui, soit dit en passant, t'aide surtout à ne pas perdre TROP de glycogène, pas à gagner 5 kg de muscles sans apporter UNE SEULE calorie)
- Garder suffisamment de glycogène est la manière la plus efficiente d'utiliser de l'énergie

RAPPEL : ton cerveau a besoin de glucose.

- Même si tu ne donnes pas du glucose à ton corps, il va malgré tout en créer par un processus qui lui demandera encore de l'énergie supplémentaire : la néoglucogénèse (synthèse de sucres à partir d'acides gras)
- La meilleure manière de soutenir ton foie pour qu'il remplisse son rôle d'organe émonctoire et de lui apporter suffisamment de glucose pour qu'il conserve ses réserves de glycogène → tu as compris, tu fais exactement l'inverse en jeûnant.

Diminuer les sources d'AGPIs peut probablement l'aider aussi !

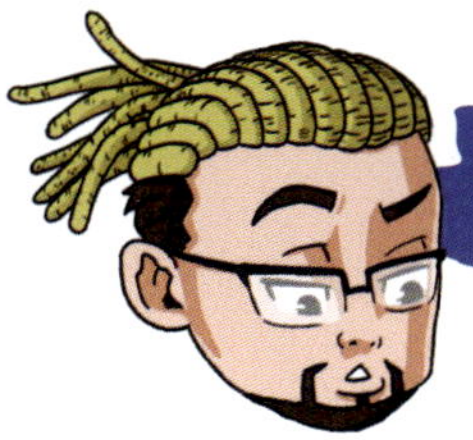

DÉTAILS PHYSIOLOGIQUES

WILL : Avant de rentrer dans les détails, sache que l'article le plus complet à ma connaissance sur le jeûne est disponible ici, sur le site de Vassilis Nutrition

QUE SE PASSE-T-IL LORS D'UN JEÛNE ?

LES PREMIÈRES HEURES = DE 0 À 6 HEURES

Tu peux – si tu es en bonne santé et que ta fonction thyroïdienne te permet de stocker suffisamment de glycogène – tenir assez facilement 6 à 8 heures sans manger grâce à tes réserves de glycogène.

LES HEURES SUIVANTES = DE 6 À 8 HEURES

Au-delà de cette période, ton corps ne va pas tout à coup arrêter d'utiliser du glucose. À ce niveau de glycogène (réserves faibles), ton corps va relâcher de l'adrénaline pour utiliser les toutes dernières réserves pour en faire du glucose. Petit bonus, c'est forcément lié avec une augmentation du cortisol.

PEU APRÈS, TU VAS PEUT-ÊTRE :

- ressentir de petits tremblements,
- avoir des effets chaud-froid,
- ressentir un pattern de battements un peu moins réguliers au niveau du cœur.

DE 8 À 24 HEURES

Ce n'est plus ton substrat préférentiel (utiliser directement le glucose), mais bien le relais hormonal qui te maintient en vie. Il va puiser l'énergie "ailleurs" pour faire de la néoglucogenèse (fabriquer du glucose à partir d'autre chose). Certains tissus vont disparaître assez rapidement, comme le thymus (un organe du système immunitaire, situé à la base du cou).

DE 24 HEURES À LA FIN DE TON JEÛNE (E.G. UNE SEMAINE)

À ce stade, ton corps aura une facilité déconcertante à utiliser ta masse musculaire pour en faire de l'énergie. Bah oui, il lui faudrait un entraînement avec suffisamment de substrat pour qu'il comprenne qu'il doit garder le muscle. Toi, tu "somnoles" sans rien manger. Forcément, le muscle se fait rapidement la malle.

VOICI CE QU'IL FAUT POUR CONSTRUIRE / ENTRETENIR DU MUSCLE

Pour ce qui est du muscle, il lui faut un entraînement avec suffisamment d'intensité et de volume pour qu'il comprenne qu'il doit rester. Ce n'est pas tout. Il lui faut aussi assez de substrat pour récupérer (mal barré, parce que tu ne manges rien) !

Et toi, tu t'entraînes comment ? Tu "somnoles" sans rien manger. Forcément, le muscle se fait rapidement la malle. On parle vraiment d'une voie de secours et non d'une espèce de détox miracle.

Consommer des précurseur de la néoglucogenèse (alanine, glutamine, glycérol, lactate) n'augmente pas la contribution de cette dernière dans le bilan calorique.

ET LA LOI DE L'HORMÈSE ?

Notre collègue Vassilis Iliopoulos nous propose de reprendre en considération les origines obscures de ce principe. Beaucoup de défenseurs du jeûne soutiennent la loi de l'hormèse. Cette théorie prône que lorsque l'organisme est exposé à des faibles doses de toxines ou à d'autres facteurs générateurs de stress, celui-ci s'adapte pour se renforcer.

Ce principe engendrerait des adaptations comme :
- une amélioration de la fonction mitochondriale,
- ou générer le principe d'autophagie, qui est une sorte de "recyclage" de la cellule par la destruction de ses déchets métaboliques.

C'est du moins ce qui est valorisée par les partisans de méthodes physiologiquement stressantes, comme notamment la restriction calorique extrême, les douches froides et le jeûne.
« Ce qui ne te tue pas te rend plus fort » ou *« C'est la dose qui fait le poison »*, ça te parle ? Ces affirmations sont issues de la théorie de l'hormèse.
« L'idée derrière laquelle une petite quantité de quelque chose de nocif est bénéfique pour vous a été adoptée par les industries pétrolières, chimiques, nucléaires et leurs agents au gouvernement, traitée comme un concept scientifique sous le nom d'hormèse » dans les années 1950. Quand le public a commencé à s'inquiéter à propos de l'augmentation de la radioactivité suite à l'explosion de la bombe nucléaire, le gouvernement américain a activement caché les informations concernant l'augmentation des rayonnements ionisants, mais il a été encore plus actif à promouvoir l'idée que de *« petites quantités de radiations étaient inoffensives, voire même bénéfiques »*, Dr Ray Peat, biologiste et chercheur en nutrition.

ENSUITE, il est primordial de prendre le contexte en considération. Hans Selye, endocrinologue et père de la notion de "stress" décrivit l'adaptation à un stimulus comme dépendante :
- des effets spécifiques de ce stimulus,
- du stress engendré,
- et de notre environnement.

Il expliqua que des niveaux excessifs de stress menaient à de nombreux problèmes. Dès lors, différents points doivent être pris en considération...
Pour paraphraser Hans Selye : la réaction de stress est un peu comme une cicatrice indélébile ; l'organisme paierait pour sa survie en devenant un peu plus âgé.

UNE ADAPTATION FACE À UN ÉLÉMENT STRESSANT EST-ELLE POSITIVE DANS TOUS LES CAS ?

Exemple : je m'entraîne pour un Ironman, mon métabolisme s'adapte en réduisant mon activité thyroïdienne afin d'être plus "économique".
Est-ce que cette adaptation peut être perçue positivement ? Est-ce que le battement cardiaque extrêmement bas des athlètes du Tour de France peut être perçu comme bénéfique ?
Pour la performance, oui (celui qui dépense le moins d'énergie en dehors de l'effort mécanique fourni pour le mouvement gagne par rapport à une personne qui en gaspille davantage).
Est-ce bénéfique pour la santé ? Probablement pas ! (On détaille cet aspect métabolique dans le mythe n°49).

TOUS LES MÉCANISMES IMPLIQUÉS ONT-ILS LIEU DANS UN DÉLAI DÉTERMINÉ ?

Exemple : Les effets "bénéfiques" à court terme sur la diminution de l'inflammation des oméga-3 ne cacheraient-ils pas des effets potentiellement plus délétères sur le long terme ? (Voir mythe n°10.)

L'ORGANISME DANS SON ENTIÈRETÉ

Est-ce que les bénéfices "potentiels" risquent de poser d'autres problèmes de santé comme il est souvent le cas pour des doses dites "hormétiques" de toxines ?

→ **HORMÉTIQUE** = relatif à l'hormèse, donc une dose suffisamment faible de quelque chose de nocif qui apporterait (selon la théorie) quelque chose de bénéfique au corps.

LA SANTÉ MÉTABOLIQUE À UN MOMENT T
La santé d'un individu lui pardonnera plus ou moins facilement une "insulte physiologique" causée par l'élément stressant. Le même "stimulus" n'engendrera pas le même "stress" sur deux individus différents. Ainsi, il se peut que les effets supposés "bénéfiques" ne le soient pas pour tout le monde ! D'ailleurs, chez une même personne à un âge différent, on ne réagit pas non plus pareil. Par exemple, le jeune remplacera les structures endommagées d'élastine par l'élastine et, avec l'âge, c'est le collagène qui remplacera l'élastine. L'adaptation sera-t-elle la même sans le support d'un bon métabolisme ?

VASSILIS : *« Pour clarifier, et pour en revenir au jeûne, les bénéfices potentiels ne sont probablement pas liés au stress engendré, mais à la probable diminution de certains éléments "néfastes" présents en excès : fer, acides gras polyinsaturés… Mais aussi à certains effets spécifiques comme la diminution des endotoxines.*
Le jeûne pourra être qualifié de "bénéfique" si le stress engendré ne dépasse pas les bénéfices tirés par les facteurs cités ci-dessus. Et ceci différera en fonction de la durée du jeûne, de la robustesse métabolique de la personne, etc.
Je pense que nous pouvons faire mieux : obtenir les bénéfices du jeûne intermittent, mais d'une façon qui n'inhibe pas notre production d'énergie, en évitant certains éléments néfastes et indigestes.
L'idée est d'avoir un métabolisme "fort", le rendre capable de faire face aux éléments positivement stressants, comme l'exercice physique, tout en évitant les éléments négativement stressants. »

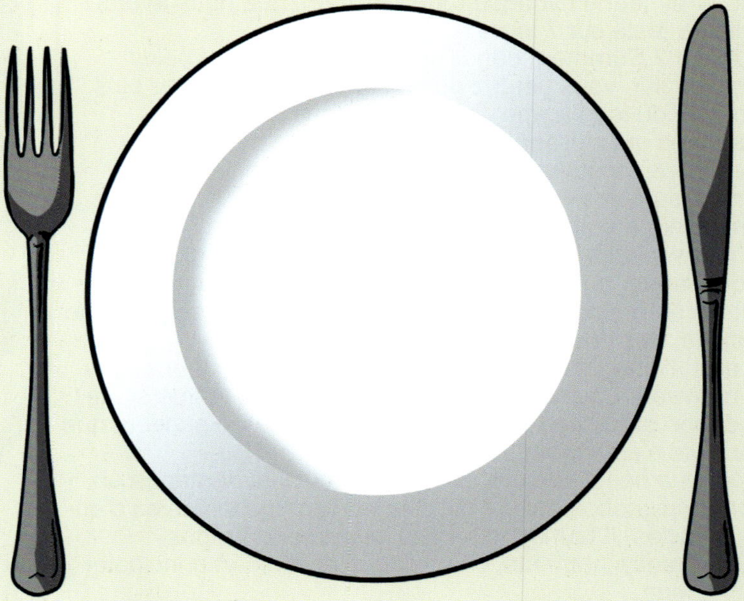

LE POINT DE VUE DE :

bodytimexpress

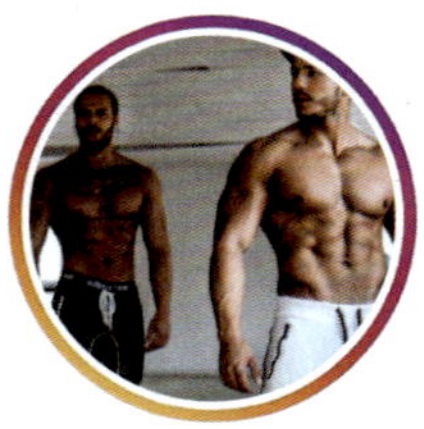

BODYTIME
Coachs & Youtubers Fitness

On s'intéresse beaucoup au jeûne, que ce soit intermittent ou le “vrai” jeûne hydrique (que de l’eau), que nous avons d’ailleurs testé sur 7 jours !
Pourquoi ? Sûrement dans l’objectif de perdre du poids. Car, bien sûr, vous perdez du poids, vous ne mangez plus. Mais, sur du long terme, les études montrent que les personnes qui agissent de la sorte avec de trop grosses carences alimentaires dans le but de mincir finissent par prendre du poids.
Non, le jeûne sert en revanche plus à une “détox”, une forme de vacances pour les intestins et le système digestif ; ce qui permet au corps de se concentrer sur d’autres choses. Ce sera ainsi bénéfique, par exemple, pour soigner une tendinite, des douleurs articulaires, etc.
De plus, l’idée de manger trois, voire cinq repas journaliers est nouveau. La société nous a inculqué cela, même si, de base, nos grands-parents ne mangeaient pas si souvent que cela et ils n’en étaient pas plus faibles.
Le corps a besoin de carburant, mais cela lui demande un effort de digestion qui est difficilement compatible avec d’autres activités. Il faut donc parfois lui laisser du repos.
Pour les entraînements, on privilégie le matin et principalement à jeun.

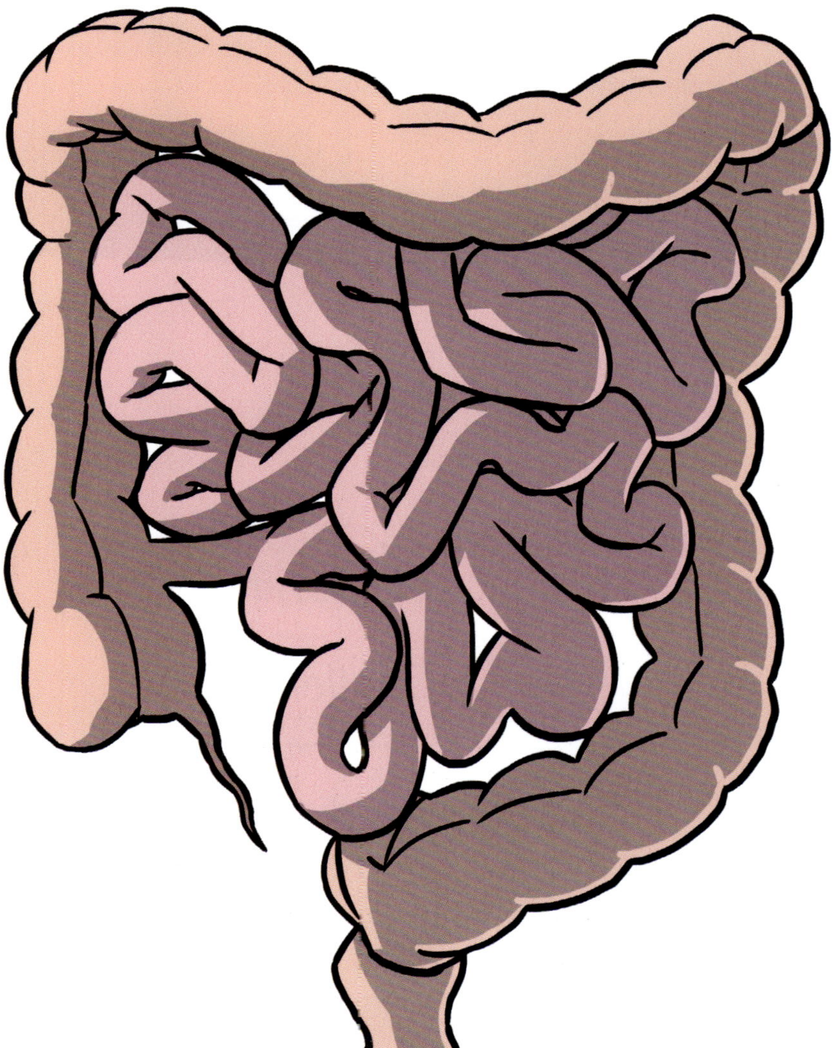

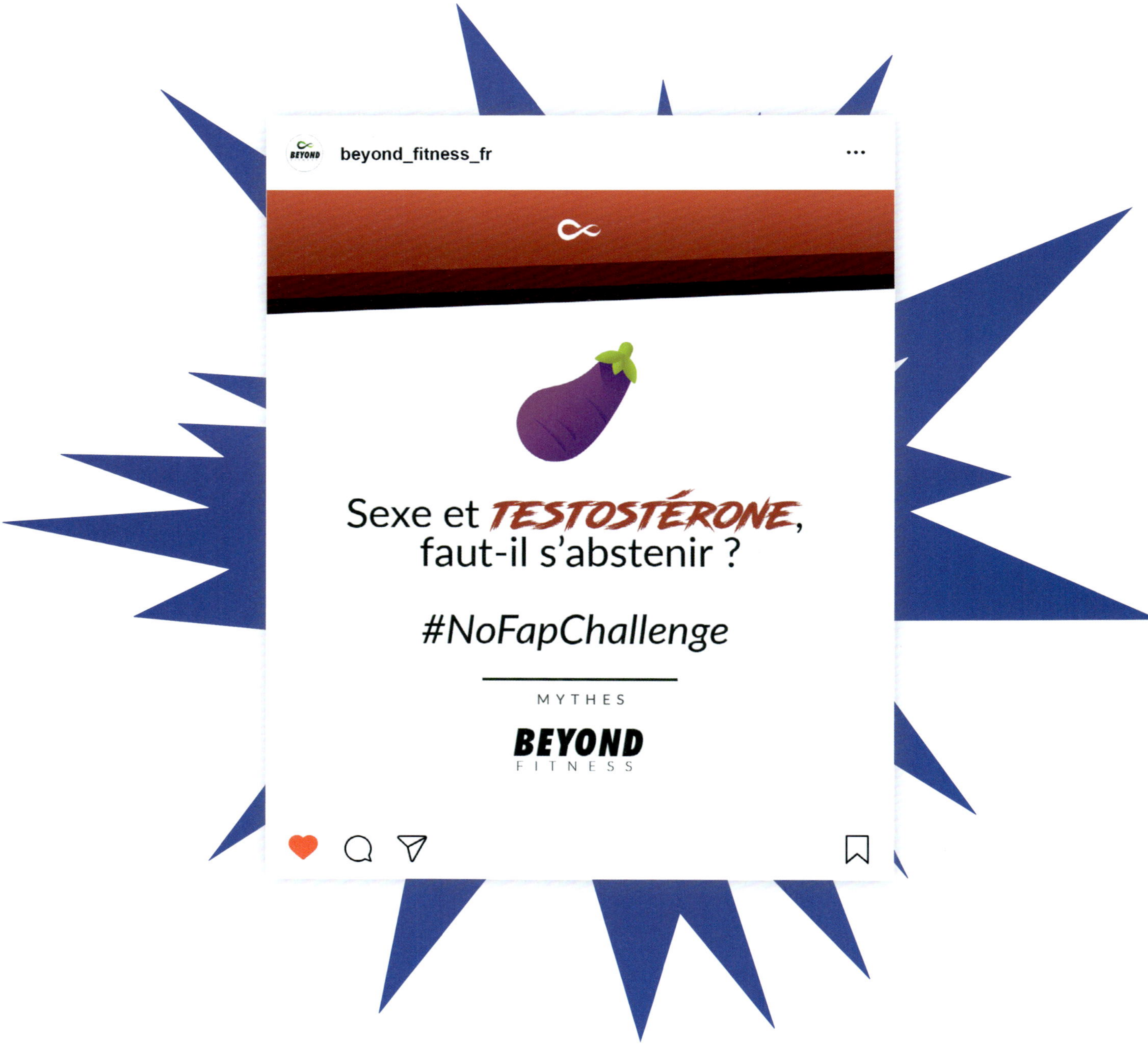
beyond_fitness_fr
Sexe et TESTOSTÉRONE,
faut-il s'abstenir ?
#NoFapChallenge
MYTHES
BEYOND
FITNESS

MYTHE 48 #SEX #TESTOSTERONE #NOFAPCHALLENGE

Quand des athlètes comme le grand Muhammad Ali s'abstiennent pendant six semaines avant leurs grands combats, on peut facilement se poser des questions.

Il y a plusieurs manières de traiter le sujet, mais… pour éviter que l'on labellise ce livre comme interdit aux moins de 18 ans, on va contourner le problème et simplement appeler la chose "l'acte".

DÉJÀ, QU'EST-CE QUE LA TESTOSTÉRONE ?
C'est une hormone stéroïdienne sécrétée par les glandes sexuelles des mammifères mâles : les testicules. Les femmes aussi en produisent (par les ovaires et les glandes surrénales), mais en plus petites quantités.

La testostérone est également connue pour ses propriétés anaboliques. Si tu en doutes…
(BF) Dans une étude, diminuer le taux de testostérone des hommes au niveau de celui des femmes a complètement bloqué le développement de la force, tout en réduisant leur croissance musculaire de 35 % et en augmentant leur rythme de prise de gras de 233 %.
En version abrégée, chez l'homme et la femme, on observe des relations doses / effets très significatives entre la masse musculaire, la force et le niveau de testostérone.

→ Plus de testostérone = Plus de potentiel de force = Plus de potentiel masse musculaire.

« OK POUR LA TESTO' ! MAIS DU COUP VIS-À-VIS DU… ? »
De manière générale, l'acte AVEC partenaire stimule davantage la testostérone que l'acte… SANS partenaire.
Ensuite, il semblerait quand même que ce ne soit pas optimal de s'entraîner dans les trente minutes qui suivent l'acte.

« ET LE #NOFAPCHALLENGE ? ÇA SERT VRAIMENT ? »
Sur Internet, on note de nombreuses vidéos / récits de ce "challenge", mais les résultats sont très subjectifs.

Du point de vue scientifique, à l'heure actuelle, il n'y a pas énormément d'études sur le sujet, mais en voici quelques-unes des plus pertinentes…

ÉTUDE N°1 : quasiment pas de changements chez des hommes âgés de 21 et 45 ans, en dessous de cinq jours d'abstinence. Au septième jour, le "pic" de testostérone atteint 145,7 % des valeurs de base.

ÉTUDE N°2 : une abstinence de trois semaines (pour des hommes de 25 ans en moyenne) peut légèrement augmenter les valeurs de base mais, de manière générale, le manque "d'activité" est associé avec une diminution de la testostérone.

ÉTUDE N°3 : la conclusion de cette analyse réalisée sur près de 32 000 hommes montre que des orgasmes réguliers permettent de réduire les risques de cancer de la prostate.
→ La prostate est une glande de l'appareil reproducteur masculin, située sous la vessie, qui secrète en partie le liquide séminal (principal constituant du sperme).

CONCLUSION : USE IT OR LOSE IT BRO ! 😛

CONSEILS & APPLICATIONS PRATIQUES

La testostérone étant une hormone, il est nécessaire de prendre soin de son fonctionnement hormonal global pour l'optimiser.

TU PEUX DÉJÀ :

- manger correctement quantitativement (macronutriments) ET qualitativement (micronutriments, provenance de la nourriture locale, degré de transformation industrielle...) ;
- t'entraîner régulièrement avec un programme adapté à ton niveau actuel et respecter une bonne récupération ;
- gérer ton stress et ton sommeil de manière adéquate ;
- avoir une "activité" régulière

→ mieux vaut être seul que mal accompagné,
→ plus on est de fous, plus on rit.
C'est toi qui gères !

POUR LE RESTE, ON PARLE DE DÉTAILS...

- Il peut être intéressant pour une compétition de tester une abstinence de sept jours ou au moins de ne pas avoir d'"activité" dans l'heure qui précède la compétition.
- De manière générale, il faut expérimenter AVANT la compétition toute nouvelle forme de stratégie.

Il va sans dire que passer une nuit entière à s'amuser avant la compétition n'est pas optimal. Ce n'est pas à cause des "actes", mais bien parce que tu as oublié que dormir fait partie de la récupération !
#OnEstQuandMêmeFierDeToi
#JeuneEnthousiaste

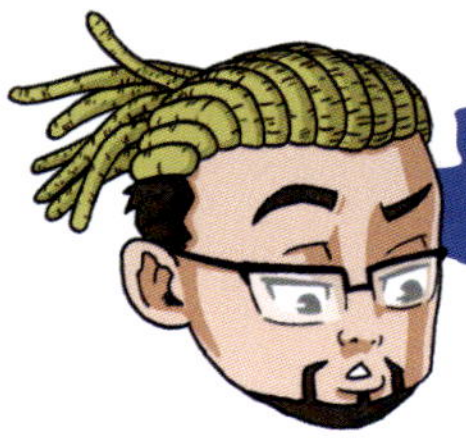

DÉTAILS PHYSIOLOGIQUES

POUR LES FEMMES, le degré d'activation des hormones de la glande pituitaire semble largement plus prononcé lors de l'orgasme que chez l'homme. Il se peut que la proximité de l'acte avec la compétition ait un impact plus important. Les consignes générales sont les mêmes : il faut tester différentes stratégies et généralement rester en bonne santé.

À (MALHEUREUSEMENT) NOTER : on parle d'orgasme dans cette étude, pas de l'acte en soit.

Et un papier de 2017 suggère que les femmes ont moins d'orgasmes, sexe et orientation confondus…

Hommes hétérosexuels **– 95 %**	Femmes hétérosexuelles **– 65 %**
Hommes bisexuels **– 88 %**	Femmes bisexuelles **– 66 %**
Hommes homosexuels **– 89 %**	Femmes lesbiennes **– 86 %**

Différences dans la fréquence d'orgasmes chez les hommes et les femmes hétérosexuel(le)s et LGB dans un panel américain (2017)

Messieurs, on ne vous fait pas un dessin (quoique ça pourrait aider).
Mais… On a clairement du boulot.
#ComprendraQuiPourra #TimeToLearn

Bref, on vous laisse interpréter librement les résultats de ce papier.
Nous, on ne vous incite qu'à faire de votre mieux !

CONCLUSION : des “actes réguliers” font partie d'une bonne santé ! Faites ce que vous voulez, nous, on vous souhaite la santé !

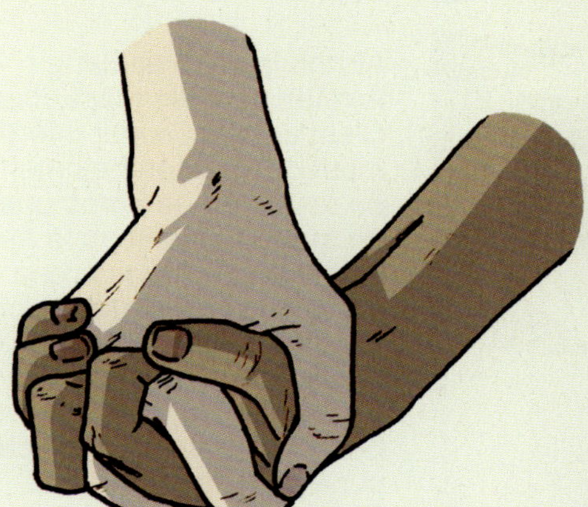

LE POINT DE VUE DE :

nevingl

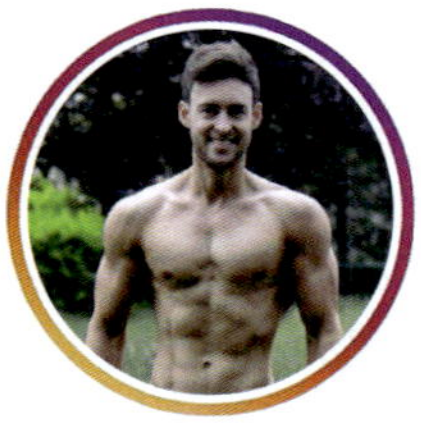

NEVIN BARNETT
Co-créateur Bayesian France

Ahhhh le #NoFapGang !
Arrêtez de vous masturber pour faire des gainz !
C'est un sujet super intéressant, parce qu'il existe effectivement des recherches montrant une élévation des niveaux de testostérone après une période d'abstinence ! Cependant, un rapport sexuel ou la masturbation augmente également le niveau de testostérone de manière ponctuelle, ainsi que la prolactine (qui pourrait potentiellement réduire vos performances si trop proche d'un entraînement, c'est-à-dire 1 ou 2 heures).
Ce qui est sûr, c'est qu'avoir un rapport sexuel ou se masturber régulièrement n'affectera pas vos performances sportives sur le long terme.
De plus, avoir une vie sexuelle épanouissante est souvent corrélé à un bien-être global #holistique 💪😅

MYTHE 48 #SEX #TESTOSTERONE #NOFAPCHALLENGE

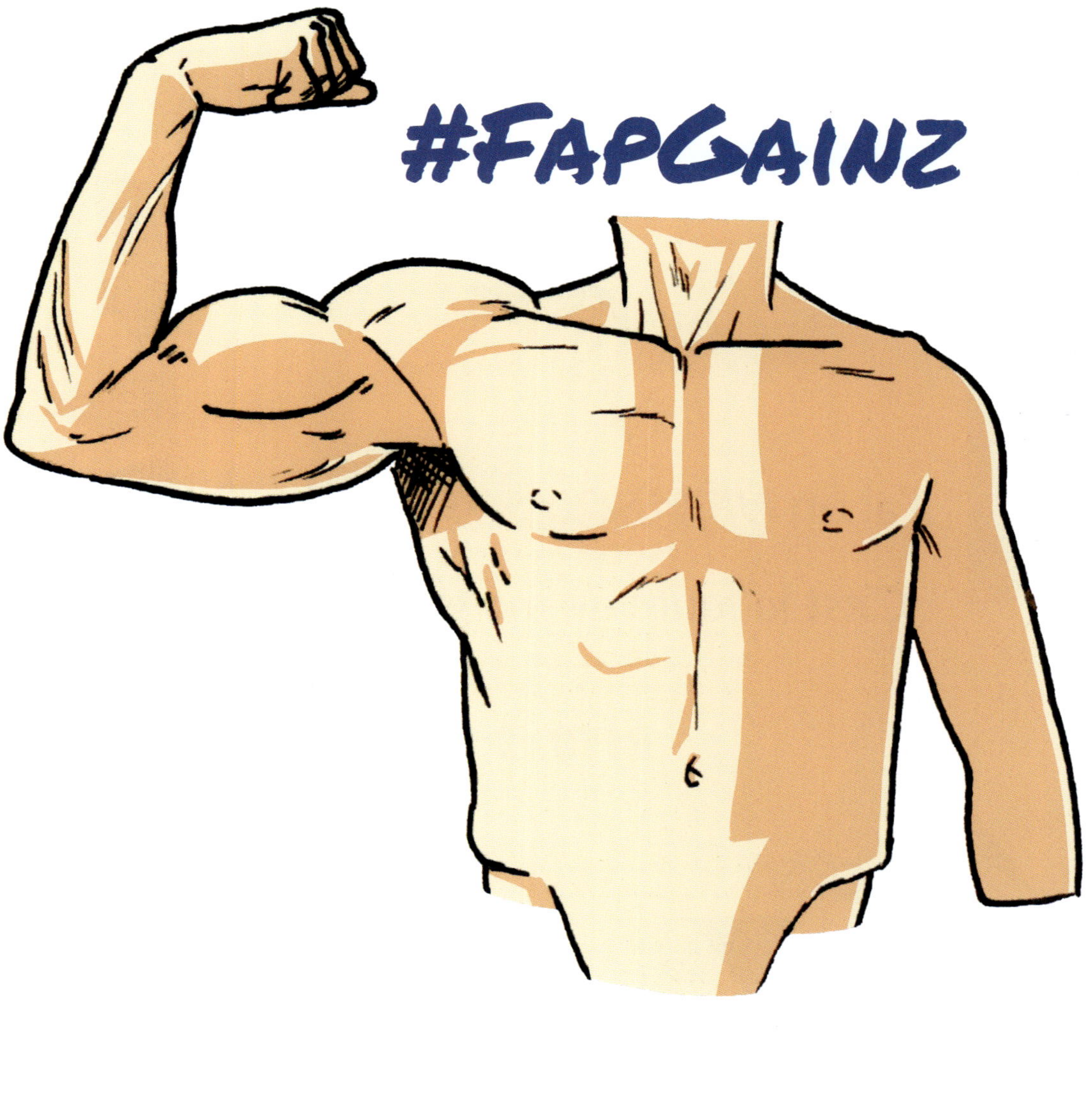

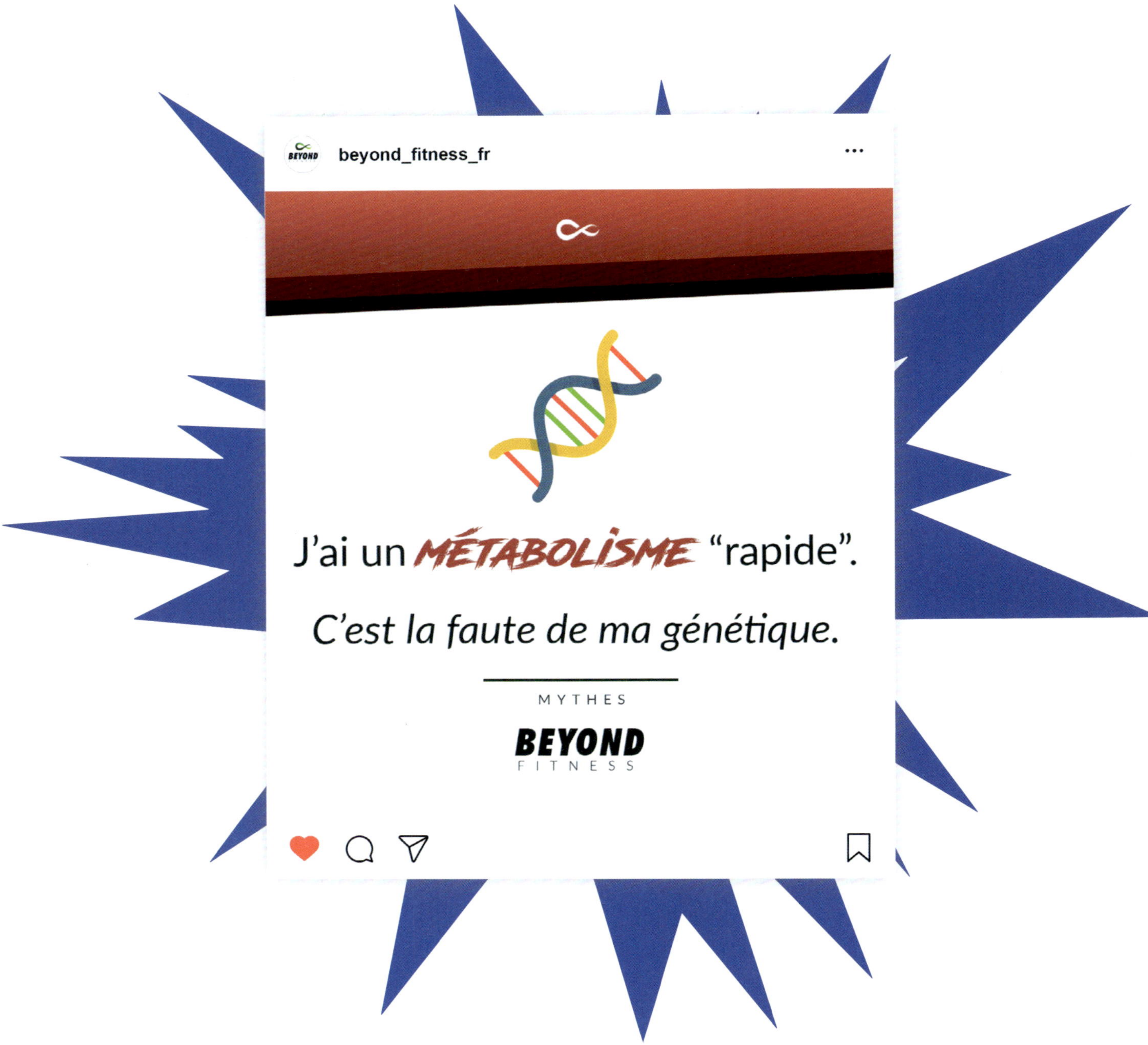
beyond_fitness_fr
J'ai un MÉTABOLISME "rapide".
C'est la faute de ma génétique.
MYTHES
BEYOND
FITNESS

MYTHE 49 #MÉTABOLISME #MORPHOLOGIE #PASMAFAUTE

Beaucoup de personnes pensent avoir un métabolisme rapide qui "dépense beaucoup de calories" ou un lent qui "n'en dépense pas beaucoup", parce qu'elles n'arrivent pas à prendre ou perdre du poids...

MAIS QU'EN EST-IL RÉELLEMENT ?
→ Le métabolisme n'est absolument pas "figé".
Il y a effectivement quelque chose à creuser.

POINT N°1 : le métabolisme est la résultante directe de ton mode de vie. Il n'est pas inscrit uniquement dans ta génétique comme la croyance populaire pousse à croire.
« *C'est pas ma faute, c'est ma génétique !* »
MERCI, AU REVOIR 👋

QU'EST-CE QUE LE "VRAI" MÉTABOLISME ?
Selon Kate Deering, le métabolisme est l'ensemble des processus métaboliques du corps qui sont nécessaires pour le maintenir en vie.
On y compte notamment :
- le système immunitaire ;
- la digestion ;
- l'alimentation et la détoxication des organes ;
- la réparation cellulaire (qualité de la peau, des cheveux, des ongles...) ;
- la libido / *sex drive*.

Lorsque notre corps est en bonne santé métabolique, tous ces processus fonctionnent de manière optimale. Lorsque la santé métabolique chute, ces processus diminuent et moins d'énergie (de nourriture) est demandée et utilisée par le corps pour fonctionner de manière optimale.

MÉTABOLISME EN IMAGE
Bon, tout le monde aime les belles voitures.
Pour illustrer la question, tu peux visualiser une personne avec un haut niveau d'activité métabolique comme une Lamborghini Aventador (SVJ Roadster pour les connaisseurs) de plus de 700 CV.

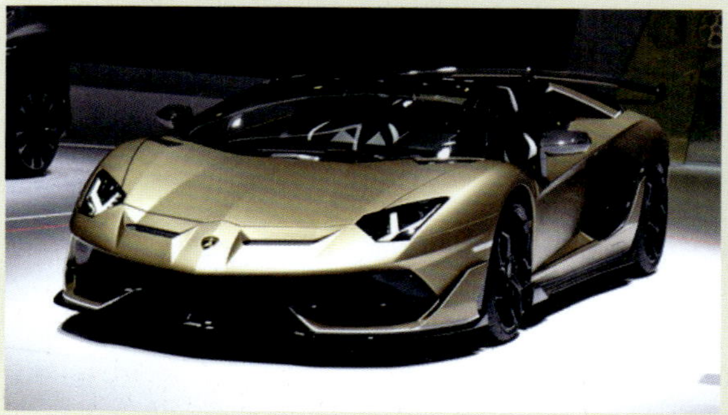

Cette Lamborghini a un moteur à haute puissance (un haut taux métabolique), lui permettant d'aller très vite (être actif) et a besoin de carburant et d'huile de qualité (sucres, lipides et protéines) pour fonctionner de manière optimale.
→ C'est un peu la Larry Wheels des voitures (*shame on you* si tu ne sais pas qui c'est).
À cause de (ou grâce à) son moteur plus puissant, elle a naturellement besoin de plus de carburant qu'une Fiat Panda pour rouler.

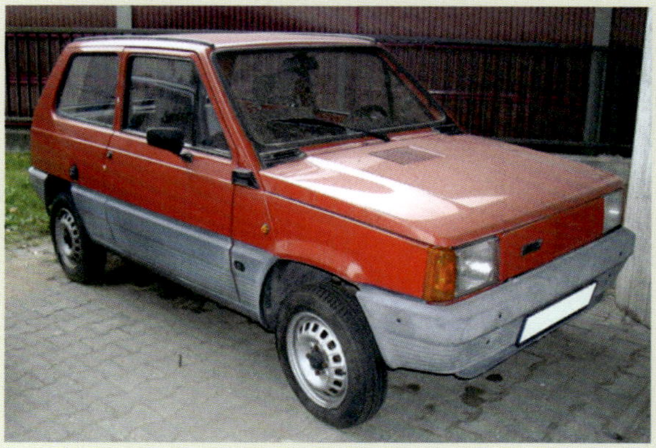

Visualise maintenant cette même Fiat Panda et ses 60 CV comme une autre personne, mais cette fois avec un faible niveau d'activité métabolique.

Il est possible d'utiliser du carburant et des huiles moins chères pour la faire tourner (AGPIs), étant donné qu'elle a un moteur plus petit développant moins d'énergie, qui utilisera aussi sûrement moins de carburant.

Maintenant, si tu donnes le même carburant bas de gamme (d'AGPIs) à ta voiture de course, il est fort probable que ça ralentisse, endommage ou, éventuellement même, détruise ton moteur. Évidemment, on peut rouler en Fiat Panda... Mais jamais avec autant de force et de puissance qu'en Lamborghini.
→ En français, on peut avoir un faible taux métabolique et quand même "fonctionner". Cependant, on fonctionnera de manière moins optimale que si l'on avait une santé métabolique élevée.

Important :
Plus on utilise une voiture, plus elle s'use. Plus on utilise les processus métaboliques de notre corps à bon escient, plus ils s'entretiennent.

Bonne nouvelle n°1 : c'était juste une image, mais il est parfaitement possible de "réparer" un métabolisme endommagé → on parle bien de transformer ta Fiat Panda en Lamborghini.

Bonne nouvelle n°2 : pas besoin de craindre les "frais d'entretien" d'une belle voiture ! ☺
→ Si tu achètes une grosse cylindrée, ça coûte un bras à entretenir ! Ce n'est heureusement pas pareil pour ton corps.

Chaque être humain est un organisme complexe avec un cerveau ultra développé (enfin peut-être pas pour tout le monde, mais tu as compris l'idée). Il s'entretient beaucoup mieux avec un bon "flux d'énergie" (soit suffisamment d'ATP disponible).

Note : le glucose est utilisé efficacement par une grande variété de cellules qui dépendent de son approvisionnement pour former de l'ATP et générer de l'énergie pour maintenir les processus cellulaires actifs. (BF)

Contrairement à une voiture que l'on ne voudrait pas trop "user", il FAUT utiliser nos différents tissus pour ce qui est de notre propre corps. Sinon, on tend à se dégrader. On peut traduire le proverbe populaire **"Use It or Lose It"** par "Utilise-le ou perds-en l'utilité".

→ Quand on parle du vivant, il existe un lien entre l'énergie, la fonction et la structure.
→ Pour la voiture, ce serait aussi génial que de te dire que, tant que tu mets de l'essence de qualité, tu entretiens la fonction de toutes tes pièces et leur structure reste intacte (or, pour une voiture, on sait que les pièces vont inévitablement s'user).

Énergie, fonction et structure
Comme tu n'es pas une voiture, on va quand même considérer ce qui importe chez des êtres vivants ! Parlons du lien entre énergie, fonction et structure...

Albert Szent-Györgyi (Prix Nobel)
- « Considérer les humains sans le concept d'énergie revient à considérer de la matière morte. »
- « Une cellule vivante a besoin d'énergie non seulement pour vivre, mais aussi pour entretenir sa structure. »

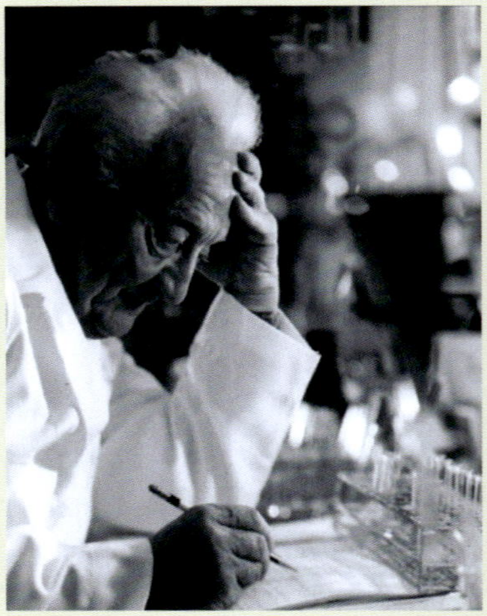
Source photo et citations : © Danny Roddy

• « La vie soutient la vie, la fonction construit la structure et la structure produit la fonction. Une fois que la fonction cesse, la structure collapse, elle se maintient en travaillant. »

#UseItOrLoseIt

« *Le pouvoir d'organisation du flux d'énergie serait à l'origine de la complexité biologique et son déclin serait à la base de maladies "complexes" et du vieillissement. Le flux d'énergie qui traverse les systèmes organiques crée des acides nucléiques, qui conservent l'information, et l'accumulation d'informations au fil des années génère la complexité d'aujourd'hui.* », Wallace (2011).

→ **En bref, le corps s'adapte** et il le fait mieux avec suffisamment de ressources à disposition.

Comment faire pour devenir une Lamborghini du métabolisme ?

Pour optimiser ton métabolisme, on ne va pas te le cacher : tu vas devoir comprendre le fonctionnement global de ton organisme.
Il se peut d'ailleurs que beaucoup de personnes dans ton entourage ne pensent pas que tu puisses moduler ton activité métabolique, notamment dans le personnel soignant / médical.

• **Mauvaise nouvelle :** tout le monde ne te prendra pas au sérieux (et tant mieux). « *Le métabolisme, c'est génétique, y a rien à faire, circulez !* », « *C'est normal de tomber plus souvent malade et de perdre du muscle, c'est la vie.* »

• **Bonne nouvelle :** on va t'aider à prouver à ceux qui pensent que ton métabolisme est figé que tu peux évoluer ! 📈

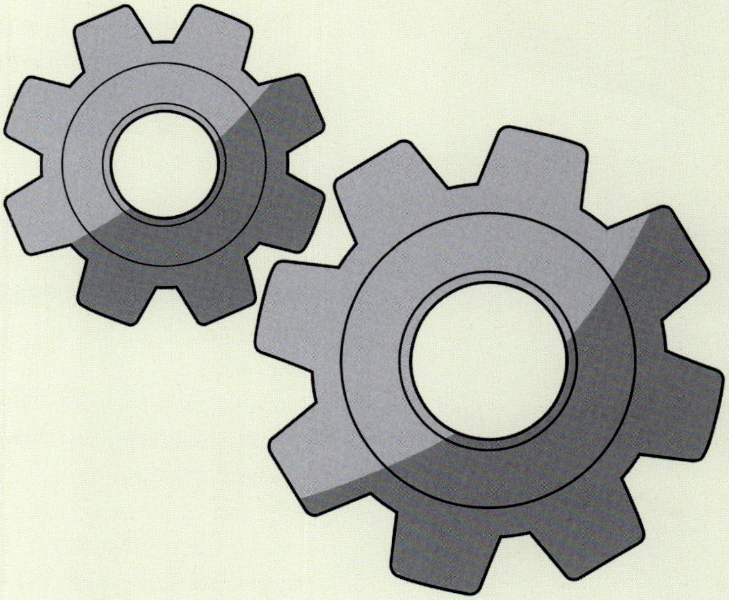

CONSEILS & APPLICATIONS PRATIQUES

SI TU VEUX ALLER PLUS LOIN, on te conseille un livre qui nous a vraiment inspiré pour l'écriture du nôtre : il s'agit de How To Heal Your Metabolism de Kate Deering.

CE QUE TU PEUX FAIRE...
Tu dois en apprendre plus sur toi-même ! Notre santé métabolique ne peut que difficilement être améliorée si on ne comprend pas ce qui nous arrive. Tout part de toi, voici donc le plan qu'on te suggère :

- Lire/écouter
- Analyser/comprendre
- Agir

TRISTAN : Écouter, ça marche aussi. Perso, je ne suis pas un grand fan de lecture, par contre je m'envoie des livres audio à longueur de journée et pendant mes trainings. **#PRODUCTIVITÉMAX**
Petit calcul : 2 heures de marche ou 1 training par jour = plus de 730 heures de podcasts potentiels par an.

LIRE : D'où est-ce que tu pars ? Comment vas-tu évoluer à partir de là ? C'est bien parti, vu que tu as déjà ce bouquin entre les mains : **NICE JOB !**

MAIS POURQUOI "LIRE" ?
→ Lire pour mieux comprendre le contexte de ton objectif et agir en adéquation.
→ La compréhension n'a pas besoin d'être totale, au contraire : commence, ajuste ensuite !
Pour bien commencer, il faut connaître les critères d'une progression, c'est pour cette raison qu'on te suggère de retenir quels indicateurs peuvent objectivement te montrer (ou non) que tu progresses.

ANALYSER / COMPRENDRE :
Quelles sont les mesures pertinentes pour toi ?
Prendre des mesures pertinentes signifie que tu souhaites trouver des indicateurs qui peuvent attester la qualité de ton évolution.
→ Si ton objectif est de travailler sur ton activité métabolique, il faut que tu comprennes ce que représente un bon métabolisme. Il n'y a rien dans ton corps qui ne dépend pas d'une source d'énergie, même pas tes cheveux - ils consomment énormément d'énergie par ailleurs !

MYTHE 49 #MÉTABOLISME #MORPHOLOGIE #PASMAFAUTE

Kate Deering a regroupé les travaux des docteurs Peat et Broda Barnes pour relever des mesures pertinentes sur la santé métabolique.

Signes d'un métabolisme élevé (sain) :

- Température de 37°C au thermomètre
- Pouls entre 75 et 90
- Pieds, mains et nez chauds toute la journée
- Aller à selle 1 à 3 fois par jour
- Uriner 4 ou 5 fois par jour (et non pas 10 à 12 fois)
- Bonne fonction hormonale : libido saine, pas de syndrome prémenstruel, fertilité
- 7 à 9 heures de sommeil, sans interruption
- Se sentir de bonne humeur
- Avoir de l'énergie tout au long de la journée
- Stabiliser son poids sans chercher à restreindre les calories et à pratiquer une quantité excessive d'activité physique

Maintenant que tu comprends à quoi ressemble un métabolisme sain, l'utilité des indicateurs suivants te paraîtra logique :

- Température
- Pouls (fréquence cardiaque)
- Poids (fluctuations)
- Notes (commentaires, par exemple sur l'humeur, le sommeil, etc.)

La chaleur corporelle avoisinant les 37°C est l'un des indicateurs importants et pertinents d'une santé métabolique élevée. On sait, ça semble totalement banal... jusqu'au moment où tu prends ta température en pleine diète hypocalorique low carbs et que tu constates par toi-même que 34,5°C, c'est peut-être le signe que ton corps est en train de prendre cher.

WILL : Je présente ici quelques données empiriques, certaines anecdotes dans le cadre du suivi de mes clients sont particulièrement parlantes !

- Certaines personnes peuvent parfaitement descendre sous les 35°C.
- Descendre sous les 36°C est tout à fait classique pour des personnes qui sortent d'une sèche et/ou d'une préparation de compétition en bodybuilding. Spécialement si, en reprenant du poids, ces personnes pratiquent beaucoup de cardio et mangent "le moins possible pour éviter de stocker". Certains athlètes ne mangent que du blanc de poulet et de la salade tout en faisant du cardio à jeun. Ils essaient même encore de compléter un second entraînement la même journée en musculation lors de leur préparation. Ces derniers n'ont pas vraiment compris les problèmes qui peuvent survenir avec un manque chronique d'énergie disponible pour les autres fonctions du corps humain.

TRISTAN : Je confirme. Je suis normalement autour de 36,8/37°C de manière régulière. Après avoir enchaîné deux nuits blanches pour rendre ce livre dans les délais, je suis descendu à 34,3°C. **#BOBO**

IL FAUT DE L'ÉNERGIE pour remplir toute une panoplie de fonctions vitales...
Ainsi, ce n'est pas du tout surprenant d'observer les symptômes suivants :

- perte de cheveux
- peau de mauvaise qualité
- baisse de la libido
- perte/perturbation des règles (aménorrhée/dysménorrhée)
- rétention d'eau, malgré une grosse fréquence d'urine (10 fois par jour, par exemple)
- tomber souvent malade
- sommeil peu réparateur
- lente cicatrisation de la peau
- avoir froid aux mains et aux pieds
- avoir des ballonnements
- avoir de plus en plus de problèmes de digestion
- troubles importants de l'humeur...

PRENDRE DES NOTES !
Kate Deering recommande de prendre des notes sur ton alimentation, sur ton humeur, mais aussi sur la qualité et la fréquence de tes selles et sur ton sommeil.
Pour reprendre son titre percutant **"FOOD/MOOD/POOP/SLEEP"** (Nourriture, humeur, selles, sommeil, ça le fait moins en français pour le coup).

La température, pour ne parler que de cela, peut varier au sein de la même journée simplement en faisant de meilleurs choix de repas.
→ Certains repas conviendront mieux que d'autres pour telle personne à tel moment.
Le but général est de tester pour garder les meilleures combinaisons de nutriments par rapport aux effets métaboliques !

OÙ PRENDRE LA TEMPÉRATURE ?
Mesures pratiques et intéressantes :

- avec un thermomètre digital sous la langue ou sous l'aisselle (prendre plusieurs mesures pour vérifier)

Mesures plus précises :

- idem avec un thermomètre au mercure (compter une dizaine de minutes).

QUAND PRENDRE LA MESURE ?

- Au réveil
- 20 à 30 minutes après les repas

DÉTAILS SUR LA GÉNÉRATION DE CHALEUR
Quand le glucose est oxydé dans la respiration mitochondriale, des "déchets" sont produits - énergie (sous forme de chaleur), dioxyde de carbone (CO_2) et de l'eau (H_2O). Les individus qui utilisent plus de glucose produisent donc plus de ces "déchets", ce qui tend à augmenter leur chaleur corporelle.

→ Être chaud, c'est plutôt une bonne nouvelle. Ce n'est cependant qu'UN des indicateurs. Attention aux températures élevées pour d'autres raisons, un climat chaud ou un excès d'adrénaline et de cortisol circulant, par exemple.
→ La température des mains et des pieds importe aussi !

AVOIR UNE FRÉQUENCE CARDIAQUE ÉLEVÉE est signe de bonne santé métabolique ! Se situer, par exemple, entre 75 et 90 battements par minute une vingtaine de minutes après un repas est généralement une bonne chose.
→ Attention également aux indications trompeuses, comme pour une personne qui tourne sous adrénaline.

LE POIDS DEVRAIT SE MESURER SUR DES MOYENNES, dans des conditions standardisées, car il peut fluctuer grandement d'un jour à l'autre (voire même au sein d'une même journée).
→ Comparer une moyenne hebdomadaire avec la moyenne hebdomadaire suivante semble plus approprié que de se peser une fois par semaine.
→ Garder la même routine, par exemple, se peser en sous-vêtements ou nu, au réveil et après un passage aux toilettes...

TRISTAN : petite astuce de M. Productivité. J'ai acheté un calendrier mural que j'ai fixé au-dessus de ma balance avec un thermomètre et un cardiofréquencemètre qui pendouillent pas loin.
Ainsi, je note tous les jours au réveil poids + température + rythme cardiaque dans les mêmes conditions, ce qui me permet d'avoir une vision d'ensemble sur ma semaine (et ensuite d'en faire une moyenne fiable). Je peux donc constater, analyser, (essayer de) comprendre et agir sur les différents facteurs qui sont venus interférer sur ma santé métabolique : charge mentale, niveau de stress, qualité et quantité de sommeil, changement de nutrition...

AGIR : METTRE EN APPLICATION ET EN APPRENDRE PLUS SUR TOI
- Consommer des aliments de bonne qualité, que tu tolères bien et que tu apprécies. Réfère-toi à la liste qu'on te propose et commence par exemple par ce que tu préfères parmi ce qui est recommandé.
- Consommer des portions qui sont des repas d'une bonne taille pour TOI. Tout le monde ne peut pas manger les mêmes quantités, évidemment ! Il faut trouver ce qui TE permet de te sentir bien tout au long de la journée.
- Trouver les bons ratios pour TOI (mélange adéquat de protéines, glucides et lipides selon ton objectif et ce à quoi tu réponds le mieux). C'est toi qui choisis ta répartition tant que tu es :
  - > entre 40 et 65 % de glucides,
  - > entre 20 et 30 % de protéines,
  - > entre 15 et 30 % de graisses.
- Manger consciencieusement.
- Ajuster quand c'est nécessaire.

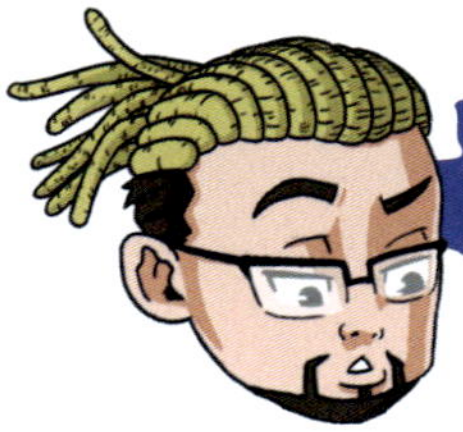

DÉTAILS PHYSIOLOGIQUES

RALENTIR LE MÉTABOLISME POUR VIVRE PLUS LONGTEMPS ?

Selon un vieux modèle, nous ne posséderions que “tant de battements cardiaques” et nous serions limité à “tant de réplications cellulaires”.
Selon cette théorie toujours, il serait alors positif de “ralentir” notre métabolisme pour vivre plus longtemps. Un cœur qui bat lentement (même après un repas) serait donc l’équivalent du fameux “cœur d’un athlète en bonne santé” qui économise son “quota de battements donnés”. On n’aurait donc qu’une certaine quantité “d’énergie” à dépenser pour notre vie…

DEUX THÉORIES SUR LE MÉTABOLISME

• Avoir un métabolisme rapide générerait “trop de ROS” et diminuerait la longévité,
• Avoir un métabolisme rapide générerait “moins de ROS”, car il ferait plus de “*uncoupling*” (découplage).
LA PREMIÈRE THÉORIE nous suggère “d’économiser de l’énergie”.
→ Il ne faudrait pas en gaspiller.
LA SECONDE THÉORIE nous suggère de “favoriser un flux d’énergie plus généreux”.
→ On devrait pouvoir “gaspiller” de l’énergie.
Avoir un métabolisme plus élevé résulte d’un flux d’électrons plus important à travers la chaîne de transport de ces derniers.
Comme un plus grand taux de découplage devrait amener MOINS de ROS et permettre de vivre plus longtemps, cette théorie (la seconde) fut appelée “*uncoupling to survive*” ou “découplage pour survivre”.

À noter qu’un métabolisme important peut parfaitement augmenter les besoins en nutriments, comme certaines vitamines du groupe B. Le but n’est donc pas “juste d’avoir chaud” avec un bon métabolisme, mais bien d’apporter tous les nutriments nécessaires pour optimiser son métabolisme, tout en consommant des aliments de qualité !
(Voir dans le mythe n°10 dans lequel les rats n’avaient pas manifesté de carences en B6 quand ils consommaient des AGPIs.)

QUOTA MINIMAL POUR LA "SANTÉ MÉTABOLIQUE"

En dessous d’un certain seuil, il semble vite compliqué de pouvoir optimiser son métabolisme.
Si on choisit les trois principes suivants :
• 1,6 g/kg de protéines biodisponibles par jour ;
• Au moins deux fois plus de glucides que de protéines pour favoriser autant que possible un bon maintien de la glycémie sans passer par un phénomène de stress ;
• Un minimum de graisses qui serviront de précurseurs hormonaux, par exemple en gardant au moins quelques jaunes d’œufs “crus” par jour.

→ On peut poser le calcul qui suit pour adapter en fonction de ton poids :
1,6 g/kg de protéines = 6,4 kcal/kg
3,2 g/kg de glucides = 12,8 kcal/kg
0,3 g/kg de lipides = 2,7 kcal/kg

RÉPARTITION MINIMALE SUGGÉRÉE

→ 21,9 kcal/kg/jour MINIMUM

Pour différents poids, cela représenterait les apports suivants :
50 kg = 1 095 kcal
60 kg = 1 314 kcal
70 kg = 1 533 kcal
80 kg = 1 752 kcal

→ Idéalement, si notre maintien calorique est aussi bas que 22 kcal/kg, il faudrait d'abord faire en sorte d'optimiser le métabolisme avant d'entamer toute tentative de réduction de calories !
À retenir : Essaie de ne pas descendre en dessous de ce minimum, ou du moins prépare-toi aux effets secondaires du dérèglement du métabolisme.

Comment interpréter les mesures de température et de pouls ?
Kate Deering l'explique très clairement comme suit :
• Des mesures de température entre 36.5 et 37°C et de fréquence cardiaque entre 75 et 90 battements par minute sont associées à un taux métabolique élevé.
• Ces mesures abaissées représentent un métabolisme amoindri et une diminution de la fonction cellulaire.
• En général, un repas métaboliquement stimulant devrait être utilisé comme énergie, en produisant de l'ATP (chaleur), de l'eau et du CO_2. On devrait ainsi se sentir réchauffé, satisfait et de bonne humeur après avoir mangé un repas qui soutient [une bonne santé métabolique].
• Prendre sa température 20 à 30 minutes après un repas nous aidera à comprendre à quel point chaque repas nous aide ou non dans notre objectif.
• Dans le meilleur des cas, un repas adéquat [pro-métabolique] devrait augmenter à la fois la température et la fréquence cardiaque.
• Rien n'est noir ou blanc lorsqu'on parle de température et de pouls pour évaluer la qualité d'un repas.

Voici quelques exemples de ce qu'il peut se passer si tu manges dans un état de stress ou dans des conditions hypo-métaboliques :
1. La température (T) et le pouls (P) diminuent après un repas → L'augmentation de la T et du P avant un repas était due à des niveaux élevés d'adrénaline et de cortisol, et non pas à un métabolisme important. Comme le sel et le sucre diminuent le niveau du cortisol et de l'adrénaline, le repas peut finalement réduire la T et le P si la personne avait initialement chaud à cause d'hormones de stress.
2. T reste la même après le repas → Le repas est peut-être trop faible en calories ou a un ratio inadéquat de macronutriments.
3. Le P est déjà élevé (>100) et le repas l'augmente encore → Le repas a probablement un ratio de protéines / glucides trop élevé. Manger des œufs seuls, par exemple, augmentera la sécrétion d'insuline, ce qui induira une augmentation d'adrénaline. Ce qui augmentera la fréquence cardiaque, mais entravera la fonction thyroïdienne.
4. Le P est bas avant le repas (<70) et augmente après le repas → Il s'agit d'un bon repas et le niveau d'hormones thyroïdiennes a potentiellement augmenté.
5. Le P est élevé (>100) et la T est basse (<36.5°C) avant de manger, le repas augmente la T et diminue le P → Il s'agit d'un bon repas et les hormones thyroïdiennes fonctionnent de manière optimale en diminuant les hormones de stress et en augmentant la production de chaleur.
6. Le P est bas (<70) et la température est basse (<36.5°C) avant de manger, les deux augmentent après le repas → Il s'agit d'un bon repas. L'augmentation du P et de la T soutiendra une bonne santé métabolique (taux métabolique élevé).

La température et le pouls représentent de bons outils pour évaluer la manière dont vous répondez à chaque repas. Retenez-les juste comme un *feedback* à utiliser durant le chemin vers votre guérison.

LE POINT DE VUE DE :

the.fitness.way

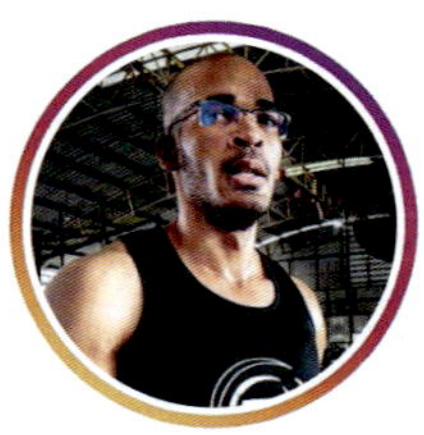

MR WAY, HUMAN OS HACKER
Entraîneur

@the.fitness.way : “Que tu sois convaincu(e) d’y arriver ou pas, tu as raison.” Henry Ford.
Ici, cela s’applique parfaitement. Il y a une raison très simple pour laquelle tu ne prends pas de poids : tu ne manges pas assez. “Oui mais…”, stop, tu ne manges pas assez. “D’accord, mais je t’assure que…”, stop, tu ne manges pas assez. ❌
Alors, maintenant, replaçons les choses dans leur contexte. Il se peut effectivement que ton métabolisme soit en roue libre et que ta sensation de faim ou ta capacité à digérer ne soit pas en accord avec ton objectif de prise de poids. Cela dit, en ce qui concerne les échanges énergétiques, tu as les apports, mais aussi les dépenses caloriques. C’est une piste à explorer : bien souvent, se dépenser un peu moins (attention, l’idée n’est pas de devenir totalement sédentaire, santé avant tout) permet, magiquement, de commencer à prendre de la masse. Parole d’ancien maigre.

MYTHE 49 #MÉTABOLISME #MORPHOLOGIE #PASMAFAUTE

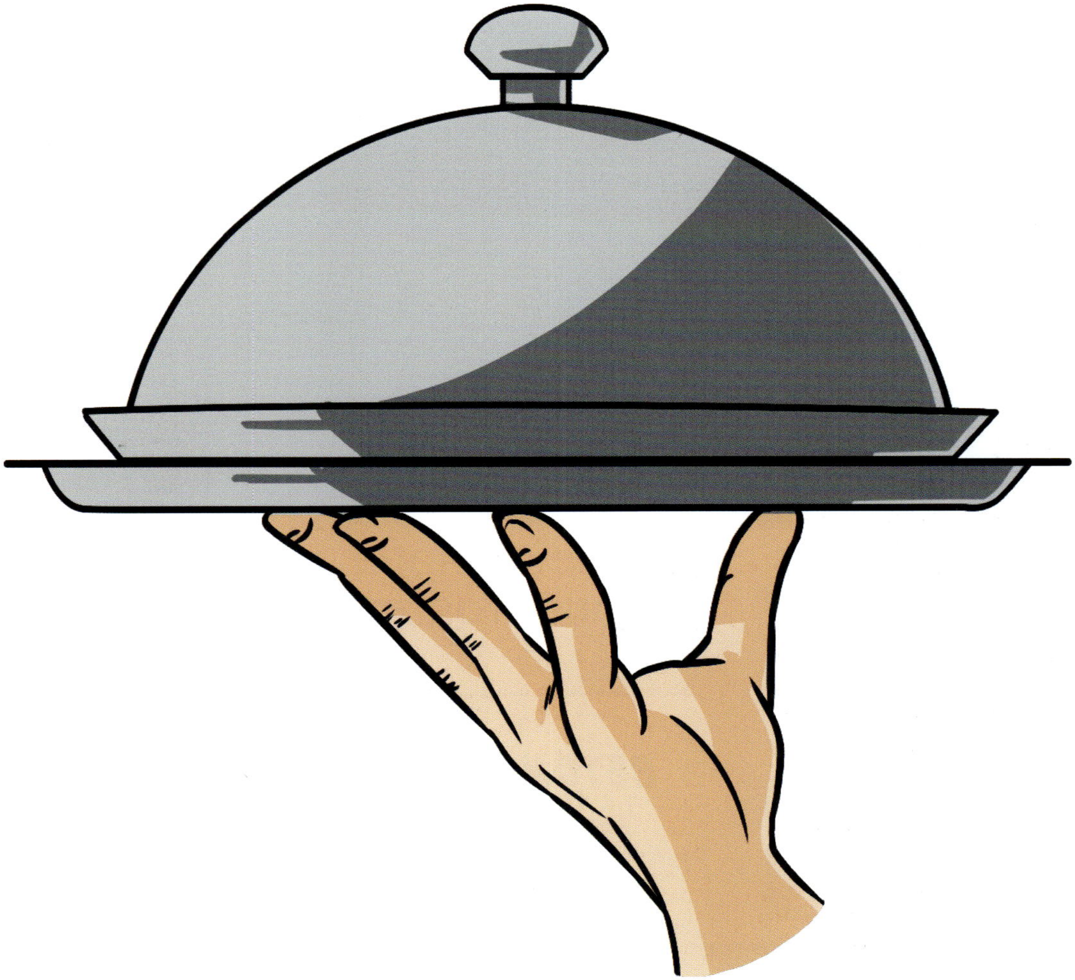

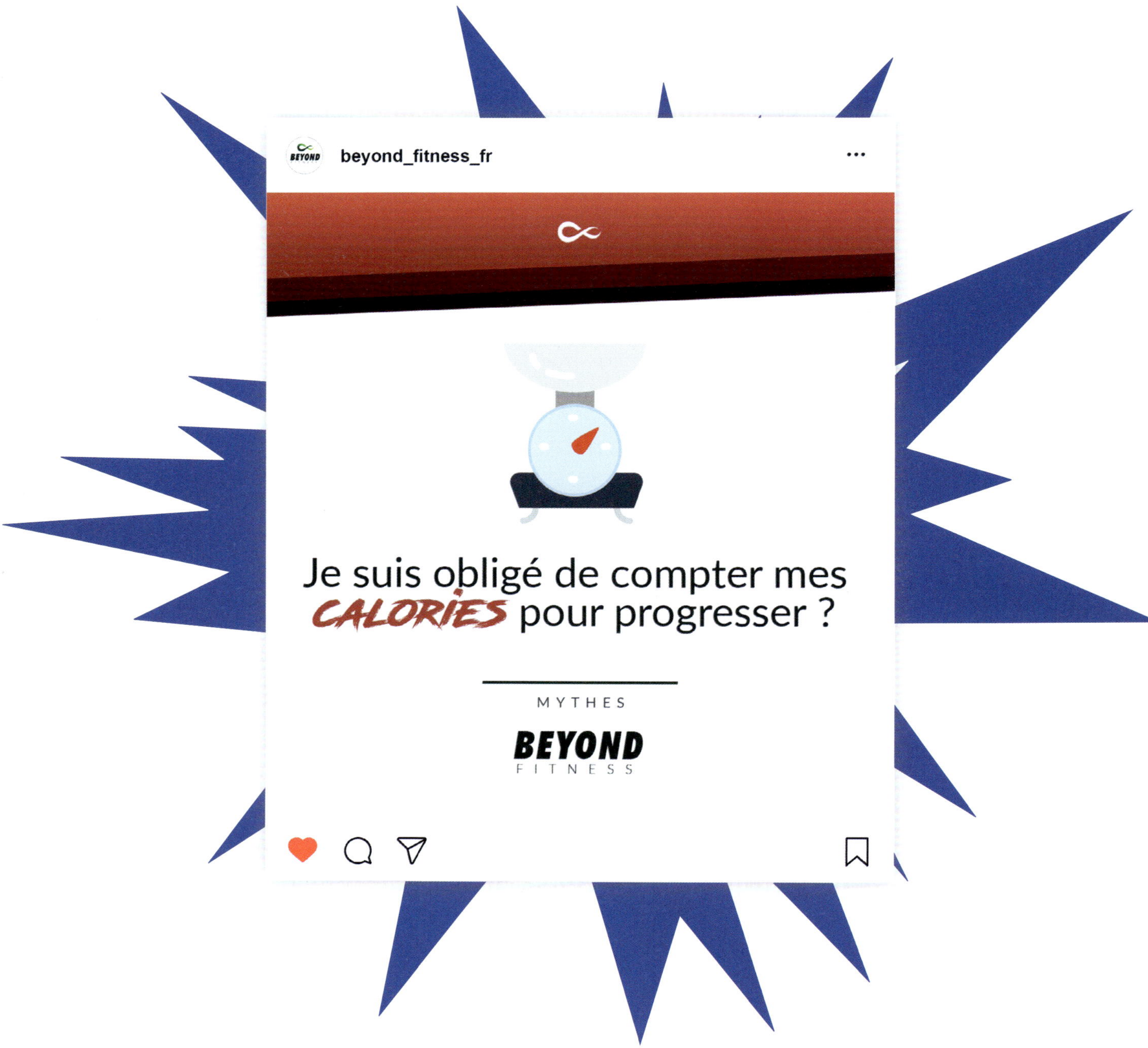
beyond_fitness_fr
Je suis obligé de compter mes CALORIES pour progresser ?
MYTHES
BEYOND
FITNESS

MYTHE 50 #CALORIES #MACROS #AUGRAMMEPRÈS

Rien n'est obligatoire quand tout fonctionne comme on le souhaite ... Jusqu'au jour où ça ne fonctionne tout simplement plus. À ce stade, c'est probablement mieux de compter. 🙂

C'est exactement comme rouler sans regarder le compteur :

- Si tu n'as aucune amende et que tu ne provoques aucun accident, continue, on espère que ça va durer !
- Si tu prends un PV à chaque sortie, c'est peut-être le moment de regarder le compteur !

IL EXISTE PLUSIEURS STRATÉGIES POUR MONITORER UNE PERTE DE POIDS OU UNE PRISE DE MASSE.

Si tu n'as pas de critères directs, comme les calories ou la dépense calorique, tu peux mesurer tes "résultats" :

- Te peser tous les jours pour obtenir une moyenne de ton poids par semaine ;
- Mesurer ton tour de taille, qui permettra de voir sur le long terme quelle type de masse tu as pu accumuler ou perdre (graisse vs muscle) ;
- Au niveau de la taille, on accumule avant tout et surtout de la graisse. Si tu prends du poids sans que ton tour de taille ne bouge, tu as plus de chance d'avoir pris du muscle ;
- Prendre des photos et/ou des vidéos avec la même lumière et toujours au même moment de la journée.

Tous ces critères te permettent de te voir évoluer sans compter, pour autant que tu continues d'évoluer dans la bonne direction !

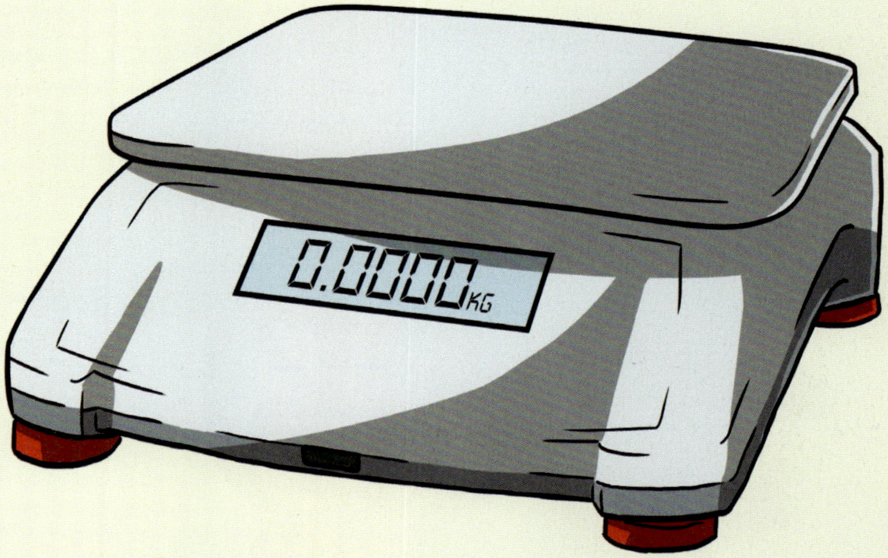

CONSEILS & APPLICATIONS PRATIQUES

TU SOUHAITES PERDRE DE LA GRAISSE, EN PERDANT LE MOINS DE MUSCLE POSSIBLE AU PASSAGE ?

→ Vise une perte de poids de 0,5 % à 1 % de ton poids de corps par semaine.
• Si tu as beaucoup de graisse à perdre, tu peux viser 1 % de perte de poids par semaine.
• Si tu es déjà relativement "sec", opte plutôt pour 0,5 %, ce serait bête d'y laisser du muscle au passage !

→ Dit autrement, si tu pèses 70 kg, vise environ 350 à 700 g de moins par semaine, soit environ 50 à 100 g de perdus par jour.

→ Autre suggestion : faire régulièrement des "maintiens caloriques". Voir ci-après, détails physiologiques.

COMMENT "ENCLENCHER" LA PERTE DE GRAISSE ? #SÈCHE

→ Limiter au maximum les graisses "non nécessaires" pendant cette période, tout particulièrement les graisses végétales industrielles qui tendent à s'accumuler dans le tissu adipeux avec le temps. La meilleure manière de stocker de la graisse reste... de manger beaucoup de graisses.
→ Ajouter volontairement des aliments qui se placent "hauts" dans l'index de satiété, comme par exemple des pommes de terre et des fruits.
→ Le mouvement, c'est la vie ! Augmente ton **NEAT**. Regarde le post plus haut sur la dépense calorique.

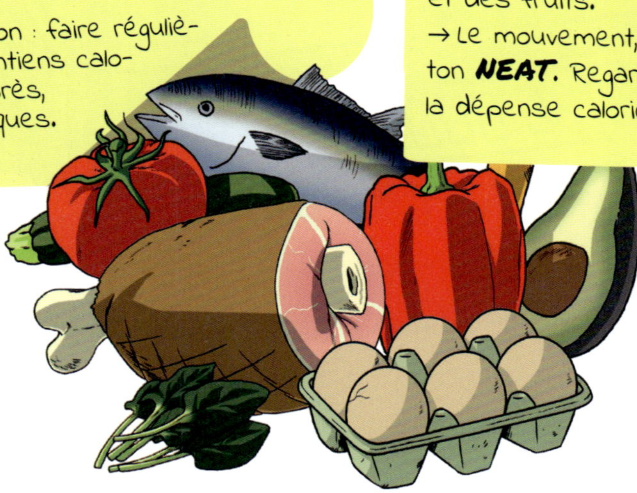

TU SOUHAITES PRENDRE DU MUSCLE, ET SI POSSIBLE LE MOINS DE GRAISSE POSSIBLE ?

→ Vise une prise de poids d'environ 1 % par mois (et non par semaine) ;
→ Dit autrement, si tu pèses 70 kg, vise environ 700 g de plus par mois ;

SUGGESTION : faire régulièrement des phases de "maintien". Voir ci-après, détails physiologiques.

COMMENT "ENCLENCHER" LA PRISE DE MUSCLE ? #PRISEDEMASSE

→ La base **#1**, c'est un stimulus approprié. Il faut avant tout s'entraîner correctement !
→ La base **#2**, c'est une récupération appropriée. Limite au maximum toutes les sources de stress inutiles. Dors assez et mange suffisamment.
→ Pour t'assurer que tu manges assez, vérifie que tes performances évoluent. Si c'est le cas, tu es sur la bonne voie !

Si tes performances n'évoluent pas, vérifie :
- la qualité de ton entraînement ;
- ta récupération (sommeil/gestion du stress) ;
- la qualité et la quantité de ton alimentation.

→ Et si là, tu ne progresses pas, il faudra peut-être commencer à compter les calories !

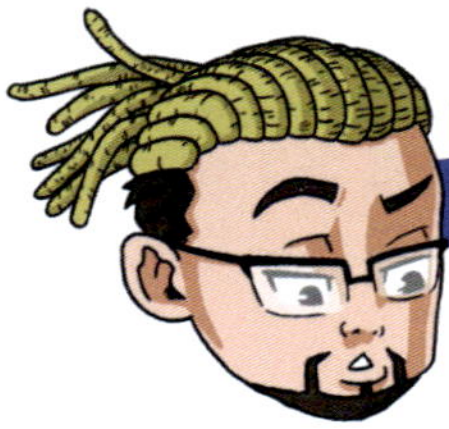

DÉTAILS PHYSIOLOGIQUES

PERTE DE GRAISSE, AVEC OU SANS MESURE "DIRECTE" (I.E. COMPTER LES CALORIES)
On te recommande vivement de faire régulièrement des phases de “maintien calorique”.
→ Par exemple, après deux ou trois semaines de perte de poids, fais deux ou trois semaines de “maintien”.
SEMAINES 1 À 3 : tu peux essayer de perdre entre 0,5 et 1 % de ton poids
SEMAINES 4 À 6 : tu peux essayer de stabiliser ton poids et de te focaliser sur tes progrès à l’entraînement !
POUR LA SUITE → #REPEAT

- Le but est justement de ne PAS perdre de poids. C’est ce qui permet de dissiper le stress occasionné par la perte de poids. Cela permet de stabiliser le métabolisme. Généralement, le fait de manger “à ta faim” des aliments de qualité dans un environnement peu stressant – tout en te pesant tous les jours – suffit à stabiliser le poids ! Ajuste quelques choix au besoin.

PRISE DE MUSCLE, AVEC OU SANS MESURE "DIRECTE" (I.E. COMPTER LES CALORIES)
→ Fais régulièrement des phases de “maintien calorique”.

PAR EXEMPLE, une semaine un peu moins “dure” globalement ou une semaine où tu te fais un peu plus “plaisir” après chaque cycle de progression de trois à huit semaines. Le but étant ici de dissiper une partie de la fatigue accumulée pendant ta progression.

CE QU’IL FAUT RETENIR ?
Chaque fois que l’on “pousse” le corps dans une direction, il faut lui laisser un moment pour récupérer face à ce stress. Le corps s’adapte incroyablement bien, SI on lui laisse la possibilité de s’adapter.

IL FAUT AVANCER AVEC SON CORPS ET NON CONTRE LUI.

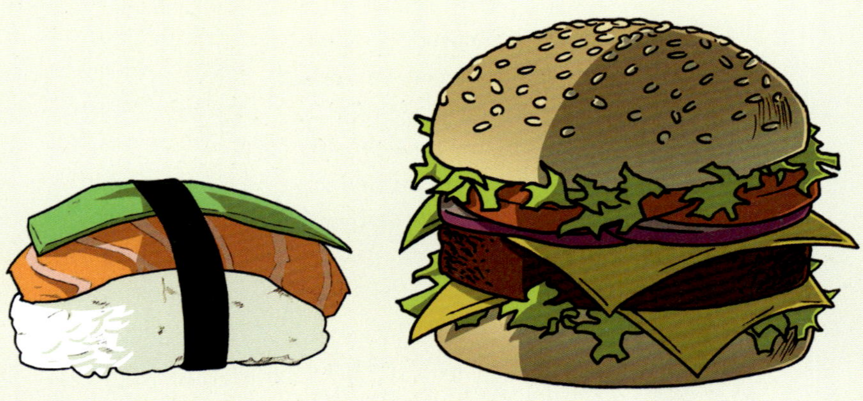

MYTHE 50 #CALORIES #MACROS #AUGRAMMEPRÈS

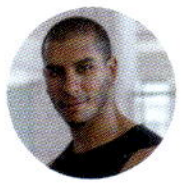

@nassbridges

Le saviez-vous ?
Lors de l'étiquetage des informations nutritionnelles des denrées alimentaires, des tolérances sont fixées pour les différents macronutriments (et certaines vitamines). En clair, ce que vous consommez n'est pas exactement ce qui est indiqué ! Les tolérances peuvent d'ailleurs être assez énormes dans certains cas.

	Tolérance pour les denrées alimentaires (incertitude de mesure comprise)
Vitamines	+50% -35%
Glucides Sucres Protéines Fibres	< 10g pour 100g : +/= 2g 10 à 40g pour 100g : +/= 20g > 40g pour 100g : +/= 8g
Matières grasse	< 10g pour 100g : +/= 1,5g 10 à 40g pour 100g : +/= 20g > 40g pour 100g : +/= 8g
Acides gras saturés Acides gras mono-insaturés Acides gras polyinsaturés	< 4g pour 100g : +/= 0,8g > 4g poue 100g : +/= 20%
Sodium	< 0,5g pour 100g : +/= 0,15g > 0,5g pour 100g : +/= 20%
Sel	< 1,25g pour 100g : +/= 0,375g > 1,25g pour 100g : +/= 20%

Moralité : tout n'est qu'estimation ! Compter ses calories est un formidable outil pour ne pas naviguer à l'aveugle, le tout est de ne pas transformer cet outil en obsession.
Vous terminez votre journée avec 15 g de glucides en plus de ce que vous "deviez" consommer ? Pas la peine de stresser. Il y a de fortes chances pour que ce stress soit bien plus néfaste que les 15 g de glucides en "trop" !

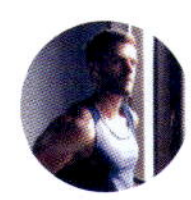

@ben.gib

Clairement pas obligatoire pour tout le monde, mais ça peut aider. Personnellement, j'ai tendance à limiter inconsciemment la quantité de nourriture que je mange. Donc, si je veux prendre un peu de poids, il est plus simple de compter mes calories pour être sûr de manger suffisamment. À l'inverse, si je veux perdre un peu de gras, là, pas besoin de compter, j'écoute juste ma faim. À chacun de trouver ce qui marche pour lui ! 😀

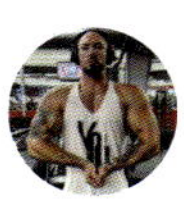

@aiki_sharefitness

Calculer ses calories permet de poser une base.
Mais on ne sait jamais combien on dépense chaque jour. Certains jours, nous sommes plus actifs que d'autres et pourtant, les calories restent les mêmes. Sans compter que compter tout le temps ses calories peut rapidement devenir une obsession assez malsaine…
N'oubliez pas que le corps humain est plus complexe qu'une machine qui dépense tant et consomme tant.

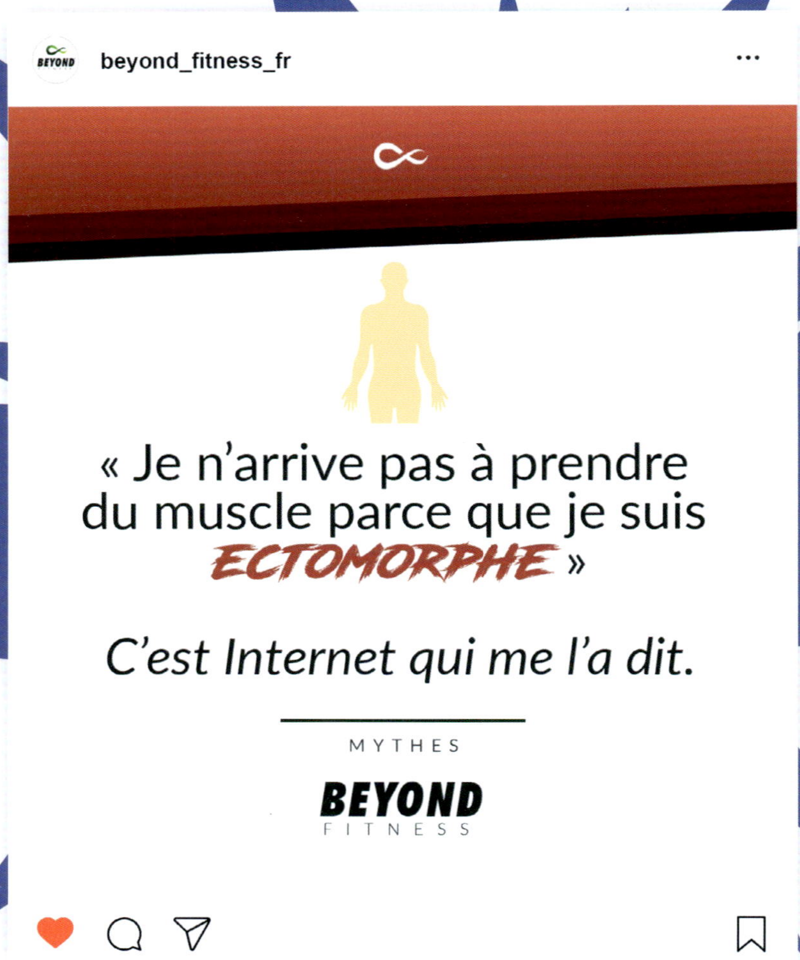
beyond_fitness_fr
« Je n'arrive pas à prendre du muscle parce que je suis ECTOMORPHE »
C'est Internet qui me l'a dit.
MYTHES
BEYOND
FITNESS

ON A UN POTE ECTOMORPHE, MAIS LUI, IL PREND SUPER VITE DU MUSCLE. QUEL VEINARD !

Mouais. À moins qu'il ne soit stéromorphe ou xénomorphe, on a pour l'instant rarement vu quelqu'un d'avancé "prendre vite" du muscle.

Si tu souhaites mettre toute l'humanité dans trois cases, tu as vraisemblablement un EXCELLENT modèle marketing.
POURQUOI TROIS ? Parce que c'est facile à retenir et… que ça sonne bien.

SI ON RÉCAPITULE, ça nous fait un homme Alpha vraiment parfait, un gars un peu dans la moyenne… et un miskine.
Parfait, il n'y a plus qu'à placer tout le monde dans ces trois "cases" et expliquer à tous ceux qui sont obèses que c'est juste parce qu'ils sont endomorphes et que, dans tous les cas, c'est essentiellement à cause de leur génétique.
Que ce soit la facilité à prendre du gras, la difficulté à prendre du muscle, les deux, ou des variantes selon les zones du corps !

La complexité que représentent les variations interindividuelles induites par la génétique et les différentes manières d'interagir avec l'environnement est virtuellement illimitée. C'est donc plus que réducteur d'essayer de catégoriser ça sous trois types de morphologies, même si, à la base, ça partait d'une bonne intention.

« ÇA VIENT D'OÙ DU COUP ? »
Éric Mallet a décrit ça dans un excellent article à ce sujet.
Cette théorie fut initialement amenée par un psychologue du nom de William Herbert Sheldon dans les années 1940.
Ce psychologue s'est en quelque sorte amusé à partir de termes d'embryologie (la science de la biologie du développement embryonnaire) comme l'endoderme, le mésoderme et l'ectoderme. Et c'est de là que les fameux endomorphe / mésomorphe / ectomorphe ont été proposés. Cela dit, on parle dans cette théorie que de traits de personnalité (pas du muscle ou de la graisse) !

CE QU'IL FAUT RETENIR se retrouve merveilleusement bien amené dans la conclusion de son article :
« *Les morphotypes sont idéaux pour simplifier à outrance la complexité de la génétique. Cela rend le vaste sujet de notre "potentiel génétique" plus abordable pour les simples d'esprit.* »

En effet, tu pourras toujours te dire que « *Phil Heath ou Ronnie Coleman étaient génétiquement faits pour le bodybuilding, mais sans les sacrifices incommensurables et la volonté qu'ils déploient chaque jour à aller plus loin, la meilleure des génétiques n'aura aucune valeur.* »

FAIS EN SORTE DE DEVENIR MEILLEUR
Les cases sont uniquement créées que pour ceux qui aiment se trouver des excuses. Être un peu meilleur qu'hier est de toute manière plus intéressant que de se sentir limité par une analyse réductrice qui te place dans trois cases.

On espère que tu as compris : pour représenter autant de variations possibles, trois cases, ça fait peu. Enfin, on croit.

Après, tu as peut-être un pote stéromorphe qui prend plus vite que la moyenne, mais il ne t'a pas dit qu'il avait justement "changé de case", soit en augmentant à dose supra-physiologique ce que son corps secrétait naturellement, soit en faisant "mumuse" avec des produits comme les stéroïdes.

SI TOI AUSSI TU ES ALLÉ VOIR CE QUE XÉNOMORPHE VOULAIT DIRE, tu as dû comprendre que ce genre de "personne" avait deux ou trois avantages qui sortent de l'ordinaire.

CONSEILS + APPLICATIONS PRATIQUES

ON PRIVILÉGIERA :

✅ la focalisation sur l'amélioration de son propre potentiel

✅ l'objectif d'être en "meilleure forme qu'hier" et pas "qu'une autre personne"

ON ÉVITERA :

❌ de s'inclure dans des "catégories" réductrices

❌ d'écouter la bro-science d'internet

DÉTAILS PHYSIOLOGIQUES

LES ANALYSES MORPHO-ANATOMIQUES de Frédéric Delavier, Rudy Coia, ou encore celles de Lucas Gouiffes sont, par exemple, bien plus représentatives de la complexité du corps humain.

POUR ALLER PLUS LOIN, Bayesian France a fait un travail de synthèse incroyable sur les paramètres pertinents à prendre en compte :

1. Les caractères sexuels secondaires qui prédisposeront à une plus grande sécrétion d'hormones anabolisantes :
• de grosses cordes vocales, une grosse pomme d'Adam et une voix grave ;
• un corps poilu, en particulier sur le visage, les avant-bras et la poitrine, visage carré en option ;
• on pourrait même prédire l'habileté martiale d'un combattant à la forme carrée de son visage.

2. La carrure osseuse naturelle :
« *J'ai commencé la musculation à l'âge de 18 ans. J'ai tout de suite été fort. La toute première fois où j'ai touché des haltères, j'ai squatté 227 kg et deadlifté 272 kg. C'est là que tout a commencé.* » Andy Bolton
Avoir un large squelette avec des os épais aide à supporter plus de masse musculaire et construire plus de muscle autour. La taille du squelette est directement corrélée à la composition corporelle ; la plupart des gens ayant de gros os et de grosses articulations sont naturellement plus musclés que les gens minces.

Les personnes avec une carrure large prennent également du muscle plus rapidement avec la musculation.

Les meilleures haltérophiles, powerlifters et bodybuilders ont souvent de gros os et la taille du squelette est un bon prédicateur de succès dans ces trois sports.

FUNNY FACT : une étude a mesuré les dimensions corporelles de powerlifters d'Océanie de niveau national. La majorité des powerlifters étaient carrément hors graphique sur les indices mesurés (cf. schéma ci-dessous) et un mec a même atteint un score de 14,8 sur une échelle censée aller jusqu'à 7 maximum.

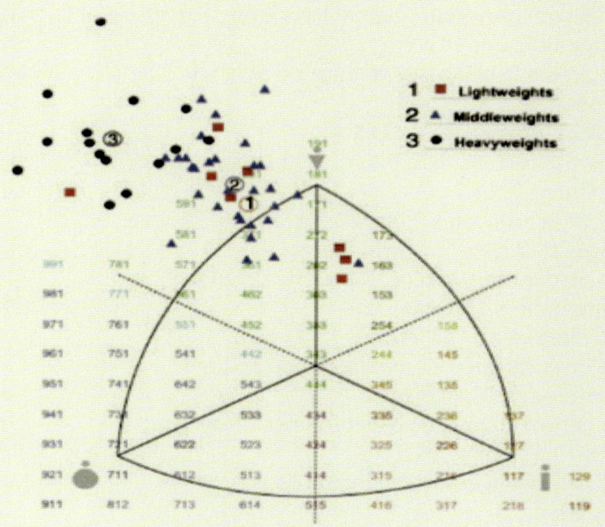

Voici selon la US National Library of Medicine et les données de Karakas + Bozkir (2007), quelques données pour TE situer dans tout ça :

1. Circonférence du poignet chez l'homme de plus d'1,65 m
• Petite carrure : circonférence du poignet inférieure à 16,5 cm
• Carrure moyenne : circonférence du poignet entre 16,5 et 19,5 cm
• Carrure large : circonférence du poignet supérieure à 19,5 cm

Moyenne chevilles chez les hommes : 23,5 cm (plus ou moins 1,5 cm)

2. Circonférence du poignet chez la femme
En dessous d'1,57 m
• Petite carrure : circonférence du poignet inférieure à 14 cm
• Carrure moyenne : circonférence du poignet entre 14 cm et 14,6 cm
• Carrure large : circonférence du poignet supérieure à 14,6 cm
Taille entre 1,57 et 1,65 m
• Petite carrure : circonférence du poignet inférieure à 15,2 cm
• Carrure moyenne : circonférence du poignet entre 15,2 cm et 15,9 cm
• Carrure large : circonférence du poignet supérieure à 15,9 cm
Au-dessus de 1,65 m
• Petite carrure : circonférence du poignet inférieure à 15,9 cm
• Carrure moyenne : circonférence du poignet entre 15,9 cm et 16,5 cm
• Carrure large : circonférence du poignet supérieure à 16,5 cm

Moyenne chevilles chez les femmes : 21,9 cm (plus ou moins 1,3 cm)

3. Le rapport entre les doigts 2D / 4D
Plus ton index de la main droite est court et plus ton annulaire est long, plus tu as été exposé(e) avant ta naissance à la testostérone.
La plupart des gens ont des annulaires légèrement plus longs que leur index, en particulier les hommes.

4. La structure de tes insertions musculaires
Des muscles plus longs présentent plus de potentiel de prise de masse que des muscles courts.

Test : fléchis l'un de tes coudes à 90° et vois combien de doigts tu peux placer entre ton coude et ton biceps. Aucun, c'est dingue. Quatre, c'est chaud.

5. Ton poids à la naissance
Il y a une raison qui poussait les anciens Spartiates à se débarrasser des bébés trop fragiles.
Plus tu es gros à la naissance, plus tu as de chances d'être musclé(e) à l'âge adulte.
Fort heureusement, c'est un mythe qu'être un gros bébé te prédispose à l'obésité.
À titre de référence, un nouveau-né caucasien pèse en moyenne 3,4 kilos.

LE POINT DE VUE DE :

nevingl

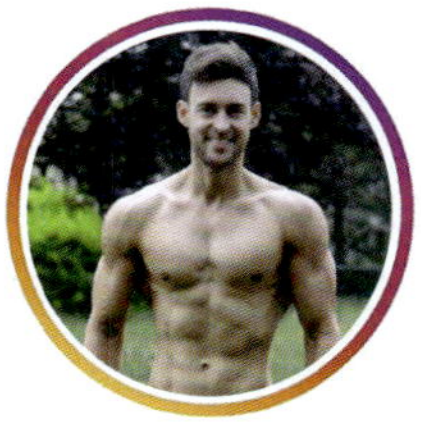

NEVIN BARNETT
Co-créateur Bayesian France

C'est intéressant qu'un concept comme le somatotype soit encore prévalent dans le monde du fitness, surtout quand on sait qu'il vient à l'origine de la psychologie, et absolument pas de la physiologie !
Certaines recherches montrent même que les "endomorphes" ne sont pas forcément forts (Sukanta Saha, 2014) et que les "ectomorphes" peuvent développer plus de puissance explosive dans les jambes (Ryan-Stewart et al., 2018).
Vous pouvez donc oublier ce concept farfelu d'"ectomorphe", commencer à manger sérieusement et pousser des grosses barres !

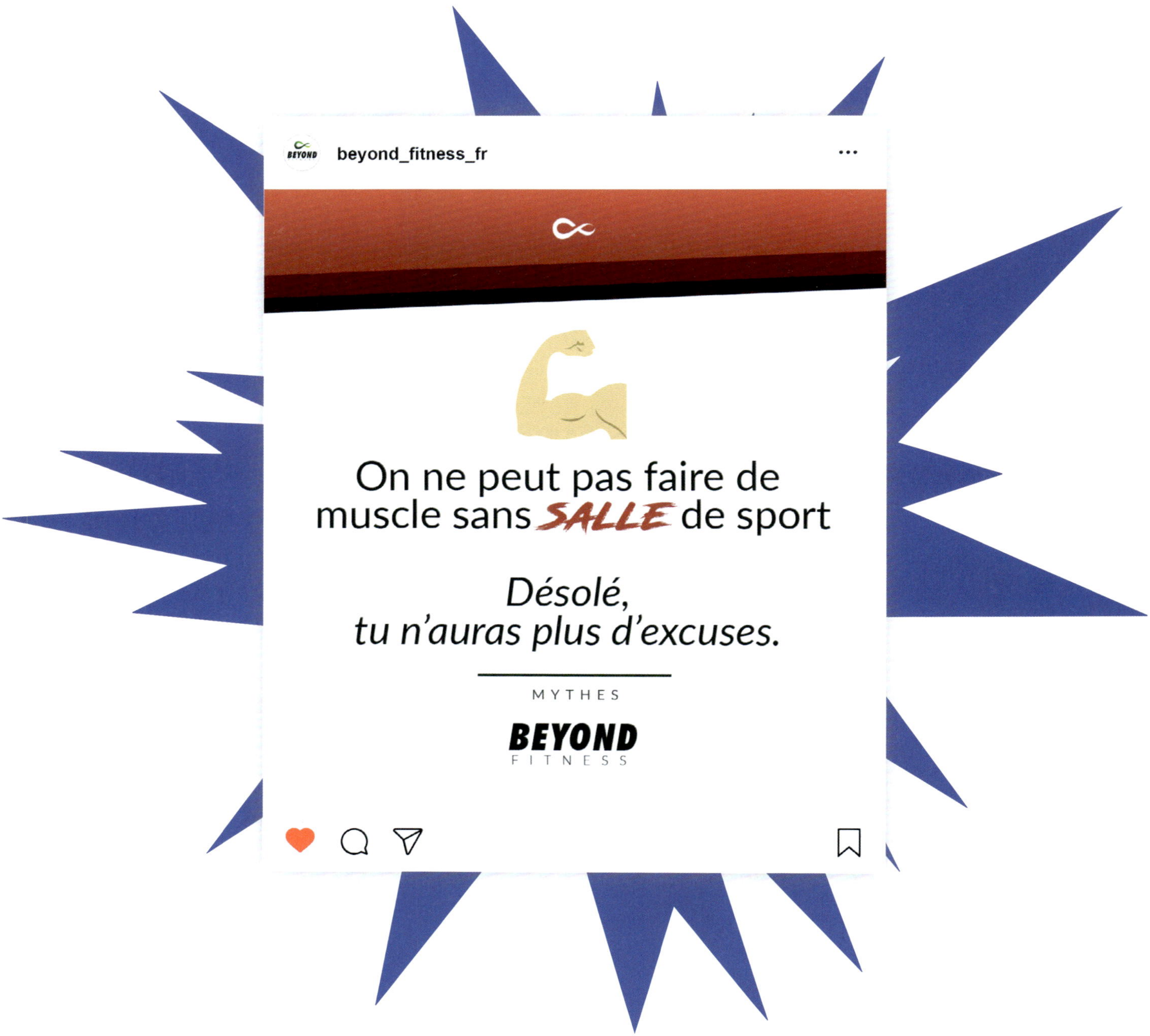
beyond_fitness_fr
On ne peut pas faire de muscle sans SALLE de sport
Désolé, tu n'auras plus d'excuses.
MYTHES
BEYOND
FITNESS

MYTHE 52 #ECTOMORPHE #ENDODOUILLE #MÉSOCONNERIE

C'EST COMME ALLER À LA BIBLIOTHÈQUE POUR RÉVISER SES EXAMENS OU INVITER SON MATCH TINDER À REGARDER UN FILM CHEZ SOI, TU ES A PRIORI SUR LA BONNE VOIE.
Enfin, quand tu ne passes pas la moitié de ton *workout* (ou du film) sur Insta. 🤷

« POUR PRENDRE DU MUSCLE, EST-CE QUE C'EST NÉCESSAIRE ? »
Réponse courte : non.
La plupart des gars qui s'entraînent intelligemment dehors sont autant, voire plus musclés que des pratiquants de muscu en salle.
Voici l'exemple de trois copains pratiquants de **#STREETWORKOUT :**

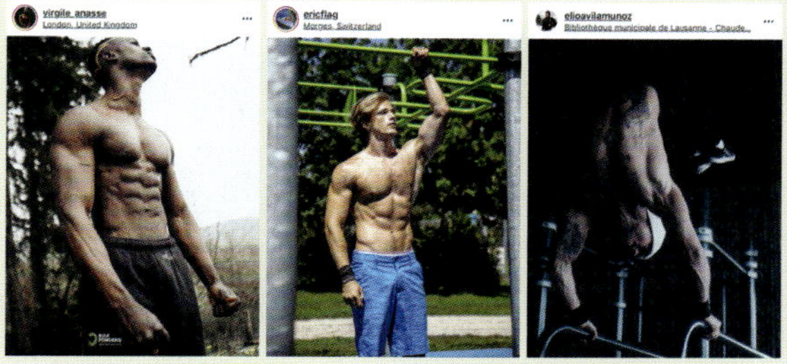

Tu peux tout à fait stimuler correctement tes muscles pour les faire grossir en t'entraînant chez toi, ou dehors avec deux ou trois "trucs".
L'avantage évident d'une salle de musculation, c'est l'accès à un matériel bien plus diversifié (si ta salle est complète du moins).
En gros, si tu veux stimuler un muscle et petit à petit augmenter la difficulté, c'est ultra simple : tu peux ajouter du poids et / ou des répétitions sur un même exercice.

Supposons que tu puisses trouver des exercices adéquats (on y vient, t'inquiète !) :
- Tu peux très bien trouver une intensité adéquate pour faire grossir tes muscles (tension mécanique optimale) ;
- Il existe toute une panoplie de "répétitions" (temps sous tension) qui peut induire de l'hypertrophie musculaire ;
- Tu peux très bien effectuer un volume d'entraînement suffisant (volume adéquat par groupe musculaire par semaine), peu importe ton niveau !

→ La plupart des pratiquants de *street workout* ne s'entraînent pas sous le format des reps classiques qui permettent de stimuler l'hypertrophie, mais ça ne les empêche pourtant pas de ressembler à des demi-dieux grecs. **POURQUOI ?**
On substitue le paramètre de la tension mécanique par le volume d'entraînement et la tension métabolique accrue en enchaînant des séries de pompes / dips / tractions / squats à une jambe (et d'exercices sans charges additionnelles), en montant assez haut dans les répétitions pour réduire les RiR et se rapprocher de l'échec.

Au final, on obtient une stimulation musculaire tout autant, voire plus intéressante qu'en suivant le parcours classique.

BONUS : on apprend aussi des *skills* plutôt cool.

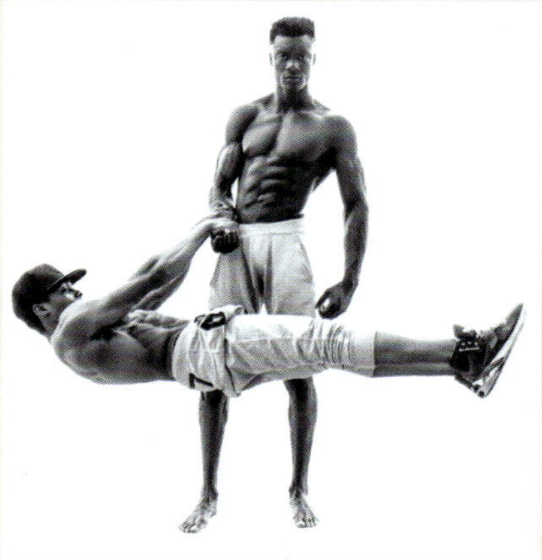

Photo : Ariane Ibouroi pour @virgile_anasse et @jesuisdaweiisama

Tu peux donc tout à fait t'entraîner **#LikeABoss** en extérieur ou chez toi. Par contre, il te faut construire un bon cadre ! S'entraîner avec moins de matériel requiert vraisemblablement un peu plus d'imagination / d'expérience, ou un programme *home training* comme le nôtre (hop, le placement de produit en pleine explication, c'est cadeau).

Autre manière de poser la question :
Est-ce qu'on peut se rapprocher du niveau "optimal" de stimulation du muscle, même si on n'a pas accès au légendaire Gold's Gym de Venice Beach ?

La plupart du temps, hors cas de compétitions internationales par exemple, oui !

→ On développe ces aspects ci-après dans les détails physiologiques.

Être "un peu moins optimal" au niveau de certains aspects biomécaniques n'empêche absolument pas de respecter les fondamentaux.

Prenons deux exemples, un pour le haut du corps et un pour le bas du corps.

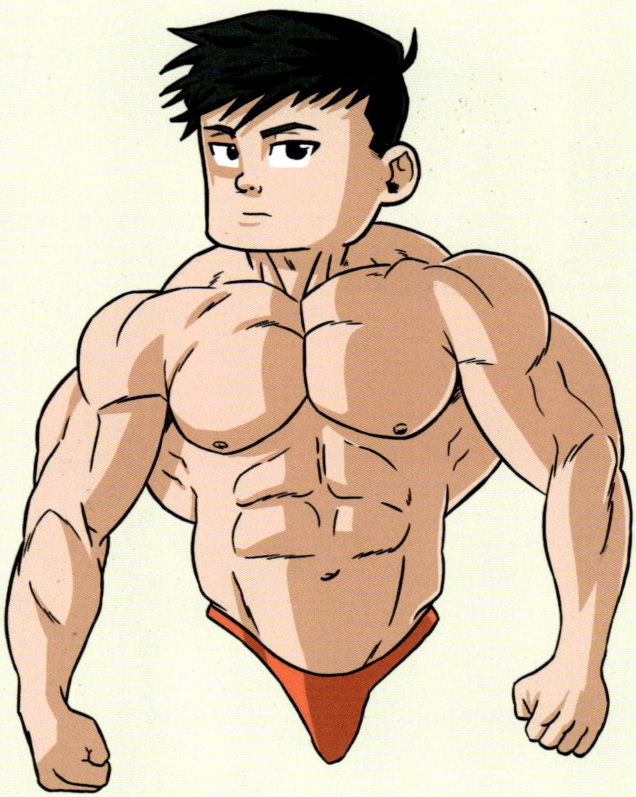

CONSEILS & APPLICATIONS PRATIQUES

EXEMPLE : HAUT DU CORPS / DOS	
EN SALLE DE MUSCULATION	**CHEZ SOI / EN EXTÉRIEUR**
Tirage horizontal	Tirage horizontal "Australian Pull-up"
Il existe énormément de variantes, les limites viennent de l'équipement de la salle.	Avec un TRX, tu peux avancer ou reculer tes pieds pour adapter la difficulté. Pour cet exercice, la courbe de résistance se rapproche de la courbe de force.
DÉTAILS BIOMÉCANIQUES	
Les Landmine Rows seront excellents. Les tirages 45° seront intéressants. Le tirage horizontal est bon si la machine permet de réduire la difficulté proche de la contraction maximale (pour se caler sur la courbe de force)	Ce qui veut dire que, quand l'exercice devient plus difficile (vers la contraction maximale du mouvement), la résistance diminue aussi (tu te redresses et il y a donc moins de poids à soulever).

EXEMPLE : BAS DU CORPS / QUADRICEPS	
EN SALLE DE MUSCULATION	**CHEZ SOI / EN EXTÉRIEUR**
Squats (front / back / belt / zercher / gobelet / hack / cable, etc.) Fentes, Bulgarian Split Squats, Step-Ups... Leg Press / Leg Extension, etc.	Step-ups à une jambe, fentes Pistol Squat avec TRX Squats avec appui / TRX Backflips (ok, on plaisante, t'inquiète)
Il existe énormément de variantes, les limites viennent de l'équipement de la salle. Toutes les variantes "poids du corps" sont évidemment aussi faisables en salle.	En te tenant à un TRX, tu peux avancer ou reculer tes pieds pour adapter la difficulté. Tu peux trouver des "bancs"/ "chaises" plus ou moins hauts pour trouver la bonne amplitude. Si tu te crois "trop fort" pour des exercices poids du corps, enchaîne des Pistol Squats, en faisant quatre séries par jambe. On en reparle demain !
DÉTAILS BIOMÉCANIQUES	
Il existe toutes les variantes imaginables.	Tu peux aussi modifier la "direction de la résistance" grâce au TRX, si tu pousses "vers l'arrière" parce que tu te tiens aux poignées.

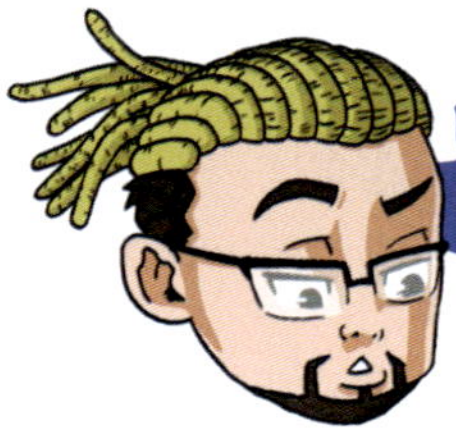

DÉTAILS PHYSIOLOGIQUES

EFFECTIVEMENT, on ne peut prétendre que l'entraînement avec "moins de matériel disponible" est supérieur. On notera qu'il n'est pas forcément évident d'optimiser :

- la "courbe de force" par rapport à courbe de résistance (voir lexique au besoin) ;
- la direction de la résistance :
- la gravité définit la "direction" au poids de corps (mais aussi pour les poids "libres"),
- les élastiques peuvent modifier la direction de la résistance (ou représenter la totalité).

Pour l'essentiel, cela dit, l'entraînement au poids du corps peut être extrêmement efficace !

L'augmentation progressive de la difficulté du programme se planifie un peu différemment, mais elle n'est vraisemblablement pas "limitante" en soi pour stimuler l'hypertrophie musculaire.

FUNNY FACT : Les pompes améliorent la force au développé-couché tout aussi bien que le développé-couché lui-même.

Cela signifie que les pompes sont plus efficaces que le développé-couché pour développer la force. Elles sont également beaucoup plus respectueuses de l'intégrité de tes épaules en raison de la capacité des scapulas à bouger librement plutôt que d'être coincées contre le banc. (BF)

TRISTAN : funny fact, j'ai emmené un jour mon associé Armand faire sa première séance en salle à 18 ans. Il n'avait jamais fait de développé-couché de toute sa vie, mais vu qu'il pratiquait le street workout et qu'il faisait des pompes, des dips et des tractions régulièrement, il voulait absolument voir ce que pesait 100 kg sur une barre de couché.
J'étais avec Will à ce moment-là et on lui a fortement déconseillé d'essayer pour une première fois (sachant que j'ai mis trois ans avant de gérer cette barre soit dit en passant).
À nos yeux ébahis… quand on l'a vu enchaîner les reps.

#RIPNOSEGO
#GOFAIREDUSTREETWORKOUT

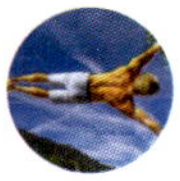

@ericflag

Obligé ? Certainement pas. Une bonne idée ? Certainement. Bien évidemment, l'inscription en elle-même à une salle ne garantit pas une prise de muscle, il faut encore y aller et s'entraîner correctement.
Blague à part, en salle ou au poids du corps, gagner du muscle et de la force demandera exactement les mêmes conditions. Celle qui nous intéressera le plus ici est la surcharge progressive. À la salle, il va te falloir augmenter encore et encore la charge sur la barre pour obtenir ce que tu cherches. Au poids du corps, c'est pareil ! Soit on rajoutera du poids externe à l'exercice d'une façon ou d'une autre, soit il nous faudra rendre les exercices progressivement plus difficiles d'une autre manière, qui nous amènera souvent vers des variations impressionnantes. Pour cela, varier le levier du corps, la hauteur des points d'appui, l'amplitude des répétitions, les prises et les supports (au sol, sur des barres parallèles, sur une barre droite, en pronation, supination…), utiliser des progressions unilatérales (à un bras ou une jambe), des bandes élastiques ou encore différentes types de contractions (isométriques, excentriques, concentriques)… Tellement de moyens différents de rendre un exercice final plus simple et de l'atteindre grâce à une suite d'exercices progressivement plus difficiles. Tout cela semble compliqué ? En effet, cela demandera des connaissances, de l'aide ou de l'ingéniosité qui seront moins nécessaires en salle, où l'on aura à apprendre la technique des exercices une seule fois et ensuite "simplement" augmenter la charge.
Ces complications supplémentaires et la moins bonne linéarité dans les progressions au poids du corps peuvent rendre la prise de muscle plus difficile, voire de fait plus longue, mais elle n'en est pas moins possible à mon avis ! 😉

@supertrainers

« Oui mais, au bout d'un moment, l'intensité sera limitée au poids de corps. » C'est l'argument qui revient tout le temps. S'entraîner sans salle ne signifie pas sans intensité, rien ne t'empêche d'opter pour une variante d'exercice plus intense ou de rajouter du lest (charge additionnelle). 📈

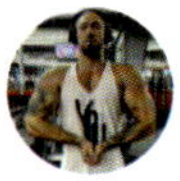

@aiki_sharefitness

Ton muscle ne parle qu'une seule langue : la tension.
Peu importe que ça lui vienne d'haltères ou du poids de ton propre corps. Plus simplement, tu connais beaucoup de gens qui peuvent pousser ou tirer le poids de leur corps entier à un seul bras et qui ne sont pas au moins un peu musclés ? Pour les jambes, en revanche, même s'il est possible d'en avoir de solides au poids du corps, une forme de résistance ajoutée pour les stimuler au maximum sera la bienvenue. De même, travailler des muscles en isolation sera indiqué pour rattraper d'éventuels points faibles, chose difficile juste au poids du corps. Mais qui t'a parlé de l'obligation d'aller en salle pour ça ?
Élastiques, gilets lestés, même un sac avec des livres ou une grosse pierre… Les possibilités sont vastes avec un peu de débrouillardise ! 😉

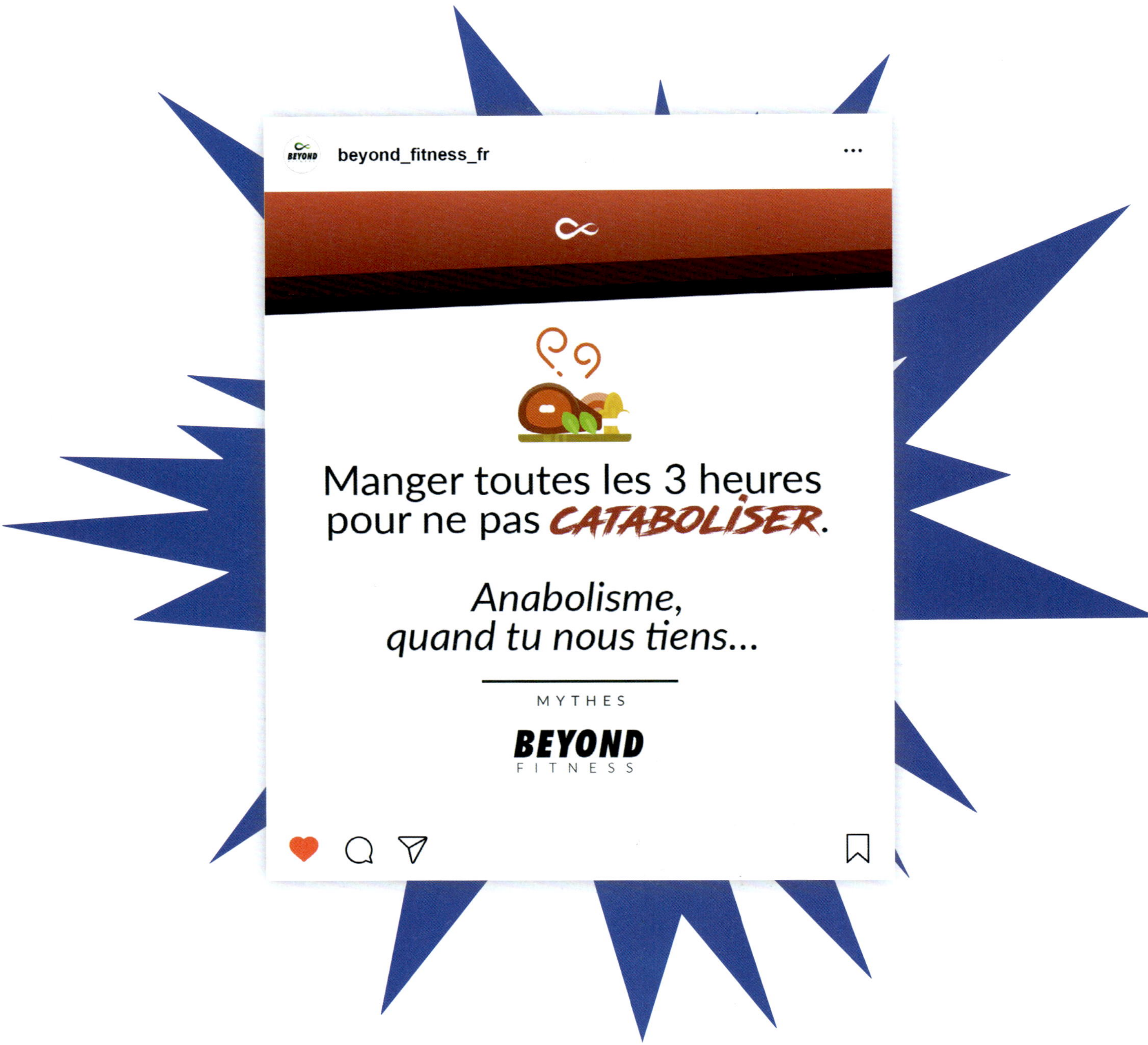
beyond_fitness_fr
Manger toutes les 3 heures pour ne pas CATABOLISER.
Anabolisme, quand tu nous tiens…
MYTHES
BEYOND
FITNESS

OUI, ON SAIT... Certaines personnes pensent qu'il faut même **SE LEVER PENDANT LA NUIT** et manger quelque chose pour ne pas perdre de muscle.

Bah oui, comme dormir prend plus de 3 heures, du coup, on perd du muscle. On catabolise !
Ok, ça part d'une bonne idée mais, comme d'habitude, il faut garder un peu de bon sens.

Manger régulièrement permet d'optimiser un peu plus le phénomène de croissance musculaire, et ce même pour une quantité identique de protéines au total.

Dit autrement, si tu parviens à manger la même quantité de protéines à la fin de la journée, c'est potentiellement intéressant de répartir tes repas.
On sait aussi que pour une même quantité totale, avoir une répartition "iso-protéique" est plus intéressante, c'est-à-dire répartir ses protéines tout au long de la journée de manière plus ou moins équivalente.
Pour 80 g = 4x 20 g > 10 g, 5g, 60 g et 5 g.

EXEMPLE : si tu manges 90 g de protéines, consommer trois fois 30 g serait donc supérieur à [10 g] + [10 g] + [70 g].

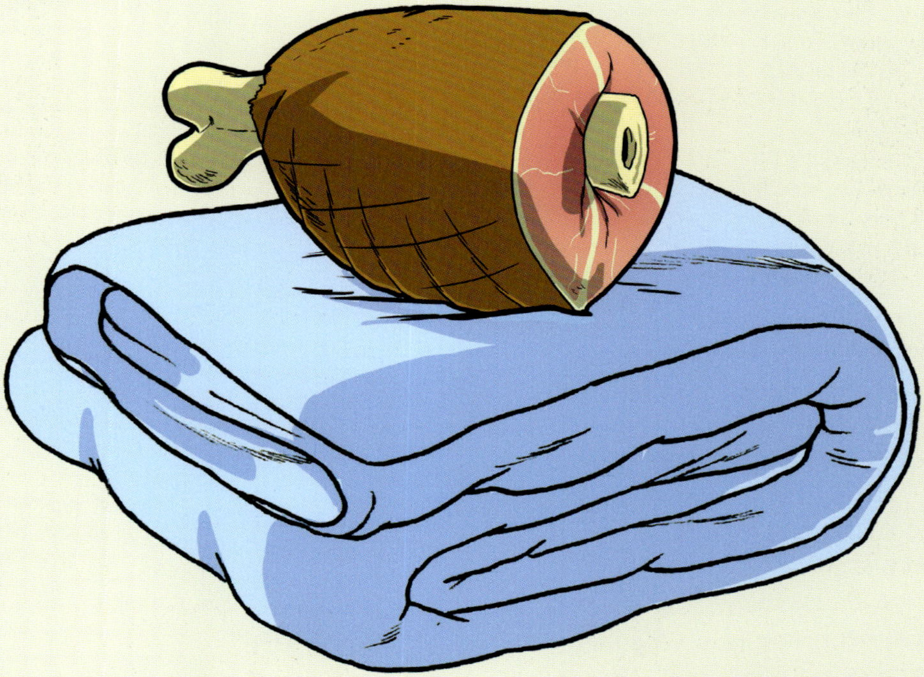

CONSEILS & APPLICATIONS PRATIQUES

C'est donc une bonne idée à la base de manger "régulièrement pour nourrir le muscle". Cela dit, un repas complet (prot/carb/fat/fibres/vitamines/minéraux) peut parfaitement maximiser l'anabolisme sur 4 ou 5 heures.

On peut très bien garder sa masse musculaire en ne mangeant que deux ou trois fois par jour. Il faut nuancer ce qui est "optimal dans l'absolu" et ce qui est "optimal dans la vie d'une personne".
Il faut donc adapter ces considérations en fonction de ta digestion et de ton mode de vie.

Tout le monde n'a pas la même capacité à gérer de plus ou moins gros repas.

SELON KATE DEERING, L'IDÉAL - comme pour tout - est de tester différentes répartitions et de regarder ce qui te correspondra le mieux !
Une personne en excellente santé peut vraisemblablement tenir plus facilement avec de grosses portions. Une personne avec une santé métabolique compromise a probablement intérêt à en tester de plus petites.

NOTRE MEILLEUR CONSEIL : considère ton "temps d'éveil" et répartis tes repas en fonction du nombre de portions que tu souhaites consommer vis-à-vis de ton planning.
→ Si tu as le privilège de bosser chez toi, tu as naturellement moins besoin de te poser de questions que si tu as des heures de break imposées.

- Tu es debout pendant 17 heures (7 heures de sommeil) et tu souhaites manger cinq fois ?
→ Tu peux manger toutes les 4 heures : à 8 h / midi / 16 h / 20 h / minuit
- Tu es debout pendant 15 heures (9 heures de sommeil) et tu souhaites manger six fois ?
→ Tu peux manger toutes les 3 heures : à 7 h / 10 h / 13 h / 16 h / 19 h / 22 h
- Tu es debout pendant 16 heures et tu n'as pas de contraintes ?
→ Tu peux manger simplement quand tu as faim.

Veille juste à avoir une portion de protéines suffisante à chaque repas pour déclencher que le seuil minimal de leucine requis soit atteint et que ton apport protidique ne soit pas gaspillé.

RAPPEL : tout est expliqué dans les détails physiologiques du mythe n°23.

DÉTAILS PHYSIOLOGIQUES

SI TU VEUX FAIRE VRAIMENT DE TON MIEUX, répartis tes protéines équitablement tout en faisant attention à la quantité totale ET à la qualité des protéines.

Tu manges 1,6 g de protéines par kg de poids de corps et tu souhaites consommer quatre repas ? Tu peux opter pour quatre portions avec 0,4 g/prot./kg et répartir le reste des nutriments comme tu le souhaites.

Idéalement, garde au moins ce type de portion (avec cette quantité de protéines) :

- avant l'entraînement,
- après l'entraînement,
- et une avant de dormir.

La période autour de l'entraînement est celle où il est préférable d'avoir tes acides aminés dans le sang.

Si tu souhaites optimiser la gestion de ta glycémie (c'est conseillé), tu peux viser en tout cas deux ou trois plus de glucides que de protéines à chaque portion. Effectivement, les protéines de qualité sécrètent une quantité non négligeable d'insuline. Ajouter des glucides de bonne qualité peut permettre de stabiliser cette perturbation !

RAPPEL : on évitera de consommer des macronutriments de manière isolée → juste un shaker / juste du miel / juste du gras reste moins optimal qu'une matrice d'aliments complète, comme le lait qui contient naturellement les trois macronutriments.

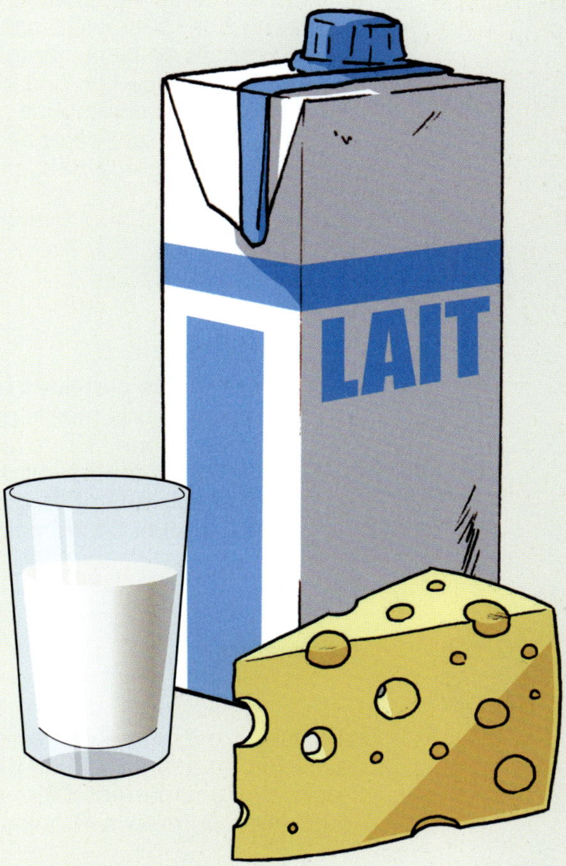

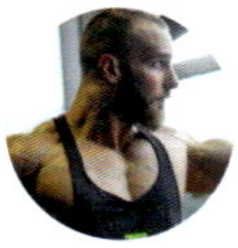

@lowikfitt

Je pense que tout dépend de notre morphologie et de notre génétique de base. Étant naturellement “maigre” (mince + ablation de la thyroïde qui n’aide pas), mon “record” personnel reste de 5 kg perdus en 7 jours de vacances, même avec trois repas par jour, accompagnés d’apéritifs et de deux séances de sport dans la semaine…
Dopé, nous ne sommes pas égaux… et naturellement aussi malheureusement (sans compter les aspects matériels et financiers de la vie, juste le côté génétique).
Naturel ou non, pour notre cas précis, on morfle si on n’a pas un nombre de repas maintenu et soutenu. J’associe cela à un nourrisson que l’on doit nourrir toutes les 3 heures “pour stimuler” sa croissance.
Je répète encore que ça reste mon expérience peu anodine et souhaite partager là-dessus, non une généralité !

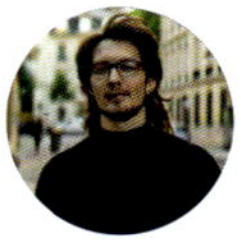

@will_coach_u

Je pense que certaines personnes – pour un même total calorique et une même qualité d’aliments – tolèrent mieux de petites portions ! En revanche, certaines personnes peuvent parfaitement tenir avec deux gros repas sur une journée.
Il y a effectivement de grosses variations interindividuelles. Il faudra trouver ce qui correspond le mieux à chaque personne.

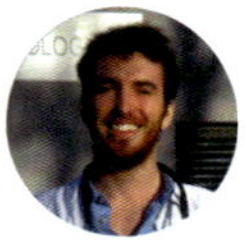

@drmiaouss

Le mieux, c’est même de se perfuser une poche de protéines pour avoir un apport continu directement dans les veines. C’est ce qui me permet d’être aussi massif alors que j’ai de grosses journées à l’hôpital. 😁

MATIN

MIDI

SOIR

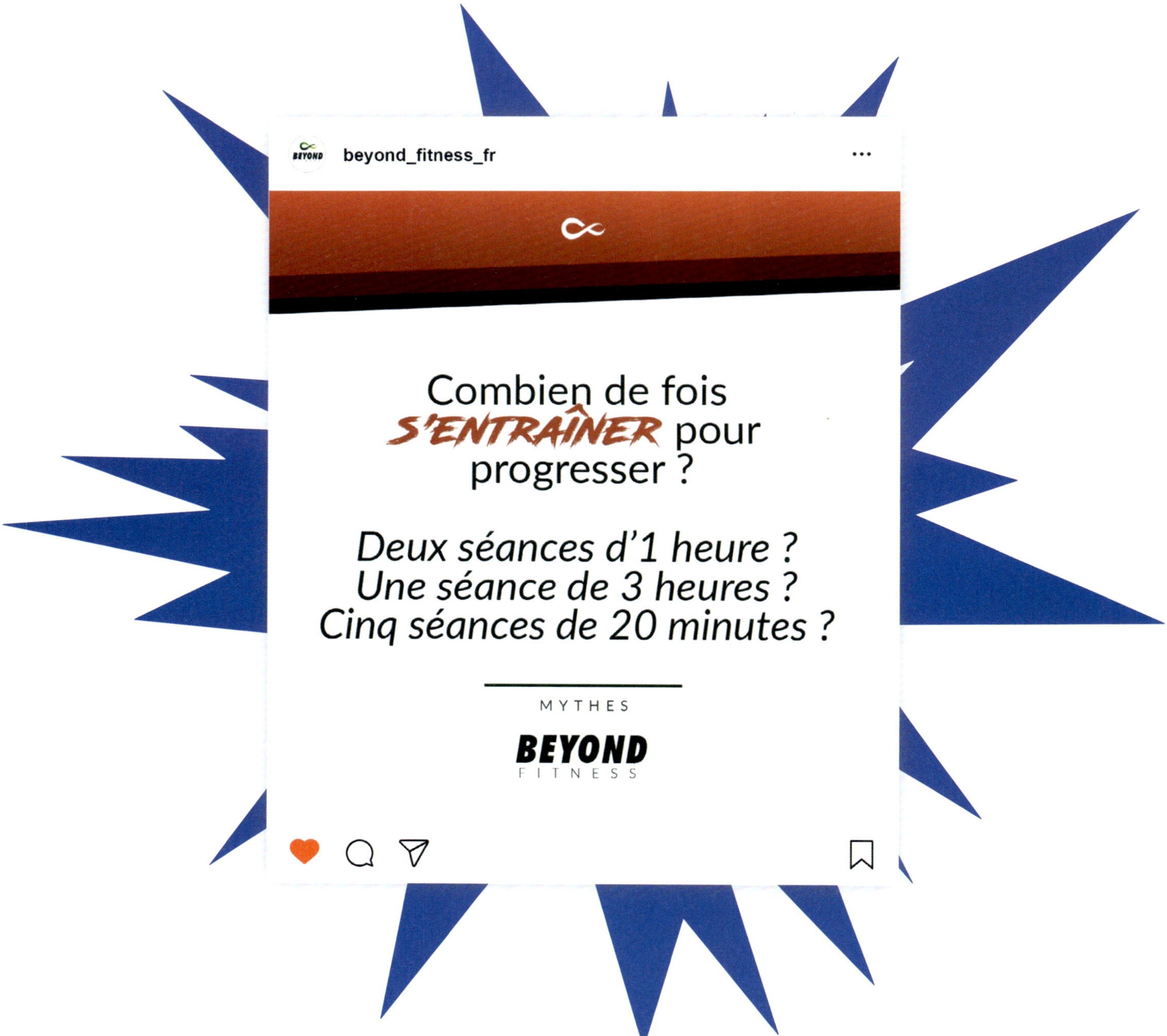
beyond_fitness_fr
Combien de fois
S'ENTRAÎNER pour
progresser ?
Deux séances d'1 heure ?
Une séance de 3 heures ?
Cinq séances de 20 minutes ?
MYTHES
BEYOND
FITNESS

LE PLUS OPTIMAL, C'EST DÉJÀ QUE TU T'ENTRAÎNES. 😬

Pourquoi on dit ça en premier ? Certaines personnes attendent des mois et des mois AVANT de commencer un programme, parce qu'elles veulent trouver LE PROGRAMME OU LE MOMENT PARFAIT pour ENFIN pouvoir s'y mettre. Et ça… c'est la pire des mentalités.
C'est toi ? Désolé, mais c'est quand même nul.

NOTE : ne prends mal ce message QUE si tu n'es pas capable de voir la réalité en face.
1. COMMENCE.
2. AJUSTE ENSUITE.

Avant de marcher, tu tombes. Tu tombes encore. Tu apprends à tomber, parce que tu comptes bien y arriver et… bonne nouvelle, on est tous conçus pour évoluer de nos erreurs.
En fitness, c'est pareil. Si tu veux progresser, tu dois bien quelque part découvrir de quoi tu es capable. Tu fais en sorte de pouvoir progresser.

LA PROGRESSION, C'EST QUOI ?
C'est "se planter dans un cadre qui permet de te relever". Ce n'est pas un **#NOPAINNOGAIN** mal placé, c'est :
- Accepter que tu vas devoir ajuster ;
- Accepter que tu vas pouvoir optimiser ton programme ;
- Accepter d'être débutant ;
- Accepter d'être étudiant.

C'est prévoir une chute dans le cadre d'un "risque calculé", un risque "planifié". Exemple concret : tu vas tester ta force aux squats ? Cool !
- Lis le mythe n°40.
- Mets les barres de protection.
- Demande de l'aide à quelqu'un d'expérimenté.
- Reste honnête vis-à-vis de tes propres capacités.
- Vas-y progressivement.

La barre n'est pas remontée ? Aucun souci, tu avais les barres de protection.
Tu as su contrôler le mouvement sans modifier ta technique pour éviter de chercher à monter la barre "quoi qu'il arrive", c'est le plus important.

FALL. LEARN. REPEAT.

Revenons-en à ton programme.

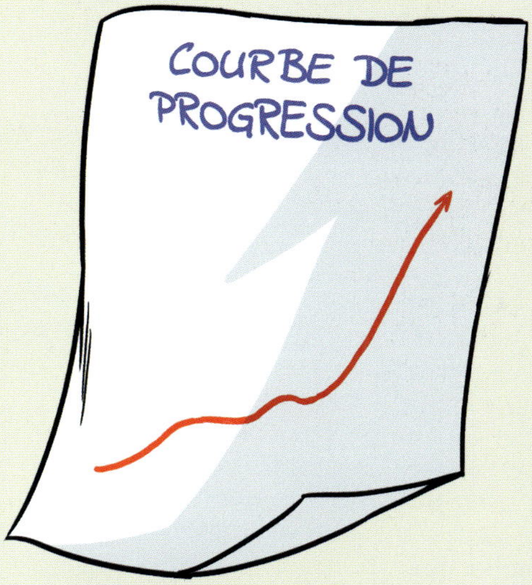

CONSEILS & APPLICATIONS PRATIQUES

Parmi tous ceux qui ont réussi à trouver un programme qui leur convient, TOUS ont commencé par quelque chose qui n'était pas optimal pour eux - TOUS !

Une fois que tu t'entraînes et que tu commences à évoluer (ou stagner), c'est le moment où la question de l'optimisation commence à se poser.

Dans ce cas, ce qui prime, c'est combien de "stimuli adéquats" tu parviens à accumuler sur une certaine durée, par exemple sur une semaine.

Si tu fais un training jambes PARFAIT lundi, mais que tu es en PLS pendant quatre jours, à la limite des larmes lorsqu'il s'agit de s'asseoir sur les toilettes... Sur le coup, ça peut être un sentiment de satisfaction (un peu masochiste soit dit en passant) mais, avec du recul sur le long terme, ce n'était peut-être pas un entraînement si optimal que ça.

SURPRISE : un bon training dépend AUSSI de ta capacité à RECOMMENCER l'entraînement.

Par exemple, si tu as quatre heures à consacrer au fitness par semaine, comptabilise le nombre de "séries de qualité" que tu arrives à faire sur une semaine en fonction du planning choisi :
- 4x1 heure avec une bonne intensité (lundi, mercredi, vendredi, dimanche)
- 2x2 heures lundi et jeudi ? L'intensité était la même ?
- 1x4 heures lundi soir de 17h à 21h, puis plus rien.

En simple, ce n'est pas juste le "total de poids soulevé" tel jour, mais bien la charge cumulée "sur les muscles que tu souhaites développer" à la fin de ta semaine ou de ton "bloc d'entraînement" qui importe.

Pour la plupart des gens, augmenter la fréquence d'entraînement est une EXCELLENTE manière d'augmenter le volume de qualité accumulé sur une semaine. Si TU arrives à accumuler plus sur deux séances que sur trois c'est que ça te correspond mieux.

Choisis ce qui te permettra de faire le plus d'entraînements qualitatifs possibles sur une même échelle de temps.

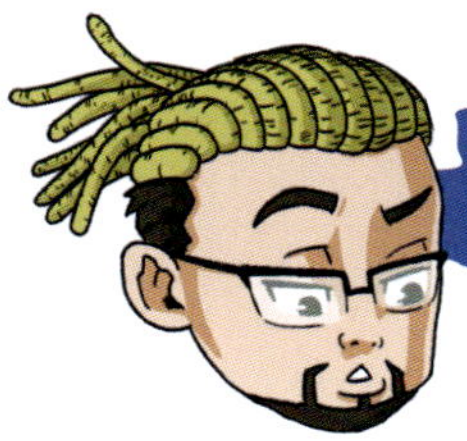

DÉTAILS PHYSIOLOGIQUES

ON PARLE D'UN ÉQUILIBRE ENTRE LE STIMULUS ET LA FATIGUE.
Tous ces points sont largement détaillés dans le mythe n°37 ! Ici, on te résume l'essentiel à retenir par rapport à l'optimisation de ta fréquence d'entraînement.

Un entraînement nous rend plus forts une fois qu'on a pu récupérer.
Si deux entraînements peuvent stimuler de la même manière un certain groupe musculaire, mais qu'un des deux exercices te permet de récupérer deux fois plus vite, l'exercice qui te permettra de récupérer plus vite te permettra de… recommencer plus vite !

1. QUALITÉ ET QUANTITÉ à la fin de la semaine,
2. LA FRÉQUENCE AU "SERVICE" DE LA QUANTITÉ DE TRAVAIL QUALITATIF que tu peux effectuer.

Pour l'hypertrophie musculaire, le fait de rajouter une séance permettra le plus souvent d'accumuler davantage de volume. C'est essentiellement en ce sens que ce sera intéressant !

De plus, parfois, pour un même volume, il semble malgré tout que la fréquence ajoute un avantage supplémentaire, comme dans le fameux *Norwegian Frequency Project*.

DE NOTRE POINT DE VUE, il sera quand même plus préférable que tu t'investisses "un peu tous les jours" plutôt qu'une fois par semaine avec une séance de 4 heures.

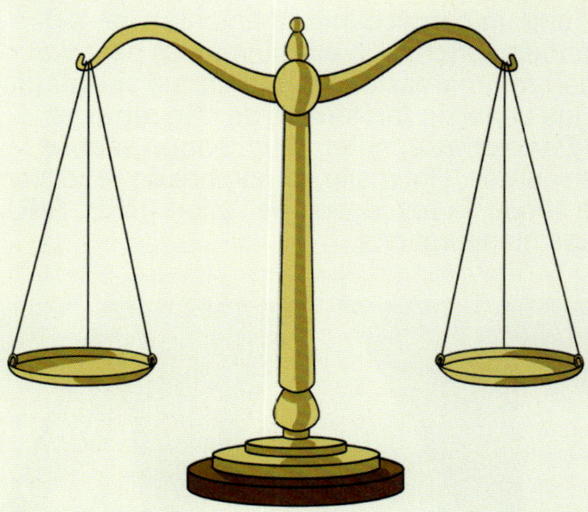

LE POINT DE VUE DE :

supertrainers

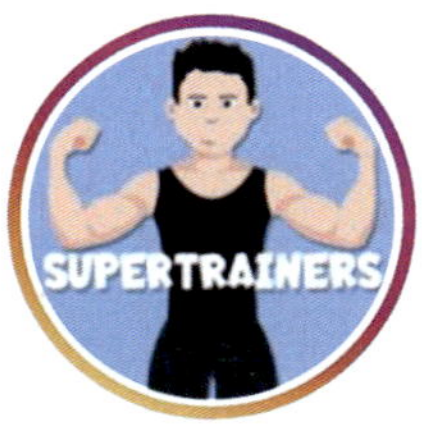

SUPERTRAINERS

Développeur de capacités physiques

@supertrainers : Le nombre de séances idéal est celui qui permet de progresser le plus rapidement vers ses objectifs. Pour connaître la vitesse de progression, il faut QUANTIFIER les progrès. Tenir un carnet d'entraînement (c'est-à-dire faire un compte-rendu pour chaque entraînement) peut vraiment aider à mesurer la progression et permettre d'ajuster plus précisément les séances (en termes de fréquence et de contenu). Par exemple, noter pour chaque séance les exercices réalisés, l'intensité, le nombre de répétitions, le nombre de séries, la perception de l'effort (RPE, RIR), voire même les mensurations.

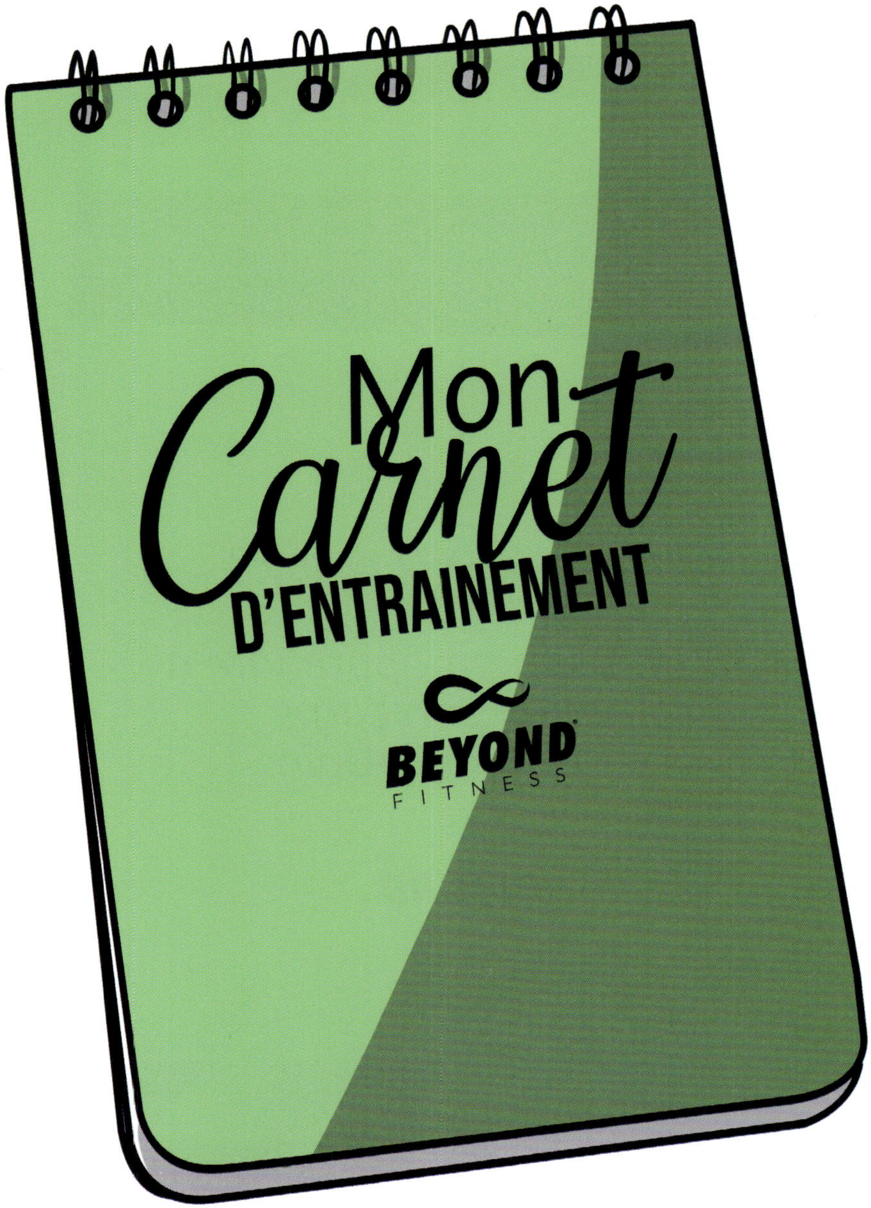
Mon
Carnet
D'ENTRAINEMENT
BEYOND
FITNESS

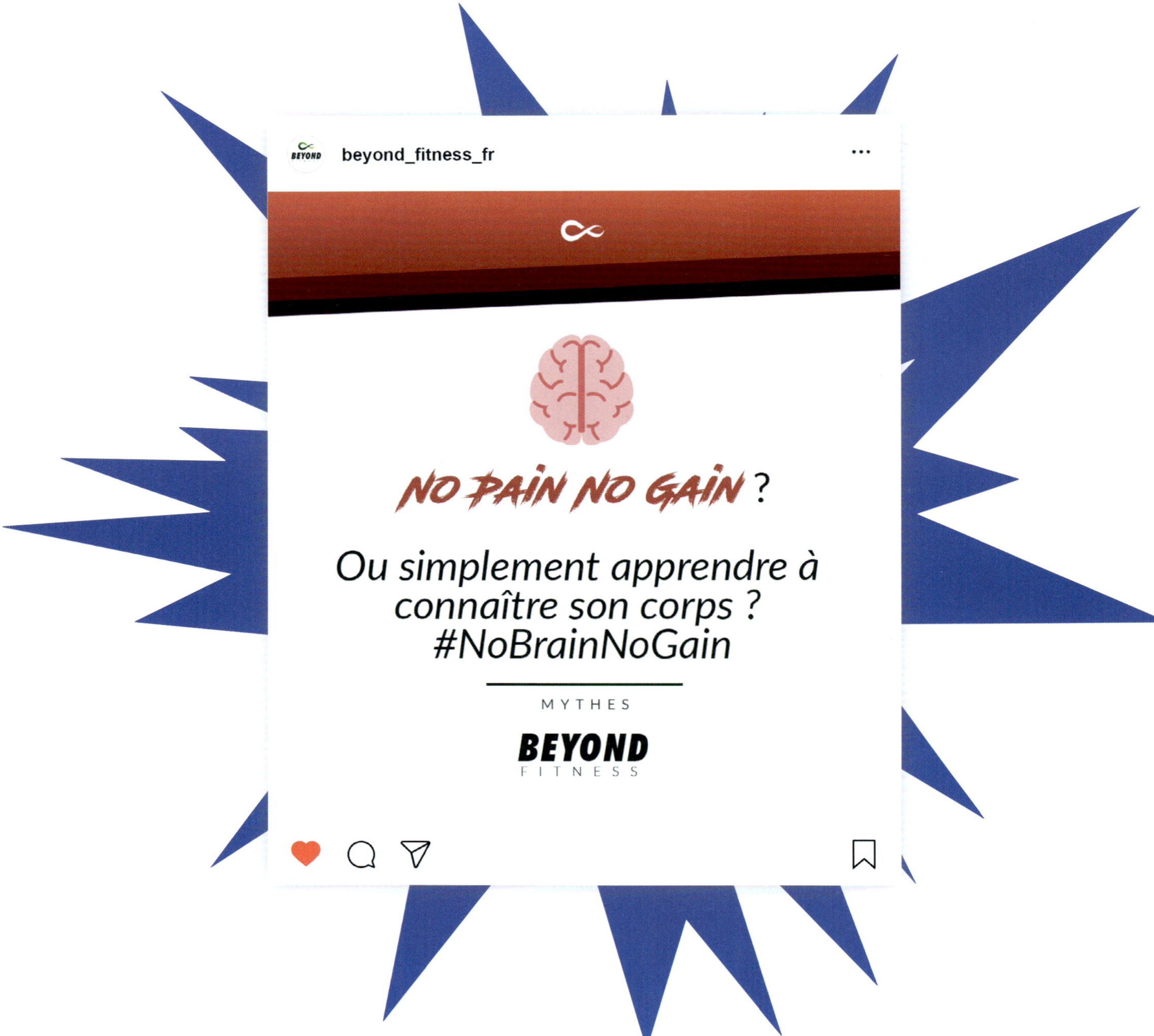
beyond_fitness_fr
NO PAIN NO GAIN ?
Ou simplement apprendre à connaître son corps ?
#NoBrainNoGain
MYTHES
BEYOND
FITNESS

MYTHE 55 #NOPAINNOGAIN #NOBRAINNOGAIN #MINDSET

BON, IL FAUT DÉFINIR LA PHILOSOPHIE DU "NO PAIN NO GAIN".

- « Pas de douleurs, pas de progrès » ?
- « Sortir de sa zone de confort pour progresser » ?

Pour être clair, s'entraîner "dur" est une bonne manière de progresser. L'optique de vouloir chercher à se dépasser peut tout à fait t'aider à devenir meilleur. ✅

À l'inverse, se conserver le plus possible et y aller "au *feeling*", en fonction de la motivation du jour peut tout à fait te faire stagner. ❌

- Doit-on nécessairement "trouver dur" l'entraînement et/ou telle série ?
- Ou tant que l'on progresse – même sans "forcer", c'est totalement égal ?

C'EST LÀ QUE ÇA DEVIENT INTÉRESSANT !

Prenons un extrême : on peut TOUS se sentir mal en 2 minutes, littéralement.
Il suffit de faire des sprints allers-retours non-stop ou d'enchaîner un ensemble d'exercices poly-articulaires avec une méthode d'intensification choisie au hasard parmi toutes celles qui existent, le tout cumulé avec peu de temps de repos et le tour est joué.

Ensuite, prendre 5 secondes de pause, et repartir. Répéter autant de fois que nécessaire.
Bravo, tu as probablement "mal" ou tu te sens mal du moins. Dans ce cas-là, il est compliqué de savoir si tu vas progresser.

Après cette "séance", tu es peut-être simplement dégoûté du sport. Et, du coup, si ça fait d'elle ta dernière séance pour cette raison, pas de doute, tu ne vas pas progresser !

Et c'est malheureusement ce que beaucoup de "coachs" pratiquent à l'heure actuelle, faire "mal" à son client est presque un objectif, car dans la tête des débutants :

- Plus c'est dur → mieux on a bossé.
- Plus on transpire → plus on perd du gras.
- Plus on a des courbatures → plus ça signifie que le muscle a bien "travaillé".
- Plus on est à deux doigts de vomir → plus c'était un VRAI entraînement.

Combien de temps te faut-il pour récupérer correctement ? Et si tu recommences (**RESPECT**) ?
Est-ce un choix optimal pour progresser sur la durée ?
Est-ce la meilleure option ?

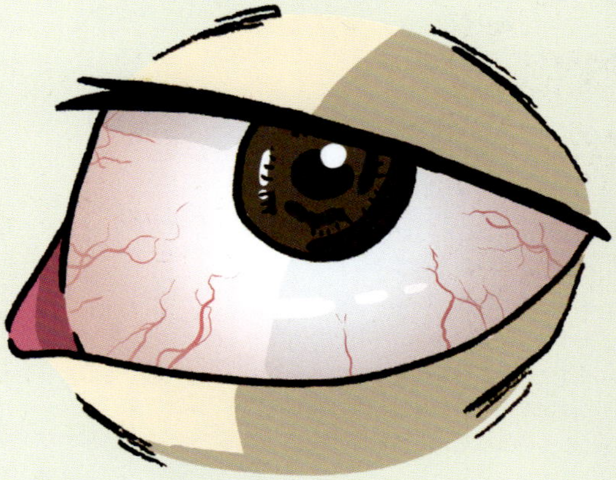

SO FATIGUE

CONSEILS + APPLICATIONS PRATIQUES

C'est le cumul des séances adaptées qui te fait progresser. C'est pour ça que, nous, on préfère utiliser et recommander la philosophie du **"NO BRAIN NO GAIN"**.

Personne n'est devenu meilleur grâce à UNE bonne séance, comme personne n'a perdu du muscle à cause d'UNE séance ratée.

Ta séance du lundi était "mortelle" et t'as fini en "PLS" ? Cool. Tu veux une médaille ?

En attendant que tu récupères, regarde cette personne à côté de toi.

- Elle a fait "juste ce qu'il fallait" lundi ;
- Elle pourra aussi placer une séance mardi et mercredi ;
- ET encore une autre séance efficace vendredi.

DE TON CÔTÉ :

- Lundi soir, tu te mettras au lit à 21h30 pour te réveiller 10 heures plus tard, encore plus éclaté que la veille
- Tu sentiras une fatigue constante pendant toute ta journée, en même temps que tes courbatures vont commencer à arriver
- Tu n'auras même plus le plaisir d'ouvrir tous tes chakras sur le trône, parce que tes courbatures du bas du corps te rappelleront à l'ordre à chaque flexion
- Bref, vendredi, t'auras à peine récupéré de tes courbatures, de la fatigue de ton système nerveux et du stress appliqué à ton corps quelques jours plus tôt.

Tu te décides à recommencer une séance "trop mortelle" samedi.
Et... rebelote ! Tu remettras de nouveau presque une semaine à t'en remettre.

DEVINE QUI PROGRESSERA LE PLUS ?

Voici ton plan pour la suite :
Apprendre à récupérer pour mieux recommencer peut faire une sacrée différence sur le long terme.

OBJECTIF 1 : REVENIR avec plus de FRÉQUENCE à l'entraînement

Apprendre à rester "juste assez loin du rouge" pour pouvoir recommencer la prochaine fois. On parle de RiR (Répétitions de Réserve).

En bref, ton corps peut supporter un maximum de séries qualitatives par groupe musculaire, au-dessus d'un certain seuil, "plus" devient "trop" et peut même devenir contre-productif.

Le stimulus optimal d'hypertrophie par séance serait aux alentours de trois à dix séries pour le groupe musculaire en question, selon une analyse précise de James Krieger. Le but principal restant d'avoir environ dix à vingt séries par semaine en moyenne, à adapter par individu, bien évidemment ! Tu trouveras plus de détails sur les fameux MEV/MAV/MRV dans le mythe n°33.

OBJECTIF 2 : Reproduire une performance en salle

Apprendre à s'entraîner suffisamment intensément AUSSI !
C'est l'heure de chasser les PR !

OBJECTIF 3 : Améliorer ses performances en salle au fil du temps

ENJOY THE PROCESS

Pour progresser, il faut expérimenter. Pour expérimenter, il faut revenir plus souvent. Pour revenir plus souvent, il faut apprécier le processus.

Finir en PLS n'est mentalement, physiquement et physiologiquement pas la meilleure des stratégies.

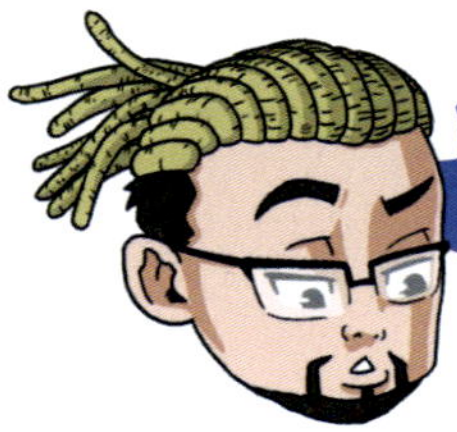

DÉTAILS PHYSIOLOGIQUES

On peut parler d'un ratio [stimulus/fatigue].
Il existe des exercices qui stimulent bien les triceps, mais causent un certain niveau de fatigue : les dips, par exemple.

Pour le même niveau de stimulus, un "Skull Crusher à une main" au câble à 45° sera tout aussi efficace avec vraisemblablement moins de fatigue (et moins de contrainte sur le coude).

• Dans un cas, on a recruté PLUS de masse musculaire tout en générant davantage de fatigue.
• Dans l'autre cas, on a recruté tout autant le TRICEPS, mais on doit entraîner les muscles qui n'ont pas été stimulés lors d'un autre exercice.

Si on s'entraîne deux fois par semaine, on ne cherche pas à optimiser ses triceps uniquement, on fait "le plus possible en fonction du temps à disposition". En revanche, si on s'entraîne cinq ou six fois par semaine, il peut être réellement intéressant de regarder ce ratio [stimulus/fatigue] pour essayer de diminuer un peu la fatigue accumulée.

Il faut apprendre à se connaître.

Et si, un jour, on en fait trop ou pas assez, ce n'est pas grave ; prends note, réfléchis, ajuste, puis recommence avec des adaptations !
Ceux qui ne progressent pas sont ceux qui ne veulent pas apprendre.

Exemple d'un type qui ne veut pas apprendre :
[Il se met mal, il récupère], [il se met mal, il récupère], [il se met mal, il récupère], **#repeat**
Tu vaux mieux que ça. **#TrainSmart**

Pour les gros exercices, ceux que TU trouves difficiles (par exemple, les deadlifts et les squats), avoir une idée de tes PR, soit ce que tu es capable de soulever, est important.
Y aller "uniquement au ressenti" peut clairement diminuer ta performance du jour.
D'où l'importance de bosser avec un programme qui prend en compte ta RM potentielle et variable et les différents pourcentages d'intensité auquel il est préférable que tu bosses.

MYTHE 55 #NOPAINNOGAIN #NOBRAINNOGAIN #MINDSET

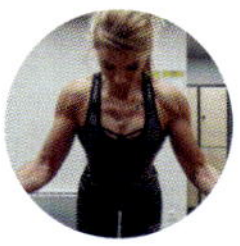

@s.littlebirds

Ah ! La fameuse petite phrase de motivation qu'on entend tous lorsque l'on commence à rentrer dans le monde de la musculation.
Au tout début, je l'avais même écrite sur mon placard pour pouvoir la voir tous les jours ! Cela n'engage que moi, bien sûr, mais, au fil du temps, je l'ai trouvée de plus en plus ridicule… dans le sens où elle voudrait littéralement dire : “Si tu ne souffres pas, tu n'auras rien.” C'est vrai et faux en même temps.
La dimension de cette phrase nous fait oublier l'importance du repos pour notre progression. Combien de fois je me suis retrouvée à bout de souffle et d'envie parce que je ne me reposais pas assez, parce que mon corps et mon esprit n'en pouvaient plus... C'est totalement contre-productif d'en arriver là. Nous sommes également dans une ère où il nous faut TOUT, tout de suite, mais j'ai une question pour vous :
« Comment pouvez-vous demander à votre corps de changer radicalement quand pendant des années (ou suite à de gros changements tel qu'une grossesse) vous ne l'avez pas forcément aidé ? »
J'aime souvent dire que lorsque tu entames ton évolution, c'est ton corps que tu changes, pas la décoration de ton intérieur. Prenez le temps, n'allez pas trop vite, pensez à vous dans la globalité. Votre corps vous remerciera.

@jordanbjoly

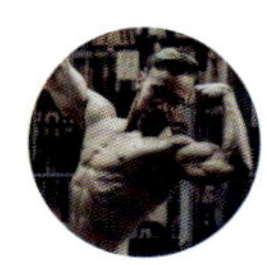

Cette notion mettrait en avant le fait de repousser toujours plus loin la souffrance physique et psychologique afin de progresser. Pourtant, le message à analyser est légèrement différent, plus proche d'un “Celui qui ne tente pas sa chance est sûr de ne pas réussir”.
À vous d'établir un équilibre intelligent entre notion de dépassement de soi et respect de son corps.
A contrario, si vous n'êtes pas prêt à sortir de votre zone de confort, vous n'évoluerez pas.

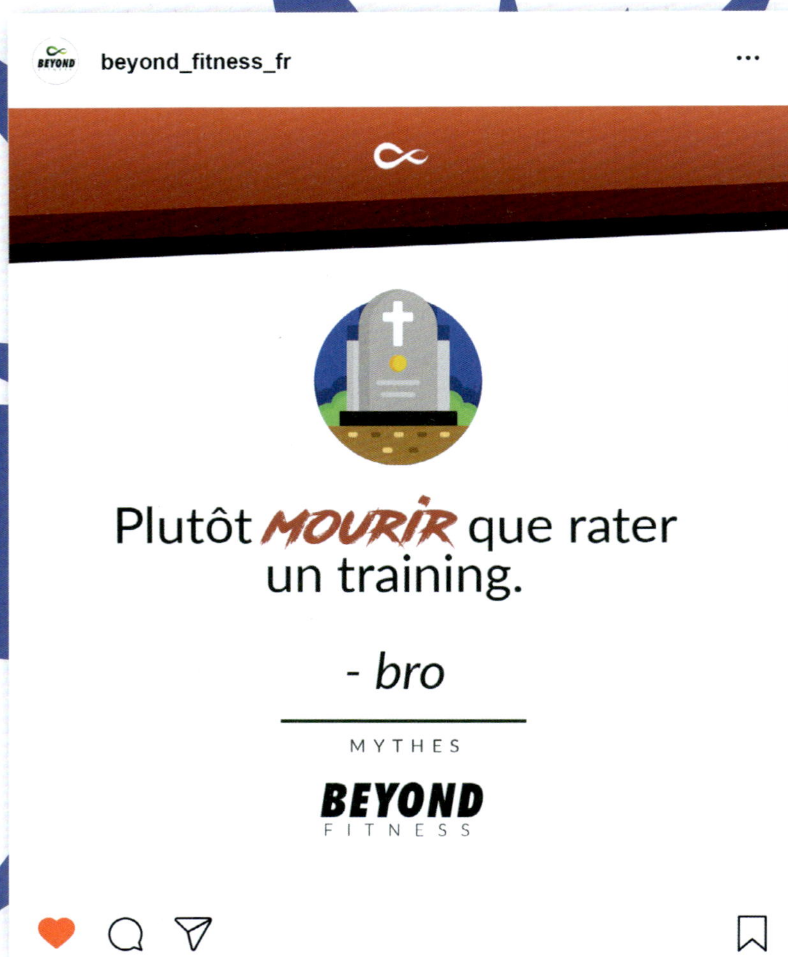
beyond_fitness_fr
Plutôt MOURIR que rater un training.
- bro
MYTHES
BEYOND
FITNESS

MYTHE 56 #NOPAINNOGAIN #NOBRAINNOGAIN #MINDSET

SELON LA "PYRAMIDE DES GAINZ" d'Eric Helms, l'adhésion (soit le fait de pouvoir suivre son programme) est le facteur le plus important pour prendre du muscle.
Mais qu'est-ce qui compte vraiment ?

JUSTE S'ENTRAÎNER ? COMME UNE FIN EN SOI ?
Non ! C'est le fait de récupérer d'un bon entraînement qui compte !
Un entraînement de type fatigué qui perd l'équilibre et triple son temps de récupération sur une séance non productive, tu crois que c'est optimal ?
NOPE.
Ton corps progresse principalement pendant sa phase de repos.

Repos =
- NUTRITION adaptée
- SOMMEIL de qualité
- GESTION OPTIMALE du stress
- SUPPLÉMENTATION optimale (si besoin)

PAS CONVAINCU ?

VOILÀ UN PEU DE CHIFFRES POUR TE RASSURER 🤗
Tu peux faire une pause relativement longue sans pour autant perdre de muscle. Même si les éventuelles pertes de muscle et de force sont plus importantes chez des sujets entraînés, on n'observe même pas de perte significatives après deux semaines chez des jeunes entraînés.)

PYRAMIDE DE L'ENTRAINEMENT D'ERIC HELMS

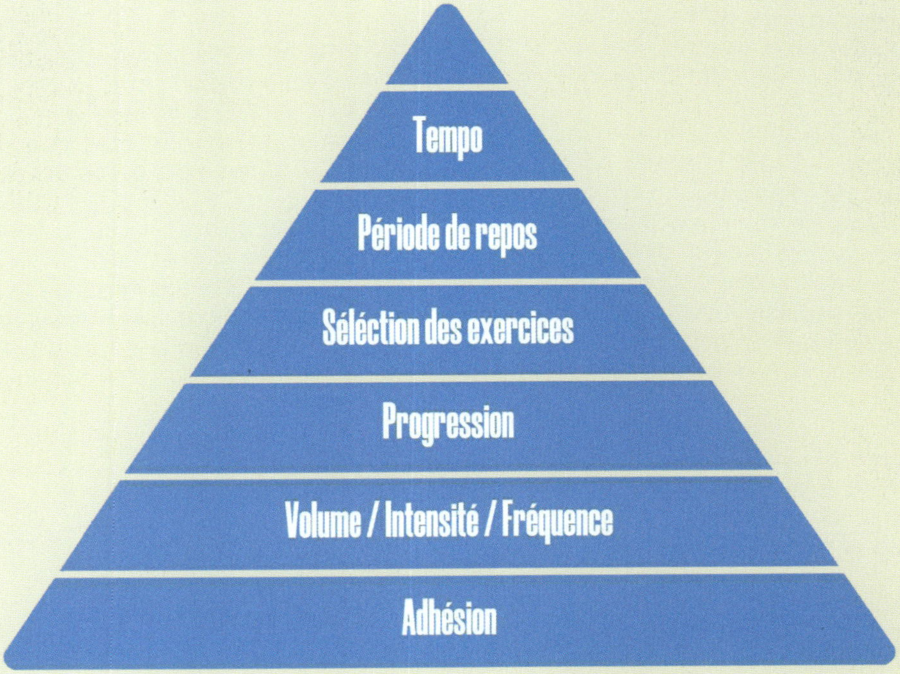

CONSEILS & APPLICATIONS PRATIQUES

1. On est tous un peu "têtus", mais on ne connaît personne qui apprécie les blessures.

Alors, accepte parfois les phases de repos que la vie t'impose : révisions tardives, heures supplémentaires au bureau, devoirs conjugaux, dîner chez belle-maman à l'improviste...

Dis-toi qu'un repos adéquat favorise une meilleure intensité lors de ta prochaine séance et que, pour progresser, il faut accumuler du volume d'entraînement DE QUALITÉ !

On te conseille d'essayer de t'entraîner le plus possible de manière régulière sans t'imposer de jour de repos, pour - en cas d'imprévus vis-à-vis de ta vie sociale - pouvoir accepter un restaurant/cinéma à la place de ta séance dos/biceps, car tu as déjà accumulé plusieurs jours de training. → Tu as la possibilité de "faire une pause", parce que tu sais que la plupart du temps, tu t'entraînes !

S'imposer un jour off parce que "c'est ce que le programme a dit", alors que tu as envie d'aller arracher des barres, n'est à notre sens pas la meilleure stratégie.

En bref, entraîne-toi le plus possible et laisse ton emploi du temps (ou ta belle-mère) t'imposer tes jours off.

2. N'oublie pas que ce que tu fais sur un seul jour importe peu.

Un donut n'a jamais fait grossir, une salade n'a jamais fait maigrir.

Même si tu manges plus et si tu ne t'entraînes pas sur cette journée, ce n'est pas celle-ci qui va te faire grossir et perdre du muscle, mais bien l'ensemble de ta semaine/de ton mois qui va définir tes GAINZ.

DON'T WORRY, tu as toute la semaine pour compenser ta journée avec moins de dépenses, et demain tu seras en pleine forme pour attaquer un training de l'espace, système nerveux reposé et stock de glycogène rempli. Que demander de plus ?

"If you change the way you look at things, things change." ("Si vous changez votre façon de voir les choses, les choses changent."
Wayne Dyer

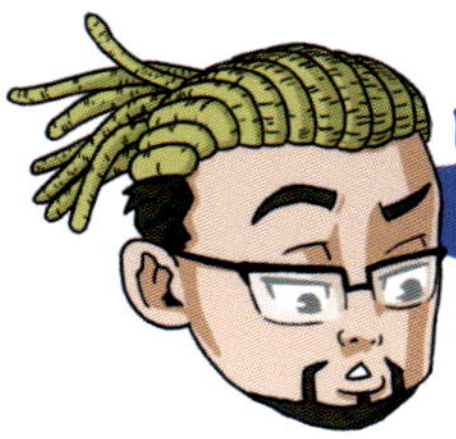

DÉTAILS PHYSIOLOGIQUES

Ce qui compte sur la durée – par exemple sur une semaine –, c'est bien le cumul de stimuli pertinents pour la croissance musculaire.

C'est un mélange entre qualité et intensité, tout en considérant la récupération pour… recommencer de plus belle !

COMMENT SAVOIR SI C'EST MIEUX DE TE REPOSER PLUTÔT QUE DE T'ENTRAÎNER À NOUVEAU ?

Garde des notes de ton état actuel.
Certains programmes te proposent le calcul (pssst… comme le nôtre) :

- le nombre de séries "efficaces" par groupe musculaire que tu as accumulées sur la semaine ;
- l'évolution de tes performances en salle sur des exercices spécifiques ;
- ton niveau d'énergie (subjectif) entre 1 et 10 ;
- tes heures de sommeil ;
- tes douleurs articulaires (entre 0 et 10).

Ce n'est qu'un exemple, mais c'est en expérimentant que tu te rendras compte comment tu peux gérer tes entraînements en respectant ton corps.

EN CLAIR : tu diminues tes performances, tu dors 6 heures par nuit, ton niveau d'énergie est au-dessous de 3 et tu as 9/10 de douleurs articulaires.

QU'EST-CE QUE TU FAIS EN SALLE ? TU VOIS L'IDÉE ?

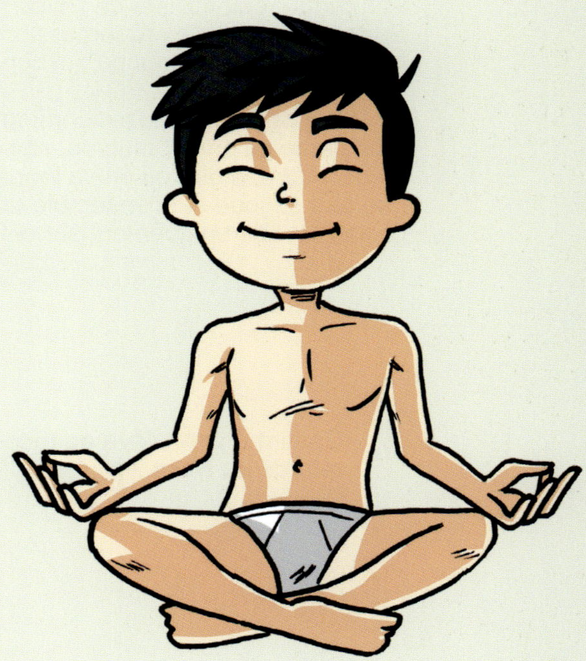

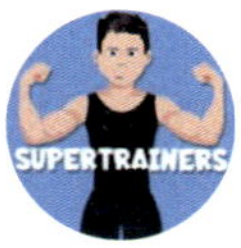

@supertrainers

#1 Rater un training, ce n'est pas grave.
Par contre, culpabiliser de l'avoir raté, c'est déjà plus embêtant. Surtout si cela a des répercussions sur le niveau de stress, le sommeil… Bref, tout ce qui conditionne la récupération.

#2 Rater un training, c'est comme louper une heure de cours (soit parce qu'on est malade, soit par manque de motivation), ça ne veut pas dire qu'on va louper notre examen final, parce que tout se joue sur l'ensemble du travail accompli toute l'année et pas uniquement sur cette heure en particulier.

@tristandefeuilletvang

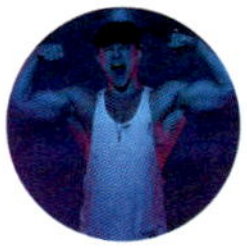

Confirmé par l'élève au record incontesté d'absences et de retards au lycée…

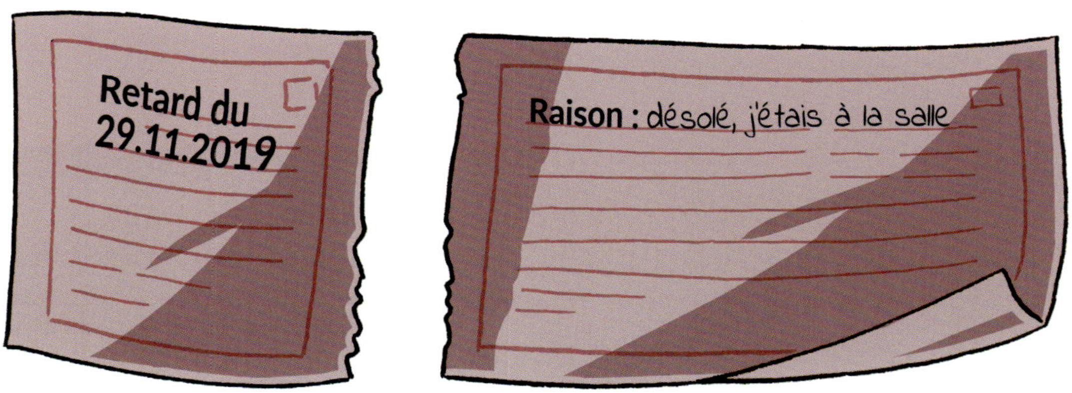
Retard du
29.11.2019
Raison : désolé, j'étais à la salle

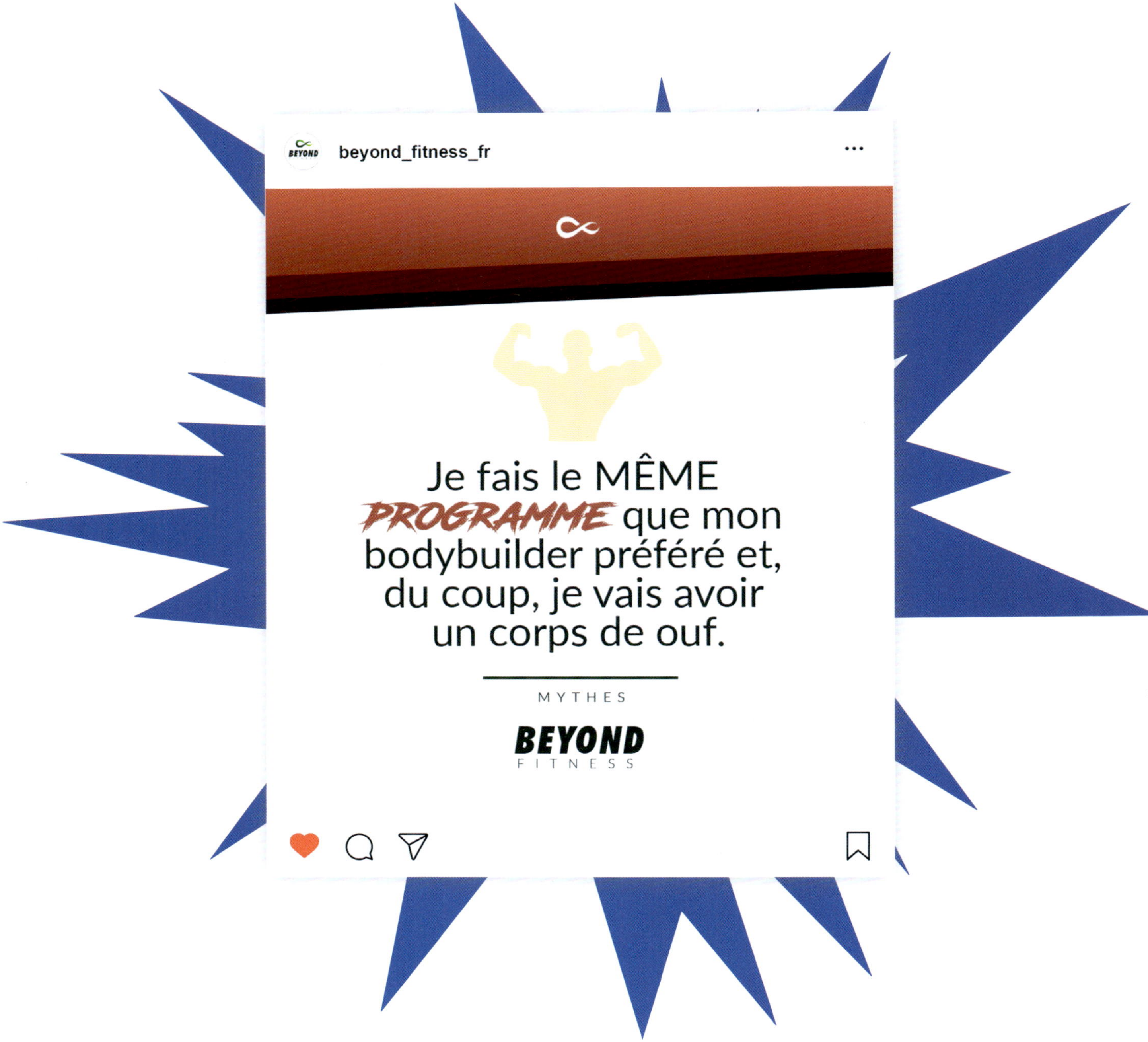
beyond_fitness_fr
Je fais le MÊME PROGRAMME que mon bodybuilder préféré et, du coup, je vais avoir un corps de ouf.
MYTHES
BEYOND FITNESS

MYTHE 57 #PROGRAMME #MARKETING #EXPECTATIONSVSREALITY

On va t'expliquer pourquoi il faut que tu te méfies de tous ceux qui sortent des programmes sur les réseaux sociaux, nous y compris !
TU AS BIEN LU, NOUS Y COMPRIS !

Sur le plan marketing, on sait très bien que le "visuel" est important. Le rendu "final" de tel athlète qui proposera son programme nous permet de nous projeter vers quelque chose.

EST-CE RÉALISTE ?
Est-ce que ce physique est accessible ? On ne sait pas. En revanche, on sait une chose : c'est TOI que ça doit pouvoir changer.

Faire EXACTEMENT ce que telle ou telle personne fait ne garantit absolument pas que tu auras ses résultats. Tu ne connais que ce qu'il a envie de te montrer. Et il y a des choses que certains ne te montreront JAMAIS.
#IfUknowWhatIMean

Tu devrais pouvoir évoluer en fonction de :
- ton niveau actuel ;
- ton objectif ;
- tes préférences pour certains exercices ;
- le nombre d'entraînements que tu souhaites consacrer à ton objectif ;
- le niveau d'aide et la précision des conseils que tu souhaites recevoir ;
- et (le plus logique) à partir de TON propre corps, tes éventuelles blessures, ton anatomie, ton potentiel de progression !

En sachant que TOUS ces paramètres vont évoluer, il faut aussi anticiper le fait que celui-ci devra te suivre à travers ta progression, pas seulement te proposer un e-book avec quelques séances-type à l'instant T.

La seule chose que tu peux faire, et c'est aussi la plus belle chose que tu peux accomplir :
DEVENIR UNE MEILLEURE VERSION DE TOI-MÊME !
1. Si un programme t'inspire et te motive à débuter, top ! Ne cherche pas à devenir "ce mec / cette miss" spécifiquement, mais cherche bien à évoluer en fonction de qui tu es.

2. S'il se trouve que ce programme est en plus construit en fonction des principes d'entraînement qui permettent vraiment d'évoluer, tu pourras *a priori* le garder plus longtemps et ça, c'est optimal !

3. Si ce programme te permet d'APPRENDRE à te prendre en main et devenir AUTONOME, c'est la crème de la crème.

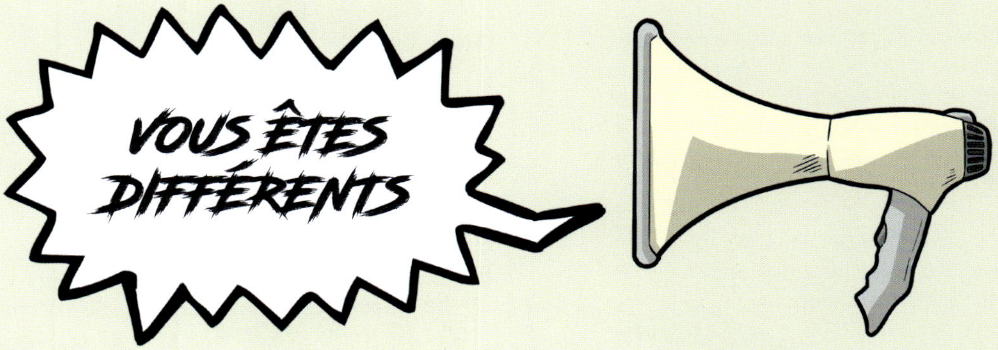

CONSEILS & APPLICATIONS PRATIQUES

→ Si tu commences à faire du sport et que tu évolues, tu as fait le plus important.
→ Cela dit, pour éviter de te blesser, pour éviter de te faire du mal à cause d'une nutrition sortie de la première recette détox du magazine féminin que tu as lu chez le coiffeur, regarde AUSSI la "philosophie" de la personne qui te vend ce programme.

TU CONNAIS L'HISTOIRE :
« On peut tromper mille fois une personne, mais… on ne peut pas trom… SI… on peut tromper une fois, euh… NON ! »

Bref, t'as compris, tu ne peux pas feinter sur ton contenu indéfiniment.
Parole d'Instagrameurs.

→ Si le créateur du super programme ne parle que de lui et n'a rien à t'apprendre, rien à t'enseigner et ne t'apporte pas de réelle valeur ajoutée, tu trouveras probablement le même "fil conducteur" dans le programme que tu achèteras :

« Yo ! Merci pour ton achat, voilà ce que j'ai fait. Oui, ça a marché pour moi. Essaie toi aussi, merci pour ton paiement. »

TRISTAN : j'ai juste une p'tite question, m'sieur. Le détail de votre cure est compris dans le prix du programme ? 🙋

Désolé, ça me démangeait.

→ Parce que OUI, un moment c'est toujours cool d'affronter la vérité 5 minutes.
Petite piqûre de rappel : le fonds de commerce de beaucoup d'athlètes et d'influenceurs est avant tout leur image.
PAS LEUR HONNÊTETÉ.

À MON SENS, et cela n'engage bien sûr que moi :
- promouvoir des blanchiments dentaires alors qu'on porte des facettes, c'est "un peu", pas trop éthique ;
- promouvoir des thés amincissants alors qu'on se fait une liposuccion/un lipofilling tous les ans, même chose ;
- promouvoir des programmes ou des compléments alimentaires alors qu'on est dopé, exactement pareil.

Je n'ai personnellement rien contre les placements de produits (j'en fais quasiment chaque semaine), ni contre les personnes "ON" (au contraire, j'admire et respecte sincèrement les sacrifices effectués au nom de la progression), MAIS j'ai vraiment du mal avec cette hypocrisie générale.
Je parle simplement en connaissance de cause du milieu de l'influence et du fitness, pour le voir de l'intérieur tous les jours.
Au moins, c'est dit. 🤗

Voir plus dans le dernier mythe sur les produits dopants.

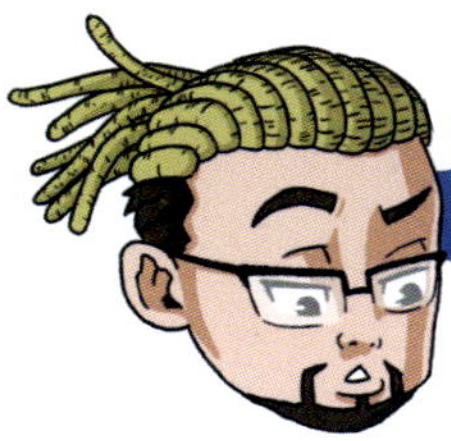

DÉTAILS PHYSIOLOGIQUES

L'INDIVIDUALISATION EST LA CLÉ.

Évidemment, il peut être particulièrement compliqué d'individualiser un programme vendu en ligne.
C'est pour ça que tu vas devoir bien te renseigner avant de croire "sur parole" la partie marketing du message que tu auras reçu.

Si le programme se dit réellement "personnalisé", tu devrais au moins être capable de choisir ton niveau, tes objectifs, tes exercices et ta fréquence d'entraînement.

Tiens c'est marrant, c'est exactement ce qu'on propose !

BEYOND®
FITNESS

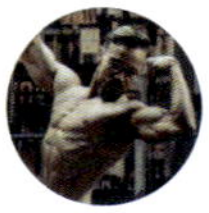

@jordanbjoly

A contrario, inspirez-vous réellement de vos “idoles” pour créer un effet de levier pour votre motivation. Trouvez toute la littérature possible sur leur vie, leurs stratégies, leur entraînement, leur alimentation, etc. Il y a très probablement une mine d’informations passionnantes à utiliser. Introduisez-les dans votre lexique, tout en restant alerte et ouvert d’esprit afin de parfaire toujours plus vos connaissances. En effet, il y a peu de vérités uniques.

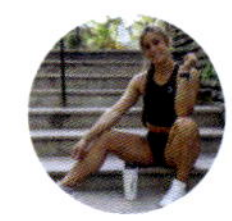

@auxane.micheneau

Ta progression sera OPTIMALE le jour où tu comprendras comment TON CORPS fonctionne et où tu feras exactement ce qu'il lui faut en fonction de TA génétique, TA morphologie, TES points forts / points faibles, TON rythme de vie, et ainsi de suite.
On s'en tape de ce que fait ton voisin, trouve plutôt ce que TOI, tu dois faire pour que ton corps réagisse favorablement !

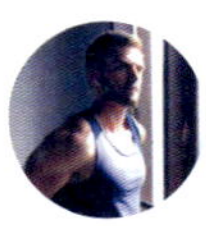

@ben.gib

J'ai commencé comme ça, des années d'abonnement à Muscle & Fitness à reproduire les programmes aux titres hyper aguicheurs. Résultats : j'ai plus progressé l'année où je me suis formé que pendant les 6 ou 7 années de programmes tout faits...

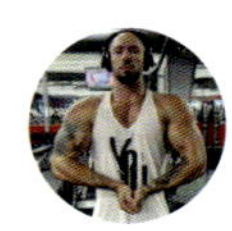

@aiki_sharefitness

Beaucoup de vidéos sur ce sujet. Ça explique pourquoi je ne dévoile pas ma diète et mon programme.
Souvent, les gens demandent quelle est ma diète, mon training, espérant ainsi progresser de façon similaire à la mienne. Or, un bodybuilder consacre sa vie (et sa santé) à ça. Il a testé diverses techniques, diètes et différents protocoles chimiques pour savoir ce qui fonctionne chez lui.
Tenter de faire des programmes de bodybuilder n’est peut-être pas le plus intelligent si on juge de la véracité de ce qui est diffusé dans les journaux.
Je pense qu’on peut s’inspirer de certains principes de son bodybuilder préféré, mais à adapter à soi ensuite. Lorsqu’on est “naturel”, on ne joue pas dans la même cour.

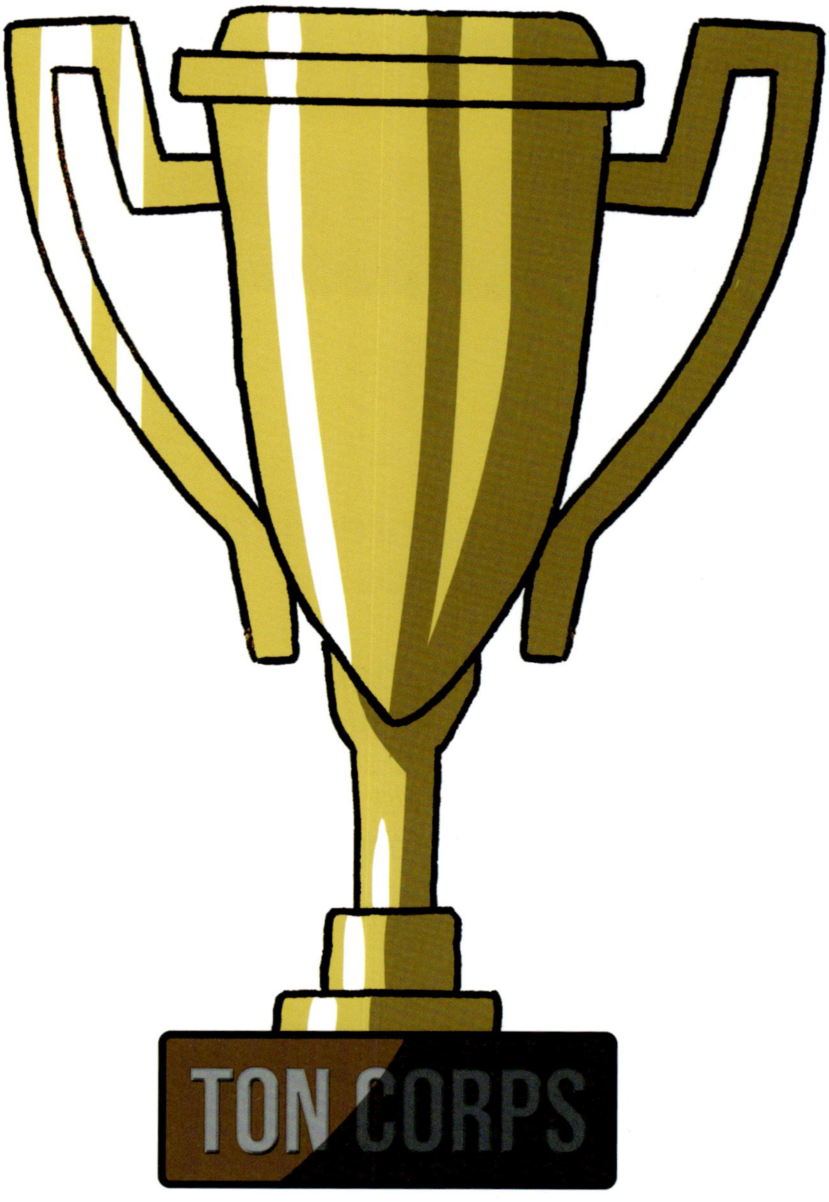
TON CORPS

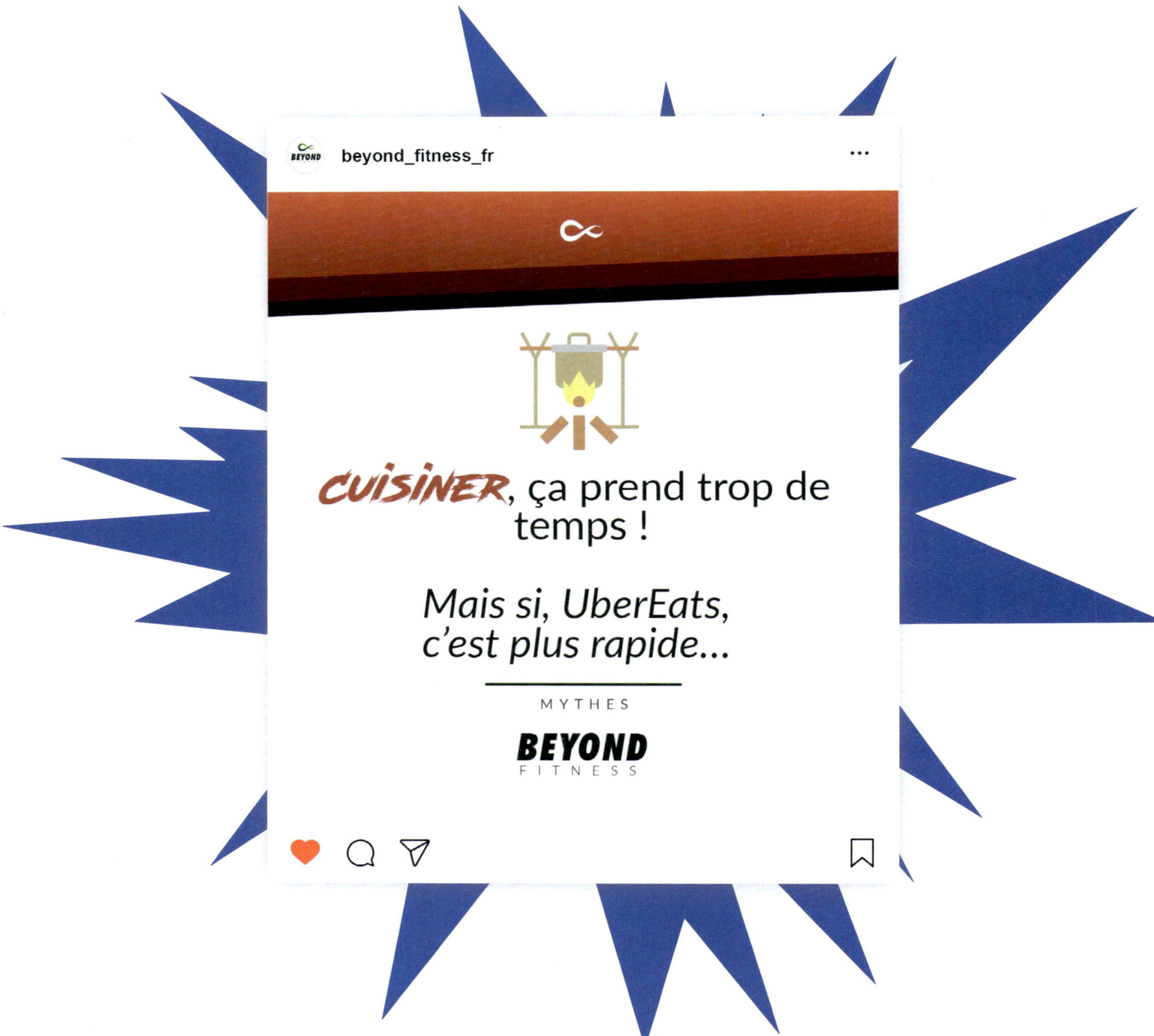
beyond_fitness_fr
CUISINER, ça prend trop de temps !
Mais si, UberEats, c'est plus rapide…
MYTHES
BEYOND FITNESS

Cuisiner prend du temps, c'est un fait.
Est-ce que ça en vaut la peine ?

Problème de l'industrie et du fast food
Ne pas cuisiner, c'est choisir activement que quelqu'un D'AUTRE le fasse à ta place.
Si c'est une personne de ta famille, ton conjoint(e), un(e) très bon(ne) ami(e) : TOP, c'est une personne bienveillante à ton égard.

Si la qualité de ce qui arrive dans ton assiette est définie par d'autres règles, comme les règles du marché, c'est plutôt flippant.

Si tu as le choix entre un produit de qualité pour un repas de famille ou un aliment "potentiellement dangereux, mais moins cher", tu feras spontanément l'effort de choisir la santé avant l'économie (à moins que ta sœur t'aie encore piqué ton legging Gymshark préféré pour aller pousser).

Si ton but est de faire du chiffre et que tu es à la tête d'un gros business où personne ne se connaît (responsabilisation zéro), on te laisse deviner quel choix sera privilégié.

Si tu veux étudier un peu plus cette partie,
jette donc un œil au livre *Vous êtes fous d'avaler ça !*, dans lequel un industriel explique la réalité du terrain avec des exemples concrets à éviter (poivre déjà moulu, sauce "tomate", épices bon marché, et tant d'autres choses).

Autre point essentiel : le coût. 💰
As-tu déjà calculé la différence d'investissement sur un mois ?

Les économies que tu peux faire en cuisinant toi-même comparé au fait de :
- payer pour un service au restaurant (le plus cher) ;
- ou un plat "déjà cuisiné" à réchauffer (aussi plus cher).

Contrairement à ce qu'on pourrait penser, les produits surgelés peuvent être vraiment intéressants pour l'aspect pratique et pour leur coût. Une série d'études suggère qu'il n'y a que peu, voire pas de pertes dans les vitamines observées.
Cette méthode de conservation semble spécialement intéressante pour les fruits qui pourrissent rapidement, comme les baies.

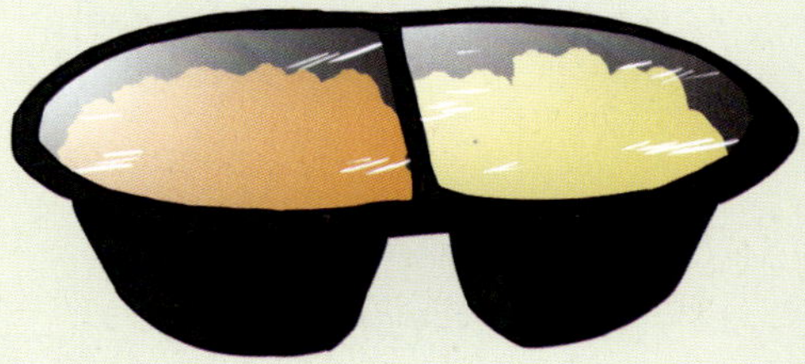

CONSEILS + APPLICATIONS PRATIQUES

PLANIFIE !
Tu gagneras :
A) de l'argent,
B) du temps,
C) une meilleure santé (oui, on investit pour sa santé tous les jours).

Tu n'as pas besoin de devenir champion du **#MEALPREP** en cuisinant TOUS les repas de ta semaine, mais tu peux très bien préparer tous tes repas du midi, ou tes repas pour la journée de temps à autre au cours de la semaine.

Au passage, si tu décides de compter tes calories, c'est aussi la meilleure façon de faire.

PLUS DE SÛRETÉ, DE PRÉCISION ET DE GAIN DE TEMPS.

DÉTAILS PHYSIOLOGIQUES

LES HUILES DE CUISSON SONT SOUVENT UNE VÉRITABLE CATASTROPHE.

Les “buffets à volonté” (oui, même tes préférés) ne seront presque JAMAIS cuits avec du beurre clarifié ou du suif bio / local (ou avec de l’huile de coco bio) tout simplement parce que… ça coûte plus cher.

Ce sera souvent baigné dans de l’huile très riche en graisses polyinsaturées (souvent très haute en oméga-6).
Ces huiles ne sont pourtant pas du tout idéales pour la cuisson : l’huile de maïs, de soja, de tournesol, d’arachide… plutôt mourir !

Tu as compris, préfère des graisses structurellement stables (et plus thermorésistantes) pour la cuisson : suif, ghee (beurre clarifié), huile de coco…

Ce sera a priori plus facile d’obtenir du ghee local que de l’huile de coco locale.

La consommation d’huile de soja a considérablement augmenté en une centaine d’années. Sa croissance a accéléré de plus de mille fois aux États-Unis. **#NOJOKE**

Tu peux t’attendre à en retrouver extrêmement souvent quand “les autres choisissent à ta place” l’huile de cuisson ou la matière grasse (la plus facile et la moins chère) à ajouter.

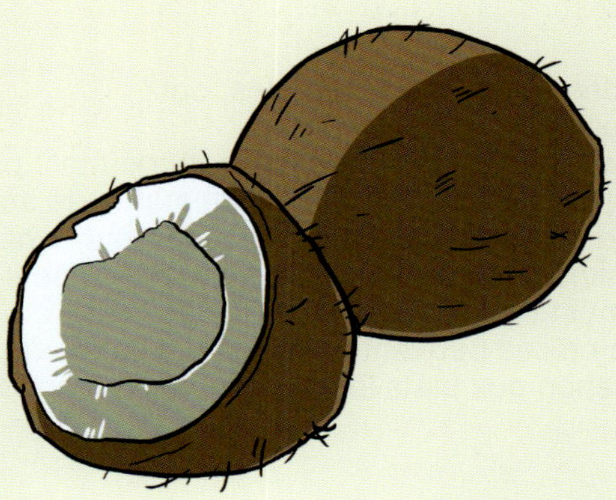

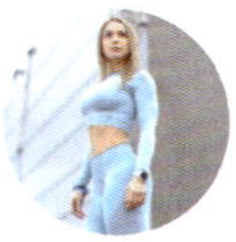

@kimy_fit

Regarder une émission les fesses assises sur son canapé aussi ! On trouve toujours le temps pour ce que l'on veut vraiment. Et personne n'a dit qu'il fallait être chef étoilé pour manger sainement. Personnellement, je vais toujours au plus simple avec des aliments de qualité et les épices font le reste ! Le tout est de réussir à s'organiser pour pouvoir justement gagner du temps ! Pourquoi ne pas accorder seulement 1 heure le dimanche et 30 petites minutes le mercredi afin de préparer les repas à l'avance ? Envie de riz ce soir ? Ok, mais en plus grande quantité pour pouvoir avoir les féculents déjà précuits à disposition dans le frigo. De même pour les légumes. Pour ma part, je les cuis à la vapeur et, au lieu de lancer uniquement un bac pour un légume, je remplis les trois bacs pour pouvoir varier les légumes qui disposent de nutriments différents. J'ai toujours le congélateur plein de légumes et cela me permet d'avoir tout à disposition même quand le frigo est quasi vide. 😁

@karoline.ro

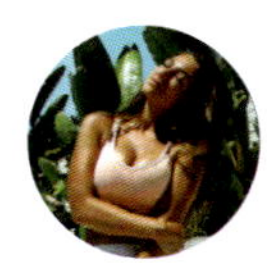

Cuisiner des plats Instagramables, oui !
Cuisiner efficacement, non !
Tout le monde sait que, dans la vie, tu ne mets pas de boutons de rose dans ton muesli du matin, de superfood arc-en-ciel dégradée en camaïeu de purple dans chacun de tes pancakes parfaitement dorés, ou que tu ne « matchas » pas à la main toutes tes boissons… 🤷‍♀️
Quelques épices peuvent par exemple suffire à donner un goût canon aux plats le plus simples du monde ! 🤗

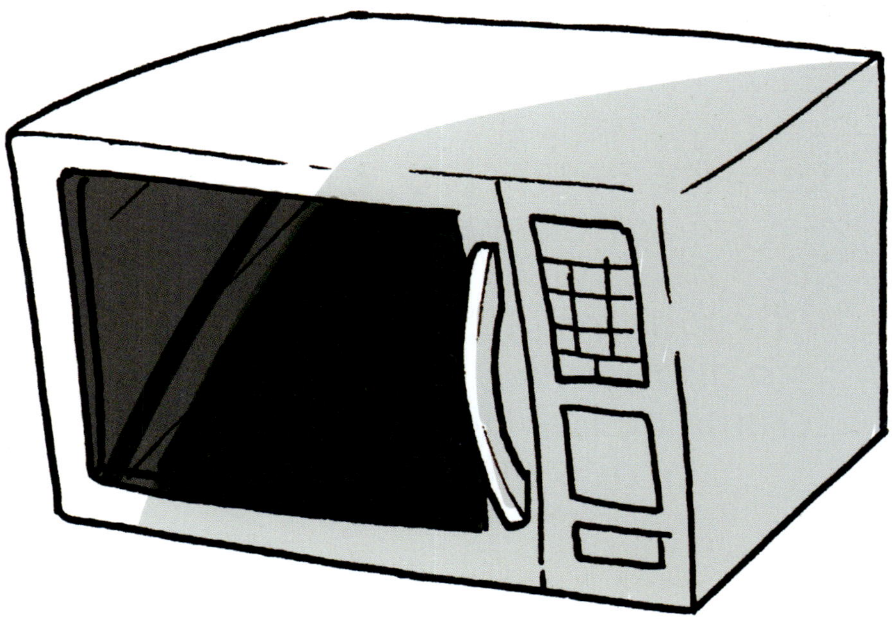

beyond_fitness_fr

Les PRODUITS BIO, c'est cher et c'est pareil.

Tu voudras un peu de poulet à quatre ailes sur son lit de crème de lait UHT au calcium de synthèse ?

MYTHES

BEYOND FITNESS

C'EST PARTIELLEMENT VRAI.
Il existe du marketing pour tout.
C'est de l'optimisation de vente qui a fait ses preuves dans notre marché actuel.

Il s'agit de faire savoir son savoir-faire.
Une ferme biologique à moins de 20 km de chez toi peut très bien passer inaperçue, même si ses produits sont exemplaires !
Ensuite, il y a du marketing plus ou moins… légitime. C'est à toi de juger, mais il peut être délicat dans notre monde de faire preuve de discernement. Au risque d'être redondants, se procurer le livre *Vous êtes fous d'avaler ça !* peut t'aider à y voir plus clair. 📖

LE BIO EST-IL NÉCESSAIREMENT MIEUX ?
Selon où il est produit, le bio peut effectivement être de bonne qualité. En Suisse, par exemple, le cahier des charges de l'agriculture bio est solide (contraignant dans le bon sens du terme).

Il est important de garder en tête que, pour les produits animaliers, il n'est pas question uniquement de la qualité du produit, mais aussi du traitement animal.

C'est un sujet qui va bien au-delà du domaine de cet ouvrage, mais on espère que tu es au courant de ce qu'il se passe dans ces fermes industrielles avec [des milliers de vaches] / [des dizaines de milliers de cochons] / [des centaines de milliers de poules]. 🐓

Une poule – omnivore – devrait pouvoir picorer "ce qu'elle trouve" en extérieur.
Ceci implique deux choses :
- pouvoir se balader (on parle d'espace et non de cages empilées les unes sur les autres) ;
- pouvoir accéder à l'air libre.

Les œufs les moins chers sortent d'un environnement très "spécial" (pour rester poli). On parle des œufs de catégorie 3.

À l'opposé de ce spectre, on connaît de plus en plus de personnes qui ont décidé d'acheter des poules et de les nourrir elles-mêmes ! Impossible de faire plus "local".

Bravo à vous au passage (et à ceux de la team **#BEYONDFITNESS** en particulier) !

LE BIO, AILLEURS ? ET DANS LES AUTRES PAYS ?
Ce sera vraisemblablement du cas par cas. Il existe des règles pour le bio de l'Union européenne, il existe des réglementations qui sont votées, puis rejetées, puis votées à nouveau.

Dans un super ou hypermarché, personne n'est directement responsable de ce qu'il t'arrive à TOI. Chacun fait son petit travail, chaque intermédiaire prend "sa petite marge".

Au final, le consommateur n'a aucune raison de savoir tout ce qui se passe entre le début et la fin de la chaîne de production. Il veut juste "acheter moins cher".

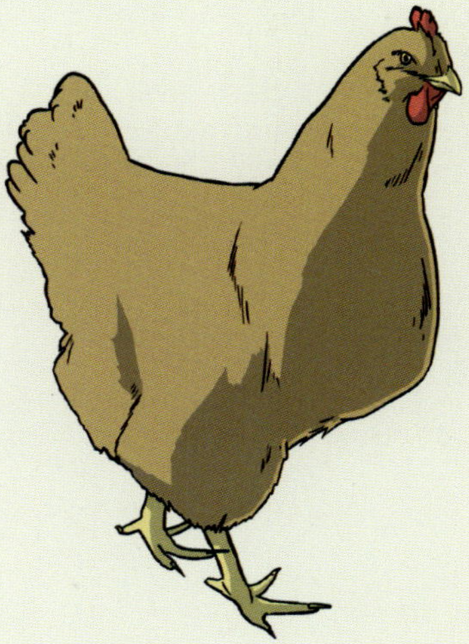

CONSEILS + APPLICATIONS PRATIQUES

La solution la plus pragmatique reste... d'"aller serrer la main de la personne qui te nourrit", ou du moins essayer de s'en rapprocher le plus possible.

Et dans cette optique-là, le bio change la donne.

Il faut, idéalement, restaurer une échelle humaine dans nos échanges. C'est tout particulièrement vrai lorsqu'on parle de ce qui va soit directement améliorer, soit détériorer ta santé : ce que tu mets en bouche.

Si tu vas t'approvisionner dans une ferme à côté de chez toi (ou dans une épicerie bio locale pour les citadins) et que tu rencontres le producteur directement, tu crois qu'il se sentira comment s'il "te fait un sale coup" ?
Il se sentira responsable.
ET ÇA CHANGE TOUT !

POUR LES PRODUITS LAITIERS, il peut être bon d'aller également au bout de la démarche et de comparer un lait UHT (ultra haute température) avec ajout de calcium de synthèse, avec un lait bio cru ou pasteurisé de ferme biologique locale en termes d'apports nutritionnels. Tous les laits ne se valent pas (cf. mythes n°14 et 15).

Dans ce cas, si le "lait cru bio de ferme biologique proche de chez toi" est plus cher, tu ne devrais pas avoir besoin d'une étude randomisée, contrôlée et publiée dans un journal à gros impact facteur pour comprendre que :
- c'est mieux pour toi ;
- c'est mieux pour l'animal ;
- c'est mieux pour la planète (les ruminants aident à fertiliser les sols).

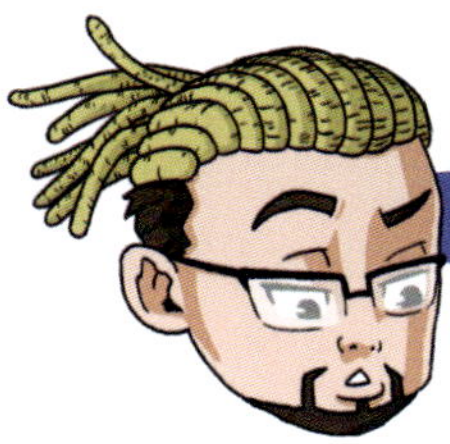

DÉTAILS PHYSIOLOGIQUES

WILL : une discussion avec un ami permaculteur suisse m'a permis de comprendre une chose absolument claire ; c'est qu'il n'y a pas grand-chose de parfaitement clair !
J'ai pu travailler dans une ferme biologique. Pour comprendre exactement ce qu'il y a dans ton assiette, le top reste de faire - NE SERAIT-CE QU'UNE FOIS - l'effort d'aller au bout de la chaîne de production.
→ À ce stade, tu pourras te dire "oui, c'est ce que je veux mettre dans mon organisme" ou "Non mais ils sont sérieux ? Pourquoi tous ces trucs dans mon biscuit au chocolat ? Plus jamais !"

Dur de dire si "la science" peut apporter une réponse ici, car rien ne vaudra le fait "de se rapprocher de la personne qui nous nourrit", mais il existe quelques données intéressantes !

NIVEAU SCIENCE :
(BF) Les aliments bio contiennent :
- moins de résidus de pesticides ;
- davantage de micronutriments, d'antioxydants et de composés chimiques bénéfiques ;
- Les aliments animaliers bio ont tendance à présenter une composition en macronutriments plus intéressante, avec davantage de protéines et une composition plus saine en acides gras [...].

"Bio" ne signifie pas autant que ce que croit le consommateur moyen. Les aliments bio comportent généralement de moindres quantités de composants toxiques, davantage d'antioxydants et plus de nutriments, mais la différence en termes d'effets de santé réels semble réduite. [...] Les bienfaits des aliments bio sont souvent plus importants pour les produits animaux gras, comme les œufs, les viandes grasses et le lait entier. Ces aliments sont donc les premiers à considérer si vous voulez commencer à acheter du bio.

Pour les plus téméraires, vous pourrez également trouver des cartes avec la quantité de pesticides région par région en France.

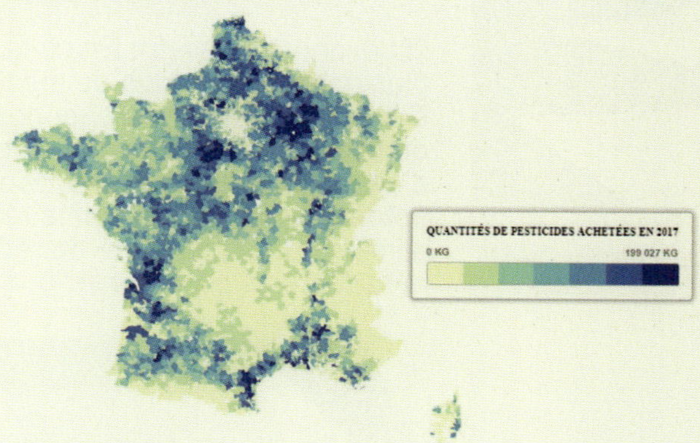

Crédits : Mediapart
« Les codes postaux représentés en blanc sur la carte sont ceux ne présentant aucune donnée, c'est-à-dire qu'aucune déclaration d'achat de pesticides n'y a été effectuée. » Sources : Agence française pour la biodiversité et ministère de l'Agriculture.

LE POINT DE VUE DE :

beyond_fitness_fr

BEYOND FITNESS
Coaching sportif

@beyond_fitness_fr : En ce qui nous concerne, on se situe plus dans une optique de médecine préventive qu'autre chose. On préfère payer plus cher nos aliments, mais avoir un produit de qualité supérieure, connaître la traçabilité, les méthodes d'agriculture ou d'élevage, soutenir l'agriculture locale et potentiellement améliorer le ratio risques / bénéfices des aliments pour permettre de réduire le budget alloué aux médicaments par la suite.

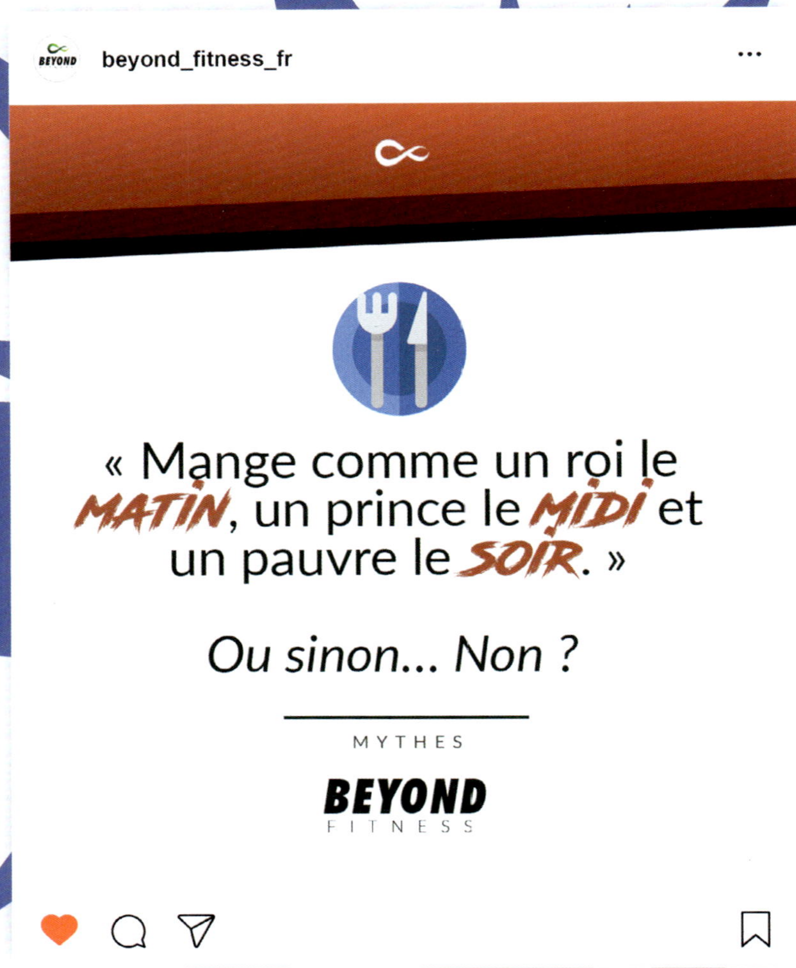
beyond_fitness_fr
« Mange comme un roi le MATIN, un prince le MIDI et un pauvre le SOIR. »
Ou sinon... Non ?
MYTHES
BEYOND
FITNESS

PARFOIS, LE DISCOURS POPULAIRE PEUT PERPÉTUER DE BONNES IDÉES.

→ Par exemple, suggérer après un repas d'aller faire une petite "marche digestive", c'est cool. Il y a bien une phase insulino-indépendante qui améliore l'assimilation des glucides. On dit que ça augmente la disposition du glucose grâce à la contraction de tes muscles pendant cette marche tranquille. D'ailleurs, ça peut être de la marche ou une autre activité qui sollicite légèrement ta masse maigre. Pour cette idée, c'est cool !
Par contre, parfois… un petit dicton peut aussi être tout simplement bidon et c'est probablement le cas ici.

La quantité de nourriture à ingérer à chaque instant va dépendre de plusieurs points, mais tout particulièrement de ces trois-là :
• l'apport calorique journalier total du moment (si tu manges 1 500, 3 000 ou 4 500 kcal) ;
• ta capacité à gérer ton équilibre physiologique (glycémie, etc.) en fonction de la répartition des repas ;
• le moment où tu vas t'entraîner et avoir besoin d'énergie (et d'un ventre pas rempli).

POUR L'APPORT CALORIQUE TOTAL, ça va dépendre de l'activité métabolique de la personne, ainsi que de son objectif :
• Perdre du poids : déficit calorique
• Prendre du muscle : surplus calorique
• Pas d'objectif de poids spécifique : maintien calorique

En gros, ça ne change pas énormément le problème de base, qui est de savoir quel pourcentage du total calorique on va consommer à tel ou tel repas.
→ Enfin si, mais on détaillera ça dans la partie Détails physiologiques.

QUAND EST-CE QUE CE SERA PLUS DIFFICILE DE CONSERVER SUFFISAMMENT DE RÉSERVE POUR ÉVITER TOUT PHÉNOMÈNE DE STRESS INUTILE ?

→ Pendant la période la plus longue sans apport de nourriture. En théorie, c'est bien pendant la nuit, sauf si tu es somnambule ! 💤

Les personnes qui ne mangent quasiment plus rien après 18h peuvent très facilement se retrouver "sur la réserve" en plein milieu de la nuit.

Imagine que ton foie peut te permettre de tourner sans aucun stress pendant 7 heures sans manger (si t'es en bonne santé et que t'as bien mangé, c'est possible).
• 18h25 : tu as fini de manger.
• 19h : tu es toujours en train de digérer.
• 20h30 : tu es officiellement en train de commencer à puiser dans tes réserves.
• 3h30 : tu es à sec. Plan B du corps → ses copains Cortisol et Adrénaline débarquent pour t'accompagner → tu as les yeux GRANDS OUVERTS et tu n'arrives plus à te rendormir.
• 4h : toujours réveillé, tu tournes dans ton lit, rien n'y fait.
• 5h30 : tu somnoles, tu te réveilles, tu n'es pas bien, saoulé ET fatigué.
• 7h : ton réveil sonne. On n'aimerait pas être à la place de première personne que tu vas croiser.

POUR PASSER UNE BONNE NUIT DE RÉCUPÉRATION, il faut que nos astrocytes puissent donner suffisamment d'énergie à notre cerveau pendant cette période de jeûne. 🧠

Comme tu le sais maintenant, ton cerveau tourne au glucose, et il en consomme un sacré paquet. Il vaudrait mieux consommer une partie de glucides avant de dormir *a priori*.

→ Aucun doute, il peut utiliser d'autres choses (lactate, corps cétoniques), mais ce n'est simplement pas bénéfique pour ton corps de manquer de glucose en plein milieu de la nuit.

"POURQUOI ?"
C'est un peu comme faire un plein d'essence complet avant un gros voyage. On appelle ça être prévoyant !

Le coût de la plasticité cérébrale (i.e. être capable d'évoluer grâce à notre super cerveau) doit vraisemblablement être compensé par une bonne nuit de sommeil.

Pour ce faire, c'est quand même mieux de ne pas se retrouver avec une super dose d'adrénaline et de cortisol à 4h du matin.
Bon, l'adrénaline ne parle pas forcément à tout le monde. Disons que c'est cool si t'as un saut à l'élastique à faire, comme ça tu profiteras du moment à fond, mais c'est moins cool pour se rendormir, tu peux nous croire. 😅

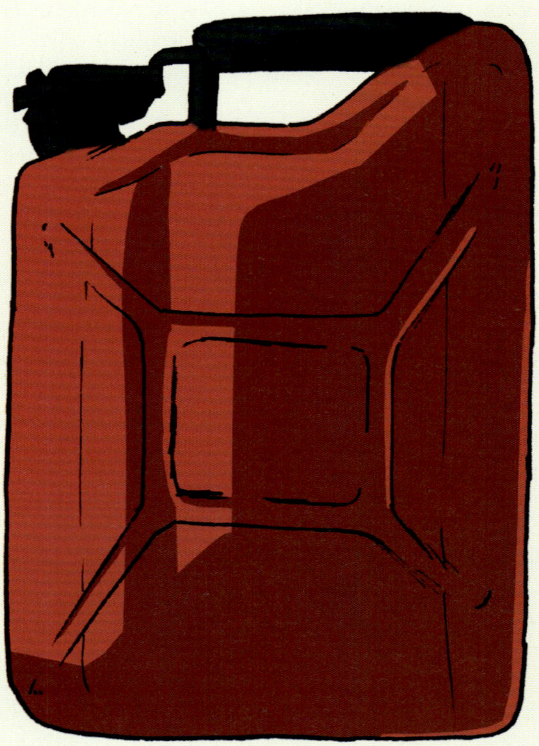

CONSEILS & APPLICATIONS PRATIQUES

- Répartis tes repas de sorte à pouvoir te sentir bien sur une journée complète (de 24 heures, pas juste la phase d'éveil) !
- Teste différentes répartitions de repas :
  - > 4 fois 1/4 (repas équivalents)
  - > 3 fois 1/3 (repas équivalents)
  - > 40 % / 30 % / 30 % (gros petit-déjeuner)
  - > 30 % / 30 % / 40 % (gros pré-dodo)
  - > 3 gros repas et 2 collations...

Il n'y a rien de mieux que l'expérimentation, tu vas trouver ce qui te correspond, tu verras !

N'hésite pas à observer ta réponse à CHAQUE repas.

- Tu te sens en forme ?
- Tu digères facilement ?
- Tu as des gaz de l'espace ?

Apprendre à s'écouter, c'est la clé ! Il faut juste y prêter attention correctement.

En pratique : trouve une portion à la fois pratique ET qui TE permet de bien dormir, c'est à toi de tester. Si tu manques d'inspiration, voici quelques trucs qui fonctionnent très bien pour nous et la communauté **Beyond Fitness** (si tu le digères et que ça rentre dans ton quota de macronutriments) :

Exemples de **#PréDodo #GainzTime #SommeilDeGrosBébé**

- Compote de fruits bio avec un peu de glycine et d'huile de coco + un verre de lait bio de qualité
- Crème glacée bio à la vanille + source de protéines complète
- Lait de brebis bio (cru ou pasteurisé) avec du miel et un peu de glycine (ou de gélatine bio neutre en goût)

DÉTAILS PHYSIOLOGIQUES

SI TU ES EN SÈCHE ET QUE TU AS DÉJÀ DE LA PEINE À DORMIR, TU PEUX ESSAYER UN TRUC :

→ Serre les dents en mangeant un peu moins pendant la journée, comme ça quand tu vas te coucher, tu as un repas plus important juste avant de dormir ! Tu peux essayer le fameux "*fasting*" et faire sauter ton premier repas pour le compenser un peu avant de dormir par exemple !

→ Il existe des données intéressantes sur des personnes qui consomment une plus grande quantité de glucides le soir qu'un autre groupe avec la même quantité de calories.
Le groupe qui a consommé plus de glucides le soir a pu améliorer la perte de graisse (et diminuer davantage son tour de taille).

Oui, oui, tu manges plus de sucres le SOIR.
Tu dors mieux et tu perds plus de gras.
Que demande le peuple ?

→ Tu auras d'ailleurs moins de risques de te réveiller en pleine nuit. Spécialement en sèche, ça devrait t'aider à tenir le coup. Courage si c'est le cas !

En prise de masse, si tu galères à manger toutes ces calories, un petit "pré-dodo" peut t'aider à ajouter facilement quelques calories. C'est rare de ne "pas réussir à manger assez", mais pour celles et ceux qui ont ce problème de luxe, pensez-y !

PS : pour les accros à la caséine "anti-catabolique", il est réellement préférable de privilégier une matrice plus complète comme le cottage cheese, le yaourt grec, le skyr (aminogramme complet, moins de tryptophane) plutôt qu'un simple shaker de caséine.

→ Si tu souhaites comprendre le lien entre le tryptophane, la sérotonine et la mauvaise interprétation de cette soi-disant "hormone du bonheur", **TU PEUX ALLER ÉCOUTER LE PODCAST ICI :**

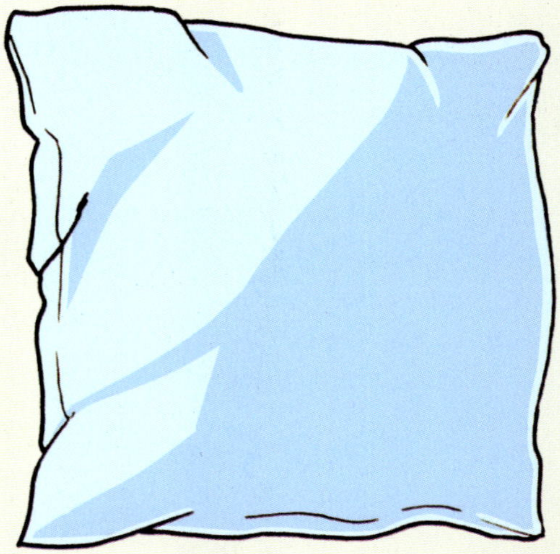

LE POINT DE VUE DE :

curtistarantino

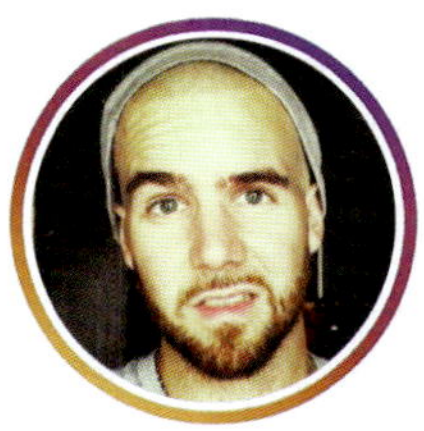

CURTIS TARANTINO
Médecine et santé

@curtistarantino : Je mange comme un pauvre le matin depuis des années et je me sens comme un roi 365 jours par an.
Le seul moyen pour ton corps de "reprendre du gras" est de se trouver en surplus calorique plus souvent qu'en déficit calorique.
Ton corps ne fait pas la différence entre un repas pris au moment du journal de 13h, ou après le journal de 20h.
Ton corps alterne entre des phases de surplus et de déficit plusieurs fois dans une journée.
Parfois il est anabolique, parfois catabolique.
Tu perds du gras de manière globale quand les phases cataboliques sont plus fréquentes / longues que les phases anaboliques.
En gros, c'est la différence nette entre les mini prises de gras et les mini pertes de gras sur une journée.
Une étude parmi tant d'autres sur le sujet : cf. bibliographie, Sofer et al. (2011).

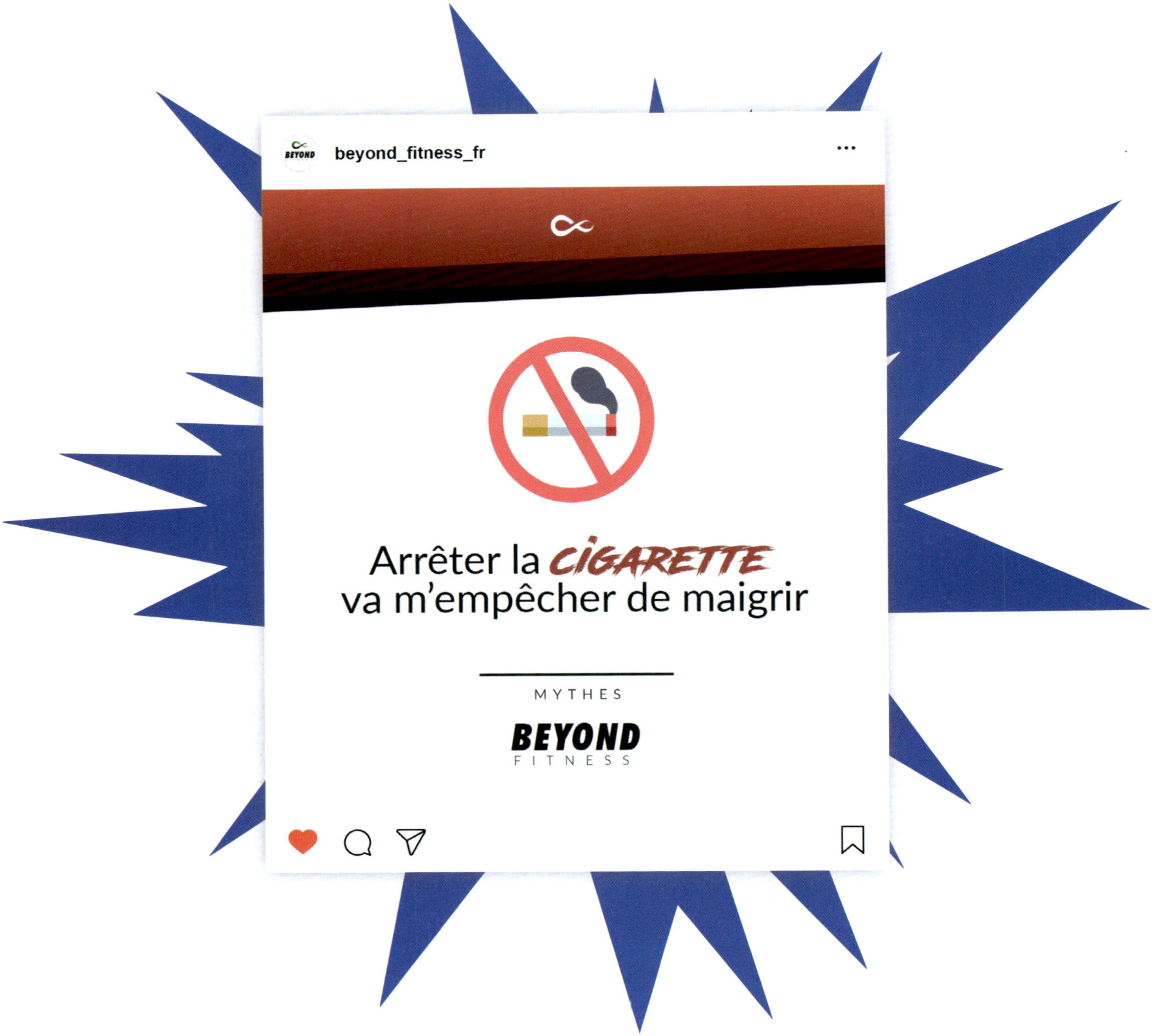
beyond_fitness_fr
Arrêter la CIGARETTE
va m'empêcher de maigrir
MYTHES
BEYOND
FITNESS

MYTHE 61 #CIGARETTE #NOSMOKE #EXCUSE

MAUVAISE NOUVELLE : une personne qui arrête de fumer peut avoir tendance à prendre un peu de poids dans les semaines qui suivent.

Oui, tous tes potes de plus de 35 ans ont AUSSI tendance à prendre du poids, mais ils pourraient aussi parfaitement aller contre la tendance ! Il n'y a aucune honte à prendre un peu de poids passé un certain âge, c'est "normal" au sens strict (c'est la norme), mais ce n'est PAS obligatoire. C'est pour ça que c'est d'autant plus cool de voir des hommes âgés en forme. 🏋

Dans la même idée, c'est génial de voir des femmes post accouchement en mode wonder women et... des personnes qui arrêtent la cigarette tout en se mettant à prendre en main leur santé !

→ La "tendance" ne doit pas définir ce que TU vas décider de faire. **TU DÉFINIS TA TENDANCE.**

ON NE CHANGE PAS L'ESSENTIEL :
- c'est TOP si tu arrives à te passer de la cigarette et on t'encourage à fond ;
- c'est tout à fait possible de contrôler les calories pendant cette période !

SI TU TE METS AU SPORT EN MÊME TEMPS QUE TU ARRÊTES LA CLOPE, tu auras un triple effet bénéfique :
- tu vas améliorer ton souffle, ton endurance musculaire et plus largement ta santé ;
- tu vas gagner du muscle et améliorer ta capacité à en gagner pour la suite aussi ;
- tu peux ne pas prendre un seul gramme de **#BODYFAT**

En fait, la cigarette crée ce qu'on appelle une inflammation chronique. Ce n'est pas du tout optimal si tu as envie de prendre du muscle, c'est surtout bien si tu veux élargir ton tour de taille...

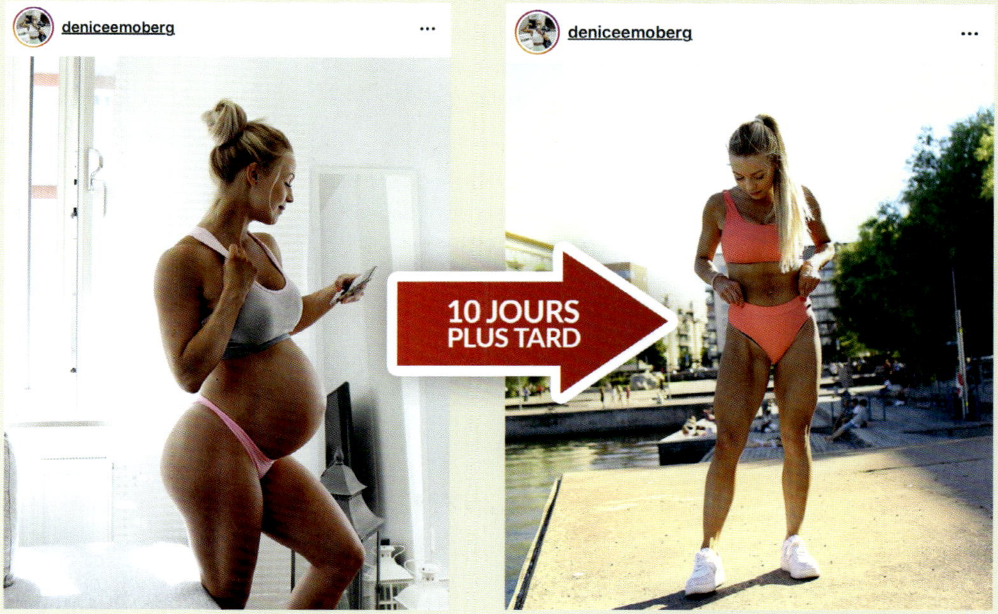

CONSEILS & APPLICATIONS PRATIQUES

- Prends ton courage à deux mains et lance-toi, mets-toi à une activité physique que Tu kiffes : danse, kayak, arts martiaux, basket... N'importe quoi qui te fasse bouger !

- Cherche du soutien de la part de ton entourage et dégage de ta vie ceux qui te proposent des cigarettes juste pour te prouver que tu n'y arriveras pas (tu as aussi le droit de remettre en question l'importance de ce type de potes dans ta vie soit dit en passant).

- N'hésite pas à compter tes calories et diminue un tout petit peu ton apport si tu n'es pas totalement au clair avec les calories que tu dépenses. Tu ne stockeras pas de graisse pendant cette période si tu gères ton apport calorique.
Diminue par exemple de deux ou trois fois ton poids en calories : si tu fais 60 kg, tu peux diminuer 2 ou 3 x 60 kcal soit retirer 120 à 180 kcal de ton apport journalier.

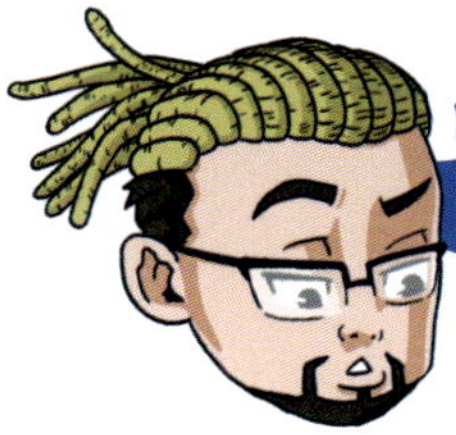

DÉTAILS PHYSIOLOGIQUES

RECOMMENCER À FUMER n'augmente pas tes chances de perdre de nouveau du poids.
→ Tu adapteras spontanément la quantité de nourriture que tu manges pour compenser la petite dépense calorique supplémentaire causée par la cigarette.

C'est comme si tu courais 30 minutes de plus par jour et que tu mangeais un Twix en plus par jour parce qu'après l'effort tu as faim.

Bilan calorique identique, ça change **#NADA.**

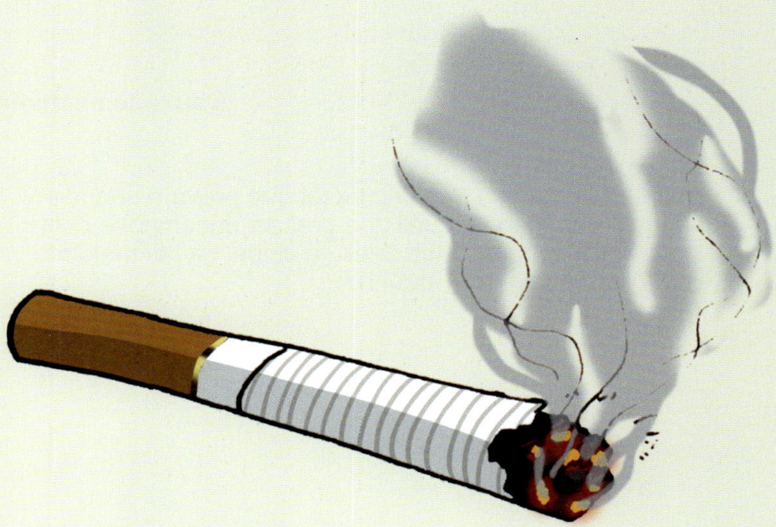

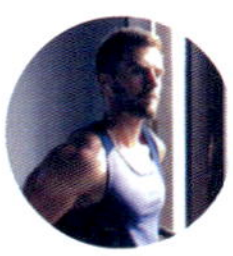

@ben.gib

A priori, fumer une cigarette brûlerait 10 kcal. Donc, techniquement, tu peux estimer à la louche la différence que tu devras faire si tu arrêtes de fumer. Si tu fumais dix cigarettes par jour, tu vas brûler environ 100 kcal de moins les premiers jours/semaines si tu n'adaptes pas ton activité physique.

@auxane.micheneau

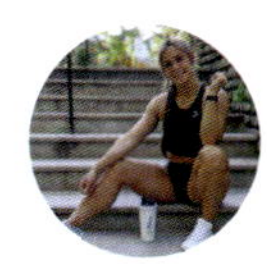

Continuer la clope = mourir plus tôt que prévu = une fois que tu es dans ton cercueil, ton gras se décompose petit à petit. Donc, oui, dans un sens, la clope, ça fait maigrir. (Une fois que t'es mort, quoi !) 😂

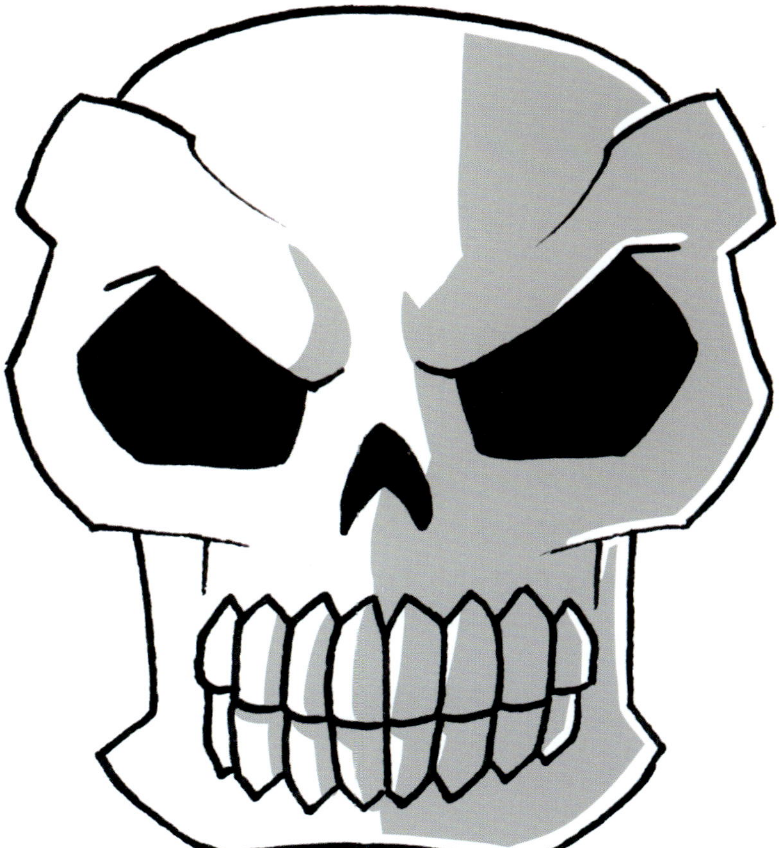

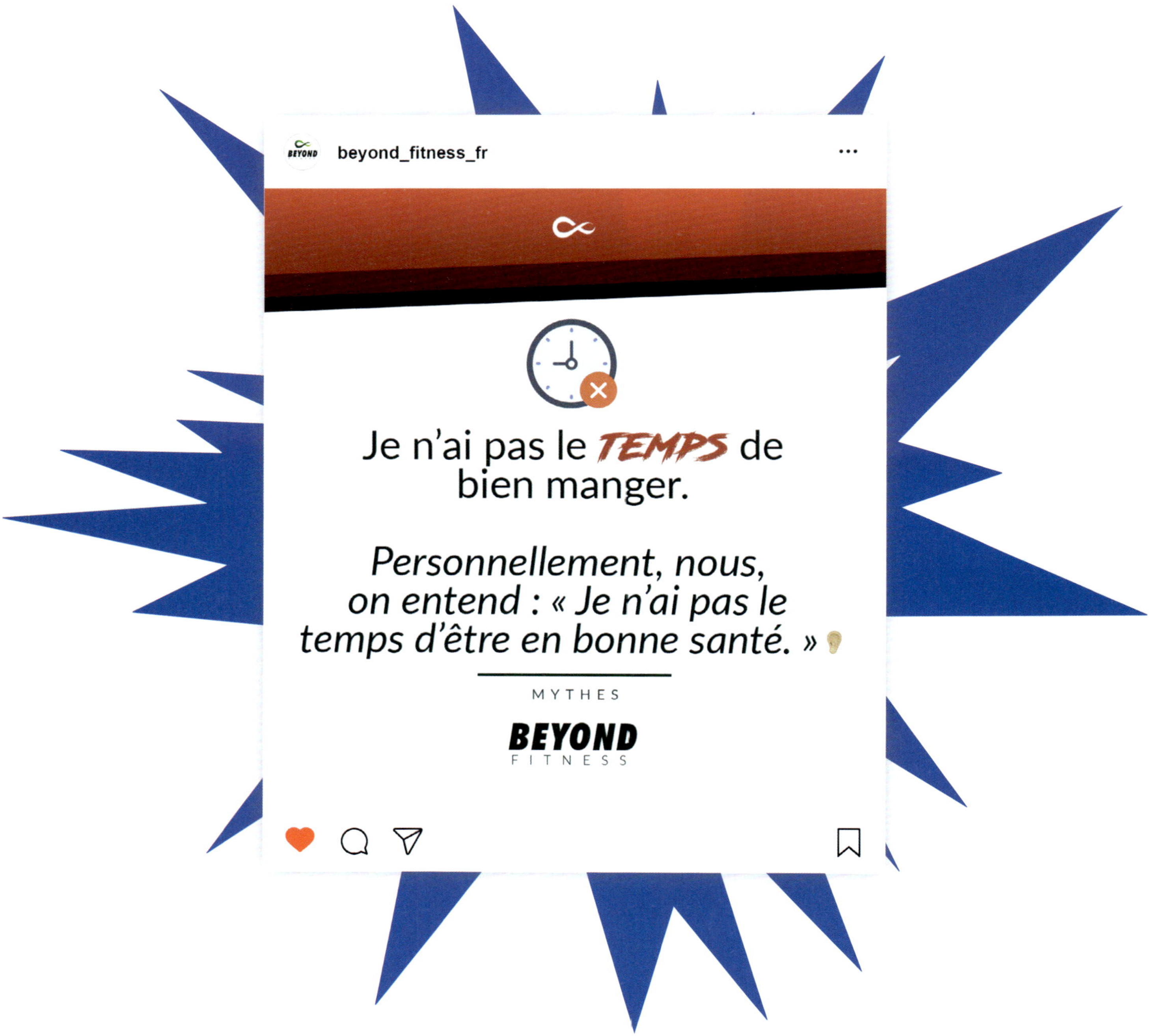
beyond_fitness_fr
Je n'ai pas le TEMPS de bien manger.
Personnellement, nous, on entend : « Je n'ai pas le temps d'être en bonne santé. »
MYTHES
BEYOND
FITNESS

TU PENSES QU'ALLER AU RESTAURANT EST UNE ALTERNATIVE POUR MANGER SAINEMENT SANS SE FATIGUER ? HUM...

Dans ce monde, tout business est soumis aux lois du marché. On peut soit se faire de la "marge" en vendant plus cher quelque chose de qualitatif ou on peut "adapter" la qualité des produits en achetant justement "le moins cher possible".

Quand TU choisis d'acheter "le truc le moins cher possible au resto", tu prends une décision importante.

POURQUOI ?
→ Le loyer du restaurant ne va pas baisser.
→ Le salaire du restaurateur non plus.
→ Par contre, l'aliment choisi pour faire une "pizza moins chère" peut très facilement représenter un désavantage.

DANS LA PLUPART DES CAS, TU NE CONNAIS PAS :
- Le type d'huile qu'il utilise pour faire cuire ses mets : olive, tournesol ou colza ?
- La qualité de ses huiles : hydrogénée ou première pression à froid ?
- La qualité des fruits et légumes : bio ou OGM ?
- La qualité de ses protéines : œufs de catégorie 0 ou de catégorie 3 ? Vaches élevées en plein air ou provenant d'élevages intensifs ? Poisson d'élevage ou sauvage ?
- La provenance : UE, France ou régionale ?

Et si tu lui poses ces cinq questions, le restaurateur te prendra sûrement pour un agent de la DDCSPP (celui qui est en charge du contrôle sanitaire pour faire plus simple)... **PAS TOP.**

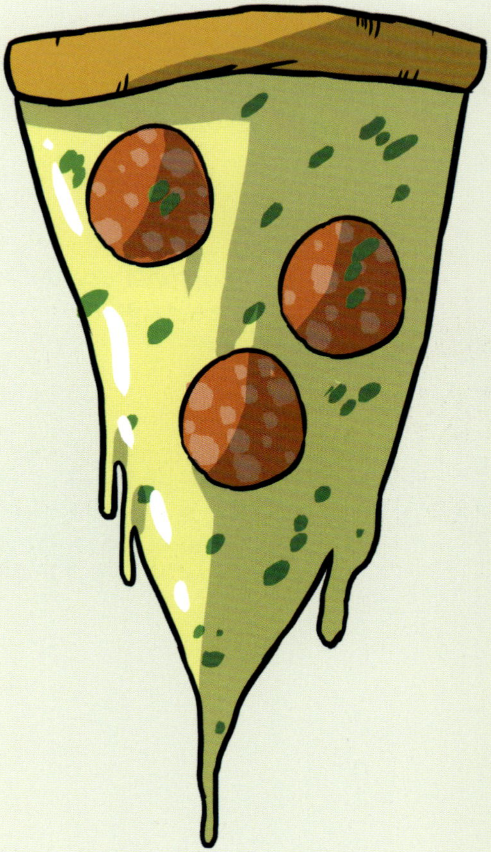

CONSEILS & APPLICATIONS PRATIQUES

CUISINER SOI-MÊME est probablement l'une des meilleures choses que l'on puisse faire pour sa santé. En dehors de la confiance - qui n'est pas un petit argument -, le temps passé en cuisine a drastiquement diminué.

Quelque part, l'idée est simple : réduire les intermédiaires entre la production de l'aliment et le moment où le "mélange des aliments" (ton repas) entre dans ta bouche puis ton estomac.

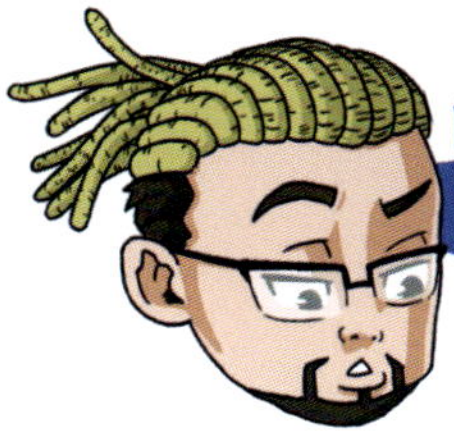

DÉTAILS PHYSIOLOGIQUES

LES HUILES DE CUISSON "BON MARCHÉ" NE SONT SOUVENT PAS BONNES POUR TA SANTÉ.

- Elles sont moins résistantes à la température de cuisson que les graisses stables, comme le suif, le ghee ou l'huile de coco.
- Elles sont souvent riches en oméga-6, qui sont des graisses avec une action pro-inflammatoire bien établie. Si tu souhaites quand même manger ton "buffet à volonté", on te suggère une petite dose de vitamine E pour lutter contre les dégâts causés par ce type de graisses instables.

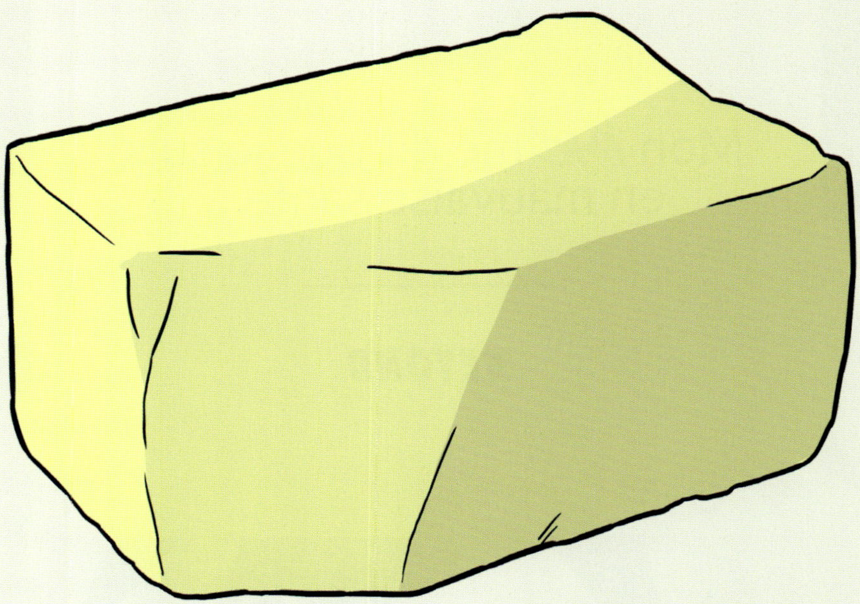

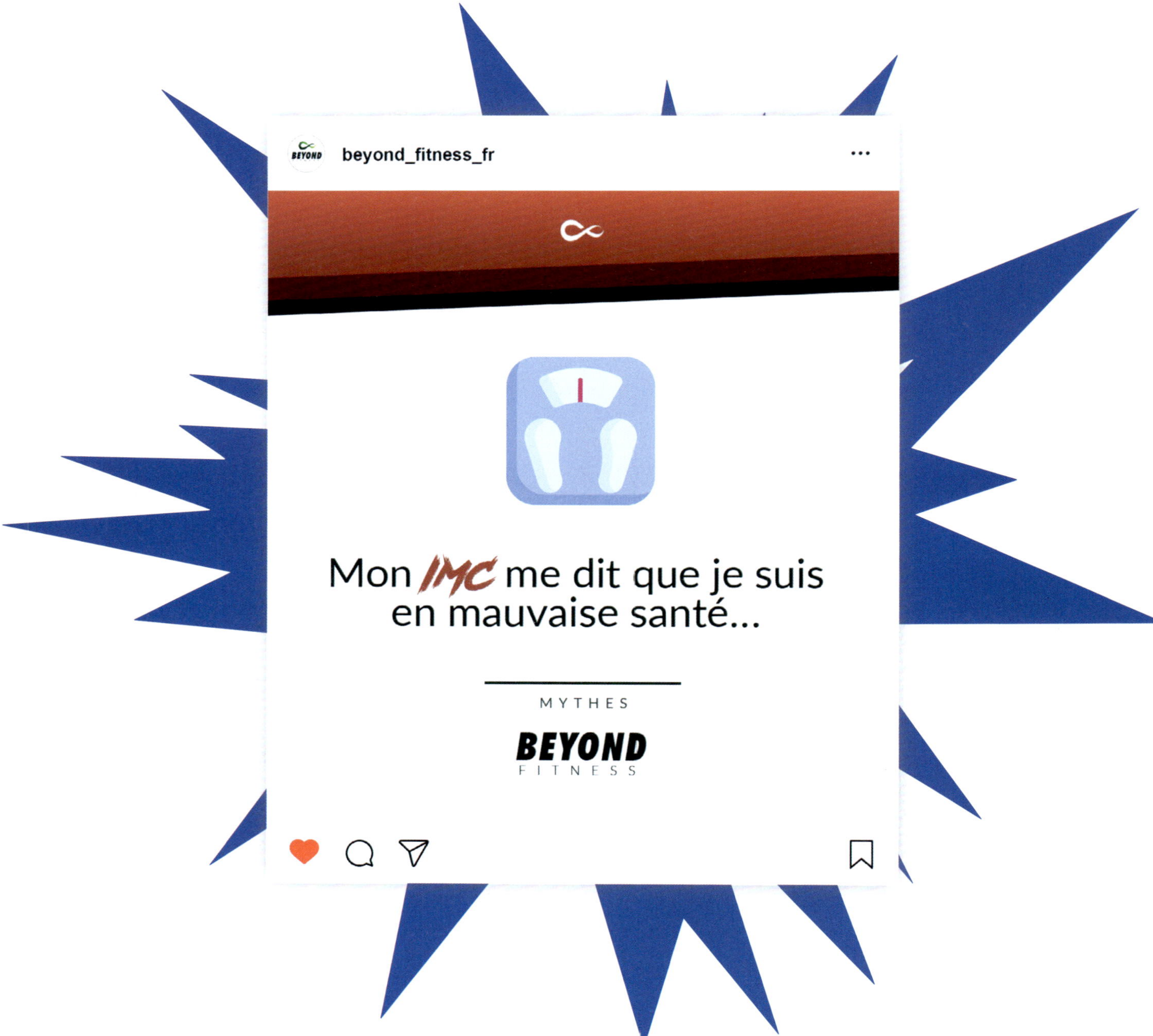
beyond_fitness_fr
Mon IMC me dit que je suis en mauvaise santé…
MYTHES
BEYOND
FITNESS

Selon l'indice de masse corporelle (IMC), la quasi totalité des rugbymen et des bodybuilders professionnels seraient **SOIT EN SURPOIDS, SOIT OBÈSES.**
Ok, on n'a pas dit que les rugbymen étaient forcément la représentation même d'une santé irréprochable.
On veut juste te montrer que l'IMC (ainsi que beaucoup d'autres "indicateurs de santé") ne te donne qu'une part de la réalité.

VOICI LE CALCUL :
Ton poids, en relation avec ta taille (hauteur) = [Poids] / [Taille²]. Le calcul s'opère avec ton poids en [kg] et ta taille en [mètre].
POUR ILLUSTRER :
À l'heure où l'on écrit ces lignes, Tristan est en "surpoids" selon son IMC de 27,5... **#TRISTEVIE**

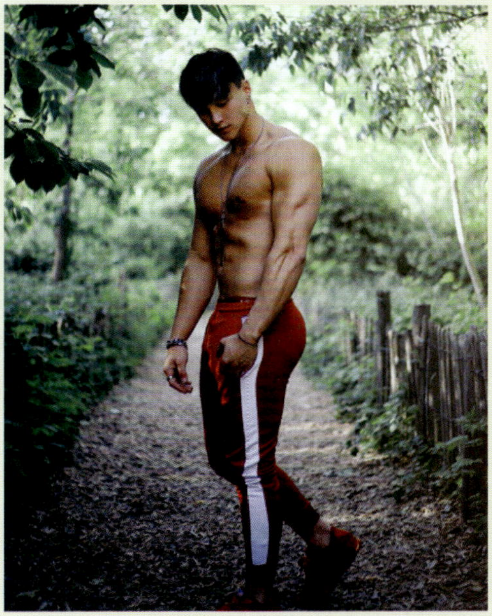

© *Loreen Trichet*

80 kg pour 1,70 m = 27,68 [IMC] = surpoids
90 kg pour 1,70 m = 31,14 [IMC] = obèse

WILL : je sais qu'il se trouve gras à ce stade, mais même si je sais que ça te donne envie de l'insulter, tu peux constater qu'il n'est pas en "surpoids" à ce stade !

SUPPOSONS QUE L'ON PARLE D'HOMMES BIEN MUSCLÉS, QU'EN EST-IL ?
Le muscle les rendrait-il "obèses" ?
Pour le problème des "marqueurs de santé", voici un autre petit clin d'œil sur le cholestérol sanguin, lorsqu'il est interprété hors contexte.
En 1939, on observait pourtant déjà que la cholestérolémie baissait systématiquement lorsqu'on adressait aux patients de l'hormone thyroïdienne.
En effet, le cholestérol est converti en "prégnénolone" lorsque nous produisons suffisamment d'hormone thyroïdienne. Si notre cholestérol est élevé, il n'est pas forcément intéressant de "le faire descendre", il faut peut-être simplement recommencer à l'utiliser correctement.
→ Ainsi, juger la santé générale sur la base de ce type de facteur (comme l'IMC) n'est peut-être pas la chose la plus représentative de la réalité de terrain.

DÉTAILS TECHNIQUES : dans ce cas-là, on dit que l'hypothyroïdie précède la montée du cholestérol "non converti" en prégnénolone, le cholestérol n'est pas le problème fondamental, mais la cause d'une activité thyroïdienne faible. La prégnénolone est un précurseur de nos hormones sexuelles.

QUI DÉFINIT CE QU'EST UNE BONNE SANTÉ ?
→ On apprécie tout particulièrement l'approche de Kate Deering.
• Est-ce l'Organisation mondiale de la santé (OMS) qui définit le mieux la santé ?
« Ce ne serait pas seulement l'absence de maladies, mais un état complet de bien-être, autant sur le plan physique, que mental et social. »

• Est-ce Georges Canguilhem (1943) ?
Il suggère qu'il s'agit de la capacité d'une personne à s'adapter face à son environnement. Ce qui implique que ce n'est en rien quelque chose de fixe !
• Est-ce que le cardiologiste Broda Barnes (qui rejoint l'approche de Kate Deering) définit correctement la santé ?
> 36,6 à 37°C de température corporelle
> Bonne digestion et pouvoir aller à selle chaque jour, uriner peu souvent
> Peau saine, de beaux cheveux, des ongles solides
> De bons os et des dents saines, un corps musclé relativement "*lean*" (sec)
> La capacité de procréer et d'avoir une libido saine, pas de PMS (syndromes pré-menstruels)
> Pas de problèmes hormonaux, de cœur
> Un esprit clair, un sommeil profond et réparateur
> Un bon niveau d'énergie tout au long de la journée
> Un sentiment général de bien-être et l'absence de maladie (en accord avec l'OMS !)
> Un métabolisme généralement élevé (ce qui n'est pas le cas d'une hypothyroïdie)

LA SANTÉ N'EST EN TOUT CAS PAS DÉFINIE PAR UN FACTEUR RÉDUCTIONNISTE COMME TON IMC.

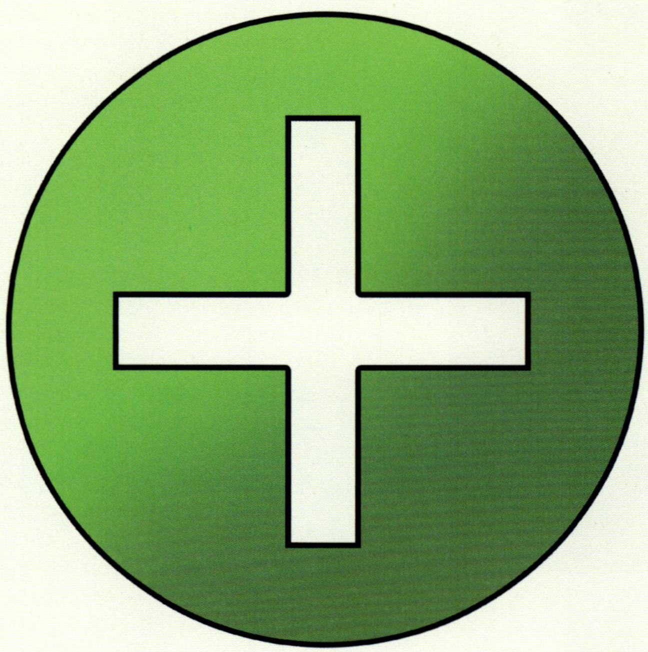

CONSEILS & APPLICATIONS PRATIQUES

TU L'AS BIEN COMPRIS, c'est une manière simple et générale d'évaluer les facteurs de risques pour une population "typique". Si une personne "normale" se retrouve avec un IMC de 30 ou plus, elle risque bien d'avoir plus de problèmes qu'un rugbyman professionnel à 32 d'IMC !

Le rugbyman ou le bodybuilder n'est pas "dans la norme" et ne peut donc pas être évalué de la même manière.

Si tu es musclé, considère les autres facteurs de risque.

On te recommande de consulter le tableau ci-après !

QUELQUES FACTEURS DE RISQUE CONCRETS TIRÉS DU LIVRE LES SECRETS DE LA SÈCHE.

PROFIL VRAISEMBLABLEMENT SAIN	PROFIL POTENTIELLEMENT PRÉOCCUPANT
Tour de taille < 94 cm pour les hommes Tour de taille < 80 cm pour les femmes	Tour de taille > 102 cm pour les hommes Tour de taille > 88 cm pour les femmes
Ratio taille / hanches (tour de fesses) < 0,9 pour les hommes Ratio taille / hanches < 0,85 pour les femmes	Ratio taille / hanches (tour de fesses > 0,9 pour les hommes Ratio taille / hanches > 0,85 pour les femmes
30 minutes ou plus d'activité physique par jour en moyenne	Très peu d'activité physique par jour en moyenne
Poids stable depuis plus d'une année	Fluctuations de poids et tendance à prendre du poids sur la durée
Relativement musclé	Peu musclé
Tu n'as vraisemblablement pas besoin de changer de poids pour des raisons de santé	Il peut être intéressant de te lancer dans une perte de graisse
Pas de contraintes particulières	Il peut être intéressant de faire un bilan chez un professionnel compétent pour ton état de santé actuel.

Quelques points complémentaires qui influencent grandement ta santé :

- être actif physiquement de manière générale restera toujours un point essentiel ;
- limiter la consommation d'alcool et éviter la consommation d'alcool excessive lors d'une occasion unique ;
- arrêter de fumer.

CONSEILS + APPLICATIONS PRATIQUES

BIEN-ÊTRE > BALANCE ET MENSURATIONS > PHOTOS > IMC

Ce qui compte réellement, c'est comment tu te sens à l'intérieur de ton propre corps. Tu peux totalement être légèrement plus gras/sec que la norme tant que tu te sens bien.

Même dans le sport, des boxeurs tels qu'Andy Ruiz, Eric Esch (a.k.a. Butterbean) ou des pratiquants de MMA comme Roy Nelson et Mark Hunt ont démontré que l'on pouvait être hors de la norme de sa discipline et quand même mettre des K.O. badass.

Les mensurations et les photos parlent bien plus que les chiffres sur la balance qui peuvent fluctuer grandement au sein d'une MÊME journée (facilement plus ou moins 2 %, par exemple une différence de plus de 3 ou 4 kg pour une personne de 80 kg).

Prends-toi régulièrement en photo et en vidéo pour pouvoir observer tes changements corporels de manière notable, comme sur la vidéo "Transformation" de Tristan ci-contre !

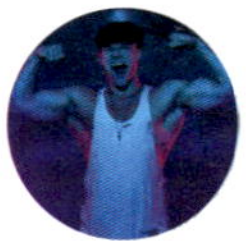

@tristandefeuilletvang

Bon, bah… Vive le surpoids.

@aline_dessine

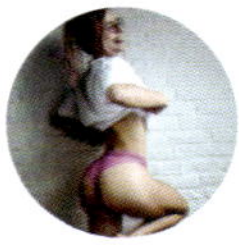

L'IMC a le désavantage de ne pas faire le tri entre le poids de muscle, de gras, d'os, et de tout le reste. Depuis que j'ai commencé la musculation, j'ai pris 10 kilos. Après plus d'un an sans le consulter, mon médecin m'a tapé sur les doigts après m'avoir pesée, me disant que je n'étais plus dans un IMC de bonne santé. T'inquiète, Tristan, on est tous les deux en surpoids !
Puis, la consultation a suivi son cours, et tout le reste de ses tests disaient le contraire : mes prises de sang n'avaient jamais été aussi bonnes, mes soucis d'hypotension avaient drastiquement réduits, ainsi que d'autres petits problèmes de santé à droite à gauche.
Je suis considérée comme en léger surpoids, et je suis pourtant en meilleure santé que quand j'étais à un IMC "optimal". Cette échelle de mesure est foireuse, parce qu'elle ne prend rien de ce qui est important en compte (taux de gras, taux de muscle, activité physique, ainsi que le fait que chaque personne est différente, tout simplement).

MYTHE 63 #IMC #BMI #INDICEDECONNERIE

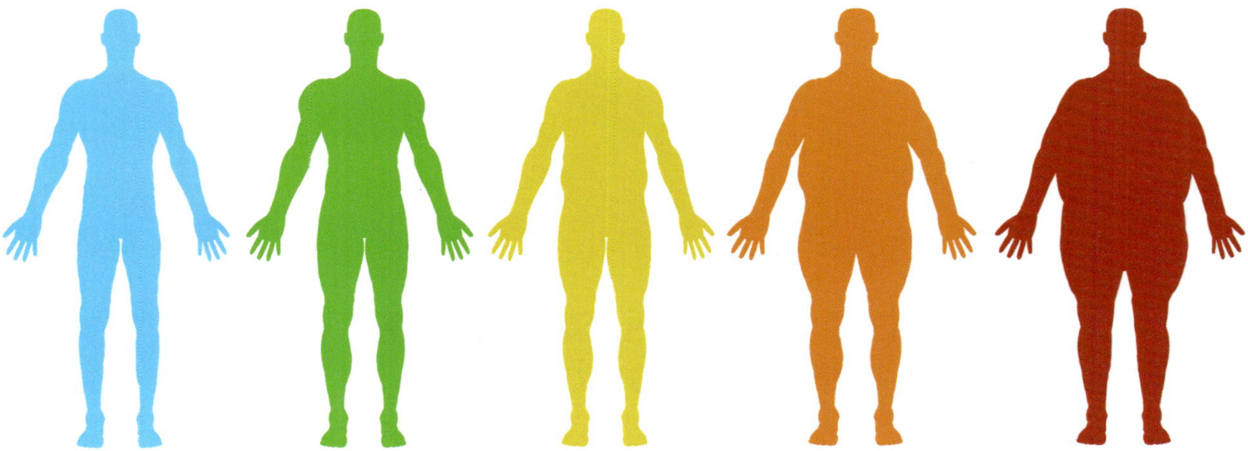

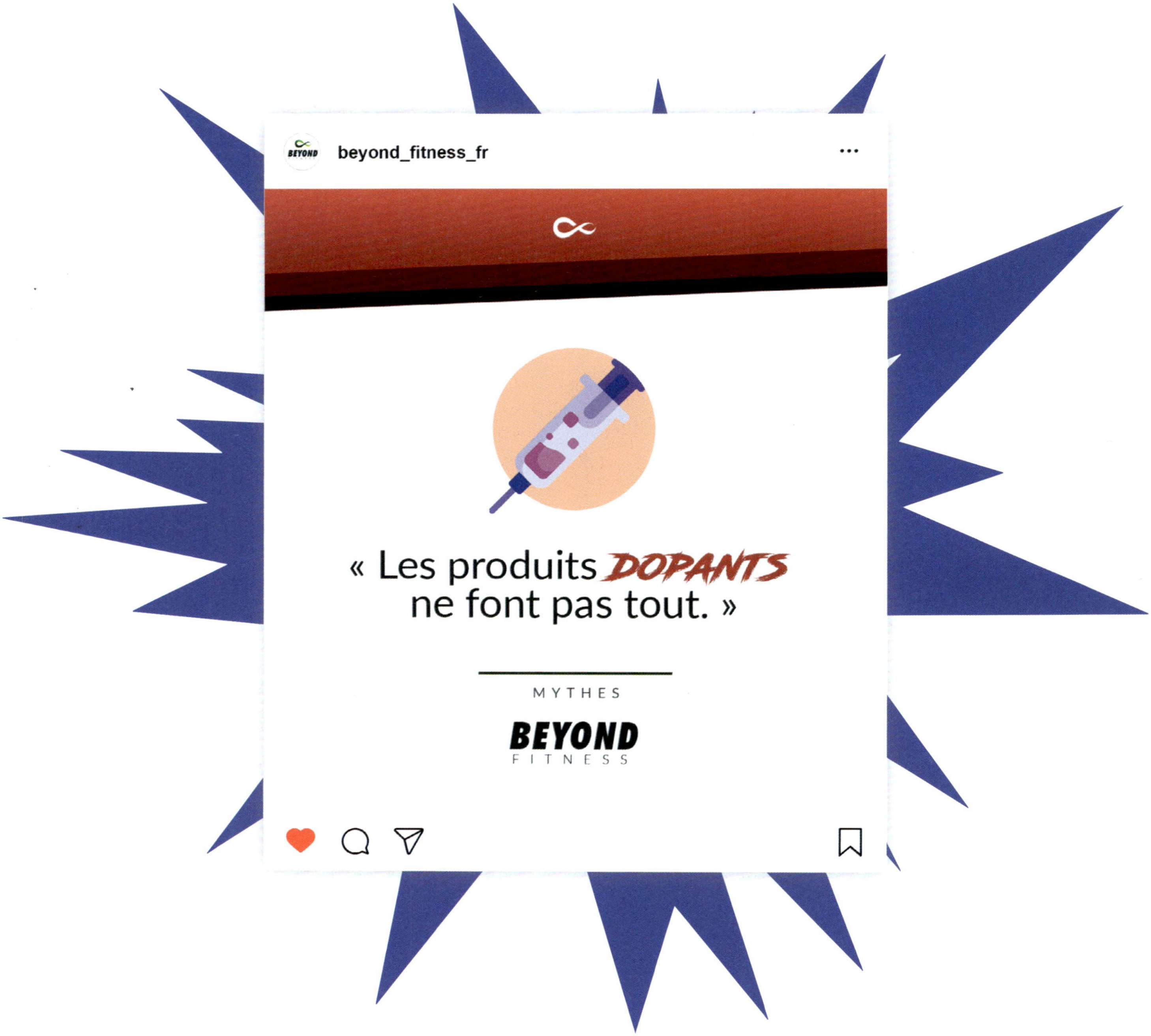
beyond_fitness_fr
« Les produits DOPANTS ne font pas tout. »
MYTHES
BEYOND
FITNESS

MYTHE 64 #DOPAGE #STÉROÏDES #FROUITS

POUR ENTRER DANS LE VIF DU SUJET, l'étude de Bassin et al. de 1996 montre que des humains boostés à la testostérone (600 mg par semaine sur dix semaines) prennent littéralement plus de masse musculaire SANS s'entraîner que des athlètes NATURELS qui s'entraînent trois fois par semaine. 😳

Au terme de l'étude, on note une augmentation de la masse musculaire de :

- 1,9 kg pour le groupe « *natty* avec training » 🏋
- 3,2 kg pour le groupe « testostérone, sans training » 💉
- 6,1 kg pour le groupe « testostérone avec training » 🏋💉

MYTHE SUIVANT, DU COUP... ? 😶

Patience, tout n'est pas noir ou blanc, mais la prochaine fois que tu entends quelqu'un dire : *« Non mais les produits, ça ne fait pas tout. Il faut aussi bien manger et s'entraîner, se doper n'est qu'un bonus. C'est tout un mode de vie. »* **#NOPAINNOGAIN**, tu pourras lui conseiller d'aller faire du saut à l'élastique, sans élastique. Hop, ça, c'est fait.

VRAI / FAUX ? EN BREF...

On va parler ici spécialement du monde de la musculation. Ce "monde" inclut bien évidemment le bodybuilding (au sens général, i.e. "la construction d'un corps", que ce soit au poids du corps ou en salle), le CrossFit, les compétitions de Strongman, l'haltérophilie et la force athlétique.

Le dopage ne concerne bien évidemment pas que ces sports. À titre indicatif, au niveau mondial et selon les chiffres de l'AMA (Agence mondiale antidopage), c'est le curling, l'haltérophilie et la boxe qui constituent le podium des sports les plus touchés par le dopage avec respectivement 3,4 %, 3,16 % et 2,37 % de résultats anormaux parmi les contrôles effectués. Cela dit, le sujet est vaste, et on va rester dans le domaine du fitness dans ce livre.

POUR RÉPONDRE TOUT D'ABORD TRÈS BRIÈVEMENT :

→ Le dopage, donc la prise de substances interdites au sein de la liste officielle de l'AMA, inclut les agents "anaboliques" (catégorie S1). Si on choisit ce type de produits pour se doper, on ne peut pas nier leur effet sur la croissance musculaire. C'est donc bien plus qu'un bonus.

Même si cela ne dévalorise en rien le reste des efforts fournis, cela les dénature assurément.

VRAI / FAUX ? VOYONS CELA EN DÉTAILS...

Pour répondre de façon plus complète à cette question, il convient de garder ce sujet dans un contexte de santé, surtout si on parle de "mode de vie".

EN THÉORIE, nous sommes tous libres de choisir notre mode de vie :

- boire beaucoup d'alcool est autorisé – et pourtant on en connaît les ravages ;
- fumer est autorisé – et pourtant, regarde la tête que tirent les poumons d'un fumeur ;
- regarder la TV 6 heures par jour en fuyant toute activité physique **(#ZÉRONEAT)**... Idem ;
- manger du fast food ou des aliments transformés à chaque occasion – pas mieux ;
- dormir moins de 5 heures par nuit est aussi autorisé **#OUCH** ;
- avoir un mode de vie ultra stressant est autorisé **#RE-OUCH**.

Et le pire, dans tout ça, c'est que c'est même éthiquement parlant plus accepté.
Dans le sens où c'est considéré comme "cool" de fumer, boire, sortir, peu dormir et enchaîner une journée de travail ou d'études dans la foulée.
Considéré comme plus normal de manger des confiseries et des gâteaux quand tu as faim plutôt qu'un shaker de whey et un fruit.

FAIS L'EXPÉRIENCE DANS LE MÉTRO, tu constateras par toi-même quand est-ce qu'on te regarde le plus de travers.

Considéré comme normal d'aller chez le médecin une fois par mois, mais "abusé" d'aller s'entraîner plusieurs fois par semaine… **#ACCRO**

Bref, un cocktail de toutes ces actions parfaitement autorisées, voire même valorisées, et ton "mode de vie" t'ont bel et bien lancé sur la voie de la maladie avec un taux de réussite approchant les 100 % d'ici quelques années. Promis.

Que l'on parle de dopage ou non, tu as compris que cette partie était problématique de toute manière.

ET POUR LES PRODUITS DOPANTS SPÉCIFIQUEMENT ?
Tout d'abord, dans un contexte général, les produits dopants ne sont pas autorisés. Ils sont donc illégaux.

Dans le contexte de la compétition, certaines fédérations excluent strictement le dopage. Dans d'autres fédérations et/ou selon le niveau de certaines catégories, les produits dopants seront officiellement considérés comme de la "triche", malgré le niveau de la catégorie.

EN PRATIQUE ? C'est relativement facile de passer au-delà d'un test. Et pas que… Les "poulains" qui sont potes avec la fédération ne passeront peut-être pas le test.

COMMENT SAVOIR CE QU'IL SE PASSE RÉELLEMENT ?
• C'est généralement sur le terrain que l'on peut vraiment comprendre comment cela se passe.
• Tu peux parfaitement aller aux championnats du monde de Strongman ou aller voir Mr. Olympia et entendre que le dopage n'est pas autorisé. À ce moment précis, tu as le droit de glousser. Discrètement, bien sûr, mais tu as le droit de sourire intérieurement. Certaines choses sont bien évidemment tacites. Il faut faire preuve de discernement.

LA SANTÉ D'ABORD ?
Bien souvent, les pratiquants choisissent un "cocktail" de produits dopants pour atteindre le plus vite possible le corps de leurs rêves.

Il est vraisemblablement très compliqué de comprendre exactement les effets de causalité. Qu'est-ce qui a causé quoi ?
Pour évaluer l'impact sur la santé, il faut considérer de nombreux paramètres :
• l'état de santé initial de la personne, ainsi que l'évolution de sa santé ;
• le type de substance(s) : stéroïdes anabolisants, hormones (testostérone, hormone de croissance, insuline, etc.), glucocorticoïdes, peptides, narcotiques, etc. ;
• s'il y en a plusieurs, le nombre de substances cumulées, ainsi que leurs interactions ;
• la durée de la prise de substance(s) ;
• le temps de "pause" (sans prise de substance(s)) ;
• la qualité et la pureté de chaque substance ;
• la nocivité et la dose de chaque substance ;
• la voie de consommation (orale / injectable / transdermique) ;
• la mentalité de la personne qui se dope : **"NO PAIN NO GAIN"** ou une approche sous supervision médicale, moins extrême au niveau des objectifs (en matière de performance) ;
• tous les facteurs non prévisibles (réaction à une substance, mesures d'hygiène, contexte socio-économique, réaction des proches, etc.).

CE QU'ON PEUT DIRE AVEC QUASI-CERTITUDE :
Prendre beaucoup de substances synthétiques différentes, à hautes doses, en même temps, pendant longtemps, en combinant la consommation par voie orale et injectable, avec une mentalité de **#NOPAINNOGAIN** qui préfère choisir des substances sans label pharmaceutique et supervision médicale

va clairement, un jour ou l'autre, causer des soucis de santé.

SI TU CONNAIS QUELQU'UN DANS CE CAS, ce serait cool de le tenir au courant. Un check-up médical pourrait le sauver.

→ Prendre uniquement de la testostérone pure, de manière transdermique, sous supervision médicale, à des doses raisonnables (selon le professionnel de santé) sera une toute autre histoire. Cela dit, on ne parle que de la santé physiologique. Une personne "dopée" ne peut plus se prétendre "naturelle" et peut parfaitement regretter de ne pas avoir pu atteindre ses objectifs sans aide extérieure.

Sans compter le nombre d'athlètes qui, une fois leurs objectifs atteints, augmentent inconsciemment leurs standards et leurs attentes, jusqu'à s'enfermer dans le cercle vicieux du "toujours plus" avec un point de non-retour franchi : celui de ne plus pouvoir revenir au stade d'avant dopage.

Les réseaux sociaux ne sont pas innocents non plus, les filtres et les retouches n'aident pas à cerner la réalité d'un physique ! **#NOFILTER**

On te recommande vivement de lire la partie sur les produits dopants et l'interview de Jean Onche Le Musclay dans le livre de Rudy Coia et Julien Venesson. **LE LIVRE EN VAUT LA PEINE !**

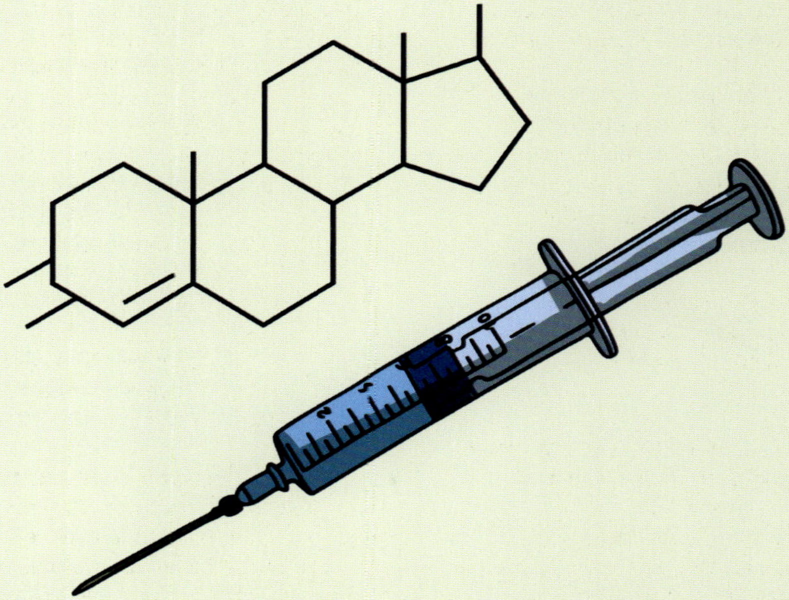

CONSEILS + APPLICATIONS PRATIQUES

À CHAQUE CONSEIL SON CONTEXTE.

COMPARONS :

- une personne âgée avec un faible taux de testostérone qui décide, avec supervision de son médecin, d'utiliser une TRT (Testosterone Replacement Therapy, soit l'apport de testostérone dans un cadre thérapeutique), tout en se remettant à la musculation = Problème ?

À

- un jeune de 18 ans, en pleine forme, qui décide de se doper dès sa première année de musculation = Problème ?

Se doper reste un choix dans ces deux cas (personnes majeures), mais il n'est PAS inconséquent.

On ne sera jamais en mesure de prendre une décision à ta place. On ne connaît pas ton contexte. Par contre, on peut t'apporter quelques pistes de réflexion.

SI TU LE SOUHAITES, tu peux te poser ces quelques questions :

- est-ce que je compte avoir des enfants ?
- est-ce que je suis allé(e) au maximum de mon potentiel génétique ? Vais-je regretter de ne pas avoir essayé de pousser plus loin mon potentiel naturel ?
- est-ce que mes proches me soutiennent dans ce choix ou vais-je devoir mentir à tout mon entourage ?
- est-ce que je connais vraiment les "pour" et les "contre" ?
- est-ce que ce sera un véritable "plus" pour ma carrière professionnelle ?
- est-ce que je vais pouvoir me le permettre financièrement ?
- est-ce que ça me permettra de "rester aligné(e)" avec mes valeurs ?
- est-ce que je fais ça pour MOI ou pour être accepté(e) par les autres ?
- est-ce que je réalise que, même si je fais ce choix uniquement pour moi, je fais un choix illégal ?
- est-ce que j'assumerai ce qui se passe si je me fais choper ? Légalement et éthiquement parlant ?
- puis-je entreprendre cette démarche avec un professionnel de santé compétent ?

Si tu sais vraiment qui tu es, ce que tu veux et ce que tu fais, tu peux probablement répondre consciemment à toutes ces questions.

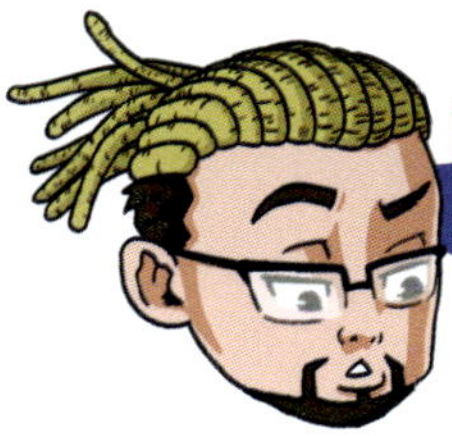

DÉTAILS PHYSIOLOGIQUES

« BON, IL Y A QUAND MÊME DES EFFETS POSITIFS ? »
Une chose est indéniable, les produits dopants ne sont pas sur la liste des substances interdites pour rien. Ils CHANGENT effectivement les performances et le potentiel de croissance musculaire. D'ailleurs, une personne dopée est une personne dopée "à vie". Elle conservera des avantages par rapport à ses concurrents. Ce livre n'a en aucun cas l'intention de détailler les effets "potentiellement bénéfiques" du dopage. On préfère te laisser sur les considérations mentionnées ci-dessus.

NOTRE AVIS, QUOI QU'IL ADVIENNE...
→ Il y a définitivement plus d'effets négatifs que d'effets positifs sur la santé générale.
→ Tout va très vite dans ce monde, or les belles choses prennent souvent du temps.

TRISTAN : « Rome ne s'est pas faite en un jour. »
Sans même parler du ratio risques / bénéfices des produits dopants qui, à lui seul, va totalement à l'encontre du message que je cherche à faire passer et de mon objectif actuel, la fierté d'avoir obtenu des résultats sans "tricher" est à mon sens bien supérieure à celle que l'on pourrait avoir en prenant un raccourci.

Dans la même optique que de ne pas vouloir devenir millionnaire en gagnant au Loto, je ne veux pas obtenir mon physique et mes performances en étant "boosté" par la chimie. Je pense que je ne serais pas aussi heureux et fier du travail accompli si je savais que mes résultats étaient dûs à ça.

Je préfère travailler plus dur pour construire quelque chose qui me revient de droit plutôt que prendre ce raccourci, accélérer tout le processus, et potentiellement éclater ma santé.

Je suis loin d'être le plus sec ou le plus musclé, ni même le plus fort ou le plus athlétique, mais je suis honnête avec ma communauté dans une industrie corrompue par le mensonge omniprésent des **#FAKENATTIES.**

Je suis fier d'avoir pu, à mon échelle, inspirer du monde à améliorer son hygiène de vie et empêcher certains de mes abonnés de toucher aux produits.

Fier de rester aligné avec mes valeurs, alors que je sais pertinemment que toucher aux produits auraient pu m'apporter plus de "followers", de visibilité, de contrats, d'argent, de reconnaissance...

Maintenant, on ne sait pas de quoi est fait le futur.

Je parle avec le plus de sincérité possible à l'heure où j'écris ces lignes, mais il n'est pas impossible que tu me voies un jour tanné en string de guerre sur une scène de bodybuilding à 90 kg sec.

Peut-être que ça n'arrivera jamais.
Mais peut-être que ça fait partie du champ des possibles.
Peut-être que mes ambitions et mon *mindset* auront changés.
Peut-être qu'ils se seront encore plus consolidés.

UNE CHOSE EST SÛRE : ce n'est pas du tout dans mes plans mais, quoi qu'il arrive, si un jour il m'arriverait de marcher accidentellement sur une seringue de testostérone 🤷, je serais beaucoup trop honnête envers vous et moi-même pour me prétendre naturel.

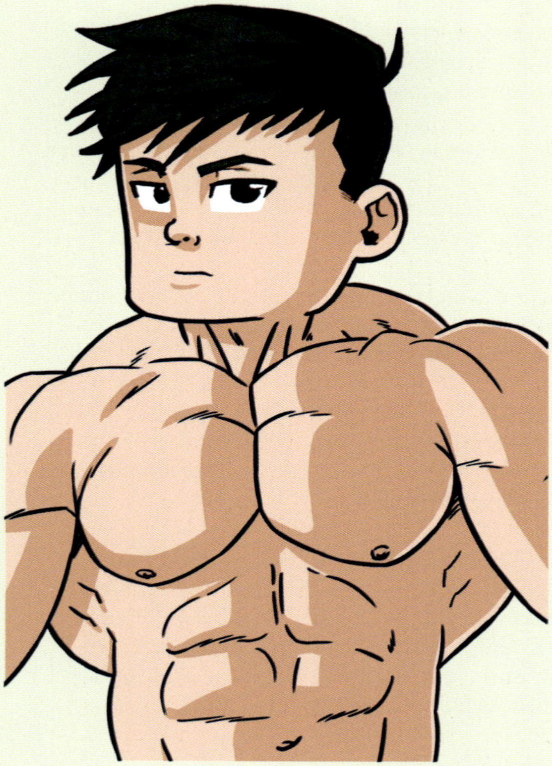

WILL : Ce que dit Tristan est très important. Pouvoir être fier d'obtenir quelque chose sans passer par la chimie est un point-clé. Si je devais regretter une chose dans mes choix, c'est bien cet aspect. Je sais que je ne serai plus jamais "naturel" au sens strict, étant donné que j'ai choisi de tester la chimie pendant environ une année et demi. Je suis passé de 73 kg (pour 1,75 m) à environ 87 kg entre début 2015 et mi-2016.

Une fois que l'on a bénéficié d'aide, notre niveau "de base" est différent. C'est notamment le fait de recruter davantage de myonuclei qui est particulièrement compliqué. En ce sens, même si je n'ai plus touché à quoi que ce soit de ce côté, mes performances sont toujours "un petit peu" supérieures à la norme. Je reprends, effectivement, plus facilement de la masse musculaire quand je m'entraîne sérieusement.

L'idée de pouvoir "toujours faire mieux" reste un moteur particulièrement important. Je n'ai actuellement plus ce moteur. Je m'entraîne pour toute une panoplie d'autres raisons. C'est toujours aussi passionnant, mais c'est différent. Je recommande vraiment de réfléchir également à cette partie, car il n'y a pas de retour en arrière possible pour cet aspect de la chimie.

Cela dit, je reste content de mon parcours, je suis un "expérimentateur" et ma curiosité a simplement pris le dessus !
Je pense évidemment qu'il est important de rester transparent vis-à-vis de sa communauté pour ne pas véhiculer de faux espoirs.

Notre corps parle avant que l'on ait pu dire quoi que ce soit, il convient de le mentionner dès le moment que l'on vend quelque chose, c'est du moins ce que je pense.

En ce qui me concerne, j'ai toujours préféré savoir. J'estime que la connaissance rend responsable.

MYTHE 64 #DOPAGE #STÉROÏDES #FROUITS

En guise d'information complémentaire, voici un graphique proposé par Kanayama et ses collègues (2008) sur l'évolution du dopage. Il s'agit d'un papier académique, la "réalité du terrain" étant bien plus vaste que ce résumé, mais c'est une chronologie intéressante !

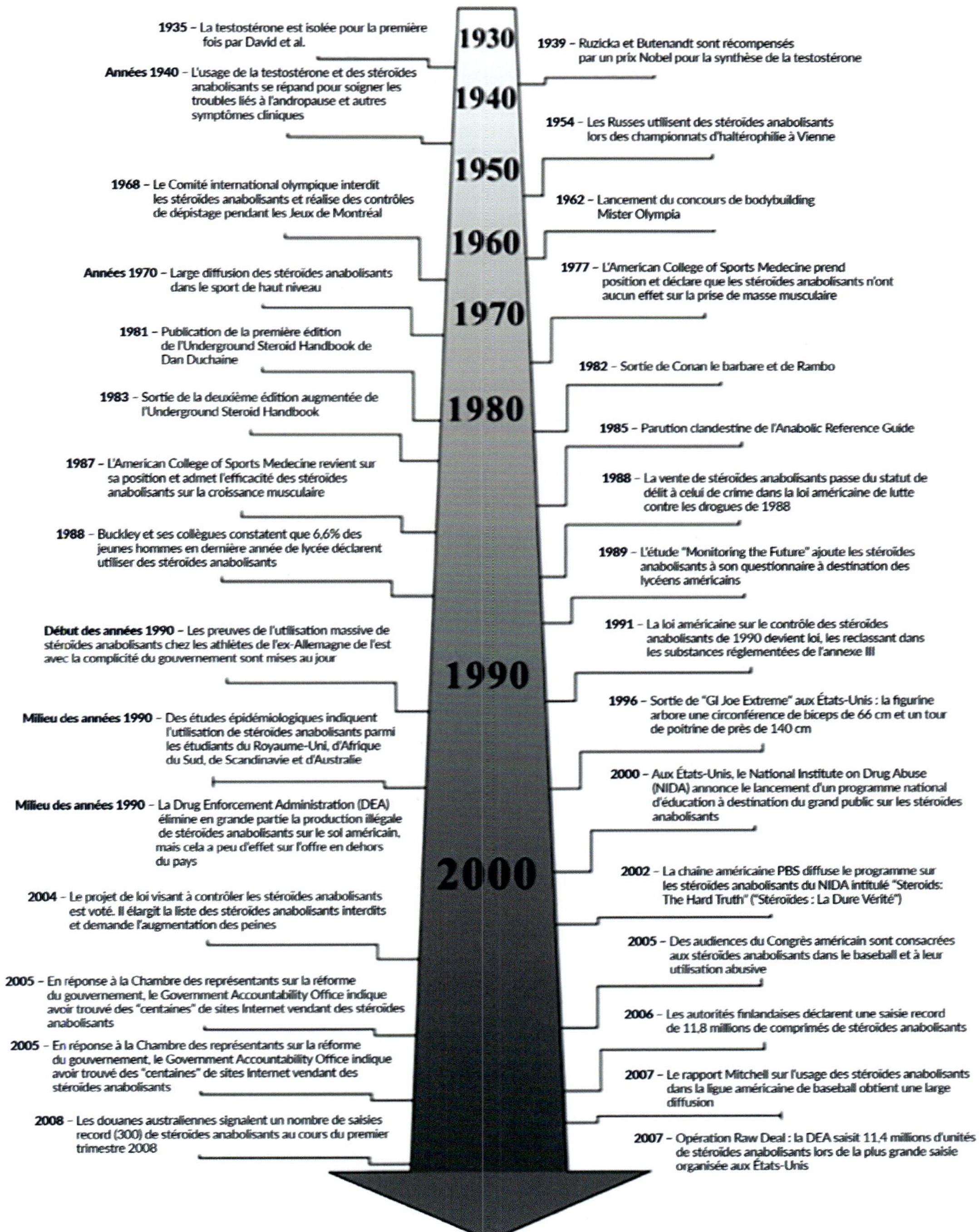

Crédit de l'image : Kanayama, Hudson & Pope (2008)

Ainsi...
On comprend qu'il est nécessaire de remettre en question ce
qu'on apprend tous les jours pour pouvoir apprendre de manière optimale.
Après avoir découvert tous ces mensonges, serait-ce pertinent de se poser
les mêmes questions dans les autres domaines qui nous entourent ?

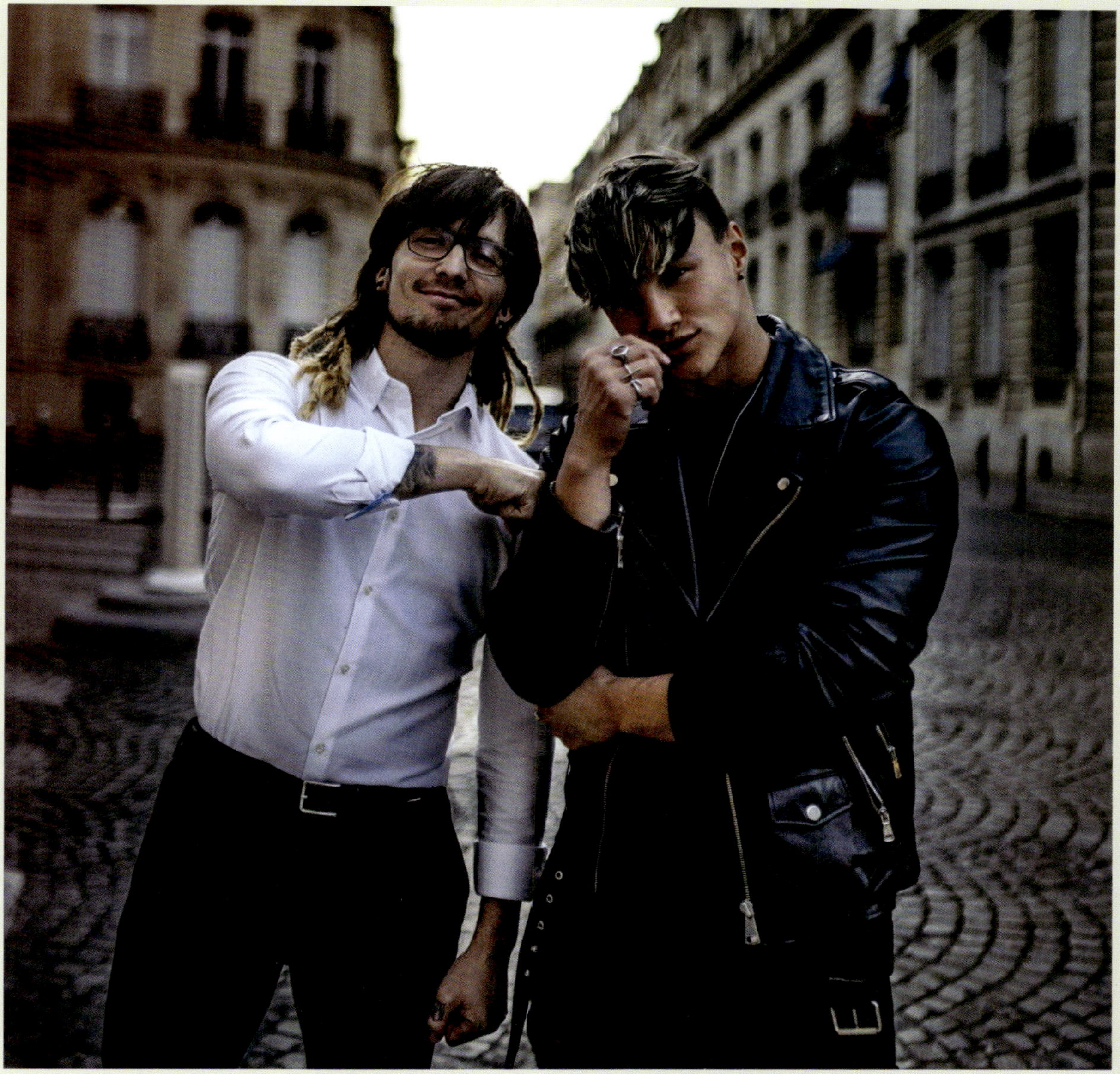

© Alexandre Bancharel

8 REMERCIEMENTS

WILL :
Quelques précieux amis ne manquent pas de me dire quand je vais trop loin – les vrais potes sont là pour ça.

Un de ces précieux amis a même réussi à m'entraîner dans l'écriture de ce bouquin que tu as entre les mains.

Ma famille me soutient.

Mes collègues sont à la fois ouverts d'esprit et particulièrement pointilleux.

Ma femme est là pour me rappeler que je peux chaque jour faire encore un peu mieux.

À toutes celles et à tous ceux qui croient en moi :
M-E-R-C-I !

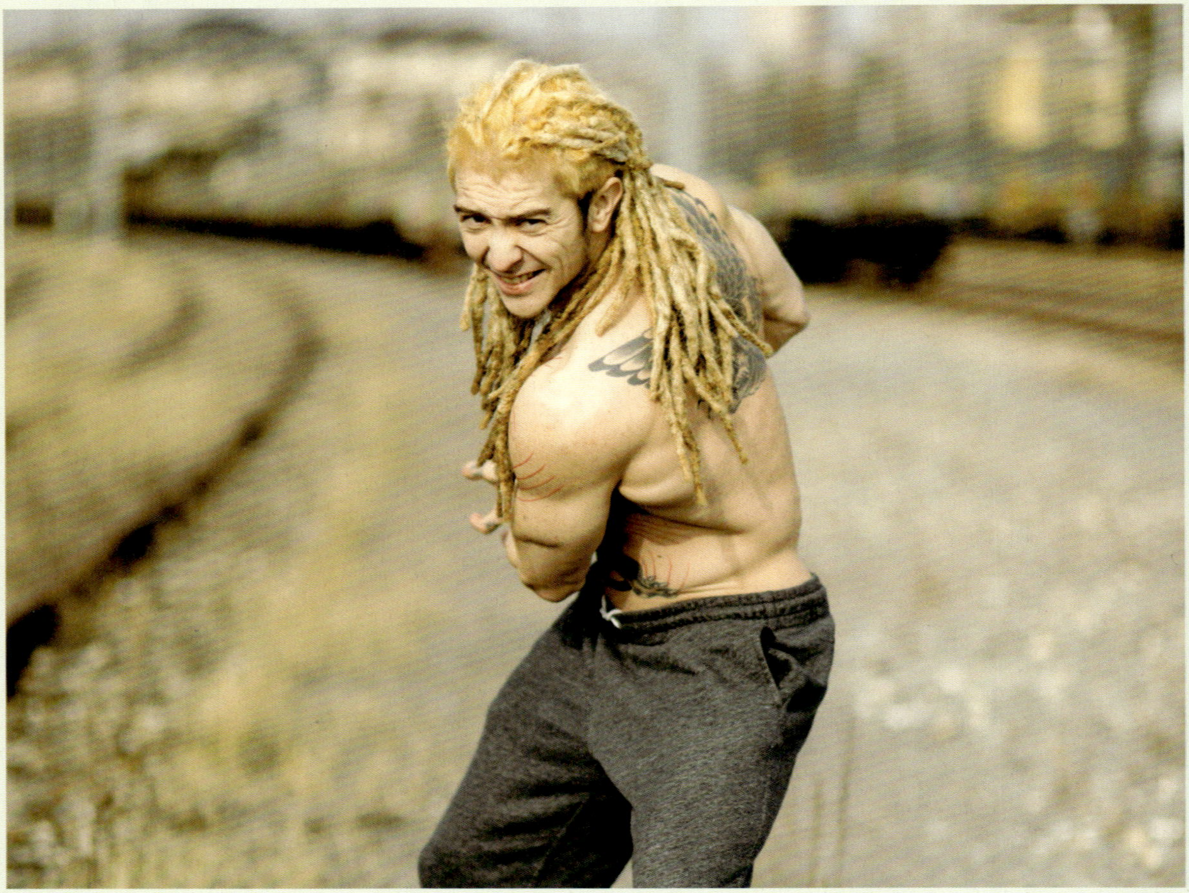

@adamsdutoit

TRISTAN : Un merci général déjà ! Merci de lire ces lignes et de nous avoir supportés jusque-là. Dans tous les sens du terme. Haha !

N°1 : #TEAMBUDDIES, merci à vous d'être de plus en plus nombreux chaque jour à m'encourager, me donner de la force et m'avoir permis de trouver mon chemin. Rien de tout ça n'existerait sans vous.

Plus spécifiquement maintenant :
Merci à BULKPOWDERS d'avoir fait de moi le premier ambassadeur homme français, il y a de ça presque 3 ans. **#FAMILY**

Merci à tous les influenceurs et experts qui ont participés à cet ouvrage, from Instagram to la Fnac ! 😆

Merci à Amphora de nous avoir fait confiance, malgré un retard digne de la SNCF.

Merci à mon graphiste d'amour Jordan Dutto d'avoir rattrapé tout notre retard sans jamais se plaindre (mensonge).

Merci à Mathias Veil & Tanguy Delecourt de nous avoir aidé à lancer ce beau projet qu'est Beyond Fitness.

Merci à Didier Reiss et Antoine Fombonne pour vos mots dans la préface de cet ouvrage.

Merci à Aymeric Guillot, un des seuls professeurs qui a su me captiver en cours. 😅

Merci à mon Willy, d'avoir littéralement changé ma vie. **#BROMANCE**

Merci à mon TWIN, de m'avoir épaulé et appris comme jamais. **#BEYOND**

Merci à mes vrais bros, d'avoir toujours compris qui j'étais au fond. Kevin, Joe, Val, Duy. **#SINCETHEBEGINNING**
Merci à ma famille de cœur, de m'avoir spirituellement tant appris. **#EGRAZ**

Merci à mon cousin Jordan, d'avoir aidé à façonner le p'tit con que je suis devenu. **#VANGFAMILY**
Merci à mon Daddy d'amour pour m'avoir toujours encouragé à 100 % (même si tu comprends pas vraiment ce que je fais parce que t'es un vieux, je t'aime quand même).🖤
Merci à mon Papy, de m'avoir enseigné les valeurs des arts martiaux dès le plus jeune âge. **#GRANDMASTER**

Merci à toute la haine reçue, de m'avoir motivé à leur montrer qu'ils avaient tort. **#FUEL**

Merci à tous ces événements plus ou moins douloureux, qui forgent le petit homme que je deviens jour après jour.
Maman, mamy, papy... vous ne lirez jamais ce livre, mais je vous le dédicace quand même.❤️

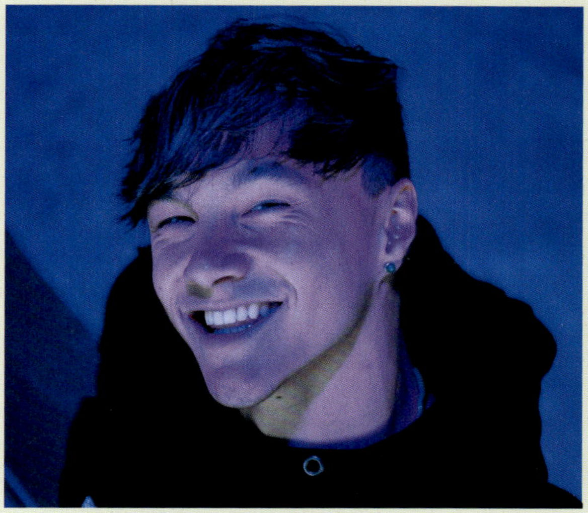

@loreentrichet

9 LEXIQUE

LES EXPLICATIONS DU LEXIQUE SONT BRÈVES ET NE PEUVENT ÊTRE CONSIDÉRÉES COMME EXHAUSTIVES.

% M.G. : Pourcentage de masse grasse.
ACIDES BILIAIRES : Acides facilitant la digestion de certains nutriments et de mieux contrôler une éventuelle prolifération bactérienne dans la partie supérieure du tube digestif.
ACIDES AMINÉS : Composants des protéines.
ADAPTATIONS MÉTABOLIQUES : Changement de la dépense énergétique du corps en rapport avec les modifications alimentaires. Manger moins diminue la dépense énergétique totale. Manger davantage augmente la dépense énergétique totale.
AGONISTE / ANTAGONISTE : On parle de muscles agonistes et antagonistes pour expliquer qu'ils s'opposent au niveau du mouvement. Si le biceps est agoniste du coude (flexion du coude), le triceps est antagoniste (extension du coude).
ALIMENTATION AD LIBITUM : Manger à sa faim.
ANABOLISME ET CATABOLISME : On peut assembler et désassembler nos tissus. L'anabolisme représente une accumulation d'énergie, le catabolisme une mobilisation ou une perte d'énergie.
ANTINUTRIMENTS : Défense "chimique" des plantes contre ceux qui ne souhaitent qu'en faire une bouchée.
ATHLÈTES BIKINI/FIGURE : Catégorie de bodybuilding pour les femmes.
ATP : Adénosine triphosphate. En se clivant en ADP (Adénosine diphosphate), cette molécule libère de l'énergie.
AZOTE : Composant des acides aminés.
BALANCE PROTÉIQUE MUSCULAIRE : Cette balance représente le résultat des actions de synthèse (MPS) et de dégradation (MPB) des protéines musculaires.
BENCH' : *Bench Press* abrégé ou développé-couché (généralement à la barre).
BIA : *Bioelectrical Impedance Analysis*. Appareil pour estimer la masse grasse.
BLISS POINT : Mélange subtil de graisses, de sucres et de sel destiné à augmenter l'envie de consommer le produit en question.
CALORIES / KCAL / CAL : La calorie est une mesure de "chaleur". Généralement, on exprime les calories en kilocalories (kcal), qui représente 1 000 calories.
CARDIO : Entraînement de type cardiovasculaire.
CARDIO-FRÉQUENCEMÈTRE : Permet de mesurer la fréquence cardiaque.
COMPOSITION CORPORELLE : Indique les différents composants du corps.
COURBE DE FORCE : Variation de notre propre capacité à générer de la force (interne) lors d'un exercice.
COURBE DE RÉSISTANCE : Variation de la difficulté imposée lors d'un exercice (externe).
DEADLIFT : Soulevé de terre.
DÉFICIT CALORIQUE : Le déficit calorique est une balance calorique négative.
DEXA SCAN : *Dual Energy X-Ray Absorptiometry*, également appelé « densitométrie ». Cet outil peut servir d'appareil pour estimer la masse grasse.
DHEA : Déhydroépiandrostérone.
DIÈTE FLEXIBLE : Fait de pouvoir varier les choix des aliments tout en poursuivant un objectif de macronutriments.
DIRECTION DE LA RÉSISTANCE : Sens de la résistance lors de l'exercice de musculation.
DISTRESS : Est considéré comme un stress "mal vécu" ou inapproprié.
EAT : *Exercised Activity Thermogenesis* ou activité physique structurée (fitness par exemple).
ÉCART CALORIQUE : L'écart calorique est un écart (+/-) par rapport au maintien.
ÉCHEC MUSCULAIRE : Ne plus être capable d'effectuer une répétition de plus pour un exercice donné (sans changer la technique d'exécution).
ECTOPIQUE : Qui n'est pas à sa place. Par exemple, un dépôt ectopique de calcium.
ÉNERGIE DISPONIBLE : *Energy availability* ou énergie à disposition pour le fonctionnement normal du corps.
EPA ET DHA : Acides gras oméga-3 à longue chaîne.
EPICFAIL : #epicfail est un hashtag à utiliser au moment où une personne s'est royalement plantée.

EPOC : *Excess Post-exercise Oxygen Consumption* ou excès de consommation d'oxygène post-exercice.
EVIDENCE BASED : Qui se base sur les données scientifiques pour tirer des conclusions.
EUSTRESS : Est considéré comme un stress "bien vécu" ou approprié.
FAIBLE DENSITÉ CALORIQUE : Aliment peu "dense" en calories.
FITNESS : Mot féminin en usage biologique issu du même terme anglais qui désigne l'aptitude à la survie des êtres vivants, demandant des efforts ou des adaptations.
FRUCTOSE : Monosaccharide, forme de glucide « simple ».
FUCKEDUP : Terme de Tristan pour dire que ça a m*rdé.
FUNNY FACT : Fait "amusant".
GEEK : familier - Spécialement bon en informatique. Parfois interchangeable avec "*nerd*".
GHEE : Une forme de beurre clarifié.
GRAISSES : ~Lipides.
GLUCIDES : Molécules constituées de carbone, d'hydrogène et d'oxygène.
GLUCOSE : Glucide ($C_6 H_{12} O_6$) de saveur sucrée.
GLYCOGÈNE : Le glycogène est la forme stocké des glucides dans le corps.
GRAISSES ECTOPIQUES : Graisses qui littéralement ne seraient pas "à leur place", les graisses viscérales par exemple (dans la cavité abdominale).
HANGRY : *#hangry* [*hungry* + *angry*] est un terme utilisé sur les réseaux sociaux pour parler des personnes qui deviennent insupportables quand elles n'ont pas suffisamment mangé.
HIIT : *High Intensity Interval Training* – i.e. interval training à haute intensité.
HYPERTROPHIE MUSCULAIRE : Grossir – "s'hypertrophier", rapetisser – "s'atrophier". L'hypertrophie musculaire est donc le muscle qui grossit.
HYPER-RÉPONDANT : Dont la "réponse" est plus importante que la norme.
IBID. : Signifie que la référence actuelle est identique à la dernière qui a été mentionnée.
IMCL : *Intramyocellular lipids* = Graisses présentes dans les muscles.
IRL : *In Real Life* = Dans la vraie vie.
INTUITIVE EATING : Gestion du poids sans compter directement les calories.
LBM : *Lean Body Mass* ou masse maigre = [poids - masse grasse].
LIPIDES : Graisses (de l'huile d'olive, par exemple).
LIPOLYSE : Dégradation des lipides.
LISS : *Low Intensity Steady State* – i.e. faible intensité et au même rythme.
OMNIVORE : Pas de restriction sur le "type" d'aliments.
OXYDABILITÉ : Susceptible de s'oxyder.
PROTÉINES : Un des trois macronutriments, constitué d'acides aminés.
PROTEINFARTS : S'expérimente après avoir testé une marque de protéines en poudre bon marché (pets protéinés).
PUTACLIC : Se dit d'une personne qui fait "tout" pour qu'on clique sur son contenu partagé.
MACRONUTRIMENTS : Protéines, glucides, lipides, alcool.
MV : *Maintenance Volume* ou volume pour maintenir le muscle.
MEV : *Minimum Effective Volume* ou volume minimal pour gagner du muscle.
MAV : *Maximum Adaptive Volume* ou volume maximal* pour gagner du muscle (*éventail) .
MRV : *Maximum Recoverable Volume* ou volume maximal face auquel on peut récupérer.
MEADOWS ROWS : Exercice de musculation, tirage horizontal avec le support landmine.
MESURES ANTHROPOMÉTRIQUES : Mesures du corps humain (e.g. tour de taille).
METABOLIC FLEXIBILITY : La capacité de l'organisme à passer d'un substrat à un autre.
MÉTABOLISME (BASAL) / BMR (BASAL METABOLIC RATE) : Quantité d'énergie nécessaire au maintien de tes fonctions corporelles de base.
MICRONUTRIMENTS : Nutriments que l'on retrouve en plus petites quantités.
NIR : *Near Infra Red* = Infrarouge proche.

MPB : *Muscle Protein Breakdown* ou dégradation protéique musculaire.
MPS : *Muscle Protein Synthesis* ou synthèse protéique musculaire.
MV/MEV/MAV/MRV : "*Volume Landmarks*" de Mike Israetel. En très bref, il s'agit de quantité de travail pertinente par groupe musculaire par semaine selon l'objectif d'une personne. Ces points sont développés dans le mythe n°37 !
NEAT : *Non-exercise Activity Thermogenesis* ou activité physique non structurée.
Nerd : Une sorte d'intello plus ou moins "coincé" socialement. Terme parfois interchangeable par "geek".
Newbie Gainz : Les progrès importants des pratiquants qui débutent le sport.
PAL - Physical Activity Level : Le PAL est un coefficient d'activité physique.
PBM : PhotoBioModulation.
Peroxydation lipidique : Oxydation des lipides insaturés.
Prégnénolone : Précurseur des hormones stéroïdiennes.
Progestérone : Hormone sexuelle stéroïdienne féminine.
Protéines : Molécules constituées d'acides aminés.
Rack pull deadlift : Soulevé de terre avec départ surélevé.
Radicaux libres - ROS : Espèces Réactives de l'Oxygène (ERO).
RCT : *Randomised controlled trials* ou études randomisées contrôlées.
Réductionnisme : Réduire les phénomènes complexes à leurs composants plus simples.
Refeed : Période de stabilisation entre deux périodes de déficit calorique.
Répétition : Un mouvement d'exercice de musculation effectué une fois.
RER : Ratio d'échange respiratoire.
RIR : *Repetitions In Reserve* ou répétitions de réserve. (cf. fin du pilier 2).
RLT : *Red Light Therapy* ou thérapie à la lumière rouge.
RPE : RPE = *Rating of perceived exertion*, échelle de difficulté (cf. fin du pilier 2).
Romanian Deadlift ou "RDL" : Soulever de terre roumain.
ROS : *Reactive Oxygen Species* = Espèces réactives oxygénées qui peuvent, en excès, engendrer des dégâts cellulaires. On parle alors de stress oxydant.
Rowing : Tirage horizontal.
Sec : Terme familier pour dire qu'une personne a peu de masse grasse.
Sèche : Perte de graisse.
Sédentaire : Individu physiquement inactif, essentiellement assis ou immobile.
Série : Un exercice complet (on fait "tant de répétitions par série").
Shredded : Terme familier, pour dire "ultra sec", très bas en masse grasse.
Stress : « État réactionnel de l'organisme soumis à une agression brusque. »
Suif : Graisse de ruminant.
Sucre : Saccharose, mélange de glucose et de fructose.
Surplus calorique : Le surplus calorique est une balance calorique positive.
Synonymes pour l'état « stable » (théorique) : Maintien ou balance calorique, alimentation eucalorique, équilibre énergétique, TDEE (*total daily energy expenditure*), dépense calorique totale (actuelle), quantité de calories nécessaires pour équilibrer les apports et les dépenses caloriques.
TEF : *Thermogenic effect of food* ou effet thermogène de la nourriture.
Tissu adipeux : Graisse corporelle.
Tissu musculaire : Muscle.
Végétalien/Vegan : Régime restrictif. Il ou elle ne consomme *a priori* pas de produits issus de l'exploitation animale, ce qui peut inclure le fait de ne pas consommer de produits laitiers, d'œufs, de miel au niveau alimentaire. Au niveau des achats en dehors de l'alimentation, un vegan étend ce principe de ne pas consommer de choses issues de l'exploitation animale (en achetant du cuir, par exemple).

Végétarien : Régime restrictif. Il ou elle ne consomme pas de viande, mais certains choisissent de manger des œufs et/ou des produits laitiers, du miel…
VO_2 Max : Consommation maximale d'oxygène.
Volume d'entraînement : Quantité totale de travail effectuée (inclut plusieurs critères).
Volume Landmarks de Mike Israetel : MV/MEV/MAV/MRV. En très bref, il s'agit de quantité de travail pertinente par groupe musculaire par semaine selon l'objectif d'une personne. Ces points sont développés au mythe n°37 !

9 BIBLIOGRAPHIE

I. Nutrition

1. Le sucre fait grossir

ACHESON et al., Glycogen storage capacity and de novo lipogenesis during massive carbohydrate overfeeding in man, (1988)

BAK et al., Astrocytic glycogen metabolism in the healthy and diseased brain, www.ncbi.nlm.nih.gov/pubmed/29572349 (2018)

BRUNDIN et WAHREN, Whole body and splanchnic oxygen consumption and blood flow after oral ingestion of fructose or glucose, www.physiology.org/doi/abs/10.1152/ajpendo.1993.264.4.E504, (1993)

HELLERSTEIN, De novo lipogenesis in humans: metabolic and regulatory aspects, www.ncbi.nlm.nih.gov/pubmed/10365981 (1999)

HENDLER et al., Sucrose substitution in prevention and reversal of the fall in metabolic rate accompanying hypocaloric diets, www.ncbi.nlm.nih.gov/pubmed/3740086 (1986)

HOLBROOK et al., Dietary fructose or starch: effects on copper, zinc, iron, manganese, calcium, and magnesium balances in humans, academic.oup.com/ajcn/article-abstract/49/6/1290/4651041 (1989)

SUN et EMPIE, Fructose metabolism in humans - what isotopic tracer studies tell us. www.ncbi.nlm.nih.gov/pubmed/23031075 (2012)

VOLKHEIMER et al., Persorption of vegetable food particles, link.springer.com/article/10.1007/BF01101029?fbclid=IwAR0URxVpiN-FLuznJJpxiv3vBggX7Nx19TRfPBFVyA8XmZQ1Eb1sCk6jef5U (1968)

2. Le sucre rend accro et diabétique.

HUE et TAEGTMEYER, The Randle cycle revisited: a new head for an old hat www.ncbi.nlm.nih.gov/pmc/articles/PMC2739696/ (2009)

JI et al., Toll-like receptors TLR2 and TLR4 block the replication of pancreatic β cells in diet-induced obesity www.nature.com/articles/s41590-019-0396-z?_ga=2.246804492.901717967.1558953902-494244502.1558953902 (2019)

MARKUS et al., Eating dependence and weight gain: no humain evidence for a 'sugar addiction' model of overweight (2017)

3. Manger moins de sucre va me faire perdre du poids.

BAKER Peter, Four rules to follow if you're going to bother with IIFYM, www.biolayne.com/articles/nutrition/four-rules-follow-youre-going-bother-iifym/ (2016, dernière consultation le 19 juillet 2019)

SHIOSE et al., Segmental extracellular and intracellular water distribution and muscle glycogen after 72-h carbohydrate loading using spectroscopic techniques. www.ncbi.nlm.nih.gov/pubmed/27231310 (2016)

4. L'insuline est l'hormone du stockage, l'hormone à éviter.

HULMI Juha J., LOCKWOOD Christopher M. et STOUT Jeffrey R., Effect of protein/essential amino acids and resistance training on skeletal muscle hypertrophy: A case for whey protein (124 études), www.ncbi.nlm.nih.gov/pmc/articles/PMC2901380/ (2010)

KEVIN et PASIN, Emerging Evidence for the Importance of Dietary Protein Source on Glucoregulatory Markers and Type 2 Diabetes: Different Effects of Dairy, Meat, Fish, Egg, and Plant Protein Foods, www.ncbi.nlm.nih.gov/pmc/articles/PMC4997361/ (2016)

5. Le fructose fait grossir.

AHMED et al., Navel orange peel hydroethanolic extract, naringin and naringenin have anti-diabetic potentials in type 2 diabetic rats, www.ncbi.nlm.nih.gov/pubmed/28759757 (2017)

BRESLIN et SPECTOR, Mammalian taste perception, www.sciencedirect.com/science/article/pii/S0960982207023706 (2008)

BRUNDIN et WAHREN, Whole body and splanchnic oxygen consumption and blood flow after oral ingestion of fructose or glucose www.physiology.org/doi/abs/10.1152/ajpendo.1993.264.4.E504 (1993)

HOLBROOK et al., Dietary fructose or starch: effects on copper, zinc, iron, manganese, calcium, and magnesium balances in humans, academic.oup.com/ajcn/article-abstract/49/6/1290/4651041 (1989)

SUN et EMPIE, Fructose metabolism in humans - what isotopic tracer studies tell us, www.ncbi.nlm.nih.gov/pubmed/23031075 (2012)

ZHOU Xiaoteng et al., Authenticity and geographic origin of global honeys determined using carbon isotope ratios and trace elements, www.nature.com/articles/s41598-018-32764-w (2018)

6. Les protéines sont dangereuses.

ANTONIO et al., A High Protein Diet Has No Harmful Effects: A One-Year Crossover Study in Resistance-Trained Males, www.ncbi.nlm.nih.gov/pubmed/27807480 (2016)

HENDLER et al., Sucrose substitution in prevention and reversal of the fall in metabolic rate accompanying hypocaloric diets, www.ncbi.nlm.nih.gov/pubmed/3740086 (1986)

LUGARESI et al., Does long-term creatine supplementation impair kidney function in resistance-trained individuals consuming a high-protein diet?, www.ncbi.nlm.nih.gov/pmc/articles/PMC3661339/ (2013)

PHILLIPS et VAN LOON, Dietary protein for athletes: from requirements to optimum adaptation, www.ncbi.nlm.nih.gov/pubmed/22150425 (2011)

Kukuljan et al. (2009)	Seniors masculins (180)	1RM : Développé couché, tirage vertical et presse pour les jambes	Composition corporelle et section transversale (CSA)	1.32
Garthe et al. (2012)	Athlètes de niveau élite (39)	1RM : Développé couché, tirage couché & squat	Composition corporelle	1.7
Rozenek et al. (2002)	Jeunes hommes en bonne santé (73)	1RM : Développé couché, tirage vertical et presse pour les jambes	Composition corporelle & mesures de circonférences	1.4
Mettler et al. (2010)	Jeunes hommes s'entraînant en musculation(20)	1RM : Développé couché	Composition corporelle	1
Consolazio et al. (1975)	Jeunes hommes en bonne santé (8)	-	Composition corporelle & bilan azoté	1.4
Antonio et al. (2015)	Jeunes hommes et jeunes femmes s'entraînant en musculation (48)	1RM : Développé couché et back squat	Composition corporelle	2.3 - absence de groupe comparatif consommant moins de protéines
Hambre et al. (2012)	Jeunes hommes (24)	Forces des quadriceps et des ischios-jambiers	Composition corporelle	1.4

Snijder et al. (2015)	Jeunes hommes et jeunes femmes (29)	1RM : Presse à jambes, extension de jambes, presse à épaules & presse à pectoraux	Composition corporelle, taille des fibres type I & II, volume musculaire des jambes et section traversale - CSA	1.3
Campbell et al. (1995)	Seniors (hommes et femmes) (12)	-	Composition corporelle, moyenne des fibres par zone, bilan azoté et CSA	0.8
Antonio et al. (2014)	Jeunes hommes s'entrainant en musculation (30)	-	Composition corporelle	2 - absence de groupe comparatif consommant moins de protéines
Iglay al. (2007)	Seniors (hommes et femmes) (36)	1RM	Composition corporelle et taux de AKT	0.9
Tamopolsky et al. (1988)	Bodybuilders, cyclistes, sédentaires	-	Maisse maigre et bilan azoté	1.05
Hoffman et al. (2006)	Jeunes hommes (18)	1RM : Développé couché et back squat	Composition corporelle	1.74
Tamopolsky et al. (1992)	Bodybuilders (12)	1RM : Développé couché et back squat	Composition corporelle, bilan azoté et CSA	1.35
Tamopolsky (1992)	Bodybuilders (13)	1RM : Développé couché et back squat	Composition corporelle, bilan azoté et CSA	1.4
Pasiakos et al. (2013)	Jeunes hommes et jeunes femmes (39)	-	Composition corporelle, synthèse protéique musculaire et bilan azoté	1.62
Pasiakos et al. (2008)	Jeunes hommes (22)	Composition corporelle, bilan azoté et bilan entre dégradation et synthèse des protéines du corps	Composition corporelle, bilan azoté et bilan entre dégradation et synthèse des protéines du corps	0.9
Helms et al. (2015)	Jeunes hommes s'entraînant	Test de force isométrique maximale du quadriceps	Composition corporelle	1.6
Walberg et al. (1988)	Bodybuilders masculins (19)	-	Composition corporelle, bilan azoté et bilan entre dégradation et synthèse des protéines du corps	0.8
Antonio et al. (2016)	Jeunes hommes s'entraînant en musculation (12)	Développé couché 1RM ainsi que jusqu'à l'échec @60% du 1RM	Composition corporelle	2.6 - Absence de groupe comparatif consommant moins de protéines

7. La viande rouge est cancérigène et mauvaise pour la santé.

DOMINGO J.L. et NADAL M., Carcinogenicity of consumption of red and processed meat: What about environmental contaminants?, www.ncbi.nlm.nih.gov/pubmed/26656511 (2016)

GIBIS M. et al., Impact of different pan-frying conditions on the formation of heterocyclic aromatic amines and sensory quality in fried bacon, www.ncbi.nlm.nih.gov/pubmed/25172724 (2015)

HAMIDI E.N., Polycyclic Aromatic Hydrocarbons (PAHs) and their Bioaccessibility in Meat: a Tool for Assessing Human Cancer Risk, www.ncbi.nlm.nih.gov/pubmed/26838201 (2016)

KRESSER Chris, Red Meat & Cancer – Again! Will It Ever Stop?, chriskresser.com/red-meat-cancer-again-will-it-ever-stop/ (2019)

MICHA Renata et al., Red and Processed Meat Consumption and Risk of Incident Coronary Heart Disease, Stroke, and Diabetes Mellitus, www.ahajournals.org/doi/full/10.1161/CIRCULATIONAHA.109.924977 (2010)

ORGANISATION MONDIALE DE LA SANTÉ, Cancérogénicité de la consommation de viande rouge et de viande transformée, www.who.int/features/qa/cancer-red-meat/fr/ (2015)

TANTAMANGO-BARTLEY Y. et al., Vegetarian diets and the incidence of cancer in a low-risk population, www.ncbi.nlm.nih.gov/pubmed/23169929 (2013)

8. La viande est la meilleure source de protéines.

HUANG et al., Bacterial community in the rumen of Tibetan sheep and Gansu alpine fine-wool sheep grazing on the Qinghai-Tibetan Plateau, China, www.ncbi.nlm.nih.gov/pubmed/28239039 (2017)

MASTERJOHN Chris, « Balancing Methionine and Glycine in Foods: The Database », chrismasterjohnphd.com/balancing-methionine-and-glycine-in-foods-the-database/ (2018, dernière consultation le 06 juillet 2019)

ROLFE et Brown, Cellular energy utilization and molecular origin of standard metabolic rate in mammals www.ncbi.nlm.nih.gov/pubmed/9234964 (1997)

VENESSON Julien, « Faut-il se supplémenter en glycine ou en collagène ? », www.julienvenesson.fr/faut-il-se-supplementer-en-glycine-ou-en-collagene/ (2018, dernière consultation le 20 juillet 2019)

9. Manger trop d'œufs fait monter le cholestérol.

BLESSO et al., Whole egg consumption improves lipoprotein profiles and insulin sensitivity to a greater extent than yolk-free egg substitute in individuals with metabolic syndrome. www.ncbi.nlm.nih.gov/pubmed/23021013 (2013)

DiMARCO et al., Intake of up to 3 Eggs per Day Is Associated with Changes in HDL Function and Increased Plasma Antioxidants in Healthy, Young Adults. www.ncbi.nlm.nih.gov/pubmed/28077734 (2017)

EVENEPOEL Pieter et al., Digestibility of Cooked and Raw Egg Protein in Humans as Assessed by Stable Isotope Techniques, academic.oup.com/jn/article/128/10/1716/4723080 (1998)

FERNANDEZ M.L., Dietary cholesterol provided by eggs and plasma lipoproteins in healthy populations, www.ncbi.nlm.nih.gov/pubmed/16340654 (2006)

FULLER et al., Effect of a high-egg diet on cardiometabolic risk factors in people with type 2 diabetes: the Diabetes and Egg (DIABEGG) Study-randomized weight-loss and follow-up phase, www.ncbi.nlm.nih.gov/pubmed/29741558 (2018)

GREENE Christine M. et al., Plasma LDL and HDL characteristics and carotenoid content are positively influenced by egg consumption in an elderly population, nutritionandmetabolism.biomedcentral.com/articles/10.1186/1743-7075-3-6 (2006)

KEM F. Jr, Normal plasma cholesterol in an 88-year-old man who eats 25 eggs a day. Mechanisms of adaptation, www.ncbi.nlm.nih.gov/pubmed/1953841 (1991)
KIM et al., Serum levels of cholesterol, pregnenolone, DHEA, and their sulfate conjugates based on sex and pubertal stage in adolescents, www.ncbi.nlm.nih.gov/pubmed/27475977 (2016)
KREINES et al., Anti-inflammatory effects of liposomes, www.ncbi.nlm.nih.gov/pubmed/2220038 (1990)
LEMOS et al., Intake of 3 Eggs per Day When Compared to a Choline Bitartrate Supplement, Downregulates Cholesterol Synthesis without Changing the LDL/HDL Ratio, www.mdpi.com/2072-6643/10/2/258/htm (2018)
MACCALLUM W. G., A Text-Book of Pathology, W. B. Saunders Co; 6th entirely reset edition; www.amazon.co.uk/Text-Book-Pathology-W-G-MacCallum/dp/B001A9076M (1937)
PEAT Ray, raypeat.com/articles/articles/cholesterol-longevity.shtml (2007)
RICHARD et al., Impact of Egg Consumption on Cardiovascular Risk Factors in Individuals with Type 2 Diabetes and at Risk for Developing Diabetes: A Systematic Review of Randomized Nutritional Intervention Studies, www.ncbi.nlm.nih.gov/pubmed/28359773 (2017)
SAUVAGET Catherine et al., Intake of animal products and stroke mortality in the Hiroshima/Nagasaki Life Span Study, academic.oup.com/ije/article/32/4/536/666950?ijkey=00ae1166ecc4a2f0ae-2be5423db941f3b30f8608&keytype2=tf_ipsecsha&linkType=ABS-T&journalCode=intjepid&resid=32/4/536&atom=/bmj/346/bmj.e8539.atom (2003)
SCRAFFORD Carolyn G. et al., Egg consumption and CHD and stroke mortality: a prospective study of US adults, www.cambridge.org/core/journals/public-health-nutrition/article/egg-consumption-and-chd-and-stroke-mortality-a-prospective-study-of-us-adults/C234996A-F57284290AB26FCABF2C166B (2011)
VAN VLIET et al., Consumption of whole eggs promotes greater stimulation of postexercise muscle protein synthesis than consumption of isonitrogenous amounts of egg whites in young men, www.ncbi.nlm.nih.gov/pubmed/28978542 (2017)
VELARDI A.L., GROEN A.K., ELFERINK R.P., VAN DER MEER R., PALASCIANO G, TYTGAT G.N., Cell type-dependent effect of phospholipid and cholesterol on bile salt cytotoxicity, Gastroenterology (août 1991);101(2):457-64.
WRIGHT et al., Effects of a High-Protein Diet Including Whole Eggs on Muscle Composition and Indices of Cardiometabolic Health and Systemic Inflammation in Older Adults with Overweight or Obesity: A Randomized Controlled Trial, www.mdpi.com/2072-6643/10/7/946/htm (2018)
YOSHITSUGU, Alteration of Bile Acid Metabolism by a High-Fat Diet Is Associated with Plasma Transaminase Activities and Glucose Intolerance in Rats, www.ncbi.nlm.nih.gov/pubmed/30814411 (2019)

10. Les oméga-3 sont essentiels.

BORKMAN M., CHISHOLM D.J., FURLER S.M., STORLIEN L.H., KRAEGEN E.W., SIMONS L.A., CHESTERMAN C.N., Effects of fish oil supplementation on glucose and lipid metabolism in NIDDM, Garvan Institute of Medical Research St. Vincent's Hospital, Sydney New South Wales, Australia. Diabetes. (octobre 1989 ; 38(10):1314-9)
BREGENGÅRD et al., The influence of free fatty acids on the free fraction of thyroid hormones in serum as estimated by ultrafiltration, www.ncbi.nlm.nih.gov/pubmed/3661050 (1987)
BURR George O. et Mildred M., A new deficiency disease produced by the rigid exclusion of fat from the diet, www.jbc.org/content/82/2/345.full.pdf (1929) BURR George O. et Mildred M., On the nature and role of the fatty acids essential in nutrition, www.jbc.org/content/86/2/587.full.pdf+html?ijkey=e18acf4857d28326af-f69b13f3043b4099ac11ee&keytype2=tf_ipsecsha (1930)
DEERING Kate, How to Heal your metabolism (2015)
DELARUE J., LABARTHE F., COHEN R., Fish-oil supplementation reduces stimulation of plasma glucose fluxes during exercise in untrained males, Br J Nutr. (octobre 2003 ; 90(4):777-86)
GLAUBER H., WALLACE P., GRIVER K., BRECHTEL G., Adverse metabolic effect of omega-3 fatty acids in non-insulin-dependent diabetes mellitus, Ann Intern Med. (mai 1988 ;108(5):663-8)
GRUNDT H., NILSEN D.W., MANSOOR M.A., NORDOY A., Increased lipid peroxidation during long-term intervention with high doses of n-3 fatty acids (PUFAs) following an acute myocardial infarction. Eur J Clin Nutr. (juin 2003 ; 57(6):793-800)
HOLNESS M.J., GREENWOOD G.K., SMITH N.D., SUGDEN M.C., Diabetogenic impact of long-chain omega-3 fatty acids on pancreatic beta-cell function and the regulation of endogenous glucose production. Endocrinology (septembre 2003 ; 144(9):3958-68)
KLEIN A., BRUSER B. et MALKIN A., The effect of fatty acids on the vulnerability of lymphocytes to cortisol, www.ncbi.nlm.nih.gov/pubmed/2537454 (1989).
McCANN et al., The nitric oxide hypothesis of aging, www.ncbi.nlm.nih.gov/pubmed/9951625 (1988)
MILLER et al., Isoprostanes and Neuroprostaes as Biomarkers of Oxidative Stress in Neurodegenerative Diseases, www.ncbi.nlm.nih.gov/pmc/articles/PMC4020162/ (2014)
OKUDA et al., Eicosapentaenoic acid enhances nitric oxide production by cultured human endothelial cells, www.ncbi.nlm.nih.gov/pubmed/9125207 (1997)
SINCLAIR, History of EFA and their postanoids: Some personal reminiscences, www.sciencedirect.com/science/article/pii/0163782786901335?fbclid=IwAR2uWz7mzRN9R1_Uunftcc-9fWa0B-p2lfIW0OaC9alhYDsJ8swMnlG1Dr4s et www.sciencedirect.com/science/article/pii/0163782786901335?fbclid=IwAR3EzFjwQGjVCRG32g0Vli-uFHk-kelH6-Kd1IUS9M6nZiC8DdyKNamhc3F4 (1986)
SINGH et al., Role of by-products of lipid oxidation in Alzheimer's disease brain: a focus on acrolein, www.ncbi.nlm.nih.gov/pubmed/20634576 (2010)
SO et al., Docosahexaenoic Acid and Eicosapentaenoic Acid Sup-

plementation Differentially Modulate Pro- and Anti-inflammatory Cytokines in Subjects with Chronic Inflammation, www.ncbi.nlm.nih.gov/pubmed/31225033 (2019)
STONEY R.M., WOODS R.K., HOSKING C.S., HILL D.J., ABRAMSON M.J., THIEN F.C., Clin Exp Allergy, "Maternal breast milk long-chain n-3 fatty acids are associated with increased risk of atopy in breastfed infants" (février 2004 ; 34(2):194-200)
TABACHNICK et KORCEK, Effect of long-chain fatty acids on the binding of thyroxine and triiodothyronine to human thyroxine-binding globulin, www.ncbi.nlm.nih.gov/pubmed/2869786 (1986)
TURPEINEN Osmo, Further Studies on the Unsaturated Fatty Acids Essential in Nutrition: Six Figures, academic.oup.com/jn/article-abstract/15/4/351/4726052?redirectedFrom=fulltext (1938)
WITTEN et HOLMAN, Polyethenoid fatty acid metabolism. VI. Effect of pyridoxine on essential fatty acid conversions, www.ncbi.nlm.nih.gov/pubmed/13008444 (1952)

11. Les acides gras saturés sont mauvais pour la santé.

BOYCE James K., "Of coconuts and kings: the political economy of an export crop.", Development and Change 23.4 (1992 ; 1-25)
CHOWDHURY R., Association of dietary, circulating, and supplement fatty acids with coronary risk: a systematic review and meta-analysis, www.ncbi.nlm.nih.gov/pubmed/24723079 (2014)
DEERING Kate, How to Heal your metabolism (2015)
ENIG M.G., ATAL S., KEENEY M., SAMPUGNA J., Isomeric trans fatty acids in the U.S. diet. J Am Coll Nutr. (octobre 1990 ; 9(5):471-86)
HITE Adele H. et al., In the face of contradictory evidence: Report of the Dietary Guidelines for AmericansCommittee, www.sciencedirect.com/science/article/abs/pii/S0899900710002893#aep-abstract-id4 (2010)
KUMMEROW, The negative effects of hydrogenated trans fats and what to do about them. www.ncbi.nlm.nih.gov/pubmed/19345947 (2009)
PUASCHITZ Nathalie Genevieve et al., Dietary Intake of Saturated Fat Is Not Associated with Risk of Coronary Events or Mortality in Patients with Established Coronary Artery Disease academic.oup.com/jn/article/145/2/299/4616071 (2014)
SIRI-TARINO P.W., SUN Q., HU F.B., KRAUSS R.M., Meta-analysis of prospective cohort studies evaluating the association of saturated fat with cardiovascular disease, www.ncbi.nlm.nih.gov/pubmed/20071648?dopt=AbstractPlus (2010)
WEINBERG Sylvan Lee, The diet–heart hypothesis: a critique, www.sciencedirect.com/science/article/pii/S0735109703016310 (2004)
YAMAGISHI et al., Dietary intake of saturated fatty acids and mortality from cardiovascular disease in Japanese: the Japan Collaborative Cohort Study for Evaluation of Cancer Risk (JACC) Study, www.ncbi.nlm.nih.gov/pubmed/20685950?dopt=AbstractPlus (2010) www.ncbi.nlm.nih.gov/pubmed/2258534?dopt=Abstract

12. Les amandes sont saines et pleines de "bonnes graisses".

BAER D.J., GEBAUER S.K., NOVOTNY J.A., Walnuts Consumed by Healthy Adults Provide Less Available Energy than Predicted by the Atwater Factors, www.ncbi.nlm.nih.gov/pubmed/26581681 (2016)
JENKINS D.A., BOSELLO O., GATES J.E., CRAGEN L.N., BRUCE B., Nuts and plasma lipids: an almond-based diet lowers LDL-C while preserving HDL-C. Spiller GA1, PubChem ; U.S. National Library of Medicine ; National Center for Biotechnology Information, pubchem.ncbi.nlm.nih.gov/compound/5280450 (dernière consultation le 10 juillet 2019)
MILNE G.L., YIN H., HARDY K.D., DAVIES S.S., ROBERTS L.J., Isoprostane generation and function. Chemical Reviews (2011 ;111(10):5973–5996) NOVOTNY J.A., GEBAUER S.K., BAER D.J., Discrepancy between the Atwater factor predicted and empirically measured energy values of almonds in human diets, www.ncbi.nlm.nih.gov/pubmed/22760558/ (2012)
O'BRIEN R.D., Fats and Oils: Formulating and Processing for Applications. 3rd edition. Boca Raton, Fla, USA: CRC Press; Fats and oils analysis (2009 ; pp. 197–260)

13. L'huile d'olive est la meilleure pour la cuisson.

FAOSTAT, www.fao.org/faostat/en/#data/QD/visualize (dernière consultation le 06 juillet 2019)
FRITSCH C. W., «Measurements of frying fat deterioration: a brief review», Journal of the American Oil Chemists' Society 58.3, link.springer.com/article/10.1007%2FBF02582355 (1981 ; 272-274)
JACOBSON Philip, "PanEco resigns from RSPO over 'sheer level of inaction'", news.mongabay.com/2016/06/paneco-resigns-from-rspo-over-sheer-level-of-inaction/ (2016, dernière consultation le 06 juillet 2019)
MOUSSA Adel, The Quest for the Optimal Cooking Oil: Heat Stable, Low PUFA & Cholesterol Free - High MUFA Sunflower / Canola, Olive, Coconut & Avocado Oil Qualify for the TOP5, suppversity.blogspot.com/2014/12/the-quest-for-optimal-cooking-oil-heat.html (2014, dernière consultation le 06 juillet 2019)
ORCZEWSKA-DUDEK, SYLWIA, et al., «Cholesterol and lipid peroxides in animal products and health implications-A review», Annals of Animal Science 12.1, www.researchgate.net/publication/281800323_Cholesterol_and_Lipid_Peroxides_in_Animal_Products_and_Health_Implications_-_A_Review (2012 ; 25-52)
PEAT Ray, Coconut Oil, raypeat.com/articles/articles/coconut-oil.shtml (2006) et Unsaturated vegetable oils, www.raypeat.com/articles/articles/unsaturated-oils.shtml (2006)

14. Les produits laitiers sont nos amis pour la vie.

ADEBAMOWO C.A., SPIEGELMAN D., DANBY F.W., FRAZIER A.L., WILLETT W.C., HOLMES M.D., High school dietary dairy intake and teenage acne, www.ncbi.nlm.nih.gov/pubmed/15692464 (2005)
ADEBAMOWO C.A., SPIEGELMAN D., BERKEY C.S., DANBY F.W., ROCKETT H.H., COLDITZ G.A., WILLETT W.C., HOLMES M.D., Milk consumption and acne in adolescent girls, www.ncbi.nlm.nih.gov/pubmed/17083856 (2006)
ADEBAMOWO C.A., SPIEGELMAN D., BERKEY C.S., DANBY F.W., ROCKETT H.H., COLDITZ G.A., WILLETT W.C., HOLMES M.D., Milk consumption and acne in teenaged boys, www.ncbi.nlm.nih.gov/pubmed/18194824 (2008)
BENATAR J.R., SIDHU K., STEWART R.A., Effects of high and low fat

dairy food on cardio-metabolic risk factors: a meta-analysis of randomized studies, www.ncbi.nlm.nih.gov/pubmed/24146877 (2013)
BIOSUISSE, Directives générales pour la production animale, www.bio-suisse.ch/media/VundH/Regelwerk/2019/FR/rl_2019_1.1_f_teil_ii_13.2.201.pdf (2019)
BORDERAS T.F., DE PASSILLÉ A.M., RUSHEN J., Feeding behaviour of calves fed small or large amounts of milk. J. Dairy Sci (2009 ; 92:2843-2852)
BURNS et al., The Levels of Evidence and their role in Evidence-Based Medicine, www.ncbi.nlm.nih.gov/pmc/articles/PMC3124652/ (2011)
DROUIN CHARTIER Jean-Philippe et al., Comprehensive Review of the Impact of Dairy Foods and Dairy Fat on Cardiometabolic Risk 1-3, www.ncbi.nlm.nih.gov/pmc/articles/PMC5105034
HUTH P.J. et PARK K.M., Influence of dairy product and milk fat consumption on cardiovascular disease risk: a review of the evidence, www.ncbi.nlm.nih.gov/pubmed/22585901 (2012)
JANSSENS Will, Lait et Poulet - Nutrition, ratio calcium/phosphore, www.youtube.com/watch?v=w3Ag07mCiPg
JOHANSSON Eva et al., Contribution of Organically Grown Crops to Human Health, www.ncbi.nlm.nih.gov/pmc/articles/PMC4025038/ (2014)
LAMPE J.W., Dairy products and cancer, www.ncbi.nlm.nih.gov/pubmed/22081693 (2011)
LOUGHRILL et al., Calcium to phosphorus ratio, essential elements and vitamin D content of infant foods in the UK: Possible implications for bone health, onlinelibrary.wiley.com/doi/pdf/10.1111/mcn.12368 (2016)
MICHAËLSSON et al., Milk intake and risk of mortality and fractures in women and men: cohort studies, www.bmj.com/content/349/bmj.g6015 (2014)
O'SULLIVAN T.A. et al., Food sources of saturated fat and the association with mortality: a meta-analysis », www.ncbi.nlm.nih.gov/pubmed/23865702 (2013)ROVENSKÝ et al., Eggshell calcium in the prevention and treatment of osteoporosis, www.ncbi.nlm.nih.gov/pubmed/15018022 (2003)
SEIQUER I., DELGADO-ANDRADE C., HARO A., NAVARRO M.P., Assessing the effects of severe heat treatment of milk on calcium bioavailability: in vitro and in vivo studies, www.ncbi.nlm.nih.gov/pubmed/21094734 (2010)
SOEDAMAH-MUTHU S.S. et al., Milk and dairy consumption and incidence of cardiovascular diseases and all-cause mortality: dose-response meta-analysis of prospective cohort studies, www.ncbi.nlm.nih.gov/pubmed/21068345 (2011)SPITERI et al., Regional asynchronicity in dairy production and processing in early farming communities of the northern Mediterranean, www.pnas.org/content/113/48/13594 (2016)
SWEENEY B.C., RUSHEN J., WEARY D.M., DE PASSILLÉ A.M., Duration of weaning, starter intake, and weight gain of dairy calves fed large amounts of milk. J. Dairy Sci, www.omafra.gov.on.ca/french/livestock/dairy/facts/strategyacf.htm (2010 ; 93:148-152)
THORNING T.K. et al., Milk and dairy products: good or bad for human health? An assessment of the totality of scientific evidence, www.ncbi.nlm.nih.gov/pubmed/27882862 (2016)
ULVESTAD M., BJERTNESS E., DALGARD F., HALVORSEN J.A., Acne and dairy products in adolescence: results from a Norwegian longitudinal study, onlinelibrary.wiley.com/doi/full/10.1111/jdv.13835 (2016)

15. Les produits light sont meilleurs pour la santé.

ADEBAMOWO C.A., SPIEGELMAN D., DANBY F.W., FRAZIER A.L., WILLETT W.C., HOLMES M.D., Milk consumption and acne in adolescent girls, www.ncbi.nlm.nih.gov/pubmed/17083856 (2006)
ADEBAMOWO C.A., SPIEGELMAN D., DANBY F.W., FRAZIER A.L., WILLETT W.C., HOLMES M.D., Milk consumption and acne in teenaged boys, www.ncbi.nlm.nih.gov/pubmed/18194824 (2008)
ADEBAMOWO C.A., SPIEGELMAN D., DANBY F.W., FRAZIER A.L., WILLETT W.C., HOLMES M.D., High school dietary dairy intake and teenage acne, www.ncbi.nlm.nih.gov/pubmed/15692464 (2005)
DEBRAUX Pierre, "Do ultra-processed foods make you fat?", www.sci-sport.com/en/articles/do-ultra-processed-foods-make-you-fat-181.php (2019, dernière consultation le 15 juillet 2019)
HARPAZ Dorin et al., Measuring Artificial Sweeteners Toxicity Using a Bioluminescent Bacterial Panel, www.mdpi.com/1420-3049/23/10/2454 (2018)
TANDEL Kirtida R., Sugar substitutes: Health controversy over perceived benefits, www.ncbi.nlm.nih.gov/pmc/articles/PMC3198517/ (2011)
ULVESTAD M., BJERTNESS E., DALGARD F., HALVORSEN J.A., Acne and dairy products in adolescence: results from a Norwegian longitudinal study onlinelibrary.wiley.com/doi/full/10.1111/jdv.13835 (2016)

16. Le blé est la base des céréales saines.

GOBBETTI M., RIZZELLO C.G., DI CAGNO R. et DE ANGELIS M., How the sourdough may affect the functional features of leavened baked goods, www.ncbi.nlm.nih.gov/pubmed/24230470
VENESSON Julien, Gluten, comment le blé moderne nous intoxique, www.julienvenesson.fr/portfolio/gluten-comment-le-ble-moderne-nous-intoxique/

17. Anti-nutriments ? Késako ?

BOHN T., DAVIDSSON L., WALCZYK T., HURRELL R.F., Phytic acid added to white-wheat bread inhibits fractional apparent magnesium absorption in humans, www.ncbi.nlm.nih.gov/pubmed/14985216 (2004)
BRUNE Mats et al., Iron Absorption from Bread in Humans: Inhibiting Effects of Cereal Fiber, Phytate and Inositol Phosphates with Different Numbers of Phosphate Groups, academic.oup.com/jn/article-abstract/122/3/442/4754887?redirectedFrom=PDF (1992)
DELLAVALLE Diane M., GLAHN Raymond P., SHAFF Jon E., O'BRIEN Kimberly O., Iron Absorption from an Intrinsically Labeled Lentil Meal Is Low but Upregulated in Women with Poor Iron Status ; The Journal of Nutrition, Volume 145, Issue 10, academic.oup.com/jn/

article/145/10/2253/4644400 (octobre 2015 ; pp.2253-2257)
HURRELL Richard F., Influence of Vegetable Protein Sources on Trace Element and Mineral Bioavailability ; The Journal of Nutrition, Volume 133, Issue 9, academic.oup.com/jn/article/133/9/2973S/4688140 (septembre 2003 ; pp. 2973S-2977S)
MAGGIO Marcello et al., The Interplay between Magnesium and Testosterone in Modulating Physical Function in Men (97 études), www.hindawi.com/journals/ije/2014/52524 (2013)
MIYOSHI H., OKUDA T., OKUDA K., KOISHI H., Effects of brown rice on apparent digestibility and balance of nutrients in young men on low protein diets, www.ncbi.nlm.nih.gov/pubmed/2822877 (1987)
NÄVERT B., SANDSTRÖM B., CEDERBLAD A., Reduction of the phytate content of bran by leavening in bread and its effect on zinc absorption in man, www.ncbi.nlm.nih.gov/pubmed/2998440 (1985)
REINHOLD John G. et al., Zinc, calcium, phosphorus, and nitrogen balances of Iranian villagers following a change from phytate-rich to phytate-poor diets, www.tandfonline.com/doi/abs/10.1080/03670244.1973.9990330#.VQKtheHzPT9 (1972)
ROSADO Jorge L. et al., Bioavailability of energy, nitrogen, fat, zinc, iron and calcium from rural and urban mexican diets, www.cambridge.org/core/journals/british-journal-of-nutrition/article/bioavailability-of-energy-nitrogen-fat-zinc-iron-and-calcium-from-rural-and-urban-mexican-diets/127D2FC01E9EC641574E3C1FD732FB25 (1992)
SARWAR GILANI G., WU XIAO C. et COCKELL K.A., Impact of antinutritional factors in food proteins on the digestibility of protein and the bioavailability of amino acids and on protein quality, www.ncbi.nlm.nih.gov/pubmed/23107545 (2012)

18. Les aliments COMPLETS sont meilleurs pour la santé.

DOLAN L.C., MATULKA R.A., BURDOCK G.A., «Naturally occurring food toxins». Toxins. 2(9): 2289–332. doi:10.3390/toxins2092289 (septembre 2010)
EL-SALHY et al., Dietary fiber in irritable bowel syndrome (Review), www.ncbi.nlm.nih.gov/pubmed/28731144 (2017)
GUPTA et al., Reduction of phytic acid and enhancement of bioavailable micronutrients in food grains, www.ncbi.nlm.nih.gov/pubmed/25694676 (2015)
HANDA et al., Effect of soaking and germination on physicochemical and functional attributes of horsegram flour, www.ncbi.nlm.nih.gov/pubmed/29184229 (2017)
HOTZ Christine et GIBSON Rosalind S., Traditional Food-Processing and Preparation Practices to Enhance the Bioavailability of Micronutrients in Plant-Based Diets, academic.oup.com/jn/article/137/4/1097/4664654 (2007)
ISHIDA M., HARA M., FUKINO N., KAKIZAKI T., MORIMITSU Y., «Glucosinolate metabolism, functionality and breeding for the improvement of Brassicaceae vegetables». Breeding Science. 64 (1): 48–59 (2014)
JI et al., Toll-like receptors TLR2 and TLR4 block the replication of pancreatic β cells in diet-induced obesity, www.nature.com/articles/s41590-019-0396-z?_ga=2.246804492.901717967.1558953902-494244502.1558953902 (2019)
KELLY S.A. et al., Whole grain cereals for the primary or secondary prevention of cardiovascular disease, www.ncbi.nlm.nih.gov/pubmed/28836672 (2017)
LAURITANO et al., Association between small intestinal bacterial overgrowth, www.ncbi.nlm.nih.gov/pubmed/17698907 (2007)
MITCHELL J.A., PAUL-CLARK M.J., CLARKE G.W., McMASTER S.K., CARTWRIGHT N., Critical role of toll-like receptors and nucleotide oligomerisation domain in the regulation of health and disease. J Endocrinol,193(3):323–330. doi:10.1677/JOE-07-0067, www.researchgate.net/publication/6299950_Mitchell_JA_Paul-Clark_MJ_Clarke_GW_McMaster_SK_Cartwright_NCritical_role_of_toll-like_receptors_and_nucleotide_oligomerisation_domain_in_the_regulation_of_health_and_disease_J_Endocrinol_193323-330 (2007)
PATIL, Link between hypothyroidism and small intestinal bacterial overgrowth, www.ncbi.nlm.nih.gov/pubmed/24944923 (2014)
PREUSS H.G., «Bean amylase inhibitor and other carbohydrate absorption blockers: effects on diabesity and general health». Journal of the American College of Nutrition. 28 (3): 266–76. doi:10.1080/07315724.2009.10719781 (juin 2009)
PUSSINEN et al., Endotoxemia Is Associated With an Increased Risk of Incident Diabetes, care.diabetesjournals.org/content/34/2/392 (2011)
SZEWIŃSKA et al., The roles of cysteine proteases and phytocystatins in development and germination of cereal seeds, www.ncbi.nlm.nih.gov/pubmed/27771502 (2016)
TAN-WILSON A.L., CHEN J.C., DUGGAN M.C., CHAPMAN C., OBACH R.S., WILSON K.A., «Soybean Bowman-Birk trypsin isoinhibitors: classification and report of a glycine-rich trypsin inhibitor class». J. Agric. Food Chem. 35 (6): 974. doi:10.1021/jf00078a028 (1987)
TAN-WILSON A.L., CHEN J.C., DUGGAN M.C., CHAPMAN C., OBACH R.S., WILSON K.A., «Soybean Bowman-Birk trypsin isoinhibitors: classification and report of a glycine-rich trypsin inhibitor class». J. Agric. Food Chem. 35 (6): 974. doi:10.1021/jf00078a028 (1987)
ZHANG S., YANG X., WANG L., ZHANG C., Interplay between inflammatory tumor microenvironment and cancer stem cells, www.researchgate.net/publication/325179432_Interplay_between_inflammatory_tumor_microenvironment_and_cancer_stem_cells_Review

19. Soja et haricots : les meilleures protéines végétales ?

AUNE D. et al., Dietary fibre, whole grains, and risk of colorectal cancer: systematic review and dose-response meta-analysis of prospective studies, www.ncbi.nlm.nih.gov/pubmed/22074852 (2011)
ISHIZUKI et al., The effects on the thyroid gland of soybeans administered experimentally to healthy subjects. 622, www.ncbi.nlm.nih.gov/pubmed/1868922 (1991)
MESSINA et al., Effects of soy protein and soybean isoflavones on thyroid function in healthy adults and hypothyroid patients: a review of the relevant literature, www.ncbi.nlm.nih.gov/pubmed/16571087

20. Le thé et le jus de citron sont parfaits pour une "détox".
KLEIN A.V. et KIAT H., Detox diets for toxin elimination and weight management: a critical review of the evidence, onlinelibrary.wiley.com/doi/full/10.1111/jhn.12286 (2014)
ROLFE et BROWN, Cellular energy utilization and molecular origin of standard metabolic rate in mammals, www.ncbi.nlm.nih.gov/pubmed/9234964 (1997)
21. Il faut boire 2,5 litres d'eau pour être hydraté.
BERTHOU Anthony, Hydratation à l'effort : pourriez-vous mourir à vouloir trop bien faire ?, www.sante-et-nutrition.com/hydratation-effort/ (2018, dernière consultation le 11 juillet 2019)
GHANIM et al., Orange juice or fructose intake does not induce oxidative and inflammatory response, www.ncbi.nlm.nih.gov/pubmed/17384340?fbclid=IwAR2srljh-ofVqAz0SoW6q5Tyeue-B3iXJFjlRtTP7IY6-E3KQKmnIJGS319c (2007)
GREYWATER ACTION, "About Greywater Reuse", greywateraction.org/greywater-reuse/ (dernière consultation le 06 juillet 2019)
INSPECTAPEDIA, "Do Sewage Pathogens & Contaminants Appear in Fruits and Vegetables Grown Near Septic Drainfields?", inspectapedia.com/septic/Septic_Food_Contamination.php
J. DENT BIOMATER, Colour Stability of Various Types of Acrylic Teeth Exposed to Coffee, Tea and Cola, www.ncbi.nlm.nih.gov/pubmed/28959762 (2016)
JUDELSON et al., Effect of hydration state on strength, power, and resistance exercise performance, www.ncbi.nlm.nih.gov/pubmed/17909410 (2007)
KILIC, Inadequate brain glycogen or sleep increases spreading depression susceptibility, www.ncbi.nlm.nih.gov/pubmed/29244233 (2018)
LAVECCHIA et al., Lead removal from water by adsorption on spent coffee grounds, www.researchgate.net/publication/301678474_Lead_removal_from_water_by_adsorption_on_spent_coffee_grounds (2016)
LE HIR Pierre, "L'alarmante pollution de l'eau par les médicaments", Le Monde, www.lemonde.fr/planete/article/2009/02/02/l-alarmante-pollution-de-l-eau-par-les-medicaments_1149551_3244.html?fbclid=IwAR3XrV4mUgdTCtkHf3Z68S8x9zo01oPBjzUlb6Edp_X3iP-7glVDmCQq618 (2009, dernière consultation le 11 juillet 2019)
LIN et al., Midnight salivary cortisol for the diagnosis of Cushing's syndrome in a Chinese population, www.ncbi.nlm.nih.gov/pubmed/30488082 (2018)
MALLET Éric, "L'effet anabolisant de l'eau pendant l'entraînement de résistance", www.espacecorps-espritforme.fr/leffet-anabolisant-de-leau-pendant-lentrainement-de-resistance/5083 (2015, dernière consultation le 11 juillet 2019)
MANZ et al., The most essential nutrient: Defining the adequate intake of water, www.sciencedirect.com/science/article/abs/pii/S0022347602001476 (2002)
MARESH C.M., Effect of hydration state on testosterone and cortisol responses to training-intensity exercise in collegiate runners, Int J Sports Med. (octobre 2006 ;27(10):765-70)
NG N., KAYE E.K., GARCIA R.I., Coffee consumption and periodontal disease in males, www.ncbi.nlm.nih.gov/pubmed/24359164 (2013)
NIEBER K., The Impact of Coffee on Health, www.ncbi.nlm.nih.gov/pubmed/28675917 (2017)
PATTERER et al., Cadmium Removal from Acqueous Solution by Adsorption on Spent Coffee Grounds, www.researchgate.net/publication/321309910_Cadmium_Removal_from_Acqueous_Solution_by_Adsorption_on_Spent_Coffee_Grounds (2017)
POOLE R. et al., Coffee consumption and health: umbrella review of meta-analyses of multiple health outcomes, www.ncbi.nlm.nih.gov/pubmed/29167102 (2016)
ROY, Milk: the new sports drink? A Review, www.ncbi.nlm.nih.gov/pubmed/18831752/ (2009)
WOLF et al., Nutrition and water: drinking eight glasses of water a day ensures proper skin hydration - myth or reality?, www.sciencedirect.com/science/article/pii/S0738081X10000465 (2010)
22. Le sel, c'est dangereux pour le coeur.
ALDERMAN et al., Dietary sodium intake and mortality: the National Health and Nutrition Examination Survey (NHANES I), www.thelancet.com/journals/lancet/article/PIIS0140-6736%2897%2909092-2/fulltext (1998)
COHEN et al., Sodium intake and mortality in the NHANES II follow-up study, www.ncbi.nlm.nih.gov/pubmed/16490476 (2006)
DI NICOLANTONIO J.J. et al., Dietary Salt Restriction in Heart Failure: Where Is the Evidence?, www.ncbi.nlm.nih.gov/pubmed/26721179 (2016)
DI NICOLANTONIO J.J., CHATTERJEE S., O'KEEFE J.H., Dietary Salt Restriction in Heart Failure: Where Is the Evidence?, www.ncbi.nlm.nih.gov/pubmed/26721179 (2014)
GARG R et al., Low-salt diet increases insulin resistance in healthy subjects, www.ncbi.nlm.nih.gov/pubmed/21036373 (2011)
HE et al., Effect of longer term modest salt reduction on blood pressure: Cochrane systematic review and meta-analysis of randomised trials, www.ncbi.nlm.nih.gov/pubmed/23558162 (2013)
O'DONNELL et al., Sodium intake and cardiovascular health, www.ncbi.nlm.nih.gov/pubmed/25767289 (2015)
PEAT Ray, Salt, energy, metabolic rate, and longevity, raypeat.com/articles/articles/salt.shtml (2007)
PEAT Ray, When energy fails: Edema, heart failure, hypertension, sarcopenia, etc., raypeat.com/articles/articles/edema-heart-failure-hypertension-sarcopenia.shtml (2013)
STOLARZ-SKRZYPEK et al., Blood pressure, cardiovascular outcomes and sodium intake, a critical review of the evidence, www.ncbi.nlm.nih.gov/pubmed/23340145 (2012)
STOLARZ-SKRZYPEK et al., Fatal and nonfatal outcomes, incidence of hypertension, and blood pressure changes in relation to urinary sodium excretion, www.ncbi.nlm.nih.gov/pubmed/21540421 (2011)
WHELTON et al., Sodium, Blood Pressure, and Cardiovascular Disease, www.ahajournals.org/doi/full/10.1161/CIR.0b013e318279acbf (2012)
23. La supplémentation en BCAA est nécessaire.
ARAGON Alan et SCHOENFELD Brad, Critics of Scivation study (2016)
ARAGON Alan et SCHOENFELD Brad, Taking on BCAA Weight Loss

ARAGON Alan et SCHOENFELD Brad, Critics of Scivation study (2016)
ARAGON Alan et SCHOENFELD Brad, Taking on BCAA Weight Loss Study, blog.priceplow.com/supplement-news/bcaa-weight-loss/aragon-schoefeld
ARETA J.L., HAWLEY J.A., YE J.M., CHAN M.H., COFFEY V.G., Increasing leucine concentration stimulates mechanistic target of rapamycin signaling and cell growth in C2C12 skeletal muscle cells, www.ncbi.nlm.nih.gov/pubmed/25439029 (2014)
JOY Jordan M., LOWERY Ryan P., WILSON Jacob M., PURPURA Martin, DE SOUZA Eduardo O., WILSON Stephanie M.C., KALMAN Douglas S., DUDECK Joshua E. et JÄGER Ralf, The effects of 8 weeks of whey or rice protein supplementation on body composition and exercise performance, nutritionj.biomedcentral.com/articles/10.1186/1475-2891-12-86 (2013)
KEPHART et al., Post-exercise branched chain amino acid supplementation does not affect recovery markers following three consecutive high intensity resistance training bouts compared to carbohydrate supplementation, jissn.biomedcentral.com/articles/10.1186/s12970-016-0142-y (2016)
MOORE D.R., CHURCHWARD-VENNE T.A., WITARD O., BREEN L., BURD N.A., TIPTON K.D., PHILLIPS S.M., Protein ingestion to stimulate myofibrillar protein synthesis requires greater relative protein intakes in healthy older versus younger men, www.ncbi.nlm.nih.gov/pubmed/25056502 (2015)
MOURIER A., BIGARD A.X., DE KERVILER E., ROGER B., LEGRAND H., GUEZENNEC C.Y., Combined effects of caloric restriction and branched-chain amino acid supplementation on body composition and exercise performance in elite wrestlers, International Journal of Sports Medicine, europepmc.org/abstract/med/9059905 (1997)
SPILLANE Mike, EMERSON Christamarie, WILLOUGHBY Darryn S., The effects of 8 weeks of heavy resistance training and branched-chain amino acid supplementation on body composition and muscle performance, journals.sagepub.com/doi/abs/10.1177/0260106013510999 (2014)
Leucine par Panoramix303 (travail personnel, CC BY-SA 3.0), commons.wikimedia.org/w/index.php?curid=9553849 (dernière consultation le 11 juillet 2019 sur fr.wikipedia.org/wiki/Acide_amin%C3%A9_ramifi%C3%A9)
Isoleucine par Edgar181 (travail personnel, domaine public), commons.wikimedia.org/w/index.php?curid=24806289 (dernière consultation le 11 juillet 2019 sur fr.wikipedia.org/wiki/Acide_amin%C3%A9_ramifi%C3%A9)
Valine par User:Benjah-bmm27 (travail personnel, domaine public), commons.wikimedia.org/w/index.php?curid=823765 (dernière consultation le 11 juillet 2019 sur fr.wikipedia.org/wiki/Acide_amin%C3%A9_ramifi%C3%A9)

24. ZMA, Tribulus, brûle-graisses et suppléments miracles…

BRILLA L.R., CONTE V., Effects of a Novel Zinc-Magnesium Formulation on Hormones and Strength. Journal of Exercise Physiology Online, wikigimnasio.com/wp-content/uploads/Effects-of-a-Novel-Zinc-Magnesium-Formulation-on-Hormones-and-Strength.pdf (2000)
DURLACH, Recommended dietary amounts of magnesium: Mg RDA, www.ncbi.nlm.nih.gov/pubmed/2701269 (1989)
HEFFERNAN Conor, The controversial history of ZMA, physicalculturestudy.com/2017/10/16/the-controversial-history-of-zma/
HELD et al., Oral Mg(2+) supplementation reverses age-relatedneuroendocrine and sleep EEG changes in humans, www.ncbi.nlm.nih.gov/pubmed/12163983 (2002)
HELMS et al., Evidence-based recommendations for natural bodybuilding contest preparation: nutrition and supplementation, www.ncbi.nlm.nih.gov/pmc/articles/PMC4033492/ (2014)
NIELSEN F.H., LUKASKI H.C., Update on the relationship between magnesium and exercise, www.ncbi.nlm.nih.gov/pubmed/17172008 (2006)
NOSRATPOUR et JAFARI, Bioavailability of Minerals (Ca, Mg, Zn, K, Mn, Se) in Food Products, www.sciencedirect.com/science/article/pii/B9780081005965216181 (2018)
TEMPLE et al, The Safety of Ingested Caffeine: A Comprehensive Review, www.ncbi.nlm.nih.gov/pubmed/28603504 (2017)
WALKER et al., Mg citrate found more bioavailable than other Mg preparations in a randomised, double-blind study, www.jle.com/en/revues/mrh/e-docs/mg_citrate_found_more_bioavailable_than_other_mg_preparations_in_a_randomised_doubleblind_study__260858/article.phtml?cle_doc=0003FAFA (2003)
WILBORN et al., Effects of Zinc Magnesium Aspartate (ZMA) Supplementation on Training Adaptations and Markers of Anabolism and Catabolism, www.ncbi.nlm.nih.gov/pmc/articles/PMC2129161/ (2004)
WILLSON, The clinical toxicology of caffeine: A review and case study, www.ncbi.nlm.nih.gov/pubmed/30505695 (2018)
YEN et EWALD, Toxicity of weight loss agents, www.ncbi.nlm.nih.gov/pubmed/22351299 (2012)
Site Examine.com : examine.com/supplements/vitamin-b6/ (dernière consultation le 30 juin 2019) ; examine.com/supplements/d-aspartic-acid/ (dernière consultation le 12 juillet 2019) ; examine.com/supplements/caffeine/#obesity-and-fat-mass_metabolic-rate-and-weight-loss (dernière consultation le 29 juillet 2019) ; examine.com/supplements/zma/ (dernière consultation le 12 juillet 2019) ; examine.com/supplements/tribulus-terrestris/ (dernière consultation le 12 juillet 2019)

II. Sport, musculation et activité physique

25. « Je suis obligé de faire du cardio pour perdre du poids. »

CLARK J.E., Diet, exercise or diet with exercise: comparing the effectiveness of treatment options for weight-loss and changes in fitness for adults (18-65 years old) who are overfat, or obese; systematic review and meta-analysis, www.ncbi.nlm.nih.gov/pubmed/25973403 (2015)
HENDLER et al., Sucrose substitution in prevention and reversal of

the fall in metabolic rate accompanying hypocaloric diets, www.ncbi.nlm.nih.gov/pubmed/3740086 (1986)
THOROGOOD et al., Isolated Aerobic Exercise and Weight Loss: A Systematic Review and Meta-Analysis of Randomized Controlled Trials, www.sciencedirect.com/science/article/pii/S0002934311003779 (2011)

26. "J'aimerais perdre de la graisse dans les cuisses, les hanches, les joues et les dents, mais pas dans les seins ni dans les fesses".

IRVING et al., Effect of exercise training intensity on abdominal visceral fat and body composition, www.ncbi.nlm.nih.gov/pubmed/18845966 (2008)
KORDI et al., Effect of abdominal resistance exercise on abdominal subcutaneous fat of obese women : A randomized controlled trial using ultrasound imaging assessments, www.ncbi.nlm.nih.gov/pubmed/25766455 (2015)
McDONALD Lyle, "Are Blood Flow and Lipolysis in Subcutaneous Adipose Tissue Influenced by Contractions in Adjacent Muscle in Humans – Research Review", bodyrecomposition.com/research-review/are-blood-flow-and-lipolysis-in-subcutaneous-adipose-tissue-influenced-by-contractions-in-adjacent-muscle-in-humans-research-review.html/ (2009)
MOHR Dorothy R., Changes in Waistline and Abdominal Girth and Subcutaneous Fat following Isometric Exercises, www.tandfonline.com/doi/abs/10.1080/10671188.1965.10614676 (2013)
OLSON Arne L. et EDELSTEIN Elliott, Spot Reduction of Subcutaneous Adipose Tissue, www.tandfonline.com/doi/pdf/10.1080/10671188.1968.10616592?needAccess=true (2013)
RAMIREZ-CAMPILLO et al., Regional fat changes induced by localized muscle endurance resistance training, www.ncbi.nlm.nih.gov/pubmed/23222084 (2013)
REIS et al., Energy cost of resistance exercises: an update, www.ncbi.nlm.nih.gov/pubmed/23487150 (2011)
STALLKNECHT B. et al., Are blood flow and lipolysis in subcutaneous adipose tissue influenced by contractions in adjacent muscles in humans?, www.ncbi.nlm.nih.gov/pubmed/16985258 (2007)

27. Le HIIT est plus efficace que la musculation pour perdre du poids.

GREER et al., EPOC Comparison Between Bouts of Steady-State Aerobic, Intermittent Aerobic, and Resistance Training, www.ncbi.nlm.nih.gov/pubmed/25675374 (2015)
JANSSENS W. et BONNEFONT C., Les Secrets de la sèche, éditions Ocrée (2018)
LAFORGIA et al., Effects of exercise intensity and duration on the excess post-exercise oxygen consumption, www.ncbi.nlm.nih.gov/pubmed/17101527 (2006)
SCHUENKE et al., Effect of an acute period of resistance exercise on excess post-exercise oxygen consumption: implications for body mass management, www.ncbi.nlm.nih.gov/pubmed/11882927 (2002)

28. Il ne faut pas faire du cardio et de la muscu.

APRO W., MOBERG M., HAMILTON D.L., EKBLOM B., VAN HALL G., HOLMBERG H.C. et al., Resistance exercise-induced S6K1 kinase activity is not inhibited in human skeletal muscle despite prior activation of AMPK by high-intensity interval cycling. Am J Physiol End Metab. (2015 ;308(6):E470–81) APRO W., WANG L., PONTEN M., BLOMSTRAND E., SAHLIN K., Resistance exercise induced mTORC1 signaling is not impaired by subsequent endurance exercise in human skeletal muscle, Am J Physiol End Metab. (2013;305(1):E22–32)
BLAIR Steven N., KOHL Harold W. et GOODYEAR Nancy N., Rates and Risks for Running and Exercise Injuries: Studies in Three Populations, www.tandfonline.com/doi/abs/10.1080/02701367.1987.10605453 (2013)
CARRITHERS J.A., CARROLL C.C., COKER R.H., SULLIVAN D.H., TRAPPE T.A., Concurrent exercise and muscle protein synthesis: implications for exercise countermeasures in space, Av Space Environ Med. (2007;78(5):457–62)
COFFEY Vernon G. et HAWLEY John A., Concurrent exercise training: do opposites distract?, physoc.onlinelibrary.wiley.com/doi/full/10.1113/JP272270 (2016)
DE SOUZA et al., Effects of Concurrent Strength and Endurance Training on Genes Related to Myostatin Signaling Pathway and Muscle Fiber Responses, Journal of Strength and Conditioning Research, journals.lww.com/nsca-jscr/Fulltext/2014/11000/Effects_of_Concurrent_Strength_and_Endurance.25.aspx (novembre 2014, volume 28, Issue 11, pp.3215–3223)
DONGES C.E., BURD N.A., DUFFIELD R., SMITH G.C., WEST D.W., SHORT M.J., et al., Concurrent resistance and aerobic exercise stimulates both myofibrillar and mitochondrial protein synthesis in sedentary middle-aged men, J Appl Physiol. (2012;112(12):1992– 2001)
FERNANDEZ-GONZALO R., LUNDBERG T.R., TESCH P.A., Acute molecular responses in untrained and trained muscle subjected to aerobic and resistance exercise training versus resistance training alone, Acta Physiol. (2013 ;209(4):283–94)
JONES Thomas W., HOWATSON Glyn, RUSSELL Mark, FRENCH Duncan N., Performance and Endocrine Responses to Differing Ratios of Concurrent Strength and Endurance Training, Journal of Strength and Conditioning Research, journals.lww.com/nsca-jscr/Fulltext/2016/03000/Performance_and_Endocrine_Responses_to_Differing.12.aspx (mars 2016)
KEVIN A. Murach, Skeletal Muscle Hypertrophy with Concurrent Exercise Training: Contrary Evidence for an Interference Effect (103 études), link.springer.com/article/10.1007/s40279-016-0496-y (2016)
KIKUCHI et al., The Effect of High-Intensity Interval Cycling Sprints Subsequent to Arm-Curl Exercise on Upper-Body Muscle Strength and Hypertrophy, Journal of Strength and Conditioning Research, journals.lww.com/nsca-jscr/Fulltext/2016/08000/The_Effect_of_High_Intensity_Interval_Cycling.30.aspx (août 2016 ; volume 30, Issue 8, pp.2318-2323)
LUNDBERG T.R., FERNANDEZ-GONZALO R., GUSTAFSSON T., TESCH P.A., Aerobic exercise alters skeletal muscle mole-

cular responses to resistance exercise, Med Sci Sports Exerc. (2012;44(9):1680–8)
PUGH J.K., FAULKNER S.H., JACKSON A.P., KING J.A., NIMMO M.A., Acute molecular responses to concurrent resistance and high intensity interval exercise in untrained skeletal muscle, Physiol Rep. (2015 ;3(4):e12364)
ROBINEAU et al., Specific Training Effects of Concurrent Aerobic and Strength Exercises Depend on Recovery Duration, www.ncbi.nlm nih. gov/pubmed/25546450 (2016)
SOUZA et al., Effects of Concurrent Strength and Endurance Training on Genes Related to Myostatin Signaling Pathway and Muscle Fiber Responses, journals.lww.com/nsca-jscr/Fulltext/2014/11000/Effects_of_Concurrent_Strength_and_Endurance.25.aspx (2014)
WILSON et al., Concurrent Training: A Meta-Analysis Examining Interference of Aerobic and Resistance Exercises, www.ncbi.nlm.nih. gov/pubmed/22002517 (2012)
WILSON et al., Concurrent Training: A Meta-Analysis Examining Interference of Aerobic and Resistance Exercises, journals.lww.com/nsca-jscr/Fulltext/2012/08000/Concurrent_Training___A_Meta_Analysis_Examining.35.aspx (2012)

29. Il vaut mieux privilégier les séries longues et le cardio pour sécher

BURD et al., Low-load high volume resistance exercise stimulates muscle protein synthesis more than high-load low volume resistance exercise in young men, www.ncbi.nlm.nih.gov/pubmed/20711498/ (2010)
GRGIC et al., Effects of linear and daily undulating periodized resistance training programs on measures of muscle hypertrophy: a systematic review and meta-analysis, www.ncbi.nlm.nih.gov/pubmed/28848690 (2017)
HECTOR et al., Pronounced energy restriction with elevated protein intake results in no change in proteolysis and reductions in skeletal muscle protein synthesis that are mitigated by resistance exercise, www.ncbi.nlm.nih.gov/pubmed/28899879 (2018)
LASEVICIUS et al., Effects of different intensities of resistance training with equated volume load on muscle strength and hypertrophy, www.researchgate.net/publication/323944795_Effects_of_different_intensities_of_resistance_training_with_equated_volume_load_on_muscle_strength_and_hypertrophy (2018)
MAGINE et al, physreports.physiology.org/content/3/8/e12472. abstract (2015)
PETERSON M.D., RHEA M.R., ALVAR B.A., Applications of the dose-response for muscular strength development: a review of meta-analytic efficacy and reliability for designing training prescription, J Strength Cond Res, www.ncbi.nlm.nih.gov/pubmed/16287373 (2005)
SCHOENFELD, OGBORN et KRIEGER, Dose-response relationship between weekly resistance training volume and increases in muscle mass: A systematic review and meta-analysis, www.ncbi.nlm.nih.gov/pubmed/27433992/ (2017)

30. Le cardio à jeun fait brûler plus de graisses !

HENDLER et al., Sucrose substitution in prevention and reversal of the fall in metabolic rate accompanying hypocaloric diets, www.ncbi.nlm.nih.gov/pubmed/3740086 (1986) HUE et TAEGTMEYER, The Randle cycle revisited: a new head for an old hat, www.ncbi.nlm.nih.gov/pmc/articles/PMC2739696/ (2009)
KLEIN A., BRUSER B. et MALKIN A., The effect of fatty acids on the vulnerability of lymphocytes to cortisol, www.ncbi.nlm.nih.gov/pubmed/2537454 (1989)
RANDLE et al., The glucose fatty-acid cycle. Its role in insulin sensitivity and the metabolic disturbances of diabetes mellitus. www.ncbi.nlm.nih.gov/pubmed/13990765/ (1963)

31. La fenêtre anabolique : 20 minutes pour ne pas passer du côté obscur du catabolisme ?

HENDLER et al., Sucrose substitution in prevention and reversal of the fall in metabolic rate accompanying hypocaloric diets, www.ncbi.nlm.nih.gov/pubmed/3740086 (1986)
JANSSENS et BONNEFONT, Les Secrets de la sèche, éd. Ocrée (2018)
RANDLE et al., The glucose fatty-acid cycle. Its role in insulin sensitivity and the metabolic disturbances of diabetes mellitus, www.ncbi.nlm.nih.gov/pubmed/13990765/ (1963)

32. Le full body, c'est pour les débutants. Les pros font du split.

ABE T., Skeletal muscle size and circulating IGF-1 are increased after two weeks of twice daily "KAATSU" resistance training, www.jstage.jst.go.jp/article/ijktr/1/1/1_1_6/_article (2005)
CADORE E.L. et al., Hormonal responses to resistance exercise in long-term trained and untrained middle-aged men, www.ncbi.nlm.nih.gov/pubmed/18714223 (2008)
GIBALA Martin J., Myofibrillar disruption following acute concentric and eccentric resistance exercise in strength-trained men, www.nrcresearchpress.com/doi/abs/10.1139/y00-036#.XSuVFZMzY1J (2000)
NUCKOLS Greg, Training Frequency for Muscle Growth: What the Data Say, www.strongerbyscience.com/frequency-muscle/ (2018, dernière consultation le 14 juillet 2019)
OCHI Eisuke et al., Higher Training Frequency Is Important for Gaining Muscular Strength Under Volume-Matched Training, www.frontiersin.org/articles/10.3389/fphys.2018.00744/full (2018)
PETERSON M.D. et al., Applications of the dose-response for muscular strength development: a review of meta-analytic efficacy and reliability for designing training prescription, www.ncbi.nlm.nih.gov/pubmed/16287373 (2005)
SCHOENFELD B.J., Effects of Resistance Training Frequency on Measures of Muscle Hypertrophy: A Systematic Review and Meta-Analysis, www.ncbi.nlm.nih.gov/pubmed/27102172 (2016)
SCHOENFELD B.J., GRGIC J., KRIEGER J., How many times per week should a muscle be trained to maximize muscle hypertrophy? A systematic review and meta-analysis of studies examining the effects of resistance training frequency, www.ncbi.nlm.nih.gov/pubmed/30558493

SCHOENFELD B.J. et al., Dose-response relationship between weekly resistance training volume and increases in muscle mass: A systematic review and meta-analysis, www.ncbi.nlm.nih.gov/pubmed/27433992 (2017)
WERNBOM Mathias, The Influence of Frequency, Intensity, Volume and Mode of Strength Training on Whole Muscle Cross-Sectional Area in Humans, link.springer.com/article/10.2165/00007256-200737030-00004 (2012)
Podcast | Jeff NIPPARD x Eric HELMS : youtu.be/k1Xr8r-MK-Gw?t=823

33. IL FAUT LAISSER 48 HEURES À UN GROUPE MUSCULAIRE POUR "SE REPOSER".

BARTHOLOMEW, Strength gains after resistance training: the effect of stressful, negative life events, www.ncbi.nlm.nih.gov/pubmed/18545186 (2008)
Dr ISRAETEL Mike, Training volume landmarks for muscle growth, renaissanceperiodization.com/training-volume-landmarks-muscle-growth/ (04 janvier 2017, dernière consultation le 02 août 2019)

35. LES EXERCICES LIBRES SONT MIEUX QUE LES EXERCICES GUIDÉS !

4 Step Rep, exerciseeducation.com/4-step-rep/?fbclid=IwAR350B9L-nYibZ7ao4QUhOm-GKfTpceJ4dS3BBMTTj_picjW_14c98AVAxIU (dernière consultation le 2 août 2019)
BELLAR David M., MULLER Matthew D., BARKLEY Jacob E., KIM Chul-Ho, IDA Keisuke, RYAN Edward J., BLISS Mathew V., GLICKMAN Ellen L., The Effects of Combined Elastic- and Free-Weight Tension vs. Free-Weight Tension on One-Repetition Maximum Strength in the Bench Press, journals.lww.com/nsca-jscr/Fulltext/2011/02000/The_Effects_of_Combined_Elastic__and_Free_Weight.24.aspx (2011)
BEN-SIRA David, The Effect of Different Types of Strength Training, journals.lww.com/nsca-jscr/Abstract/1995/08000/The_Effect_of_Different_Types_of_Strength_Training.4.aspx (1995)
BOTTON C.E., RADAELLI R., WILHELM E.N., RECH A., BROWN L.E., PINTO R.S., Neuromuscular Adaptations to Unilateral vs. Bilateral Strength Training in Women, www.ncbi.nlm.nih.gov/pubmed/26348920 (2016)
COLLIANDER E.B. et TESCH P. A., Effects of eccentric and concentric muscle actions in resistance training, onlinelibrary.wiley.com/doi/abs/10.1111/j.1748-1716.1990.tb08973.x (1990)
GENTIL et al., Single vs. Multi-Joint Resistance Exercises: Effects on Muscle Strength and Hypertrophy, www.ncbi.nlm.nih.gov/pmc/articles/PMC4592763/ (2015)
HARTMANN H., WIRTH K., KLUSEMANN M., DALIC J., MATUSCHEK C., SCHMIDTBLEICHER D., Influence of squatting depth on jumping performance, J Strength Cond Res. (décembre 2012 ; 26(12):3243-61)
HATHER B. M., TESCH P. A., BUCHANAN P., DUDLEY G. A., Influence of eccentric actions on skeletal muscle adaptations to resistance training, onlinelibrary.wiley.com/doi/abs/10.1111/j.1748-1716.1991.tb09219.x (1991)
HILLIARD-ROBERTSON P.C., SCHNEIDER S.M., BISHOP S.L., GUILLIAMS M.E., Strength gains following different combined concentric and eccentric exercise regimens, www.ncbi.nlm.nih.gov/pubmed/12688453 (2003)
JANZEN Cora L., CHILIBECK Philip D., DAVISON K. Shawn, The effect of unilateral and bilateral strength training on the bilateral deficit andlean tissue mass in post-menopausal women, link.springer.com/article/10.1007/s00421-006-0165-1#/page-1 (2006)
McMAHON G.E., MORSE C.I., BURDEN A., WINWOOD K., ONAMBÉLÉ G.L., Impact of range of motion during ecologically valid resistance training protocols on muscle size, subcutaneous fat, and strength, J Strength Cond Res. (janvier 2014 ; 28(1):245-55)
PINTO R.S., GOMES N., RADAELLI R., BOTTON C.E., BROWN L.E., BOTTARO M.J., Effect of range of motion on muscle strength and thickness, Strength Cond Res. (août 2012 ; 26(8):2140-5)
TESCH P. A., THORSSON A. et COLLIANDER E.B., Effects of eccentric and concentric resistance training on skeletal muscle substrates, enzyme activities and capillary supply, onlinelibrary.wiley.com/doi/abs/10.1111/j.1748-1716.1990.tb09035.x (1990)
WEISS L. W., FRX A. C., WOOD L. E., RELYEA G. E. et MELTON C., Comparative effects of deep versus shallow squat and leg-press training on vertical jumping ability and related factors, The Journal of Strength & Conditioning Research, (2000 ; 14(3), 241-247)
WERNBOM Mathias et al., The Influence of Frequency, Intensity, Volume and Mode of Strength Training on Whole Muscle Cross-Sectional Area in Humans, link.springer.com/article/10.2165/00007256-200737030-00004 (2012)

36. "CHOQUER LE MUSCLE" PERMET DE PROGRESSER PLUS VITE.

DAMAS et al., Myofibrillar protein synthesis and muscle hypertrophy individualised responses to systematically changing resistance training variables in trained young men, www.ncbi.nlm.nih.gov/pubmed/31268828 (2019)

37. PLUS ON S'ENTRAÎNE, PLUS ON PROGRESSE !

BURD et al., Resistance exercise volume affects myofibrillar protein synthesis and anabolic signalling molecule phosphorylation in young men, www.ncbi.nlm.nih.gov/pmc/articles/PMC2956949/ (2010)
CADORE et al., Hormonal responses to resistance exercise in long-term trained and untrained middle-aged men, www.ncbi.nlm.nih.gov/pubmed/18714223 (2008)
GONZÁLEZ-BADILLO et al., Moderate resistance training volume produces more favorable strength gains than high or low volumes during a short-term training cycle, www.ncbi.nlm.nih.gov/pubmed/16095427 (2005)
HEKE et al., The effect of Two-equal Volume Training Protocols upon strength, body composition and salivary hormones in strength trained males, openrepository.aut.ac.nz/handle/10292/1173 (2011)
HENSELMANS Menno, A stats exercise with The Norwegian Frequency Project, mennohenselmans.com/norwegian-frequency-project-stats/ (dernière consultation le 07 août 2019)
KRIEGER, Single versus multiple sets of resistance exercise: a meta-regression, www.ncbi.nlm.nih.gov/pubmed/19661829 (2009)
KUBOTA et al., Relationship between the MRI and EMG measurements, www.ncbi.nlm.nih.gov/pubmed/19301224 (2009)
KUMAR et al., Muscle protein synthetic responses to exercise:

effects of age, volume, and intensity, www.ncbi.nlm.nih.gov/pubmed/22859389 (2012)
McDOUGALL J.D., GIBALA M.J., TARNOPOLSKY M.A., McDONALD J.R., INTERISANO S.A., YARASHESKI K.E., The time course for elevated muscle protein synthesis following heavy resistance exercise, Can J Appl Physiol. (décembre 1995 ; 20(4):480-6)
NUCKOLS Greg, High Frequency Training for a Bigger Total: Research on highly trained Norwegian powerlifters, www.strongerbyscience.com/high-frequency-training-for-a-bigger-total-research-on-highly-trained-norwegian-powerlifters/ (2014, dernière consultation le 07 août 2019)
PETERSON et al., Applications of the dose-response for muscular strength development: a review of meta-analytic efficacy and reliability for designing training prescription, www.ncbi.nlm.nih.gov/pubmed/16287373 (2005)
PHILLIPS S.M., TIPTON K.D., AARSLAND A., WOLF S.E., WOLFE R.R., Mixed muscle protein synthesis and breakdown after resistance exercise in humans, Am J Physiol. (juillet 1997 ; 273(1 Pt 1):E99-107)
RAASTAD et al., Recovery of skeletal muscle contractility and hormonal responses to strength exercise after two weeks of high-volume strength training, www.ncbi.nlm.nih.gov/pubmed/12753488 (2003)
RAASTAD T., KIRKETEIG A., WOLF D., PAULSEN G., Powerlifters improved strength and muscular adaptations to a greater extent when equal total training volume was divided into 6 compared to 3 training sessions per week (abstract). Book of abstracts, 17th annual conference of the ECSS, Brugge, 4-7 July, 2012.
SCHOENFELD et al., Dose-response relationship between weekly resistance training volume and increases in muscle mass: A systematic review and meta-analysis, www.ncbi.nlm.nih.gov/pubmed/27433992 (2017)

38. IL FAUT CHRONOMÉTRER SES TEMPS DE REPOS.

FINK Julius, KIKUCHI Naoki, NAKAZATO Koichi, Effects of rest intervals and training loads on metabolic stress and muscle hypertrophy, onlinelibrary.wiley.com/doi/abs/10.1111/cpf.12409 (2016)
MCKENDRY James, PÉREZ-LÓPEZ Alberto, McLEOD Michael, LUO Dan, DENT Jessica R., SMEUNINX Benoit, YU Jinglei, TAYLOR Angela E., PHILP Andrew, BREEN Leigh, Short inter-set rest blunts resistance exercise-induced increases in myofibrillar protein synthesis and intracellular signalling in young males, physoc.onlinelibrary.wiley.com/doi/full/10.1113/EP085647 (2016)
SCHOENFELD et al., Longer Interset Rest Periods Enhance Muscle Strength and Hypertrophy in Resistance-Trained Men, www.ncbi.nlm.nih.gov/pubmed/26605807 (2016)

39. LA MUSCU, C'EST DANGEREUX.

AASA Ulrika, SVARTHOLM Ivar, ANDERSSON Fredrik, BERGLUND Lars, Injuries among weightlifters and powerlifters: a systematic review (2015)
ADIRIM Terry A. et al., Overview of Injuries in the Young Athlete, www.researchgate.net/publication/10995710_Overview_of_Injuries_in_the_Young_Athlete (2003)
ANDERSON B.L., HOFFMAN M.D. et al., High school football injuries: Field conditions and other factors, Wis Med J. (1989; 88(10): 28-31)
CALHOON G., FRY A., Injury rates and profiles of elite competitive weightlifters, J Athlet Train. (1999 ; 34(3):232-238)
CONROY B.P., KRAEMER W.J., MARESH C.M. et al., Bone mineral density in elite junior Olympic weightlifters, Med Sci Sports Exerc., www.ncbi.nlm.nih.gov/pubmed/8231753 (1993 ;25:1103-1109)
DELAVIER Frédéric, Guide des mouvements de musculation : Approche anatomique, éd. Vigot (2010)
FAIGENBAUM A.D., ZAICHKOWSKY L.D., WESTCOTT W.L. et al., Psychological effects of strength training on children, J Sport Behav., scholar.google.com/scholar_lookup?journal=J+Sport+Behav&title=Psychological+effects+of+strength+training+on+children&author=AD+Faigenbaum&author=LD+Zaichkowsky&author=WL+Westcott&volume=20&publication_year=1997&pages=164-175& (1997 ;20:164-175)
DELEE J.C., FARNEY W.C., Incidence of injury in Texas high school football, Am J Sports Med. (1992 ; 20(5):575-580)
FAIGENBAUM A.D. et MYER G.D., Resistance training among young athletes: safety, efficacy and injury prevention effects, www.ncbi.nlm.nih.gov/pmc/articles/PMC3483033/ (2009)
FRIPP R.R., HODGSON J.L., Effect of resistive training on plasma lipid and lipoprotein levels in male adolescents, J Pediatr., www.ncbi.nlm.nih.gov/pubmed/3681562 (1987 ;111:926-931)
KOLT G., KIRKBY R., Epidemiology of injury in elite and subelite female gymnasts: a comparison of retrospective and prospective findings... including commentary by Kerr G. Br. J. Sports Med. (1999 ; 33(5):312-318. doi: :10.1136/bjsm.33.5.312)
LLOYD et al., Position statement on youth resistance training: The 2014 International Consensus, www.researchgate.net/publication/256929167_Position_statement_on_youth_resistance_training_The_2014_International_Consensus (2013)
LORENTZON R., WEDREN H., PIETILA T., Incidence, nature, and causes of ice hockey injuries: A three-year prospective study of a Swedish elite ice hockey team, Am J Sports Med. (1988 ; 16(4):392-396)
MYERS et al., Resistance training for children and adolescents, www.ncbi.nlm.nih.gov/pmc/articles/PMC5532191/ (2017)
RECHEL J., YARD E., COMSTOCK R., An epidemiologic comparison of high school sports injuries sustained in practice and competition, J Athlet Train. (2008; 43(2):197-204)
SAILORS M., BERG K., Comparison of responses to weight training in pubescent boys and men, J Sports Med Phys Fitness, www.ncbi.nlm.nih.gov/pubmed/3599970 (1987 ; 27:30-37)
VAN MECHELEN W., Running injuries. A review of the epidemiological literature, www.ncbi.nlm.nih.gov/pubmed/1439399 (1992)
WELTMAN A., JANNEY C., RIANS C., STRAND K., KATCH F., The effects of hydraulic-resistance strength training on serum lipid levels in prepubertal boys, Am J Dis Child, www.ncbi.nlm.nih.gov/pubmed/3591769 (1987 ;141:777-780)
WILLIAMS S., TREWARTHA G., KEMP S., STOKES K., A meta-analysis of injuries in senior men's professional rugby union, Sports Med (2013 ; 43(10):1043-1055)

« Which strength sport is most likely to cause an injury? », www.strengthandconditioningresearch.com/2014/07/08/injury-strength-sports/ (dernière consultation le 11 août 2019)

40. Il ne faut pas avancer les genoux lors d'un squat.

ARIEL B.G., Biomechanical analysis of the knee joint during deep knee bends with heavy loads. In: Nelson R, Morehouse C, editors. Biomechanics IV. Baltimore: University Park Press (1972. p. 44–52)

ESCAMILLA et al., Effects of technique variations on knee biomechanics during the squat and leg press. Med Sci Sports Exerc. (2001;33:1552–66)

LIST et al., Kinematics of the trunk and the lower extremities during restricted and unrestricted squats. J Strength Cond Res 27 (2013 (6) : 1529-1538)

41. Garder son dos sur le banc de développé-couché permet de moins mettre de tension sur son dos.

DELAVIER Frédéric, Guide des mouvements de musculation, Vigot (2010)

MUYOR et al., Evaluation and comparison of electromyographic activity in bench press with feet on the ground and active hip flexion, www.ncbi.nlm.nih.gov/pubmed/31199829 (2019)

42. Le soulevé de terre est un exercice dangereux pour le dos.

AASA et al., Individualized low-load motor control exercises and education versus a high-load lifting exercise and education to improve activity, pain intensity, and physical performance in patients with low back pain: a randomized controlled trial, www.ncbi.nlm.nih.gov/pubmed/25641309 (2015)

WELCH et al., The effects of a free-weight-based resistance training intervention on pain, squat biomechanics and MRI-defined lumbar fat infiltration and functional cross-sectional area in those with chronic low back, www.ncbi.nlm.nih.gov/pubmed/27900136 (2015)

III. Mode de vie

43. Les vegans sont en meilleure santé.

APPLEBY Paul N., CROWE Francesca L., BRADBURY Kathryn E., TRAVIS Ruth C. et KEY Thimothy J., Mortality in vegetarians and comparable nonvegetarians in the United Kingdom, www.ncbi.nlm.nih.gov/pmc/articles/PMC4691673/ (2016)

BAINES S., POWERS J., BROWN W.J., How does the health and well-being of young Australian vegetarian women compare with non-vegetarians? Public Health Nutr., journals.plos.org/plosone/article?id=10.1371/journal.pone.0088278# (2007 ; 10(5): 436–42)

BAUMANA E. et al., Vegetarian diet and all-cause mortality: Evidence from a large population-based Australian cohort, the 45 and Up Study, www.sciencedirect.com/science/article/pii/S0091743516304479 (2016)

BENTON et DONOHOE, The influence of creatine supplementation on the cognitive functioning of vegetarians and omnivores, www.ncbi.nlm.nih.gov/pubmed/21118604 (2011)

BURKERT Nathalie T., Nutrition and Health – The Association between Eating Behavior and Various Health Parameters: A Matched Sample Study, journals.plos.org/plosone/article?id=10.1371/journal.pone.0088278

CRAIG W.J., Nutrition concerns and health effects of vegetarian diets, Nutr Clin Pract, journals.plos.org/plosone/article?id=10.1371/journal.pone.0088278# (2010 ; 25(6): 613–20)

CRAIG W.J., MANGELS A.R., American Dietetic Association, Position of the American Dietetic Association: vegetarian diets. J Am Diet Assoc., journals.plos.org/plosone/article?id=10.1371/journal.pone.0088278# (2009 ; 109(7): 1266–82)

DERBYSHIRE Emma J., Flexitarian Diets and Health: A Review of the Evidence-Based Literature, www.ncbi.nlm.nih.gov/pmc/articles/PMC5216044/ (2016)

DERIEMAEKER P., ALEWAETERS K., HEBBELINCK M., LEFVRE J., PHILIPPAERTS R. et al., Nutritional status of Flemish vegetarians compared with non-vegetarians: a matched sample study. Nutrients, journals.plos.org/plosone/article?id=10.1371/journal.pone.0088278# (2010 ; 2(7): 770–80)

FRASER G.E., Vegetarian diets: what do we know of their effects on common chronic diseases?, www.ncbi.nlm.nih.gov/pubmed/19321569 (2009)

GACEK M., Selected lifestyle and health condition indices of adults with varied models of eating, Rocz Pantsw Zakl Hig, journals.plos.org/plosone/article?id=10.1371/journal.pone.0088278# (2010 ; 61(1): 65–69)

JOY Jordan M., The effects of 8 weeks of whey or rice protein supplementation on body composition and exercise performance, nutritionj.biomedcentral.com/articles/10.1186/1475-2891-12-86 (2013)

KEY T.J. et al., Mortality in vegetarians and nonvegetarians: detailed findings from a collaborative analysis of 5 prospective studies, www.ncbi.nlm.nih.gov/pubmed/10479225 (1999)

KEY Thimothy J., APPLEBY Paul N., CROWE Francesca L., BRADBURY Kathryn E., SCHMIDT J.A. et TRAVIS R.C., Cancer in British vegetarians: updated analyses of 4998 incident cancers in a cohort of 32,491 meat eaters, 8612 fish eaters, 18,298 vegetarians, and 2246 vegans, www.ncbi.nlm.nih.gov/pubmed/24898235 (2014)

LI D., Effect of the vegetarian diet on non-communicable diseases, www.ncbi.nlm.nih.gov/pubmed/23965907 (2014)

LUKASZUK et al., Effect of Creatine Supplementation and Lacto-Ovo-Vegetarian Diet on Muscle Creatine Concentration, pdfs.semanticscholar.org/453f/77026ea0d00ae316fca686ada3f9cc903396.pdf (2002)

McCARTY et al., The low-methionine content of vegan diets may make methionine restriction feasible as a life extension strategy, www.ncbi.nlm.nih.gov/pubmed/18789600 (2009)

POLLARD J., GREENWOOD D., KIRK S., CADE J., Lifestyle factors affecting fruit and vegetable consumption in the UK women's cohort study. Appetite, journals.plos.org/plosone/article?id=10.1371/journal.pone.0088278# (2001 ; 37(1): 71–79)

44. Cher stress, notre histoire s'arrête là.

ALLAN et CZEISLER, Persistence of the circadian thyrotropin rhythm under constant conditions and after light-induced shifts of circadian

phase, www.ncbi.nlm.nih.gov/pubmed/8045970 (1994)
BENHAM, CHARAK, Stress and sleep remain significant predictors of health after controlling for negative affect, www.ncbi.nlm.nih.gov/pubmed/30289608 (2019)
KARATEKIN C., Adverse Childhood Experiences (ACEs), Stress and Mental Health in College Students, www.ncbi.nlm.nih.gov/pubmed/28509376 (2018)
KIECOLT-GLASER et al., Daily stressors, past depression, and metabolic responses to high-fat meals: a novel path to obesity, www.ncbi.nlm.nih.gov/pubmed/25034950 (2015)
MANN et al., Effect of Physical and Academic Stress on Illness and Injury in Division 1 College Football Players, www.ncbi.nlm.nih.gov/pubmed/26049791 (2016)
PETROV et al., Age-dependent changes in the concentration of active sex steroids, their precursors, metabolites, and regulating agents in male blood, www.ncbi.nlm.nih.gov/pubmed/20058789 (2009)
STULTS-KOLEHMAINEN et al., Chronic psychological stress impairs recovery of muscular function and somatic sensations over a 96-hour period, www.ncbi.nlm.nih.gov/pubmed/24343323 (2014)
Stress (définition), www.cnrtl.fr/definition/stress (dernière consultation le 10 août 2019)

45. Le sommeil ? Pas important.

BAK et al., Astrocytic glycogen metabolism in the healthy and diseased brain,
www.ncbi.nlm.nih.gov/pubmed/29572349 (2018)
BONNAR et al., Sleep Interventions Designed to Improve Athletic Performance and Recovery: A Systematic Review of Current Approaches, www.ncbi.nlm.nih.gov/pubmed/29352373 (2018)
BUXTON et al., Adverse metabolic consequences in humans of prolonged sleep restriction combined with circadian disruption, www.ncbi.nlm.nih.gov/pubmed/22496545 (2012)
COLRAIN et al., Alcohol and the sleeping brain,
www.ncbi.nlm.nih.gov/pubmed/25307588 (2014)
ENGLE-FRIEDMAN et al., The role of sleep deprivation and fatigue in the perception of task difficulty and use of heuristics, www.ncbi.nlm.nih.gov/pmc/articles/PMC6056069/ (2018)
KATOH et al., Saturated fatty acids suppress adrenocorticotropic hormone (ACTH) release from rat anterior pituitary cells in vitro, ttps://www.ncbi.nlm.nih.gov/pubmed/15123208 (2004)
KILIC, Inadequate brain glycogen or sleep increases spreading depression susceptibility, www.ncbi.nlm.nih.gov/pubmed/29244233 (2018)
NEDELTCHEVA et al., Insufficient sleep undermines dietary efforts to reduce adiposity, www.ncbi.nlm.nih.gov/pubmed/20921542 (2010)
ROSS et al., Successful weight loss maintenance associated with morning chronotype and better sleep quality, www.ncbi.nlm.nih.gov/pubmed/26660638 (2016)
SPAETH et al., Resting metabolic rate varies by race and by sleep duration, www.ncbi.nlm.nih.gov/pubmed/26538305 (2015)
SPIEGEL et al., Impact of sleep debt on metabolic and endocrine function, www.ncbi.nlm.nih.gov/pubmed/10543671 (1999)
SPIEGEL et al., Leptin levels are dependent on sleep duration: relationships with sympathovagal balance, carbohydrate regulation, cortisol, and thyrotropin, www.ncbi.nlm.nih.gov/pubmed/15531540 (2004)
STOTHARD et al., Circadian Entrainment to the Natural Light-Dark Cycle across Seasons and the Weekend,
www.ncbi.nlm.nih.gov/pubmed/28162893 (2017)
VAN CAUTER et al., Metabolic consequences of sleep and sleep loss, www.ncbi.nlm.nih.gov/pubmed/18929315 (2008)

46. La lumière rouge.

CYTOLED, www.cytoled.com (Research)
REDLIGHTMAN, A history of light therapy, redlightman.com/blog/history-light-therapy/ (dernière consultation le 11 août 2019)

47. Le jeûne va me faire perdre du poids.

DEOL et al., Soybean Oil Is More Obesogenic and Diabetogenic than Coconut Oil and Fructose in Mouse: Potential Role for the Liver, www.ncbi.nlm.nih.gov/pmc/articles/PMC4511588/ (2015)
FABBIANO S. et al., Functional Gut Microbiota Remodeling Contributes to the Caloric Restriction-Induced Metabolic Improvements (2018)
KLEIN A., BRUSER B. et MALKIN A., The effect of fatty acids on the vulnerability of lymphocytes to cortisol, www.ncbi.nlm.nih.gov/pubmed/2537454 (1989).
NUTTALL et al., Regulation of hepatic glucose production and the role of gluconeogenesis in humans: Is the rate of gluconeogenesis constant? www.researchgate.net/publication/5293921_Regulation_of_hepatic_glucose_production_and_the_role_of_gluconeogenesis_in_humans_Is_the_rate_of_gluconeogenesis_constant (2008)
SPEAKMAN et al., Uncoupled and surviving: individual mice with high metabolism have greater mitochondrial uncoupling and live longer, www.ncbi.nlm.nih.gov/pubmed/15153176 (2004)
THAYER et al., Fundamental flaws of hormesis for public health decisions (2005)

48. Sexe et testostérone, faut-il s'abstenir ?

ESCASA et al., Salivary Testosterone Levels in Men at a U.S. Sex Club, link.springer.com/article/10.1007/s10508-010-9711-3 (2011)
EXTON et al., Endocrine response to masturbation-induced orgasm in healthy men following a 3-week sexual abstinence,
www.ncbi.nlm.nih.gov/pubmed/11760788 (2001)
FREDERICK et al., Differences in Orgasm Frequency Among Gay, Lesbian, Bisexual,and Heterosexual Men and Women in a U.S. National Sample, www.ncbi.nlm.nih.gov/pubmed/28213723 (2017)
JANNINI, Lack of sexual activity from erectile dysfunction is associated with a reversible reduction in serum testosterone,
www.ncbi.nlm.nih.gov/pubmed/10624607 (1999)
JIANG et al., A research on the relationship between ejaculation and serum testosterone level in men,
www.ncbi.nlm.nih.gov/pubmed/12659241 (2003)
KRÜGER et al., Neuroendocrine and cardiovascular response to sexual arousal and orgasm in men, www.ncbi.nlm.nih.gov/pubmed/9695139 (1998)

LOVGREN Stefan, Sex and Sports: Should Athletes Abstain Before Big Events?, www.nationalgeographic.com/culture/2006/02/news-sex-sports-abstain-athletes/ (2006)

49. J'ai un métabolisme "rapide".

PEARL R., The rate of living: being an account of some experimental studies on the biology of life duration, A.A. Knopf (1921)

SPEAKMAN et al., Uncoupled and surviving: individual mice with high metabolism have greater mitochondrial uncoupling and live longer, www.ncbi.nlm.nih.gov/pubmed/15153176 (2004)

WALLACE, Bioenergetic origins of complexity and disease, www.ncbi.nlm.nih.gov/pubmed/22194359 (2011)

50. Je suis obligé de compter mes calories pour progresser ?

Commission européenne (direction générale de la santé et des consommateurs), www.afsca.be/denreesalimentaires/circulaires/_documents/2018-02-02_Annexe01_guideeuropeentolerances.pdf (décembre 2012)

VILLABLANCA P.A. et al., www.ncbi.nlm.nih.gov/pubmed/25841254 (2015)

SKELLY L.E. et al., High-intensity interval exercise induces 24-h energy expenditure similar to traditional endurance exercise despite reduced time commitment, www.ncbi.nlm.nih.gov/pubmed/24773393 (2014)

51. « Je n'arrive pas à prendre du muscle parce que je suis ectomorphe. »

MALLET Éric, Morphotypes et fumisteries, quand la science vient remettre de l'ordre dans les croyances, www.espacecorps-esprit-forme.fr/morphotypes-fumisterie-science-vient-remettre-de-lordre-croyances/8836 (2017, dernière consultation le 18 juin 2019)

SAHA Sukanta, Somatotype, Body Composition and Explosive Power of Athlete and NonAthlete, www.omicsonline.org/open-access/somatotype-body-composition-and-explosive-power-of-athlete-and-non-athlete-2161-0673.1000137.pdf (2014)

STEWART Ryan et al., The influence of somatotype on anaerobic performance, www.ncbi.nlm.nih.gov/pmc/articles/PMC5963773/ (2018)

52. On ne peut pas faire de muscle sans salle de sport

CALATAYUD J., Bench press and push-up at comparable levels of muscle activity results in similar strength gains, www.ncbi.nlm.nih.gov/pubmed/24983847 (2015)

56. Plutôt mourir que rater un training !

HWANG et al., Resistance Training-Induced Elevations in Muscular Strength in Trained Men Are Maintained After 2 Weeks of Detraining and Not Differentially Affected by Whey Protein Supplementation, www.ncbi.nlm.nih.gov/pubmed/28328712 (2017)

58. Cuisiner, ça prend trop de temps !

BLASBALG et al., Changes in consumption of omega-3 and omega-6 fatty acids in the United States during the 20th century (2011)

BRUSSET Christophe, Vous êtes fous d'avaler ça ! Un industriel de l'agro-alimentaire dénonce, J'ai lu (2016)

MILLS et al., Frequency of eating home cooked meals and potential benefits for diet and health: cross-sectional analysis of a population-based cohort study, www.ncbi.nlm.nih.gov/pubmed/28818089 (2017)

59. Les produits bio, c'est cher mais c'est pareil.

BRUSSET Christophe, Vous êtes fous d'avaler ça ! Un industriel de l'agro-alimentaire dénonce, J'ai lu (2016)

60. « Mange comme un roi le matin, un prince le midi et un pauvre le soir. »

BAK et al., Astrocytic glycogen metabolism in the healthy and diseased brain, www.ncbi.nlm.nih.gov/pubmed/29572349 (2018)

SOBLER et al., Obesity, carbs le soir (2011)

SOFER et al., Greater weight loss and hormonal changes after 6 months diet with carbohydrates eaten mostly at dinner, www.ncbi.nlm.nih.gov/pubmed/21475137 (2011)

63. Mon IMC me dit que je suis en mauvaise santé...

Dr BARNES Broda et GALTON Larwence, Hypothyroidism: The Unsuspected Illness, Harper and Row Publishing (1976)

CANGUILHEM Georges (1943) The Normal and the Pathological

HAN et al., Separate associations of waist and hip circumference with lifestyle factors, www.ncbi.nlm.nih.gov/pubmed/9698130 (1998)

HAN et LEAN, A clinical perspective of obesity, metabolic syndrome and cardiovascular disease, www.ncbi.nlm.nih.gov/pmc/articles/PMC4780070/ (2016)

JANSSENS et BONNEFONT, Les Secrets de la sèche, éditions Ocrée (2018)

KENNETH et STEINER, A long term study of the variation of serum cholesterol in man, J Clin Invest, www.ncbi.nlm.nih.gov/pmc/articles/PMC434849/ (1939)

WHO, Waist Circumference and Waist-Hip Ratio, Report of a WHO Expert Consultation, www.who.int/nutrition/publications/obesity/WHO_report_waistcircumference_and_waisthip_ratio/en/ (2008)

64. Les produits dopants ne font pas tout.

BHASIN et al., Testosterone dose-response relationships in healthy young men, www.ncbi.nlm.nih.gov/pubmed/11701431 (2001)

COIA Rudy et VENESSON Julien, Le Guide de la musculation au naturel

HADGRAFT et LANE, Transdermal delivery of testosterone, www.ncbi.nlm.nih.gov/pubmed/25709060 (2015)

HILDRETH et al., Effects of Testosterone and Progressive Resistance Exercise on Vascular Function in Older Men, www.ncbi.nlm.nih.gov/pubmed/30188798 (2018)

KANAYAMA, HUDSON et POPE, «Long-term psychiatric and medical consequences of anabolic-androgenic steroid abuse: A looming public health concern?», Drug and Alcohol, www.ncbi.nlm.nih.gov/pmc/articles/PMC2646607/ (2008)

MALLET Éric, Comprendre la croissance musculaire, qu'est-ce que l'hypertrophie ? (Partie I), www.espacecorps-espritforme.fr/comprendre-croissance-musculaire-quest-hypertrophie/6278 (2016)

10 CODES PROMOTIONNELS

Marques	Codes promos
NMA	LMF30 = -30%
NMR	LMF30 = -30%
Beyond Fitness	LMF30 = -30%
Yam Nutrition	LMF5 = -5%
Bulk Powders	Buddy = -25%
Cytoled	BF50 sur les "petites" lumières rouges = -50€ BF250 = -250€ BF250 = -250€ sur les "grosses" lumières rouges

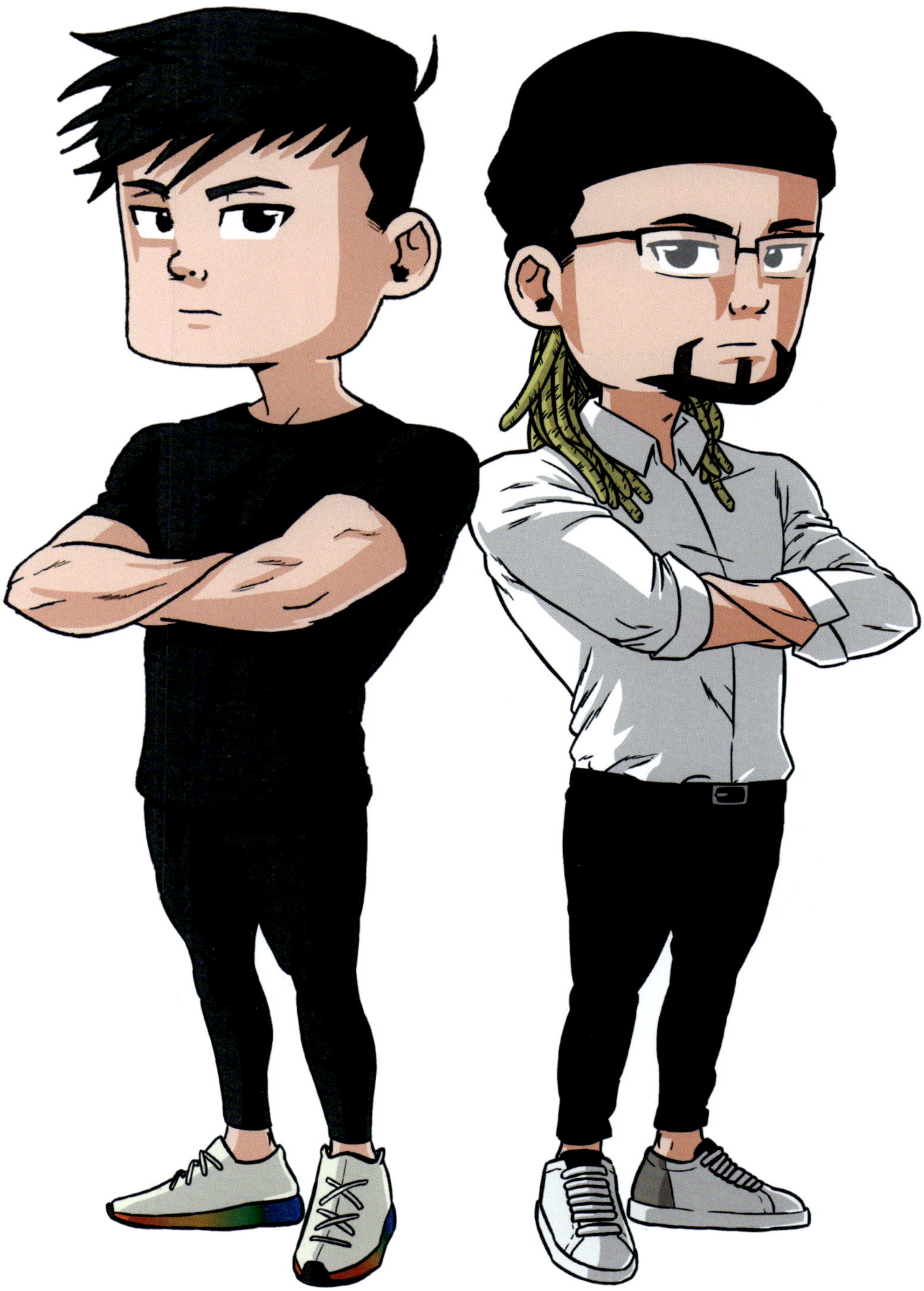

NOTES

NOTES

Notes

Notes

Notes

Notes

Crédits :

Sauf mention contraire,
toutes les **illustrations** sont de *Jordan Dutto*
Photo de couverture : *Alexandre Bancharel*
Éditrice : *Candice Roger* - Amphora
Correctrice : *Adeline Di Vito*
Principe de maquette intérieure, couverture, charte graphique et mise en page : *Jordan Dutto*

Imprimé en Europe par *EPEL*

ISBN : 978 275 760 411 3

SUIVEZ TOUTE NOTRE ACTUALITÉ !

facebook.com/EditionsAmphora
twitter.com/EditionsAmphora
instagram.com/edamphora
linkedin.com/company/editions-amphora

ÉDITIONS AMPHORA
27, RUE SAINT-ANDRÉ-DES-ARTS 75006 PARIS
TEL. : 01 43 29 03 04

ED-AMPHORA.FR